Der Zugang zum psychosomatischen Denken

Hilfen für den niedergelassenen Arzt

Herausgegeben von

B. Luban-Plozza Hj. Mattern W. Wesiack

Mit Beiträgen von
Hj. Mattern P. Kielholz C. Adams F.-W. Wilker H. Zenz
E. Petzold J. Buchmüller B. Carrière P. Drings
W. Wesiack M. Wirsching F. Labhardt W. Pöldinger
H. Solms W. Kruse J. Schönborn K. Jork W. Vogler
H.-K. Knoepfel H. Häberle A. Sellschopp W. E. Brandeis
A. Trenkel K. Keller

Mit 27 Abbildungen

Springer-Verlag
Berlin Heidelberg New York Tokyo 1983

Prof. Dr. Boris Luban-Plozza
Piazza Fontana Pedrazzini, CH-6600 Locarno

Prof. Dr. Hansjakob Mattern
Dantestraße 10c, D-6900 Heidelberg

Prof. Dr. Wolfgang Wesiack
Ludwigstraße 10, D-7080 Aalen/Württ.

ISBN 3-540-12368-7 Springer-Verlag Berlin Heidelberg New York Tokyo
ISBN 0-387-12368-7 Springer-Verlag New York Heidelberg Berlin Tokyo

Satz- und Bindearbeiten: G. Appl, Wemding. Druck: aprinta, Wemding
2119/3140-54321

Vorwort

Psychotherapeutische Kenntnisse und Fähigkeiten waren und sind für den Allgemeinarzt seit jeher von größter Bedeutung. Suchen ihn als „Arzt der ersten Linie" (R. N. Braun) doch Menschen auf, die sich krank fühlen und bei denen erst durch eingehende Untersuchung geklärt werden muß, ob sie an einer „Krankheit" im Sinne unserer nosologisch-klinischen Systematik leiden oder ob ihre Niedergeschlagenheit, Ängste, Mißempfindungen und Symptome nicht Ausdruck allgemeiner Lebensschwierigkeiten sind. Ist dies der Fall, dann kann sich der Arzt für Allgemeinmedizin nicht, wie die meisten Fachärzte, dem Patienten entziehen, indem er ihm mitteilt, daß im Bereiche seines Fachgebietes alles in Ordnung sei. Er muß sich der Not des Patienten stellen. Je besser er das kann umso größer wird seine Resonanz in der Bevölkerung sein. Dazu benötigt er jedoch psychotherapeutische Kenntnisse und Fähigkeiten.

Aber auch bei Patienten mit eindeutig feststellbaren und behandlungsbedürftigen Organbefunden ist die Situation des Arztes für Allgemeinmedizin prinzipiell keine andere. Aus den Forschungen der psychosomatischen Medizin wissen wir, welch großen Einfluß psychodynamische und psychosoziale Faktoren auf die Entstehung und den Verlauf von Krankheiten ganz allgemein haben.

Schließlich bleibt noch zu bedenken, daß der Arzt für Allgemeinmedizin nicht nur der Arzt der ersten, sondern natürlich auch der letzten Linie ist. Er muß all jene Patienten behandeln und betreuen, bei denen die Spezialisten keine durchschlagenden Erfolge erzielen können und die nun als chronisch oder gar Todkranke zu ihm zurückkehren. Die Betreuung Sterbender wird weitgehend ihm überlassen.

Für alle diese Aufgaben benötigt er auch psychotherapeutische Kenntnisse und Fähigkeiten. In seinem Ausbildungsgang als Student hat er wenig davon gehört. Er hat gelernt, den Patienten sachlich korrekt und sorgfältig zu untersuchen und zu behandeln. Der psychosomatische Zugang zum Patienten, zu seiner Persönlichkeit und seinem subjektiven Erleben wurde ihm durch Apparate, Laborbefunde und anderes oft verstellt. Dabei gerät er in Gefahr, nicht nur das eigentlich spezifisch „Menschliche" im Patienten aus den Augen zu verlieren, sondern auch wichtige Befunde zu übersehen, weil so die psychodynamischen und psychosozialen Aspekte des Krankseins weitgehend ausgeblendet bleiben.

Die Autoren dieses Buches haben sich bemüht, dem niedergelassenen Arzt einen Leitfaden in die Hand zu geben, der ihm den psychosomatischen Zugang zum Patienten erleichtert. Sie sind sich dabei darüber im klaren, daß dieser Zugang nicht in erster Linie aus Büchern, sondern nur durch tätiges Bemühen unter der hilfreichen Führung Erfahrener, etwa in Balintgruppen, gefunden werden kann. Neben diesem tätigen Bemühen ist es jedoch sicherlich nützlich ein Buch zur Hand zu haben, das hilft die eigenen Erfahrungen zu ordnen, Anregungen bietet und zu einem weiteren vertieftem Studium hinführt.

August 1983

B. Luban-Plozza
Hj. Mattern
W. Wesiack

Autorenverzeichnis

Dr. Carlo Adams
Generalsekretär des Internationalen P.T.D.-Komitees, Dorenbachstraße 95
CH-4102 Binningen

Dr. med. Werner E. Brandeis
Oberarzt, Leiter der Sektion Onkologie – Immunologie, Universitätskinderklinik
Im Neuenheimer Feld 150, 6900 Heidelberg 1

Dr. med. Joachim Buchmüller
Psychosomatische Klinik Kinzigtal, Wolfsweg, 7614 Gengenbach

Dr. med. Bern Carrière
Arzt für Neurologie und Psychiatrie, Psychotherapie und Psychoanalytik
Schildstraße 13, 2400 Lübeck 1

Prof. Dr. med. Peter Drings
Innere Abteilung und Onkologische Sektion des Krankenhauses Rohrbach, Klinik für Thoraxerkrankungen der Landesversicherungsanstalt Baden, Amalienstraße 5
6900 Heidelberg

Heide Häberle
Soziologin M.A., Nachsorgeeinrichtung und Ausbildungsseminar an der Chirurgischen Universitätsklinik Heidelberg in Zusammenarbeit mit der Deutschen Krebshilfe e.V., Ernst-Moro-Haus, Im Neuenheimer Feld 155, 6900 Heidelberg 1

Prof. Dr. med. Klaus Jork
Institut für Allgemeinmedizin, Johann Wolfgang Goethe-Universität
Theodor Stein Kai 7, 6000 Frankfurt a. M. 70

Prof. Dr. med. Karl Keller
Arzt für Allgemeinmedizin, Bergstraße 7, 7346 Wiesensteig

Prof. Dr. Paul Kielholz
Psychiatrische Universitätsklinik, Wilhelm Klein Straße 27, CH-4025 Basel

Prof. Dr. med. Hans-Konrad Knoepfel
Berninastraße 93, CH-8057 Zürich

Prof. Dr. med. Waltraut Kruse
Ärztin für Allgemeinmedizin, Psychotherapie, Lehrbeauftragte für Allgemeinmedizin, Medizinische Fakultät der RWTH Aachen, Kirchberg 4, 5100 Aachen-Walheim

Prof. Dr. Felix Labhardt
Psychiatrische Universitätsklinik, Wilhelm Klein Straße 27, CH-4025 Basel

Prof. Dr. Hansjakob Mattern
Dantestraße 10c, 6900 Heidelberg

Prof. Dr. Ernst Petzold
Medizinische Klinik, Abt. 1.1.2 Innere Medizin I, Bergheimer Straße 58
6900 Heidelberg

Prof. Dr. Walter Pöldinger
Kantonale Psychiatrische Klinik Wil SG, Ärztliche Leitung CH-9500 Wil

Dr. med. Jürgen Schönborn
Priv.-Doz., Ludwigstraße 8, 6301 Allendorf-Lumda

Dr. Almuth Sellschopp
Dipl.-Psychologin, Nachsorgeeinrichtung und Ausbildungsseminar an der Chirurgischen Universitätsklinik Heidelberg in Zusammenarbeit mit der Deutschen Krebshilfe e.V., Ernst-Moro-Haus, Im Neuenheimer Feld 155, 6900 Heidelberg 1

Prof. Dr. Hugo Solms
10, rue Albert-Gos, CH-1206 Genève

Dr. med. Arthur Trenkel
Spezialarzt für Psychiatrie und Psychotherapie FMH, Kramgasse 47, CH-3011 Bern

Dr. Wolf Vogler
Dipl.-Psychologe, Arzt für Allgemeinmedizin – Naturheilverfahren
Emil von Behring Straße 46, 3550 Marburg 1

Prof. Dr. Wolfgang Wesiack
Ludwigstraße 10, 7080 Aalen/Württ.

Dr. Friedrich Wilhelm Wilker
Johannes Gutenberg-Universität, Saarstraße 21, 6500 Mainz

Prof. Dr. med. Michael Wirsching
Zentrum für Psychosomatische Medizin der Justus Liebig-Universität
Friedrichstraße 28, 6300 Gießen

Prof. Dr. Helmut Zenz
Universität Ulm, Abt. für Medizinische Psychologie, Am Hochsträß 8, 7900 Ulm

Inhaltsverzeichnis

Einführende Gedanken zur Thematik des Buches aus der Sicht des niedergelassenen Allgemein- und Hausarztes

Hj. Mattern

1 Einleitung

Die Tatsache, daß ein Allgemeinarzt als Mitherausgeber in Erscheinung tritt, ist Ausdruck der Hoffnung, daß dieser sich zum Sprecher der großen Gruppe niedergelassener Ärzte machen kann, an die sich dieses Buch wendet: Zum Sprecher für das Bedürfnis, Wege zu finden, die durch das Gestrüpp von Lehrmeinungen und vermeintlichen wissenschaftlichen Fakten führen können, zum Sprecher für das dringende Anliegen, nach einer Zeit gewaltiger Fortschritte der naturwissenschaftlichen Medizin und deren Aufspaltung in immer neue Spezialitäten und Subspezialitäten – und das auch für Psyche und Soma – wieder zu einer sinnvollen Einordnung von Leib und Seele in Fragen der Diagnostik und Therapie zu kommen.

Das Auseinanderstreben der Auffassungen über Krankheit und Gesundheit, die Fehlinterpretationen des Begriffs „Gesundheit" durch die WHO, die Ausweitung des Krankheitsbegriffs auf ca. 60000 Krankheitsnamen, ohne damit sagen zu können, was Krankheit ist, schließlich der Trend, auch in medizinischen Handbüchern nach dem biologischen Krankheitsbegriff jetzt einen psychologischen, sozialen und auch politischen zu schaffen, sind Entwicklungen, die nach der auch wissenschaftlich fundierten, integrativen Funktion des Allgemeinarztes rufen [1].

Wenn dieses Buch von Psychosomatik spricht, so ist die Richtung gemeint, die dem Körperlichen nicht *weniger*, sondern dem Seelischen *mehr* Aufmerksamkeit schenkt [19]. Auf den Allgemeinarzt bezogen heißt das, im Umgang mit den Patienten körperliche, psychologische und psychosoziale Gesichtspunkte in gleicher Weise einzubeziehen. Jeder Kranke ist an Soma und Psyche krank, sein Kranksein ist nicht teilbar, nur die Gewichtung kann unterschiedlich sein.

Die zweigleisige Entwicklung von unvereinbaren Theorien für körperliche und seelische Krankheiten des 20. Jahrhunderts hat über die „funktionelle Pathologie" G. von Bergmanns zu Viktor von Weizsäcker geführt, der die Frage nach den Ursachen der Funktionsstörungen stellte und die Einführung des Subjekts in die Heilkunde forderte.

Franz Alexander und andere schafften, teils anknüpfend an die Konzepte Bergmanns und Weizsäckers, aber auch unabhängig voneinander, die Voraussetzungen, psychische und somatische Funktionen im Rahmen einer Einheit zu sehen.

Nach 1945, nachdem diese Entwicklung durch Krieg und Nationalsozialismus unterbrochen war, griffen Christian, Jores, Seitz und von Uexküll in Deutschland die Überlegungen von Bergmann und Weizsäcker wieder auf, um zur Integration krankheits- und patientenkonzentrierter Diagnostik und Therapie zu kommen.

Diese medizinische Denkweise hat in die ambulante Krankenversorgung noch wenig Eingang gefunden. Die kritische Situation unseres Gesundheitswesens ist dadurch mitverursacht. Die Einführung des kranken Menschen als Subjekt in die Heilkunde heißt, mehr eine *krankenzentrierte* als eine *krankheitszentrierte* Medizin zu betreiben. Dies bedeutet aber auch, alle Maßnahmen zu treffen, um die Verantwortung des Kranken für seine Gesundheit zu wecken, und erfordert, bei der Verwirklichung von Modellen das Verhalten von Ärzten *und* Patienten einzubeziehen.

Schließlich weiß jeder erfahrene Arzt, und das bestätigen auch kompetente Kliniker, daß die Krankheitsbeurteilung nach vorwiegend morphologischen Gesichtspunkten nicht mehr genügt. Die Zunahme psychosomatischer Störungen, gerade in der Allgemeinpraxis, aber auch bei jedem niedergelassenen Arzt, erfordert eine patientenzentrierte Medizin.

So sagt Peter Bamm in *Ex ovo:* „Wenn sich die wissenschaftliche Medizin damit begnügt hat zu sagen, daß der Mensch gesund sei, wenn seine biologischen Funktionen normal verlaufen, so mag das ihren wissenschaftlichen Bedürfnissen genügen.

Aber jedenfalls ist das eine niedere Art von Gesundheit. Es ist die Gesundheit, die auch die Katze oder der Hammel hat. Da der Mensch mehr ist als nur ein biologisches Individuum, so ist natürlich auch seine Gesundheit mehr als nur eine biologische Gesundheit" [2].

Wenn es zutrifft, daß – bei individueller Unterschiedlichkeit – die Zahl der psychosomatischen Störungen in der Allgemeinpraxis so hoch ist, dann ist die Indikation zu psychotherapeutischen Maßnahmen in der eigenen oder der Spezialpraxis ein alltägliches Ereignis.

Das breite Krankheitsspektrum einer Allgemeinpraxis erfordert viel Information und hohe Sensibilisierung für die notwendige Differenzierung von somatischen und psychischen Faktoren des Krankheitsgeschehens.

Daher spielt in der täglichen Praxis des Allgemeinarztes das Gespräch mit dem Patienten eine entscheidende Rolle. Gemeint ist das in erster Linie „verstehende Gespräch", das zugleich eine hohe therapeutische Wirkung haben kann. Es ist das Gespräch des Arztes, der keine psychotherapeutische oder psychoanalytische Fachausbildung im engeren Sinn erfahren hat.

Für dieses „verstehende Gespräch", dessen Akzent im Zuhören liegt, muß sich der Arzt oft selbst zunächst in Frage stellen und nicht von einer fraglichen Anerkennung seiner Autorität ausgehen [10].

Das Zuhören bedeutet nicht immer, dem Kranken mehr Zeit zu widmen, vielmehr kann die rechte Art des Zuhörens eher Zeit sparen. Das geschieht dann, wenn der Arzt es versteht, das meist unbewußte, szenisch und situativ Mitgeteilte zu beachten. Das erfordert eine weitgehende Identifikation mit dem Kranken, um das nicht Gesagte zu erfühlen und in Fragen zu formulieren. So kann das therapeutisch wirksame Gespräch sich entwickeln, das nach Mitscherlich eine „Interaktion von Mitteilung und Deutung" darstellt. Diese ärztlichen Gespräche in der Allgemeinpraxis entwickeln sich oft unmittelbar auf dem Boden eines spontanen Ereignisses.

Dafür, daß aus dem Reden ein Gespräch wird, ist von seiten des Arztes emotionale Wärme erforderlich, die dem Kranken Mut zur Öffnung macht.

2 Bedeutung des psychosomatischen Aspekts in der Allgemeinpraxis

2.1 Psychovegetative Störungen

Der Patient, der kalte und feuchte Hände hat, schnell errötet oder blaß wird, über Schwindel, Zittern der Hände oder starkes Schwitzen klagt, kann an seelischen Störungen leiden. Aber, und das ist von ebenso großer Bedeutung, hinter diesen sog. psychovegetativen Störungen kann sich ein entstehendes schweres organisches Leiden verbergen.

Damit soll nicht gesagt werden, die Psychosomatik sei eine Art Ergänzung schulmedizinischer Differentialdiagnostik. Krankheit ist immer ein mehrdimensionales Geschehen, organisch, psychisch und sozial. Daraus ergibt sich auch, daß Krankheit meist eine kooperative Aufgabe stellt, die, richtig behandelt, auf ganz natürliche Weise die Fachabgrenzung zieht.

Der hohe Anteil psychovegetativer Störungen in einer Allgemeinpraxis, für die sich weder der Organspezialist noch der Fachpsychotherapeut zuständig fühlen, erfordert den Einsatz der psychotherapeutischen Möglichkeiten des Allgemeinarztes. Diese Befindensstörungen verlangen immer eine Abklärung des körperlichen und des psychologischen Aspekts, um möglichst eine Chronifizierung des Krankseins zu verhindern.

2.2 Formenkreis der Herz-Kreislauf-Störungen

Hier wird das eben Gesagte besonders deutlich. Die Symptomatologie ist mannigfaltig, eine strenge Trennung zwischen organischen und funktionellen Störungen ist sicher eine grobe Vereinfachung [1]. Man kann annehmen, daß anhaltende funktionelle Störungen an Herz und Kreislauf zu organischen Schäden führen können und ebenso organische Veränderungen zu neurotischen Symptomen.

So können Atemnot und starkes Herzklopfen, die schon nach geringer Belastung auftreten, der geringen Leistungsbreite eines kleinen Herzens zugeordnet werden, also ohne Krankheitswert sein, da die Leistung der Kraft des kleinen, meist untrainierten Herzens entspricht. Die gleichen Beschwerden können aber auch in Konfliktsituationen beim normalen und leistungsfähigen Herzen auftreten. Bräutigam und Christian haben nachgewiesen, daß unter psychischer Belastung durch ein konfliktberührendes und aufdeckendes Interview Kreislaufveränderungen auftreten können, wie bei einer körperlichen Belastung von 150 W [15]. Psychovegetative Reaktionen können ebenso Störungen der Herztätigkeit, wie supraventrikuläre Tachykardie, Kammertachykardie und paroxysmales Vorhofflimmern auslösen.

Beim Auftreten dieser Beschwerden ohne organischen Befund hat der Allgemein- und Hausarzt die dankbare therapeutische Aufgabe, den Patienten über das Wesen seiner Krankheit aufzuklären, ihn als Homo patiens anzunehmen und in geduldigen Gesprächen immer wieder anzuhören.

In der täglichen Praxis des Allgemeinarztes spielt der Herzneurotiker eine große Rolle, er macht 30–40% aller Patienten mit Herzbeschwerden aus. Nicht selten ist das Leiden iatrogener Natur. Die Furcht des Arztes, Organisches zu übersehen, veranlaßt ihn, Herz- und Gefäßmittel zu verordnen [11]. Man kann schwer einen Menschen überzeugen, daß sein Herz gesund ist, wenn man ihm gleichzeitig Herzmittel verordnet. Der Beipackzettel tut dann sein Übriges, um das Bewußtsein einer organischen Herzerkrankung zu erzeugen. Auch das EKG ist nicht immer der richtige Weg, um einer psychosomatischen Dysfunktion Herr zu werden.

Doch der Herzneurotiker leidet, er simuliert nicht. Deshalb sollte man seiner Besorgtheit mit Verständnis begegnen, denn oft ist die Persönlichkeit durch eine tiefe Selbstunsicherheit charakterisiert.

Da die erste Begegnung mit dem kranken Menschen meist im Sprechzimmer des Allgemeinarztes stattfindet, oft im irrationalen Raum seelischer Bezüge, kann diese erste Begegnung auch über das Schicksal des psychosomatischen Krankseins entscheiden. Die Gruppe der Herz- und Kreislaufkrankheiten zeigt in besonderer Weise, wie recht Eccles hat, wenn er sagt: „Jeder Patient muß als Einzelfall gesehen werden, der in einen komplexen Zusammenhang von persönlichen Assoziationen getaucht ist" [3].

Über das dramatische Ereignis, den Herzinfarkt in seinem psychosomatischen und psychosozialen Zusammenhang wird noch die wissenschaftliche Auseinandersetzung geführt. Schettler [16] meint: „Wir können zwar voraussagen, daß jemand, der sehr ungesund lebt, eines Tages mit hoher Wahrscheinlichkeit seinen Herzinfarkt bekommt; aber es ist ganz unmöglich, ein psychosomatisches Risikomodell zu erstellen".

Dagegen wird nach Halhuber u. Siegrist die Beweiskette für einen Zusammenhang zwischen der psychosozialen Situation und dem Herzinfarkt immer dichter. So folgert Siegrist, daß der „Infarkttyp" dazu neigt, aufgrund seiner ausgeprägten Kontrollambitionen Anforderungen unrealistisch zu bewerten. Das Mißverhältnis zwischen Anforderung und Bewältigungsmöglichkeit führt zum chronischen psychosozialen Streß. Dieser, so seine Hypothese, erzeugt eine Sympathikusdysregulation, und diese führt durch Chronizität zur pathogenen Veränderung der Koronargefäße, der Blutviskosität, des myokardialen Stoffwechsels sowie der elektrischen Stabilität des Herzens [5].

Wie auch immer die wissenschaftliche Auseinandersetzung endet, der erfahrene Allgemeinmediziner wird die Gewichtung von Leib und Seele individuell vornehmen. Die Kenntnis der Biographie des Patienten und die laufenden Informationen aus dem psychosozialen Umfeld versetzen den Allgemeinarzt in die Lage, Beschwerden und Kausalzusammenhänge durch Langzeitbeobachtungen richtig zuordnen zu können. Letzteres trifft besonders bei den schwer organisch Herzkranken zu, die durch eine starke Leistungseinschränkung in ihrer beruflichen, sozialen und familiären Entfaltung behindert sind.

2.3 Der rheumatische Formenkreis

Der Rheumakranke kommt in zunehmendem Maß in die Sprechstunde des Allgemeinarztes. Besonders die Beschwerden rheumatischer Erkrankungen der Weichteile gehören zum ärztlichen Alltag. Ist der Allgemeinarzt auch Hausarzt des Patienten, so weiß er um die häufige Kopplung mit psychischen Faktoren. Labhardt u.

Müller [9] weisen mit Recht darauf hin, daß rheumatische Erkrankungen seelische Reaktionen auslösen können, wie psychosomatisch-hysterische. Depressive Zustände können zu rheumatischen Beschwerden, v.a. der Weichteile, führen. Fast jede rheumatische Erkrankung neigt zur Chronizität. Allein diese Tatsache kann zu psychischen Störungen führen. Natürlich ist die Psyche nur ein Aspekt bei der multifaktoriellen Genese rheumatischer Erkrankungen. Der Ausschluß eines psychosomatischen oder somatischen Zustandsbildes erfordert jedoch die gleiche Sorgfalt wie körperliche Untersuchungsmethoden. Erschwert wird die diagnostische Situation dadurch, daß oft nicht die seelische Situation im Vordergrund steht, sondern die körperliche. Eine weitere Schwierigkeit, darauf weist Straube hin [19], liegt in der häufigen Erscheinung, daß der psychosomatisch Kranke im Gegensatz zum Psychoneurotiker seine Konflikte nur schwer zu verbalisieren vermag und damit zur Somatisierung neigt.

Daß bei der in der Praxis glücklicherweise nicht mehr so häufig auftretenden Polyarthritis mit den so schwer deformierenden Gelenkveränderungen eine prämorbide Persönlichkeitsstruktur anzunehmen sei (Alexander u.a.), ist heute nicht mehr aufrechtzuerhalten. Die jetzt möglichen operativen Korrekturen mit deutlicher Besserung des Beschwerdebilds, zeigen auch positive Veränderungen der psychischen Reaktionen [19].

Psychosomatische Überlegungen sind aber fast immer bei dem „Wirbelsäulenpatienten“ anzustellen, der in jeder Sprechstunde erscheint. Das Spektrum seiner psychischen Reaktionen kann so breit sein wie seine Körperprojektionen. Die häufig gestellte Diagnose „HWS-Syndrom“ und „LWS-Syndrom“ erfordert daher oft eine psychosomatische und somatische Differenzierung.

Bei der Therapie ist der interdisziplinäre Ansatz zu bedenken, da die Anwendung der Gesprächstherapie, das autogene Training und der Einsatz von Psychopharmaka erforderlich sein können.

2.4 Formenkreis der Frauenkrankheiten

Der hohe Anteil der Frauen unter den Patienten einer Allgemeinpraxis erfordert eine besondere Betrachtungsweise. Die Frau erlebt ihren Körper aufgrund der biologischen Vorgänge wie Menstruation, Sexualfunktion, Schwangerschaft und Klimakterium weit mehr beseelt als der Mann. Das macht verständlich, daß Konfliktsituationen diese Vorgänge beeinflussen und zur Somatisierung führen können (Abb.1).

Diese feinen Zusammenhänge und Wechselwirkungen zwischen endokrinem System der Frau und den Genitalorganen führen zu somatopsychischen und psychosomatischen Störungen, um die auch der Allgemeinarzt wissen sollte. Da der Allgemeinarzt als Familienarzt, vielleicht schon über Generationen, in der Lebenswirklichkeit des Kranken lebt, hat er Zugang zu Informationen, die der Klinik meist verschlossen bleiben.

Als Beispiel für ein oft psychosomatisches Zustandsbild sei die Pelvipathia vegetativa angeführt, deren Konfliktgenese den ganzen Umfang der Tabelle 1 ausmachen kann und zu der häufigen Fehldiagnose „Adnexitis“ führt. Die Abgrenzung zu

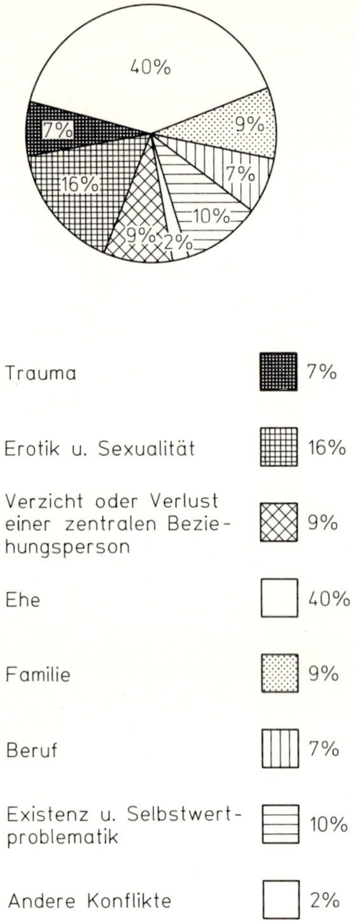

Abb. 1. Ätiologie aktueller Konflikte. G. Harms, Patient Care, Sonderausgabe 1 a, 1979 Mediamed-Verlag

einer entzündlichen Erkrankung ist aufgrund moderner diagnostischer Methoden (Laparoskopie) heute einfacher geworden und sollte frühzeitig erfolgen.

Frauen mit chronischen Unterleibsbeschwerden, zu denen auch die Dysmenorrhö zählt, können zu Problempatienten einer Praxis werden. Autoren wie Prill [14] glauben, daß jede dritte Frau mit Unterleibsbeschwerden nur symptomatisch und meist ohne Erfolg behandelt wird.

Von besonderer Bedeutung für die Praxis sind psychosomatische Aspekte nach operativen Eingriffen. Genitalorgane, Brust und Mund sind sog. soziale Kontaktorgane. Entfernung, Veränderung, jede operative Maßnahme, löst unter Umständen eine Identitätskrise aus.

Welche Bedeutung z. B. der Uterus im Bewußtsein einer Frau spielt, geht auch aus Nachuntersuchungen von Eicher [4] bei hysterektomierten Frauen in der Heidelberger Universitätsfrauenklinik hervor. 34% waren in ihrer sexuellen Erlebnisfähigkeit negativ verändert, nur 25% positiv. Man sollte deshalb in der Praxis mit banalen Kommentaren zurückhaltend und der Frau bei der Rückgewinnung ihres Selbstwertgefühls behilflich sein.

Ähnliches geschieht beim Funktionsverlust im Klimakterium, der oft deutliche Persönlichkeitsveränderungen zur Folge hat, die dem Allgemeinarzt therapeutische Probleme aufgeben können und nicht nur ein Rezept auslösen sollten.

Schließlich nehmen heute sexualmedizinische Fragen, auch in einer aufgeschlossenen, hinhörenden Allgemeinpraxis, einen breiten Raum ein. Im Vordergrund stehen Störungen in der sexuellen Erlebnisfähigkeit der Frau, bedingt durch funktionelle Störungen. Sexuelle Verhaltensabweichungen, also Perversionen spielen in der Allgemeinpraxis eine geringe Rolle. Unter den funktionellen Störungen sind es vor allem:

1. Libidodysfunktionen (Libidoverlust, Alibidimie, Ekel, Aversion, Beklemmungen),
2. Orgasmusdysfunktionen (Oligoorgasmie, Anorgasmie, Pseudoanorgasmie),
3. Vaginismus,
4. Dyspareunie,
5. polysymptomatische Dysfunktion.

Die sexuellen Dysfunktionen haben oft schon ihre Ursachen in weit zurückliegenden, gestörten Eltern-Kind-Beziehungen. Der Haus- und Familienarzt kann immer wieder beobachten: je selbständiger und sicherer die Mutter in ihrer eigenen Geschlechtsrolle ist, um so leichter fällt es der heranwachsenden Tochter, ihre eigene Rolle als Sexualpartner anzunehmen.

Alle diese Störungen lassen sich in einem sorgsam aufgebauten Vertrauensverhältnis, zu dem der Allgemein- und Hausarzt die besten Voraussetzungen hat, beeinflussen, ja heilen durch eine konfliktzentrierte Gesprächstherapie. Nur wissen muß man um die Zusammenhänge, welche die gynäkologische Psychosomatik in auch für die Praxis wegweisender Literatur dargestellt hat [4].

2.5 Der alte Mensch

Die letzten Jahrzehnte lassen den alten Menschen mehr und mehr zu einem Problem sui generis werden. Davon ist die Allgemeinpraxis besonders betroffen, da sie in ihrer Familienbetreuungsfunktion die oft lebenslange Begleitung einschließt und sich die zunehmende Überalterung der Bevölkerung, die Multimorbidität der alten Menschen in der täglichen Praxis auswirkt.

Vergleicht man die soziale Situation der über 65jährigen mit jüngeren Altersgruppen [8], so wird schon deutlich, daß der alternde Mensch weit mehr sozialen Belastungsmomenten ausgesetzt sein kann. 50% sind verwitwet oder ledig und davon lebt ca. die Hälfte allein. Der Verlust der beruflichen Rolle bringt zugleich Einbußen an persönlicher und gesellschaftliche Wertbestätigung.

Allein in diesen Tatsachen liegen schon Gründe für psychische Störungen, die gerade beim alten Menschen leicht somatisiert werden. Dabei ist es wichtig zu wissen, daß das Krankheitsverhalten des älteren Menschen sich meist von dem der jüngeren unterscheidet [8]. Da es sich in der Mehrzahl um chronisch verlaufende Krankheiten handelt, werden sie leicht vom Patienten und Arzt als zum Alter gehörig angesehen. So werden im Alter auftretende depressive Antriebsstörungen z. B. nicht als Krankheitssymptom gewertet und leicht eine somatisierte Depression übersehen.

Man sollte sich in der Praxis auch davor hüten, angebotene Krankheitssymptome als „Abnutzungserscheinungen" abzutun. Der ältere Mensch hat den gleichen therapeutischen Anspruch wie der jüngere [8].

Eine Untersuchung von Stoki u. Williamson bei 200 über 65jährigen zeigte, daß bei einem hohen Prozentsatz zahlreiche Krankheiten den behandelnden Ärzten nicht bekannt waren (Krankheiten des Bewegungsapparates in 43%, Fußschäden in 87%, Sehstörungen in 59%, Hörbehinderungen in 64%, Herzkrankheiten in 35%, Erkrankungen der Luftwege in 21% und urogenitale Erkrankungen in 79% der Fälle). Der alte Mensch braucht im psychischen wie im somatischen Bereich eine höhere Zuwendung, um nicht zu erkranken. Lassen Sie mich an einem Beispiel aus der täglichen Praxis, das für viele steht, eine psychosomatisch-psychosoziale Situation darstellen [12]:

Eine kleine, von Arthrose gezeichnete Frau, lebt in einem ebenso kleinen Zimmer, ein noch kleineres Fenster läßt nur den Blick in ein Stück Himmel und auf ein jahrhundertealtes Dach des Nachbarhauses zu. Vor wenigen Jahren hatte diese Frau eine kleine Wohnung und konnte durch ein weites Fenster, an das oft die Eichkätzchen vom nahen Berg kamen, den Wechsel der Jahreszeiten miterleben. Schwiegertochter und Sohn versuchten der Mutter klar zu machen, wie dringend sie Hilfe und Pflege brauchte. So ging sie in dieses kleine Zimmer im Altenheim. Schon nach Wochen verließ sie nur noch selten das Bett, nachdem sie zuvor ihren kleinen Haushalt, wenn auch mühsam, immer noch versorgen konnte. In die Wohnung sind die Kinder eingezogen. Die Welt der alten Frau ist in das kleine Zimmer im Altenheim zusammengesunken. Dort wartet sie jede Woche auf *ihren* Hausarzt und den seltenen Besuch der Kinder. Zur Arthrose haben sich viele Leiden gesellt, somatische Angebote eines einsamen Menschen.

2.6 Das depressive Syndrom

Am Beispiel des alten Menschen ist eine Problematik angesprochen, die im ärztlichen Alltag fast jede Altersstufe angeht: das depressive Syndrom, oft maskiert und daher oft schwierig zu diagnostizieren. Nach einer Untersuchung von Kielholz [7] sind ca. 10% aller Patienten, die einen Allgemeinarzt aufsuchen, auch depressiv. Sicher ist der prozentuale Anteil, bedingt durch ihre individuelle Differenzierung, von Praxis zu Praxis verschieden.

Dennoch ist in dem Sektor der allgemeinärztlichen Tätigkeit, welcher der Psychiatrie zugeordnet werden kann, die Depression die häufigste und zugleich wichtigste Erkrankung.

Der Allgemein- und Hausarzt, der im Biotop seiner Patienten lebt, weiß um die ursächlichen Zusammenhänge, die in der Veränderung der gesellschaftlichen Gesamtsituation liegen: Die psychosoziale Umwelt hat sich gewandelt, die soziale Isolierung, Medikamenten- und Alkoholmißbrauch, Familiendesintegration, all das führt zu Schlafstörungen und Angstzuständen.

Doch die Hektik der täglichen Praxis, wo noch immer pathologisch-anatomisches Substrat und kurative Intentionen Vorrang im ärztlichen Denken haben, läßt oft Hilferufe hinter einem körperlichen Angebot überhören. Hinzu kommt, daß die Depressionen ihr Antlitz verändert haben. Im Vordergrund stehen nicht mehr die klassischen endogenen Melancholien, sondern die oft lavierten, schwer erkennbaren Formen.

Das Erkennen der depressiven Hintergrundsymptomatik ist aber wegen der oft schwerwiegenden Folgen von großer Bedeutung. Ein Praxiserlebnis mag dafür stehen:

Eine 30jährige Universitätslehrerin, die schon seit Jahren in meiner hausärztlichen Betreuung stand, kommt in eine stark besuchte Abendsprechstunde und klagt über Durchfälle und Leibschmerzen. Meine Verordnung zielte auf die beklagten Beschwerden. Zwei Tage später bittet die Schwester der Patientin dringend um einen Besuch bei meiner Patientin, die allein wohnt und nicht auf telefonischen Anruf reagiert. Beim Aufsuchen der Wohnung liegt die Patientin bewußtlos auf einer Couch, in Seitenlage im Erbrochenen, bei flacher Atmung und kleinem Puls. Wegen der Folgeerscheinung des fast tödlichen Suizidversuchs war eine monatelange stationäre Behandlung erforderlich. Das erste Gespräch der Patientin mit mir, dem Hausarzt, zeigt, daß das somatische Angebot an jenem Abend ein verzweifelter Hilferuf war, der bei der mir bekannten Persönlichkeitsstruktur nicht hätte überhört werden dürfen.

Geht man nun davon aus, daß die Hälfte aller Depressiven, die suizidal sind, ihren Hausarzt aufsuchen, so haben vielleicht die allermeisten der 14000 Männer und Frauen, die derzeit jährlich in unserem Land freiwillig aus dem Leben gehen, ihren Arzt aufgesucht in der heimlichen Hoffnung, als Lebensmüder erkannt und durch Zuwendung und menschliche Wärme von diesem Schritt zurückgehalten zu werden.

Da jeder Depressive suizidal werden kann, stellt sich hier eine zwischenmenschliche Aufgabe, die sich im hausärztlichen Rahmen am ehesten erfüllen läßt.

Schließlich: „Wer bereit ist, sein Leben wegzuwerfen, ist auch vielmals bereit, ein neues anzufangen“ (Ambuhl, Schweizer Telefonseelsorge, persönliche Mitteilung).

Die Tatsache, daß die Zahl der Kranken mit offenkundiger oder larvierter depressiver Symptomatik in der täglichen Sprechstunde stark zugenommen hat, macht auch die Depressionsbehandlung zu einer Aufgabe des Allgemeinarztes, zumal die Psychiater kaum noch in der Lage sind, alle Kranken dieser Art selbst zu behandeln [7].

2.7 Umgang mit Krebskranken

Eine ebenso große Bedeutung wie das depressive Syndrom hat die Zunahme maligner Tumoren in der täglichen Praxis erhalten. Ihr gehäuftes Auftreten wirkt tief in den familiären und persönlichen Bereich und berührt in vielfacher Weise das Arzt-Patient-Verhältnis.

Soweit die Geschichte reicht, sind auch Krebskrankheiten bekannt, und schon immer wurden auch psychologische Faktoren für die Entstehung mit verantwortlich gemacht. Hippokrates, über 600 Jahre später auch Galen, entwickelten eine Art Persönlichkeitstheorie.

Auch in neuester Zeit glaubt man, Zusammenhänge zwischen Persönlichkeitsstruktur und Krebserkrankung zu sehen, doch dafür fehlt es zunächst noch an annehmbaren Belegen. Die Krebsdiagnose ruft jedoch starke, vielfältige psychosomatische Reaktionen hervor und wirft auch eine Reihe psychosozialer Fragen auf, welche die Lebensqualität während der langfristigen klinischen und hausärztlichen Behandlung betreffen. Es treten Probleme auf, die gerade den Wirkungsbereich des Allgemeinarztes in seiner haus- und familienärztlichen Tätigkeit berühren. Sie betreffen den Umgang mit den anderen, das Zusammenleben mit der Familie, das Leben im Beruf und Fragen der Therapiemöglichkeiten.

Noch ist das unselige Wort „Krebs“ beladen mit existentieller Bedrohung, mit Tod, Bösartigkeit und Unheilbarkeit. Die heute möglichen therapeutischen Maßnahmen bringen mit ihren Folgeerscheinungen oft eine tiefgreifende Verletzung der körperlichen Integrität, z.B. den Haarausfall bei der Frau, den Potenzverlust beim Mann. Die psychosomatischen Folgen des Brustkrebses, der bei den Frauen im Alter von 39–44 Jahren die häufigste Todesursache darstellt, können sich im Verlust des Selbstwertgefühls und der sexuellen Attraktivität zeigen. Brustamputierte Frauen empfinden oft wie Beinamputierte den amputierten Körperteil noch als existent, doch mit einem Gefühl von Leere und Taubheit, aber auch mit Schmerzen. „Körper und Seele leiden zutiefst – wie nie zuvor in meinem Leben“, so eine meiner Patientinnen nach der Operation.

Der Umgang mit depressiven und krebskranken Menschen kann zur Bewährungsprobe psychosomatischen Denkens werden. Dieser Umgang erfüllt nach Jaspers erst den Beruf des Arztes, er ist zugleich die praktische Ebene psychosomatischen Denkens in der oft täglichen Begegnung mit dem Kranken, dem Hinhören, den Gesprächen, auch den Gesprächen und Begegnungen mit der Umwelt des Patienten. Der Umgang schließt auch ein das Wohnen, die Ehefrau, den Ehemann, die Kinder, die Verwandten – auch die besorgten Anrufe von Angehörigen und Freunden des Kranken, aber auch die eigene Auseinandersetzung mit der Krankheit, mit der Prognose, mit der Wahrheit am Krankenbett, mit dem Tod, auch mit dem eigenen Sterben [13].

Die Fortschritte in der Medizin der letzten Jahrzehnte haben wohl prognostische Überlegungen vergangener Zeit verändert. Vieles, zu vieles scheint machbar geworden zu sein, so glauben oft der Kranke und auch der noch unerfahrene Arzt. Doch bei allem Wissen bleibt die Prognose ein Wagnis, ebenso wie die Vermittlung der Wahrheit am Krankenbett.

Lassen Sie mich das exemplarisch an zwei erlebten Krankheitsereignissen verständlich machen:

Fall 1. Eine 40jährige Frau, zwei Kinder, wenig auffällige, nicht schmerzhafte Anschwellung über der Tibia. Nach Fehldeutungen und Fehldiagnosen einiger Ärzte zur Abklärung Aufsuchen eines Chirurgen. Operative Öffnung, schon makroskopisch Verdacht auf Sarkom, histologisch Lymphosarkom. Sofortige hohe Amputation empfohlen. Schwerer psychischer Schock bei der jungen Frau, Bitte um Bedenkzeit. Der Vater erfährt die Diagnose des Chirurgen und erleidet einen tödlichen Herzinfarkt. Ich werde um Vermittlung eines Experten gebeten. Die Patientin bekommt Mitteilung von der fraglichen Prognose und von dem Widerstreit der Meinungen: Operation, Amputation, Bestrahlung; Nur-Bestrahlung; keine Bestrahlung; palliative Operation mit und ohne Bestrahlung. Logische Konsequenz der Patientin: „Wenn ich doch sterben muß, behalte ich lieber mein Bein“.

Fall 2. Einer meiner Patienten, seit 3 Jahren im Ruhestand, leidet seit ca. 5 Jahren an einem Fibrosarkom in inoperabler Lage. Nach Vorstellung und in Zusammenarbeit mit unserem onkologischen Kreis und auf dringenden Wunsch der Ehefrau haben wir die Diagnose dem Patienten zunächst nicht mitgeteilt. Bei einer stationären Kontrolluntersuchung vor wenigen Wochen war der Kollege – meine klinische Bezugsperson – bei der Entlassung nicht im Hause. Ein Assistent verabschiedete den Patienten mit den Worten: „Sie wissen ja wohl, was Sie haben. Genießen Sie die kurze Zeit, die Sie noch zu leben haben.“ Bis zu diesem Zeitpunkt lebte der Patient in ungetrübter Lebensfreude. Ein völliger körperlicher und seelischer Zusammenbruch ist nun die Situation, vor der sein Hausarzt steht.

Zur Frage der Prognose und der Wahrheit am Krankenbett einige Gedanken, die den Hausarzt, der den krebskranken Menschen oft bis zum Ende des Lebens begleitet, zutiefst angehen. Am Beispiel der Patientin wird deutlich: Die Prognose war hier zumindest sehr zweifelhaft und jede optimistische vorausschauende Mitteilung ein Wagnis. Wie in jedem Fall sind hier Prognosen und Vermittlung der Wahrheit individuell der jeweiligen psychophysischen Situation des Patienten und seiner Umgebung angepaßt zu handhaben.

Besprechen wir mit unserem Kranken die Prognose, so sollten wir bedenken, daß die Hoffnung von zentraler Bedeutung für die Stärkung des Lebenswillens ist. Hoffnung gibt vielleicht die Gewißheit, noch ein Stück Zukunft zu haben, in die hinein er sich noch entfalten, sich finden kann. Hoffnung ist eine Grundgegebenheit des menschlichen Lebens. Gemeint ist die fundamentale Hoffnung nach Plügge, welche die Gegenwart aushält und sie in Geduld zu überwinden hilft. Für die Wirkungskraft der fundamentalen Hoffnung gibt es viele Beispiele, auch für die Verzweiflung bei ihrem Zusammenbruch. So ist die Wahrheitsvermittlung und Stützung der Hoffnung ein Prozeß mitmenschlicher Zuwendung. Wahrheitsvermittlung, die die Hoffnung zerstört, ohne einen Weg der Verarbeitung aufzuzeigen, ist existentiell falsch.

Es sind die Grenzsituationen des Lebens, die uns die gewaltigen Fortschritte der naturwissenschaftlich-technischen Medizin zeigen, ihre Kompetenz, auch in menschlichen Extremsituationen noch Hilfe leisten zu können. Zugleich wird aber in erschreckender Weise die Verarmung im Bereich personaler Beziehungen zwischen Patient und Arzt deutlich. Die Medizin ist eine „Medizin ohne Subjekt" (V. v. Weizsäcker) geworden.

Die Medizin ist damit an einer Grenze angelangt, die zugleich den Zugang in eine neue Dimension eröffnet. Am Grenzübergang steht der sich neu verstehende praktische Arzt, der als Allgemeinarzt mit erweiterten Inhalten seine haus- und familienärztliche Funktion übernehmen muß. Schon immer hatte er trotz seiner rein naturwissenschaftlichen Ausbildung, durch seine Nähe zum Patienten, durch seine Hausbesuche den Zugang zum kranken Menschen über seinen kranken Körper finden können. Aber die Fortentwicklung der Medizin mit neuen Einsichten und Möglichkeiten und zugleich Grenzen hat die Chance eröffnet, mehr vom Krank- und Gesundsein zu verstehen. Die Symptome des Kranken sind mehr denn je doppelgesichtig geworden, und das bedeutet eine Herausforderung an den Arzt und an die medizinische Wissenschaft.

Literatur

1. Alexander F (1971) Psychosomatische Medizin, 2. Aufl., De Gruyter Verlag
2. Bamm P (1976) Sämtliche Werke Band 2, Ex ovo
3. Eccles Sir John (1982) Nobelpreisträger für Medizin, Vorwort „Der Arzt als Arznei", Luban-Plozza B, Knaak L und Lohner und Kubak Deutscher Ärzte-Verlag, Fach-Taschenbuch Nr. 31 (2. Aufl.)
4. Eicher W (1975) Sexualmedizin, S. 351–56

5. Halhuber, Siegrist (1979) Münchener Medizinische Wochenschrift, 121 Nr 34 4. Werkstattgespräch in Höhenried
6. Harms G (1979) „Die klinische Systematik psychischer Störungen", „patient care", Sonderausgabe 1 a/Mediamed Verlag, Ravensburg
7. Kielholz P (1982) Der Allgemeinpraktiker und seine depressiven Patienten, Verlag Hans Huber, Bern
8. Krause B (1974) Internist 15, 254–257, Springer-Verlag
9. Labhard F, Müller W (1976) Schweizerische Medizinische Wochenschrift
10. Luban-Plozza B, Pöldinger W (1980) Der psychosomatisch Kranke in der Praxis, 4. Aufl., Springer-Verlag, Berlin Heidelberg New York
11. Mattern Hj (1976) „Der Kassenarzt" 16, Heft 1
12. Mattern Hj (1977) Der alte Mensch in der Allgemeinpraxis, ZFA, Heft 21
13. Mattern Hj (1981) Musik und Medizin 3–81; „Drücken Sie mir die Hand, damit ich weiß, daß Sie da sind."
14. Prill HJ (1975) Psychosomatische Aspekte in der Gynäkologie, Monats-Kurs ärztliche Fortbildung 25
15. Reindel H, Reindel A (1975) ZFA, 51, 30, 1360–1370
16. Schettler G Selecta 35, 27. 8. 1979, S. 2992
17. Schipperges (1978) Salzburger Beitrag aus Paracelsusforschung, Folge 18
18. Straube W (1977) Probleme der Psychosomatik in der Rheumatologie, Therapiewoche 27
19. von Uexküll Th Therapie der Gegenwart, 8/79; Urban und Schwarzenberg

Die larvierte Depression

P. Kielholz und C. Adams

1 Vorbemerkungen

1.1 Definition des Begriffs

Als 1973 bei einem internationalen psychiatrischen Symposium [17] das Problem der larvierten Depression im Mittelpunkt der Referate und Diskussionen stand, ging es auch darum, eine besonders für den nichtpsychiatrischen Arzt brauchbare Definition des Begriffs zu erarbeiten. Dabei kam man zu folgenden Ergebnissen:

„Larvierte Depression“ ist eine reine Vermutungsdiagnose, die besagt, daß hinter körperlichen Beschwerden verschiedenster Art, für die sich eine organische Ursache nicht nachweisen läßt, eine depressive Verstimmung verborgen sein kann. Es handelt sich um ein depressives Geschehen, bei dem die somatischen Symptome dominieren, die psychischen in den Hintergrund treten. Als Vermutungsdiagnose hat sich der Begriff der larvierten Depression weitgehend eingebürgert, denn er hat einen didaktischen Wert, da die damit verbundene bildliche Vorstellung stets daran denken läßt, daß ein depressiver Patient eine körperliche Maske tragen kann.

1.2 Häufigkeit

Im Lauf der letzten Jahrzehnte hat sich der Schwerpunkt des depressiven Syndroms deutlich in Richtung Somatisierung verschoben, und jene Formen, bei denen die eigentliche depressive Symptomatik von einer körperlichen Maske überdeckt ist, sind häufiger geworden. Wie eine 1973 von der Psychiatrischen Universitätsklinik Basel angeregte und ausgewertete Umfrage bei etwa 15000 praktizierenden Ärzten in mehreren europäischen Ländern ergab, waren bis zu 10% der Kranken, die einen Arzt konsultierten, depressiv, und bei etwa der Hälfte davon fand sich eine larvierte Depression. Auf die Zunahme stark somatisierter Depressionen hatte Bleuler [2] bereits 1943 in einem Vortrag hingewiesen:

> „Es ist eine ungemein häufige Erscheinung, daß Depressive mit einzelnen somatischen Klagen in die Sprechstunde des Allgemeinpraktikers, des Internisten und auch des Chirurgen, des Gynäkologen, des Ophthalmologen, des Urologen und anderer Fachärzte kommen, spontan einzig von körperlichen Erscheinungen sprechen und ihren depressiven Gemütszustand verschweigen. Herzklopfen, Herzbeengung, Appetitlosigkeit, Obstipation, Pollakisurie, Amenorrhoe und vieles andere mehr sind die Klagen, die sie vorbringen. Erst wenn man sich um ihren psychischen Zustand kümmert, entdeckt man, daß sie zahlreiche hypochondrische Vorstellungen auch auf anderen Gebieten vorzubringen haben, daß sie außerdem auch depressive Verarmungs- und Versündigungsideen pro-

duzieren, daß darüber hinaus ihr ganzer Gedankengang gehemmt ist, daß sich die Depression nicht nur in den vorgebrachten somatischen Klagen äußert, sondern noch mannigfache andere körperliche Ausdrucksformen gefunden hat."

1.3 Rückblick auf die Literatur

Anfang des Jahrhunderts hat Bonhoeffer [3] über atypische endogene Depressionen berichtet, die wir heute vermutlich den larvierten zuordnen würden. Er hob damals hervor: „Es gilt gerade für diesen charakteristischen depressiven Symptomenkomplex, daß er von dem Patienten häufig dem Arzt gegenüber zunächst in den Hintergrund gestellt wird gegenüber den körperlichen Klagen über Kopfdruck, Magenbeschwerden, Appetit- und Schlafmangel, Stuhlverstopfung, Müdigkeitsgefühl, Angstzustände und Oppressionsgefühl ... Zeigt man dem Kranken, daß man seine psychische Verfassung kennt, so kommt unter dem deutlichen Gefühl der Erleichterung der depressive Symptomenkomplex zur Aussprache."

Nach Glatzel [8] taucht im deutschen Schrifttum der Begriff der larvierten Depression wohl erstmals bei Lange (1928, zit. nach [8, S.54]) auf, „der ihn augenscheinlich aus der französischen Psychiatrie übernommen hat". Bleibt über lange Zeit nur ein „primär somatisch anmutendes Symptom" [8] faßbar, könne die Diagnose ungewöhnlich schwierig sein. Von Lange stammt übrigens auch die Bemerkung, daß es das Schicksal der larvierten Depression sei, „immer wieder einmal neu entdeckt zu werden". Das war 1928. Inzwischen hat sich der Begriff fest etabliert.

Auf eine körperliche Form der Depression hat später Schick [29] hingewiesen („a physical form of periodic depression"). Bereits in den Jahren zuvor war aufgefallen, daß körperliche Beschwerden durch ihre Intensität die Symptome eines depressiven Geschehens verschleiern können. Mehrfach sind auch Depressionsformen mit starker Mitbeteiligung vegetativer Erscheinungen beobachtet worden: 1937 die „vegetativ-dystone Depression" [11], 1949 und 1952 die „vegetative Depression" [4, 24]. 1960 folgte die Beschreibung der „Erschöpfungsdepression" [15], die auf einer affektiven Dauerbelastung beruht und dadurch charakterisiert ist, daß den eigentlichen depressiven Phänomenen ein oft jahrelanges psychosomatisches Stadium vorausgeht.

In den USA, wo der Terminus „masked depression" seit längerem Eingang in die Literatur gefunden hat, war nach López-Ibor (1973, zit. nach [17 , S.128]) der Neurologe Foerster Kennedy einer der ersten Autoren, der den Begriff kurz nach dem 2. Weltkrieg verwendete. In Kanada scheint der Begriff schon bekannt gewesen zu sein, bevor Kral [21] eine Arbeit über *Masked depression in middle aged men* veröffentlichte und die zunehmende Somatisierungstendenz endogener Depressionen hervorhob.

Im deutschsprachigen Raum darf Walcher (1962, unveröffentlicht) das Verdienst beanspruchen, den Fragenkomplex der larvierten Depression auf breiter Basis zur Diskussion gestellt zu haben. 1962 berichtete er in einem Vortrag vor dem Wissenschaftlichen Verein der Ärzte der Steiermark in Graz, daß das Krankheitsbild der larvierten endogenen Depression anscheinend im Rahmen eines zeit- und umweltbedingten Strukturwandels der Affektpsychosen immer häufiger zu beobachten sei. Im Vordergrund der Symptomatologie standen meist hartnäckige Kopfschmerzen, aber kardiale und abdominale Funktionsstörungen kamen ebenfalls recht häufig vor. Bald darauf stellte Pakesch [26] in einem Referat über das Syndrom der larvierten endogenen Depression fest, daß sich die Bilder klagsam-jammernder Patienten häufen, „die völlig unter dem Eindruck ihrer vielseitigen und wechselnden somatischen und vegetativen Beschwerden stehen und bei denen die affektive Komponente unterschwellig bleibt".

1968 machte Wieck [33] in seiner Arbeit *Die verkannte Depression* speziell darauf aufmerksam, daß „die Klagen der zyklothym depressiven Kranken häufig ein somatisches Leiden vortäuschen, weswegen die Diagnostik auf Irrwege gerät". Im Jahr darauf sprach Kielholz [16] ebenfalls von verkannter Depression sowie von larvierten Formen und betonte, daß das Erkennen eines depressiven Geschehens gleich welcher Genese durch verdeckende somatische Äquivalente erschwert sein kann.

In einer Monographie, die 1969 erschien, konnte Walcher [32] ein umfangreiches Krankengut analysieren. Es umfaßte etwa 2000 Patienten mit larvierter endogener Depression, die in den Jahren 1958–1967 an der Grazer Psychiatrisch-Neurologischen Universitätsklinik, zum größten Teil (1327) stationär, behandelt worden waren. Als charakteristisch wurde angesehen, daß „funktionelle Organbeschwerden und vegetative Störungen das Hauptsymptom bilden, während sie sonst als Prodromal- oder Begleitsymptome einer depressiven Episode in Erscheinung treten und bald von der zunehmenden emotionalen psychopathologischen Symptomatik verdrängt und überdeckt werden". Die larvierte Depression als „depressio sine depressione" zu bezeichnen, hielt der Autor nicht für glücklich, da die vitale Verstimmung nie fehle; sie verberge sich lediglich hinter den körperlichen Symptomen und werde vom Kranken primär nicht bewußt erfaßt oder als reaktiv mit einer vermeintlichen organischen Erkrankung in Zusammenhang gebracht. Derartige larvierte Verlaufsformen können, darauf wurde ebenfalls hingewiesen, nicht bloß bei endogenen Depressionen, sondern im Rahmen nahezu aller nosologischen Gruppen vorkommen.

1.4 Depressive Äquivalente

Unter „depressiven Äquivalenten" versteht López-Ibor [25] Krankheitsbilder, die zwar kein klassisches depressives Element aufweisen, bei denen aber, wie der Verlauf oder genetische Hinweise erkennen lassen, ein depressives Geschehen im Spiel ist. Er hat eine Reihe von Zuständen beschrieben, die in der Mehrzahl aufgrund einer „mikrophänomenologischen Analyse" als depressive Äquivalente zu deuten waren, z.B. Zephalalgien, Meralgien, unruhige Beine („restless legs"), Asthmaanfälle und rezidivierende Ekzeme. Die Krankheitsbilder traten im allgemeinen in Phasen auf. Bei vielen Patienten zeigte sich im Laufe der Jahre ein Wechsel von typischen depressiven Bildern mit depressiven Äquivalenten. Es kam aber auch vor, daß eine psychosomatische Störung die andere ablöste, bevor sich, oft erst nach Jahren, ein depressives Syndrom entwickelte. In den somatischen Phasen ist eine depressive Symptomatik wie im Fall einer larvierten Depression nicht nachzuweisen. Damit bleibt die Frage offen, ob die depressiven Äquivalente tatsächlich als phasenhaft verlaufende Erkrankungen anzusehen sind oder ob die somatische und die psychische Phase völlig unabhängig voneinander auftreten.

Da die depressiven Äquivalente auf Antidepressiva in der Regel günstig ansprachen, sieht López-Ibor seine Ansicht bestätigt. Dem ist aber entgegenzuhalten, daß ein bestimmtes somatisches Symptom keineswegs depressiver Natur sein muß, wenn es sich mit einem Antidepressivum beeinflussen läßt (Van Praag 1973, zit. nach [17, S. 123]), denn die antidepressiven Substanzen besitzen außer dem spezifischen Effekt auf depressive Verstimmungen noch andere Wirkungsqualitäten, etwa sedierende, anxiolytische, schlafanstoßende und analgetische, die die Beeinflussung nichtdepressiver Störungen erklären könnten.

Daß die depressiven Äquivalente als somatische Krankheitsbilder anstelle eines depressiven Zustandes in Erscheinung treten, bleibt eine Hypothese. Zudem bietet die Vermutungsdiagnose eines depressiven Äquivalents fast unüberwindliche Schwierigkeiten und beinhaltet das Risiko, „unklare und vielgestaltige Syndrome diagnostisch den Depressionen" zuzurechnen (Freedman 1973, zit. nach [17, S. 126]). Somit erscheint es nicht berechtigt, den Begriff des depressiven Äquivalents jenem der larvierten Depression, die tatsächlich einen depressiven Hintergrund hat, gleichzusetzen.

2 Körperliche Symptomatik

Jedes depressive Syndrom geht mit vegetativen Phänomenen und körperlichen Beschwerden einher, deren Reihe lang und deren Intensität individuell unterschiedlich ist. Dabei kann jedes Organsystem betroffen sein. So kommen einzeln oder in Kombination vielfältige Störungen und Beschwerden vor, deren häufigste in Tabelle 1 zusammengefaßt sind. Im Fall einer larvierten Depression ist diese körperliche Symptomatik so überwältigend, daß sie den psychischen Hintergrund des Leidens völlig verdeckt und nur eine gezielte Exploration des Patienten – nach Ausschluß organischer Ursachen – zur richtigen Diagnose führt. Der Verdacht auf ein depressives Geschehen sollte immer dann auftauchen, wenn die Symptomatologie

Tabelle 1. Vegetative Störungen und funktionelle Organbeschwerden

Schlafstörungen, Kopfschmerzen, allgemeine Müdigkeit, Schwindelgefühl, Mundtrockenheit (Salivationshemmung)
Druck- und Engegefühl im Hals (Globusgefühl), im Thorax (beengte Atmung, Atemkorsett)
Schweißausbrüche, v.a. nachts, Störungen von Sexualfunktion und Menstruation
Herzsymptome: Herzklopfen, Herzbeklemmung, Tachykardie, Bradykardie, Rhythmusstörungen, Extrasystolie, pektanginöse Zustände mit Präkordialangst
Abdominale Beschwerden: Anorexie (Gewichtsverlust), Magenschmerzen, Meteorismus, Obstipation, chronische Durchfälle
Chronische Schmerzzustände neuralgiformer oder rheumatoider Art
Pollakisurie, Dysurie, diffuse Schmerzen im Bereich des Urogenitaltrakts

tageszeitliche Schwankungen aufweist und z.B. mit hartnäckigen Schlafstörungen, Inappetenz, Antriebshemmung sowie nicht erklärbaren Angstzuständen einhergeht (Geisler 1973, zit. nach [17, S.224]). Auch phasenhaftes Auftreten der Beschwerden ist ein Verdachtsmoment.

3 Diagnostik der larvierten Depression

Bei der Suche nach der depressiven Hintergrundsymptomatik geht es darum, „zu dem Körperlichen auch etwas Seelisches zu finden" [13] und den „seelischen Hof" [30], der vom Somatischen überschattet ist, aufzuspüren. Im übrigen darf man nie außer acht lassen, daß auch körperlich begründbare Depressionen vorkommen und daß Depressionen Begleiterscheinungen einer körperlichen Erkrankung, z.B. von Karzinomen, rheumatischen Affektionen und Herz-Kreislauf-Störungen, sein können.

3.1 Exploration

Um eine depressive Hintergrundsymptomatik aufzudecken, empfiehlt es sich, dem Patienten eine Reihe konkreter Fragen, sog. Schlüsselfragen, zu stellen (Beispiele s. Tabelle 2). Dabei richtet sich die Aufmerksamkeit zunächst auf 3 Faktoren: die Abnahme der Fähigkeit, sich noch zu freuen, sowie Interesse- und Energieverlust. Diese Faktoren sind unabdingbare Merkmale, sie bilden den „invarianten Kern" eines depressiven Geschehens (Lehmann 1973, zit. nach [17, S.292]). Für sich allein reichen sie aber nicht aus, die Diagnose einer Depression zu rechtfertigen, da sie auch andere Ursachen haben können. Im Fall einer larvierten Depression ist es u.U. recht schwierig, das von somatischen Erscheinungen völlig überlagerte psychische Kernsyndrom herauszuarbeiten.

Tabelle 2. Was man den Patienten fragen sollte

1. Können Sie sich noch freuen?
2. Haben Sie noch Interesse an etwas?
3. Sind Sie weniger initiativ als noch vor Wochen?
4. Fällt es Ihnen schwer, Entscheidungen zu treffen?
5. Fühlen Sie sich erschöpft, schwunglos?
6. Sind Sie nervös, innerlich gespannt, ängstlich?
7. Wie steht es mit dem Schlaf?
8. Läßt der Appetit zu wünschen übrig?
9. Haben Sie Schmerzen, einen Druck auf der Brust?
10. Haben Sie Schwierigkeiten in sexueller Hinsicht?
11. Neigen Sie in letzter Zeit vermehrt zum Grübeln?
12. Plagt Sie das Gefühl, Ihr Leben sei sinnlos geworden?

Das psychomotorische Verhalten des Patienten während der Exploration kann ebenfalls aufschlußreich sein. Viele Patienten sind ängstlich-agitiert, bei anderen wiederum ist die Mimik ausdruckslos, die Gestik verarmt, die Stimme spannungslos, die Körperhaltung schlaff.

3.2 Anamnese

Bei Erhebung der Anamnese ist u.a. zu erfragen, ob der Patient bereits früher depressive Phasen durchgemacht hat, ob er hereditär belastet ist und ob er vielleicht Medikamente einnimmt, die bei langfristiger Anwendung eine Depression (pharmakogene Depression) auslösen können, z.B. reserpinhaltige Antihypertensiva, Kortikoide, Neuroleptika, orale Kontrazeptiva. Bei der Suche nach den Motiven für eine Depression ist auch die familiäre, berufliche und wirtschaftliche Situation des Patienten entsprechend zu berücksichtigen.

3.3 Das depressive Syndrom

Der Verdacht auf ein psychisches Geschehen – nach Exploration, Erhebung der Anamnese sowie einer gründlichen körperlichen Untersuchung – verdichtet sich, wenn es gelingt, das sog. depressive Syndrom nachzuweisen. Es umfaßt eine Trias von Symptomen (depressive Grundstimmung, Hemmung des Denkens, Störung der psychomotorischen Funktionen) und ist von akzessorischen Symptomen begleitet (Tabelle 3). Aus dem Syndrom an sich läßt sich aber kein Rückschluß auf die Genese ziehen, die organischer, toxischer, endogener oder psychogener Natur sein kann. Bei leichten, v.a. aber bei larvierten Depressionen ist als Indiz für ein depressives Geschehen oft nur ein psychisches Teilsymptom nachweisbar, und dann ist es besonders wichtig, die akzessorischen Symptome zu erfassen, um diagnostisch weiterzukommen.

3.3.1 Grundstimmung

Eines der wesentlichen Kennzeichen der Depression ist die traurige oder ängstliche Verstimmung, die auch als „vitale Traurigkeit" beschrieben wurde. Der Depressive ist außerstande, Gefühle, z.B. eine situativ erlebte Trauer, affektiv zu erleben und emotional zu verarbeiten. Seine Gefühle sind, so könnte man sagen, „Gefühle der Gefühllosigkeit". Die vitale Traurigkeit läßt sich somit scharf abgrenzen von der

Tabelle 3. Das depressive Syndrom

Grundsymptome	Akzessorische Symptome
Depressive Grundstimmung	Psychosomatische Beschwerden
Denkhemmung	Wahnideen: Krankheits-, Verarmungs-, Versündigungswahn
Psychomotorische Hemmung oder Agitiertheit	

Trauer eines psychisch Gesunden, die als Reaktion, z. B. auf einen Schicksalsschlag oder ein erschütterndes Erlebnis, auftritt, aber keiner Behandlung bedarf, da sie über kurz oder lang emotional verarbeitet wird. Zur Verstimmung gesellen sich recht häufig Angstzustände. Der Depressive wird von einer Angst befallen, die er nicht näher zu definieren vermag, oder seine Angst ist, was besonders bei stark somatisierten Depressionen vorkommt, hypochondrisch gefärbt aus der Befürchtung heraus, körperlich ernstlich krank zu sein, z. B. an einem Karzinom zu leiden. Die Angst des Depressiven ist also ein Gefühlserlebnis ohne jedes Motiv, eine motivlose Angst, die man auch als frei flottierende Angst („free-floating anxiety") bezeichnet hat.

3.3.2 Denkhemmung

Der Depressive denkt gewöhnlich verlangsamt und mühsam, seine Gedanken sind verarmt und kreisen nur noch um pessimistische Inhalte, die Fähigkeit zur Assoziation ist beeinträchtigt. Das Grübeln kann zur Qual werden und sich bei endogenen Depressionen bis zu Wahnideen steigern. Grübeln, das mit extremen Angst- und Unruhezuständen einhergeht, signalisiert ein erhöhtes Suizidrisiko.

3.3.3 Psychomotorik

Traurigkeit mit ängstlichem Gepräge kann sich in motorischer Unruhe entladen, die der Kranke als qualvolle Getriebenheit empfindet. Die Agitiertheit kann so hochgradig werden, daß wegen des Suizidrisikos eine Soforthilfe indiziert ist, nämlich die intramuskuläre Gabe eines Neuroleptikums, z. B. Taractan (Chlorprothixen) oder Entumin (Clotiapin), oder eines Tranquilizers, z. B. Valium (Diazepam). Das Gegenstück dieser agitierten Depression ist die gehemmte mit einem Mangel an Antrieb bis hin zum depressiven Stupor. Aber auch der gehemmte Patient kann aus einem plötzlichen Impuls heraus Hand an sich legen.

3.3.4 Akzessorische Symptome

Als Prodromi und Begleiter weist wie schon erwähnt jedes depressive Geschehen mehr oder minder stark ausgeprägte, mitunter aber nur diskrete funktionelle Störungen und Beschwerden auf. Die „diagnostische Valenz" dieser akzessorischen Symptome sollte man nicht zu gering einschätzen (Angst 1973, zit. nach [17, S. 294]). In der Vielfalt und Intensität der Erscheinungen bestehen zwischen endogenen und psychogenen Depressionen kaum Unterschiede, abgesehen davon, daß der psychogen Depressive gewöhnlich noch eindrucksvoller über seine Beschwerden klagt.

Die meisten Depressiven bleiben von Schlafstörungen nicht verschont. Nach den Erfahrungen der Psychiatrischen Universitätsklinik Basel leiden 98% der Depressiven daran. Je rascher es gelingt, dem Kranken eine ungestörte Nachtruhe zu sichern, desto größer erscheint die Chance, den Tiefpunkt der Depression rasch zu überwinden. Was die Art der Schlafstörung betrifft, kann man höchstens sagen, daß hartnäckige Einschlafstörungen eher für eine Psychogenese sprechen, ein oberflächlicher, wiederholt unterbrochener Schlaf, v. a. aber frühes Erwachen eher an ein endogenes Geschehen denken läßt. Selten kommt es vor, daß depressive Kranke zuviel schlafen (hypersomnische Depression).

3.3.5 Phänomenologische Diagnose

Die phänomenologische Klassifizierung eines depressiven Zustandsbildes ist ein wichtiger Schritt, da er darüber entscheidet, welcher Typ von Antidepressivum als adäquat zu wählen ist. Je nach den vorherrschenden Zielsymptomen, in der angelsächsischen Literatur als „target symptoms" [7] bezeichnet, kann man im wesentlichen 3 Zustandsbilder unterscheiden (Tabelle 4): Der Kranke ist traurig-bedrückt, ängstlich-agitiert oder apathisch-gehemmt. Dabei ist es gewöhnlich der ängstlich-unruhige Patient, der Klagen über körperliche Beschwerden in den Vordergrund schiebt (larvierte Depression).

3.3.6 Nosologische Einordnung

Je nach der nosologischen Einordnung eines depressiven Zustandes sind Psycho- und Pharmakotherapie – sie bilden die Basis jeder Depressionsbehandlung – verschieden zu gewichten. Zur Erinnerung zeigt Abb. 1, daß 3 Hauptformen der Depression mit einer Reihe von Unterformen zu unterscheiden sind.

Psychogene Depressionen erfordern ihrer Natur gemäß in erster Linie psychotherapeutische Maßnahmen oder – bei neurotischer Depression – eine analytische Psychotherapie. Im Fall einer endogenen Depression (Merkmale s. Tabelle 5) dominiert die Pharmakotherapie. Die Behandlung somatogener Depressionen richtet sich nach dem Grundleiden bzw. den auslösenden Faktoren. Neben den Haupt- und Unterformen kommen aber verhältnismäßig häufig Übergangs- und Mischformen in allen möglichen Schattierungen vor. So kann z. B. eine endogene Depression psychogen provoziert sein, und als Auslöser einer neurotischen Depression genügen oft schon banale, kaum auffällige psychische Geschehnisse. Eine derartige multifaktorielle Genese hat entsprechende therapeutische Konsequenzen. Über Genese und Therapie der einzelnen Depressionsformen sollen die Tabellen 6–8 einen Überblick vermitteln.

Tabelle 4. Phänomenologische Aspekte (Zielsymptome)

1. Traurigkeit, Bedrücktheit, Niedergeschlagenheit
2. Angst, Erwartungsangst, ängstliche Agitiertheit
3. Antriebsschwäche, Hemmung, Apathie

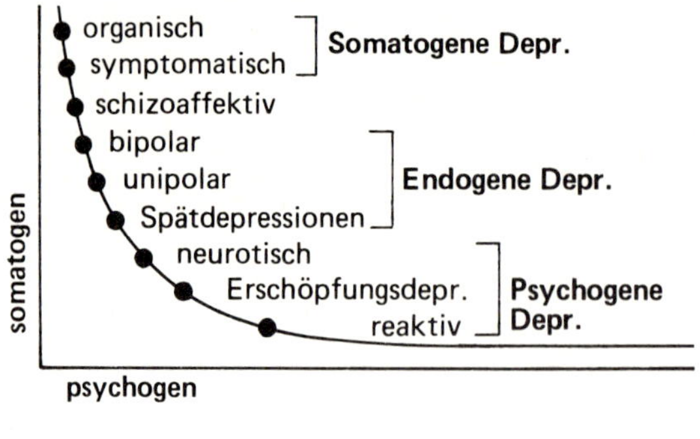

Abb. 1. Nosologische Einordnung der Depressionszustände

Tabelle 5. Merkmale der endogenen Depression

Fast immer vorhanden	Fakultativ
Hereditäre Belastung	Psychogene oder somatogene Auslösung
Autochthone Entstehung	Hemmung der Vitalgefühle, vitale Traurigkeit schon im Anfangsstadium der Erkrankung (devitalisierte Depression)
Frühes Erwachen	
Morgentief der Stimmung	Gegen die eigene Person gerichtete Aggression mit Selbstbeschuldigung
Abendliche Aufhellung	
	Hypochondrische Wahnideen, Krankheits, Verarmungs- und Versündigungswahn
	Plötzliche, unmotivierte Aufhellung der Depression

Tabelle 6. Psychogene Depressionen

Einteilung	Entstehung	Behandlung
Reaktive Depression	Einmaliges psychisches Trauma	Schwerpunkt auf Gesprächstherapie; Pharmakotherapie
Erschöpfungsdepression	Affektive Dauerbelastung	
Neurotische Depression	Frühkindliche Konfliktsituationen, unbewußte Verdrängungen	Analytische Psychotherapie, Pharmakotherapie

Tabelle 7. Endogene Depressionen

Einteilung	Entstehung	Behandlung
Unipolare Depression (ausschließlich depressive Phasen)	Hereditäre Faktoren, zerebrale Stoffwechselstörungen	Schwerpunkt auf Pharmakotherapie
Bipolare Depression (depressive und manische Phasen in unregelmäßiger Folge, selten alternierend)	Die Ergebnisse biochemischer Untersuchungen stützen die Hypothese, daß – auch bei bestimmten Formen der psychogenen Depression – ein Mangel oder Ungleichgewicht von Neurotransmittern, v.a. Serotonin und Noradrenalin, im synaptischen Spalt besteht oder daß eine Hyposensibilität der postsynaptischen Rezeptoren gegenüber den Transmittern vorliegt. In beiden Fällen ist die Reizübertragung von einem Nervenende zum nächsten beeinträchtigt	Psychotherapie
Spätdepression (Involutionsdepression, unipolare Depression mit Beginn um das 45. Lebensjahr)		Eventuell Schlafentzug
		Bei Therapieresistenz kombinierte antidepressive Infusionstherapie: 5tägige neuroleptische Entspannungsbehandlung, dann Infusionen mit Clomipramin (Anafranil) und Maprotilin (Ludiomil), zusätzlich abendliche Gabe des Neuroleptikums peroral
		Elektrobehandlung nur bei medikamentös nicht beherrschbarer Suizidalität sowie bei Erfolglosigkeit einer intensiven Pharmakotherapie
		Langzeitprophylaxe mit Lithium oder – nur bei unipolarer Depression – mit einem Antidepressivum, indiziert nach der 2. oder 3. Phase, sofern das vorangehende Intervall weniger als 2 Jahre gedauert hat

Tabelle 8. Somatogene Depressionen

Einteilung	Entstehung	Behandlung
Organische Depression	Hirnstrukturelle Veränderungen, z. B. bei Arteriosclerosis cerebri, seniler Demenz, Schädeltraumen, Hirntumoren, Epilepsie, Oligophrenie, progressiver Paralyse	Behandlung des Grundleidens Eventuell zusätzlich Antidepressivum
Symptomatische Depression	Extrazerebrale Krankheiten: z. B. nach Hepatitis, grippalem Infekt; nach Operationen; bei Herz-Kreislauf-Störungen und endokrinen Erkrankungen; nach Entzug von Alkohol und Drogen	Je nach den auslösenden Faktoren Eventuell zusätzlich Antidepressivum
Pharmakogene Depression	Bei langfristiger Verabreichung von reserpinhaltigen Antihypertensiva, Neuroleptika, Kortikoiden und oralen Kontrazeptiva	Medikament absetzen

Um im Einzelfall den genetischen Sachverhalt zu klären und einen depressiven Zustand nosologisch richtig einzustufen, ist es erforderlich, die durch Anamnese und Exploration sowie durch die körperliche Untersuchung gewonnenen Daten und Fakten in einer Zusammenschau zu beurteilen: die anamnestischen Besonderheiten, die Heredität, die psychischen und körperlichen Befunde, die familiären, beruflichen und wirtschaftlichen Verhältnisse des Kranken und nicht zuletzt seine Beziehungen zur Umwelt (Milieusituation). Nur auf diese Weise gelangt man zur Diagnose einer Depression per exclusionem. Diagnostische Schlußfolgerungen lediglich aufgrund einzelner Faktoren sind stets mit dem Risiko einer Fehlbeurteilung behaftet.

4 Diagnostische Schwierigkeiten

Die meisten Kranken mit larvierter Depression konsultieren zunächst, was im Hinblick auf die Art der Beschwerden nicht verwundert, einen Allgemeinarzt oder einen nichtpsychiatrischen Facharzt. Daß dann angesichts der Symptomatik oft eher an einen Organschaden als an ein psychisches Leiden gedacht wird, erscheint verständlich, kann aber dazu führen, daß die Patienten inadäquaten, unwirksamen Behandlungen unterzogen oder in ein Krankenhaus eingeliefert werden, wo man sie u. U. von einer Abteilung in die andere verlegt, bevor die depressive Hintergrundsymptomatik entdeckt wird (Pichot u. Hassan 1973, zit. nach [17, S. 65]). Die rechtzeitige Erkennung solcher Depressionsformen ist indessen „notwendig, weil sie schwerwiegende Folgen bis hin zur Arbeitsunfähigkeit, zur sozialen Ausgliederung und vor allem bis zum Suizid haben können, weil sie also keineswegs weniger gefährlich sind als etwa eindrucksvolle Melancholien“ [10].

Die larvierte Depression ist eine typische „Mimikryerkrankung“ [9]; sie kann eine Unzahl somatischer Erkrankungen imitieren. Die Vortäuschung eines körperlichen Leidens kann diagnostisch in die Irre führen. Durch Schilderung nur körperlicher Beschwerden und durch Dissimulation des psychischen Zustandes können die Kranken den Untersucher in seinen diagnostischen Überlegungen verunsichern. Mitunter geschieht es, daß der Patient dem Arzt gegenüber seine depressive Verstimmung durch ein Lächeln zu überspielen versucht. Diese lächelnde Depression („smiling depression") wurde zum erstenmal in Thailand beobachtet [31]. Schwierig kann die Diagnose auch sein, wenn sich das depressive Geschehen nur monosymptomatisch, z. B. in Kopf-, Herz- oder Muskelschmerzen, äußert. Erwähnt sei noch, daß die Depression gelegentlich eine psychische Maske trägt, d. h. von psychopathologischen Phänomenen wie etwa Verhaltensänderungen, Aggressionszuständen, Zwangsvorstellungen, Alkoholismus oder Drogenmißbrauch verdeckt ist.

Bei alten Leuten sollte man Apathie oder Agitiertheit sowie Interesselosigkeit und Pessimismus nicht unbedingt als Erscheinungen des physiologischen Alterungsprozesses ansehen, denn sie können einer Depression vorangehen oder eine organische Ursache haben. Die Art des Schlafes ist in der Diagnostik ebenfalls zu berücksichtigen [27] und zwar deswegen, weil ältere Menschen zwar ein verkürztes Schlafbedürfnis haben, aber das frühe Erwachen in den Morgenstunden u. U. als Steinchen im depressiven Mosaik zu qualifizieren ist.

Depressive Zustände im Kindesalter sind oft außerordentlich schwer zu verifizieren, da Kinder noch weniger als viele Erwachsene ihre psychischen Symptome verbalisieren können. Dazu kommt, daß sich das psychische Geschehen nicht so typisch wie beim Erwachsenen äußert. Symptome wie Schuldgefühle, Selbstvorwürfe, Versündigungsideen und Verarmungsfurcht sind nicht vorhanden (Nissen 1973, zit. nach [17, S. 141]). Die primären kindereigentümlichen Erscheinungsformen der Depression bestehen in Verhaltensstörungen und psychosomatischen Beschwerden, so daß sich die Depression nur aus der Sicht der Erwachsenenpsychiatrie als larviert einstufen läßt. Psychisch stehen mangelndes Interesse am Unterricht, Spiel- und Lernstörungen, Kontaktschwäche und Mutismus im Vordergrund; psychosomatisch handelt es sich vorwiegend um Magen-Darm-Beschwerden, weniger häufig um Kopfschmerzen und Schlafstörungen, selten um Atem- und Herzbeschwerden. Symptome wie Enuresis, Anorexie und Obstipation können das Bild ergänzen; für die Diagnose einer Depression haben sie aber keine pathognostische Bedeutung, da sie Ausdruck sehr unterschiedlicher Affektionen und Erkrankungen sein können.

5 Therapie

5.1 Grundsätzliches

Hat man eine larvierte Depression demaskiert und phänomenologisch wie nosologisch eingestuft, dann gelten die üblichen Behandlungsprinzipien. Aber nicht immer ist es möglich, einen depressiven Zustand gleich bei der ersten Exploration und körperlichen Untersuchung nosologisch eindeutig zu klassifizieren. Trotzdem sollte man ohne Verzögerung die Pharmakotherapie mit einem der Phänomenologie adäquaten Antidepressivum einleiten.

Tabelle 9. Kurzfristige Zusatzmedikation bei Depressionsbehandlung

Anwendungsbereich	Medikamente	Empfehlungen
Einschlaf- und Durchschlafstörungen	Tranquilizer oder Neuroleptika	Kurzwirkende Benzodiazepine, z. B. Oxazepam (Adumbran, Seresta, Praxiten) Bei Durchschlafstörungen eher Neuroleptika, z. B. Clotiapin (Entumin) oder Thioridazin (Melleril)
Angst- und Unruhezustände	Tranquilizer	Bei Verwendung von Benzodiazepinen mit langer Halbwertszeit, z. B. Diazepam (Valium) und Chlordiazepoxyd (Librium), abendliche Gabe der ganzen Tagesdosis oft ausreichend; gilt auch für den Thymotranquilizer Opipramol (Insidon)
Akute Erregungszustände mit Suizidrisiko	Neuroleptika oder Tranquilizer	Intramuskuläre Injektionen: Clotiapin (Entumin), Chlorprothixen (Taractan) oder Diazepam (Valium)
Angstzustände mit kardialer Symptomatik	β-Blocker	3mal täglich 40 mg Oxprenolol (Trasicor)

In der Initialphase kommt es sehr darauf an, Schlafstörungen zu beheben, nötigenfalls mit Hilfe einer kurzfristigen Zusatzmedikation (Tabelle 9). Dafür empfiehlt sich, v. a. bei Einschlafstörungen, ein Benzodiazepinderivat mit kurzer Halbwertszeit, z. B. Oxazepam (Adumbran, Seresta, Praxiten) oder Bromazepam (Lexotanil). Liegt eine Durchschlafstörung vor, ist eher ein Neuroleptikum angezeigt, das auch eine leichte antidepressive Wirkungskomponente besitzt, z. B. Chlorprothixen (Taractan), Clotiapin (Entumin) oder Thioridazin (Melleril). Dabei sollte man mit niedrigen Dosen beginnen, insbesondere bei älteren Leuten. Barbiturathaltige Hypnotika sind nur in Ausnahmefällen zu verwenden, da sie die Leberenzyme stimulieren und die Blutkonzentration der Antidepressiva bzw. deren Wirksamkeit herabsetzen.

Eine kurzfristige Zusatzmedikation kann auch aus anderen Gründen zweckmäßig sein. Bei ängstlich-unruhigen Patienten ist ein Anxiolytikum wie Librium durchaus empfehlenswert; günstig wirkt oft auch ein vegetativ-stabilisierendes Pharmakon wie Insidon. Wenn die Angstzustände mit kardialer Symptomatik einhergehen (Herzschmerzen, pseudopektanginöse Beschwerden, Tachykardie, Extrasystolie), ist ein β-Blocker, z. B. 3mal täglich 40 mg Trasicor (Oxprenolol), das Mittel der Wahl, sofern keine Kontraindikation dafür besteht wie Bradykardie, Asthma bronchiale, eine destruktive Lungenerkrankung oder eine dekompensierte Herzinsuffizienz. Besonders bei larvierten Depressionen ist die kardiale Symptomatik häufig. Mit dem β-Blocker läßt sich der Circulus vitiosus zwischen der Depression und den somatisierten Angstzuständen gewöhnlich ziemlich rasch durchbrechen.

Akute Erregungszustände mit Suizidrisiko und eventuellen Wahnideen verlangen eine sofortige Intervention, um den Kranken zunächst ruhigzustellen, z. B. mit Entumin intramuskulär. Gleichzeitig hat man zu entscheiden, ob eine Hospitalisierung nötig ist. Bei einem alleinstehenden Patienten drängt sie sich geradezu auf. Ansonsten wird sie kaum zu umgehen sein, wenn der Patient schon früher einen

Selbstmordversuch unternommen hat, die Krise mit Wahnideen einhergeht oder im häuslichen Milieu eine verläßliche Überwachung des Kranken nicht sichergestellt werden kann.

Wiederholt sind bei Depressiven Anämien mit Beeinträchtigung des Eisenstoffwechsels oder Sideropenien ohne Anämie festgestellt worden. In solchen Fällen wirken die Antidepressiva, worauf Kuhn [23] schon vor Jahren hingewiesen hat, ungenügend. Durch Eisenzufuhr läßt sich dieser unzureichende Effekt gewöhnlich rasch korrigieren. Es kommt aber auch vor, daß die antidepressive Medikation selbst einen erhöhten Eisenverbrauch des Organismus verursacht. Es ist daher angezeigt, den Serumeisenspiegel zu überprüfen, wenn eine mehrwöchige antidepressive Pharmakotherapie ohne wesentlichen Effekt bleibt. Mißerfolge der Medikation können auch auf einer Beeinträchtigung der Wirkstoffresorption bei Hyp- oder Anazidität beruhen [6].

Eisen- und Salzsäuremangel sind zwei Beispiele dafür, daß „somatische Partialfaktoren" [12] in der depressiven Syndromgenese eine erhebliche Rolle spielen können. Im Hinblick darauf sollte es „zur diagnostischen Routine gehören – zumindest bei Depressionen im mittleren und höheren Lebensalter – Blutbild, Färbeindex, aber auch Hämatokrit, Serumeisenspiegel, Magensaft und die Vitamin-B_{12}-Resorption im Schilling-Test zu untersuchen" [12].

Bei somatisierten Depressionen sollte man nicht den Fehler machen, „einzelne Symptome allein zu behandeln, z. B. Schmerzzustände mit Analgetika, Angst mit Anxiolytika; ebenso ist vor einer planlosen Verwendung von Diazepinen" zu warnen (Kuhn 1973, zit. nach [17, S. 124]). Derartige Medikamente mögen zwar dem Patienten eine gewisse Erleichterung verschaffen, doch die depressive Grundstimmung beeinflussen sie nicht. Sie können sogar den depressiven Kern verschleiern und zur Abhängigkeit führen.

Auf Nebenwirkungen der Antidepressiva reagieren larviert depressive Kranke wegen der schon bestehenden Dominanz körperlicher Symptome besonders empfindlich. Man muß sie deshalb vor Beginn der Medikation darüber informieren, daß initial Nebenerscheinungen auftreten können, die aber harmlos sind, oft schon nach kurzer Zeit abklingen oder ganz verschwinden und keineswegs eine Verschlechterung der körperlichen Symptomatik bedeuten. Ohne diese Aufklärung könnte der Patient allzu leicht das Vertrauen zum Medikament und auch zum Arzt verlieren. Außerdem sollte der Patient erfahren, daß sich sein Zustand nur langsam, Schritt für Schritt bessern wird und ein voller therapeutischer Erfolg erst nach mehreren Wochen oder, wenn es sich um eine chronifizierte Form von larvierter Depression handelt, vielleicht erst nach Monaten zu erwarten ist.

Sobald sich die Stimmung aufzuhellen beginnt, sind physiotherapeutische Maßnahmen von Nutzen, z. B. Nackenmassage, Atemübungen und leichte Gymnastik, die dazu beitragen, daß der Kranke wieder Vertrauen zu seiner Leistungsfähigkeit faßt.

Einen gewichtigen Platz im Behandlungsplan nimmt die *Psychotherapie* ein. Von erstrangiger Bedeutung ist sie naturgemäß im Fall einer psychogenen oder einer psychogen provozierten endogenen Depression. Der Depressive braucht nichts dringender als eine Aussprache (Gesprächstherapie), in der er Verständnis für seine Probleme und sein qualvolles Leiden findet. Die ärztlichen Bemühungen werden sehr unterstützt, wenn auch die Angehörigen das nötige Verständnis aufbringen. Es ist deshalb nötig, sie in die Behandlung einzubeziehen, indem man sie aufklärt über die Art und den voraussichtlichen Verlauf der Erkrankung, die Qual und die herabgesetzte Leistungsfähigkeit eines depressiven Menschen sowie über die immer bestehende Möglichkeit eines Suizids.

Auch dem Patienten gegenüber darf es kein Tabu sein, die Frage einer eventuellen Selbstmordabsicht zu erörtern. Einem Patienten mit Suizidideen kann eine solche Aussprache Erleichterung und Entspannung bringen, wenn er u. a. hört, daß bei jedem Depressiven Selbstvernichtungsimpulse auftreten können. Entschließt man sich nun, einen Depressiven, den man für suizidgefährdet hält, ambulant zu behandeln, dann sollte man eine Art Pakt mit ihm vereinbaren, d. h. ihm mit Handschlag das Versprechen abnehmen, während der folgenden 2–3 Tage bis zur nächsten Konsultation nicht Hand an sich zu legen, da seine Erkrankung eine durchaus günstige Prognose habe. Das hat sich als Prophylaxe schon in manchen Fällen bewährt. Gleichzeitig muß man natürlich versuchen, den Kranken mit pharmako- und psychotherapeutischen Maßnahmen möglichst rasch aus seinem Stimmungstief herauszuholen. Überdies muß der Arzt deutlich zu verstehen geben, daß er, wenn ein Problem den Patienten bedrückt oder ein Impuls zur Suizidhandlung sich ihm aufdrängt, jederzeit telefonisch erreichbar ist, auch nachts. Für den Fall, daß der Arzt zu irgendeiner Zeit nicht erreichbar ist, sollte er dem Patienten die Nummer des nächsten Telefonnotrufs geben, nämlich in der Bundesrepublik Deutschland die Nummer der örtlichen Telefonfürsorge und in der Schweiz Nr. 143.

Die besten Helfer für den Kranken sind geduldiges Zuhören und anerkennende Worte. Hingegen ist es zwecklos und sogar schädlich, einen Depressiven mit Appellen wie „sich zusammenzureißen“ und „sich nicht gehen zu lassen“ aufmuntern zu wollen. Wegen seiner Hemmung und Antriebsschwäche ist er einfach nicht imstande, Entschlüsse und Willensimpulse zu verwirklichen. Auch ein Erholungsurlaub ist nicht empfehlenswert. In einer fremden Umgebung findet sich der Kranke meist überhaupt nicht zurecht und sinkt noch tiefer in die Depression.

Wie schon erwähnt, ist es meist der nichtpsychiatrische Arzt in der Praxis, der die Patienten mit einer larvierten Depression als erster zu Gesicht bekommt. Gelingt ihm die Demaskierung und führt er die Behandlung selbst durch, dann übernimmt er eine dankbare Aufgabe, denn es gibt „wenig ärztliche Behandlungen, die eine solche Befriedigung auslösen wie das Durchschleusen eines Depressiven durch seine chaotische Phase“ [1].

5.2 Einteilung der Antidepressiva

Erinnern wir zunächst daran, daß entsprechend dem Wirkungsprofil 3 Grundtypen von Antidepressiva zu unterscheiden sind:

1. Imipramintyp: im Vordergrund steht die depressionslösende, stimmungsaufhellende Wirkung;
2. Amitriptylintyp: die sedierend-anxiolytische Wirkungskomponente ist stark ausgeprägt;
3. Desipramintyp: die psychomotorisch-aktivierende Wirkungskomponente ist stark ausgeprägt.

Seit der Einführung von Imipramin vor 25 Jahren konnten zahlreiche antidepressive Substanzen entwickelt werden, die sich chemisch vom trizyklischen Imipramin

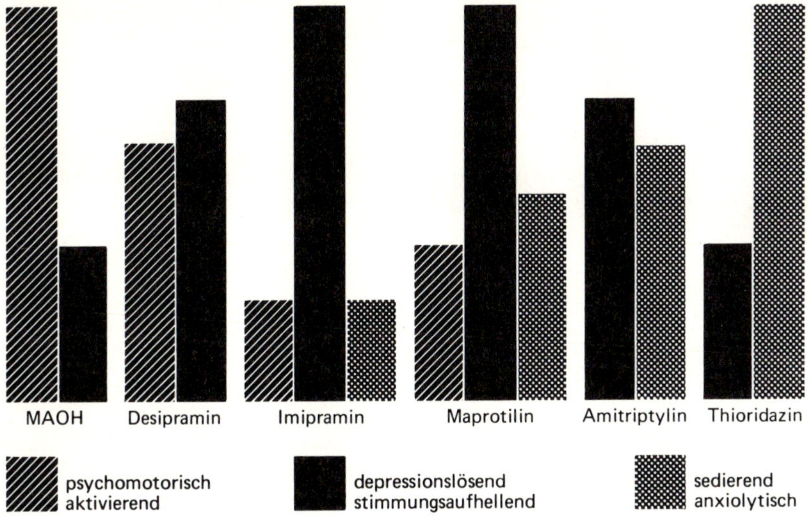

Abb. 2. Wirkungsprofil antidepressiver Substanzen

ableiten. Hinzugekommen sind im Laufe der Zeit zwei tetrazyklische Substanzen wie Maprotilin und Mianserin sowie mehrere Substanzen, deren chemische Struktur von derjenigen der tri- und tetrazyklischen Antidepressiva abweicht, z. B. Nomifensin und Viloxazin. Als 4. Gruppe seien die Monoaminooxydasehemmer aufgeführt, auf die wir aber hier nicht näher eingehen, da sie wegen bestimmter Risiken für die ambulante Behandlung durch den Allgemeinarzt nicht zu empfehlen sind.

Abbildung 2 (Dreikomponentenschema nach Kielholz) – es handelt sich um eine schematische Darstellung aufgrund klinischer Erfahrungen – zeigt die Wirkungsprofile von 6 antidepressiven Substanzen. Weitere Antidepressiva, die dem Therapeuten zur Verfügung stehen, unterscheiden sich von den 3 Grundtypen oft nur geringfügig im Ausmaß der Wirkungsqualitäten und in deren Verhältnis zueinander. So gehören
zum Typ 1 z. B. Clomipramin, Dibenzepin, Lofepramin, Maprotilin und Melitracen
zum Typ 2 z. B. Doxepin, Mianserin M und Trimeprimin,
zum Typ 3 z. B. Nomifensin, Nortriptylin und Protriptylin.

5.3 Wahl des Antidepressivums

Ist das depressive Krankheitsbild phänomenologisch eindeutig zu klassifizieren, dann sollte es nicht schwierig sein, ein Antidepressivum mit adäquatem Wirkungsprofil zu wählen. Wir möchten hier nicht alle antidepressiven Substanzen, die in der Depressionsbehandlung brauchbar sind, aufzählen und beschränken uns daher in Tabelle 10 auf Beispiele. Obwohl also eine ganze Reihe von Antidepressiva zur Wahl steht, ist es nach Meinung eines erfahrenen Allgemeinarztes empfehlenswert, „möglichst wenige Präparate zu verwenden, die man aus Erfahrung kennt“ [14].

Tabelle 10. Antidepressiva für die ambulante Behandlung durch den Allgemeinarzt. Larvierte Depressionen haben in der Regel eine ängstlich-hypochondrische Färbung mit gedrückter Stimmung, so daß je nach Beurteilung der phänomenologischen Aspekte ein Antidepressivum aus Gruppe 1 oder 2 gewählt werden kann

Phänomenologische Aspekte	Zur Wahl stehende Antidepressiva
1. Gedrückte Stimmung, Hoffnungslosigkeit, Pessimismus, Entschlußunfähigkeit	*Mit stimmungsaufhellender Hauptkomponente:*
	Anafranil (Clomipramin)
	Gamonil (Lofepramin)
	Ludiomil (Maprotilin)
	Noveril (Dibenzepin)
	Tofranil (Imipramin)
	Vivalan (Viloxazin)
2. Angst, erwartungsängstliche Stimmung, innere Unruhe, Agitiertheit	*Mit starker sedierend-anxiolytischer Komponente:*
	Aponal (Doxepin)
	Laroxyl (Amitriptylin)
	Sinequan, Sinquan (Doxepin)
	Stangyl, Surmontil (Trimeprimin)
	Tolvin, Tolvon (Mianserin)
3. Psychomotorische Hemmung	*Mit guter antriebssteigernder Komponente*
	Alival (Nomifensin)
	Nortrilen (Nortriptylin)
	Pertofran (Desipramin)

5.4 Dosierung und Behandlungsdauer

Im allgemeinen empfiehlt es sich, besonders wenn der Patient ambulant behandelt wird, initial kleine Dosen zu geben, unter Berücksichtigung der phänomenologischen Aspekte 2- bis 3mal täglich z. B. 25 mg Anafranil, Laroxyl, Alival oder Ludiomil. In Abständen von mehreren Tagen steigert man dann die Tagesdosis je nach dem therapeutischen Effekt und dem Ausmaß von Nebenerscheinungen um je 25 mg, wenn nötig bis auf das Doppelte, was meist ausreicht. Zu schnelle und massive Dosiserhöhung kann unter Umständen ein delirantes Syndrom zur Folge haben.

Die Hauptdosis kann man auf den Abend verlegen. Sofern es sich um ein Antidepressivum mit langer Halbwertszeit (mehr als 20 h) handelt, z. B. Ludiomil oder Saroten, ist es vorteilhaft, die ganze Tagesdosis als Retard-Dragée oder -Kapsel zu 75 mg abends zu verabreichen. Das vereinfacht die Medikation und trägt überdies zur Verringerung von tagsüber unangenehmen Nebenerscheinungen, etwa Sedierung, bei.

Psychomotorisch-aktivierende Antidepressiva kommen für die abendliche Medikation nicht in Betracht, sie dürfen nur morgens oder mittags bzw. in den frühen Nachmittagsstunden angewendet werden, um Schlafstörungen zu vermeiden oder bereits bestehende nicht zu intensivieren. Kontraindiziert sind sie übrigens bei Depressiven mit Suizidrisiko, da jede aktivierende Medikation einen Impuls zur Selbstmordhandlung auslösen kann.

Bei Kindern, aber auch bei älteren Menschen, die auf Antidepressiva gewöhnlich empfindlich reagieren, genügen noch niedrigere Anfangsdosen, die man nur selten zu erhöhten braucht, z. B. 2- bis 3mal täglich 10 mg Ludiomil.

Machen sich Effekte wie Sedierung, Anxiolyse und Antriebssteigerung in der Regel ziemlich rasch bemerkbar, so ist mit dem Beginn der Stimmungsaufhellung frühestens nach 1 Woche zu rechnen. Man sollte deshalb mindestens 3 Wochen abwarten, ehe man ein Antidepressivum als wirkungslos ansieht und zu einem anderen wechselt. Bei Patienten, die auch nach der 2. Woche kaum eine Stimmungsaufhellung erkennen lassen, ist ein einmaliger Schlafentzug einen Versuch wert, da Beobachtungen vorliegen, daß danach das Antidepressivum seine volle Wirkung entfaltet [28]. In diesem Zusammenhang sei nochmals bemerkt, daß der mangelnde Effekt einer antidepressiven Substanz auch auf einer Störung des Eisenstoffwechsels oder auf Hyp- bzw. Anazidität beruhen kann.

Etwa 2 Wochen nach deutlicher Aufhellung der Depression ist es an der Zeit, die Tagesdosis schrittweise zu reduzieren. Man muß sie aber sofort wieder erhöhen, wenn sich der Zustand des Patienten auch nur geringgradig verschlechtert. Selbst wenn der Patient klinisch gebessert erscheint, ist die Pharmakotherapie konsequent weiterzuführen, je nach Nosologie der Depression über 3–6 Monate. Dabei kann es sich bei Patienten, die noch eine gewisse Antriebsschwäche verspüren, als nützlich erweisen, eine Zeitlang 2 Antidepressiva mit unterschiedlicher pharmakologischer Wirkung zu kombinieren, z. B. am Morgen 25 mg Alival oder Anafranil zur Aktivierung und am Abend 25–50 mg Ludiomil zur Schlafinduktion. Beenden sollte man eine langfristige Pharmakotherapie mit ausschleichender Dosierung, um Absetzerscheinungen (Unruhe, Schweißausbrüche, Nausea, Schlafstörungen) vorzubeugen.

5.5 Vorsichts- und Kontrollmaßnahmen

a) Bei langfristiger Pharmakotherapie gilt es als Routinemaßnahme, Blutdruck und Blutbild sowie Nieren- und Leberfunktion nach 6 Monaten und dann in regelmäßigen Abständen zu kontrollieren. Nicht zu unterlassen sind Kontrollen auch bei Diabetes mellitus und Neigung zu Thrombophlebitis.
b) Da die Antidepressiva, wenn auch nur selten, EKG-Veränderungen hervorrufen können, ist es bei Patienten mit kardialer Vorschädigung oder kardiovaskulären Erkrankungen sowie bei älteren Leuten angezeigt, vor Beginn einer antidepressiven Medikation, speziell mit trizyklischen Antidepressiva, ein EKG aufzuzeichnen und die Patienten elektrokardiographisch zu überwachen.
c) Vorsicht mit Antidepressiva ist geboten bei Patienten mit erhöhter oder voraussichtlich erhöhter Krampfbereitschaft (Epilepsie, epileptische Aktivität im Elektroenzephalogramm, Epilepsie in der Familie, organischer Hirnschaden, chronischer Alkoholismus). Aber auch bei Patienten ohne Hirnschaden sind zerebrale Krampfanfälle vorgekommen. Der krampfauslösende Effekt scheint dosisabhängig zu sein.
d) Bei Patienten mit überstandenem Herzinfarkt sind EKG, Blutdruck und Herzfrequenz zu überprüfen. Bekommt der Patient orale Antikoagulantien, so kann deren Blutkonzentration durch Antidepressiva erhöht werden (Blutungsgefahr).

e) Bei Prostatahypertrophie sind urologische Kontrollen erforderlich. Kommt es durch die anticholinergen Effekte eines Antidepressivums zur Harnverhaltung, dann ist das Präparat sofort abzusetzen und ein Cholinergikum, z. B. Doryl, intramuskulär zu geben.
f) Bei adäquat behandeltem Engwinkelglaukom sind Antidepressiva nicht kontraindiziert. Es empfiehlt sich aber, ein Antidepressivum zu wählen, das kaum oder nur schwach anticholinerg wirkt, z. B. Alival, Ludiomil oder Vivalan. Dabei ist in Zusammenarbeit mit einem Ophthalmologen der intraokulare Druck laufend zu kontrollieren. Wird ein Glaukom nicht erkannt, so kann die antidepressive Medikation einen Anfall provozieren.
g) Obwohl teratogene Schäden beim Menschen bisher nicht festzustellen waren, sollte man Antidepressiva im ersten Trimenon der Schwangerschaft nicht verschreiben.

5.6 Nebenwirkungen

Eine Übersicht über mögliche Begleiterscheinungen einer antidepressiven Medikation bietet Tabelle 11. Berücksichtigt sind auch die Monoaminooxydasehemmer, auf deren Risiken bereits hingewiesen wurde. Die folgenden Ausführungen beziehen sich aber nur auf die „klassischen“ Antidepressiva.

Zu den Nebenwirkungen, die ernster Natur sind, aber sehr selten vorkommen, gehören Arrhythmien, Delirien und zerebrale Krampfanfälle. Sie erfordern einen sofortigen Abbruch der Behandlung und den versuchsweisen Wechsel zu einem anderen Präparat. Das gilt auch für die schon erwähnte Harnverhaltung bei Prostatikern sowie für hypertone Krisen, sofern Sympathikomimetika und physikalische Maßnahmen nicht helfen.

Nicht beunruhigend, aber unangenehm sind vegetative Symptome, die zu Beginn der Behandlung auftreten können. Es handelt sich um Mundtrockenheit, Schwitzen, verschwommenes Sehen und Obstipation sowie orthostatische Kreislaufstörungen, Miktionsbeschwerden und Tachykardie. Gewöhnlich klingen diese Erscheinungen mehr oder weniger rasch ab. Selten werden sie von einem Patienten als so störend empfunden, daß man zu einem anderen Präparat wechseln muß.

Bei lästiger Mundtrockenheit kann man Dihydergot (2- bis 3mal täglich 1 Tablette) oder Mucinol (3 Dragées pro Tag), bei Obstipation milde Abführmittel verordnen. Im Fall einer Tachykardie, die länger anhält und hohe Schlagzahlen erreicht, ist ein β-Blocker angezeigt. Bleibt er wirkungslos, ist er abzusetzen und ein anderes Antidepressivum zu wählen. Orthostatische Kreislaufstörungen mit Schwindelgefühl und Kollapsneigung sind vornehmlich bei Anwendung stark sedierender Antidepressiva zu beobachten. Bei Patienten mit hypotoner Kreislauflage empfiehlt sich prophylaktisch die Verabreichung von Dihydergot oder Effortil (als Depotform), unterstützt durch leichte gymnastische Übungen und Bürstenmassage.

Schuld an den vegetativen Symptomen tragen die anticholinergen Eigenschaften, die v.a. den trizyklischen Antidepressiva anhaften. Hingegen sind sie schwächer oder kaum ausgeprägt bei den beiden Tetrazyklika Maprotilin (Ludiomil) und Mianserin (Tolvin, Tolvon) sowie den neuentwickelten Antidepressiva anderer chemischer Struktur wie Nomifensin (Alival), Trazodon (Thombran, Trittico), Viloxazin (Vivalan) und Zimelidin (Normud). In der Regel treten die vegetativen Phänomene um so intensiver zutage, je weniger tief das depressive Geschehen ist. Die Intensität hängt aber auch von der Dosierung ab und von der individuellen Empfindlichkeit.

5.7 Infusionstherapie

Die ersten Berichte über Infusionsbehandlung bei schweren und auch therapierefraktären Depressionen – damals stand zur intravenösen Applikation nur Anafranil zur Verfügung – stammen aus dem Jahr 1968 [22]. Die Resultate waren zum Teil sehr günstig. Inzwischen sind weitere Präparate, die ebenfalls intravenös verabreicht werden können, eingeführt worden, z. B. Ludiomil, Noveril und Aponal. Im allgemeinen wird die Behandlung mit täglichen Infusionen, z. B. pro Infusion 25–50 mg Anafranil, 2–3 Wochen lang durchgeführt und mit peroraler Gabe des Antidepressivums bei Verdoppelung der Tagesdosis fortgesetzt. Die Vorteile der Infusionen bestehen vor allem darin, daß die Wirkung rascher eintritt, stabilere

Tabelle 11. Begleiterscheinungen der Behandlung mit Antidepressiva

	Häufigkeit		
	MAO-Hemmer	Antidepressiva stimmungshebende	
		antriebs-steigernde	angst-dämpfende
Vegetative Symptome:			
Mundtrockenheit	–	•	••
Schwitzen	(•)	•	••
Akkommodationsstörungen	–	•	••
Obstipation	•	•	••
Schwindel	•••	•	••
Orthostatische Kollapserscheinungen	•••	(•)	•
Miktionsbeschwerden, Harnverhaltung	–	•	•
Tachykardie	••	•	•
EKG-Veränderungen	(•)	(•)	(•)
Hypertone Krisen	•	–	–
Feinschlägiger Fingertremor	–	(•)	•
Allgemeinbefinden:			
Müdigkeit, Somnolenz	–	–	•
Innere Unruhe	••	••	(•)
Schlafstörungen	••	••	(•)
Psychopathologische Symptome:			
Aktivierung schizophrener Symptome	(•)	(•)	(•)
Umschlagen depressiver in manische Phasen	•	•	(•)
Delirien	–	(•)	(•)
Erhöhung der zerebralen Erregbarkeit	–	(•)	(•)

(•) = sehr selten • = selten •• = relativ häufig ••• = häufig

Serumspiegel erreicht werden und Nebenwirkungen seltener auftreten als bei Tablettengabe [5].

Die Infusionstherapie mit einem (Monotherapie) oder mit zwei Antidepressiva (Kombinationstherapie), worauf wir gleich zu sprechen kommen, bedeutet zweifellos eine Erweiterung der therapeutischen Möglichkeiten – sie wird übrigens auch ambulant durchgeführt – und ist auf dem Weg, eine Standardmethode zu werden, und zwar nicht nur bei therapieresistenten Depressionen, sondern auch bei Depressionen mit schwerem subjektivem Krankheitsgefühl und Suizidrisiko. Wer sich für Einzelheiten der Methode interessiert, findet eine Standortbestimmung in einem kürzlich erschienenen Workshopbericht [18].

5.8 Kombinierte Infusionstherapie

Bei therapieresistenten Depressionen wendet die Psychiatrische Universitätsklinik Basel eine kombinierte Infusionstherapie an [20]. Sie umfaßt die intravenöse Infusion von 2 Antidepressiva, die pharmakologisch unterschiedlich wirken (serotonerg bzw. noradrenerg), sowie die Verabreichung eines Neuroleptikums und ist von psycho- und physiotherapeutischen Maßnahmen flankiert.

Die Kombinationstherapie geht von der Hypothese aus, daß den Depressionen eine Störung des zerebralen Stoffwechsels von biogenen Aminen zugrundeliegt. Die Hypothese, die sich auf zahlreiche biochemische Untersuchungen stützt, besagt, daß die endogenen Depressionen, aber auch bestimmte Formen der psychogenen Depression auf einem Mangel oder Ungleichgewicht von Neurotransmittern, vorwiegend Serotonin und Noradrenalin, in den Synapsen oder auf einer Hyposensitivität der postsynaptischen Rezeptoren beruhen. Trifft diese Hypothese zu, so könnte mit Antidepressiva, die die Wiederaufnahme von Serotonin und Noradrenalin aus dem synaptischen Spalt in die präsynaptischen Speicher blockieren, eine Anreicherung der beiden Neurotransmitter in den Synapsen erreicht werden.

In Abb. 3 ist schematisch dargestellt, daß durch Clomipramin die Rückresorption von Serotonin, durch Maprotilin diejenige von Noradrenalin aus den Synap-

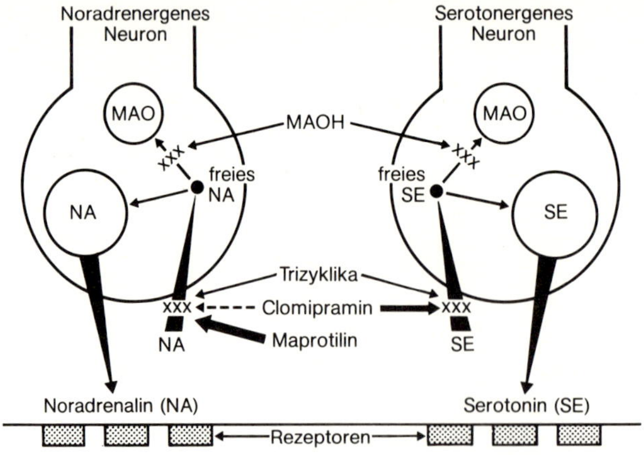

Abb. 3. Angriffspunkt der Antidepressiva

sen in die präsynaptischen Speicher gehemmt wird (s. Abb. 3). Auf diese Weise kommt es wieder zu einer Anreicherung der Transmitter im synaptischen Spalt, wodurch sich die biochemische Impulsweiterleitung verbessert und die Depression zum Abklingen gebracht wird.

Durchführung der Behandlung: Nach sorgfältiger neurologisch-internistischer Untersuchung und nochmaliger Überprüfung der Diagnose 5tägige Entspannungskur mit einem Neuroleptikum intramuskulär, z. B. 3mal täglich 20–40 mg Entumin (Clotiapin) oder 15–30 mg Taractan (Chlorprothixen). Anschließend 10–20 Tage lang eine Infusion täglich: je ½–2 Ampullen (12,5–50 mg) Anafranil (Clomipramin) und Ludiomil (Maprotilin) in 250 ml physiologischer Kochsalzlösung, 5%iger Glukoselösung oder in 250 ml einer Mischung dieser beiden Lösungen im Verhältnis 1:2, ca. 60 Tropfen pro Minute. Mit Beginn der Infusionen Umschaltung auf perorale Gabe des Neuroleptikums, abends z. B. ½–1 Tablette Entumin zu 40 mg, bis zum Abschluß der Behandlung. Nach Aufhellung der Depression Übergang zur peroralen Applikation der beiden Antidepressiva mit doppelter Infusionsdosis, z. B. morgens 50 mg Anafranil und abends 50–75 mg Ludiomil.

Auf diese Weise wurden bisher 250 Patienten, deren Depression sich als therapieresistent erwiesen hatte, behandelt. Nebenerscheinungen wie Mundtrockenheit, Schlafstörungen und vegetativer Tremor traten nur vereinzelt auf. Viele Patienten fühlten sich schon nach den ersten Infusionen entspannt. Das Krankenkollektiv verteilte sich auf 145 endogene und 105 psychogene Depressionen. Nach 4 Wochen waren 98% der endogenen und 57% der Erschöpfungsdepressionen völlig abgeklungen, 31 bzw. 31 wesentlich gebessert; das ergibt insgesamt eine Erfolgsquote von 86%. Bei Erfolglosigkeit wurde nach nochmaliger Überprüfung der Diagnose die Infusionstherapie wiederholt. Deren Effekt kann man durch zusätzliche Gaben von L-5-Hydroxytryptophan (300–400 mg Levothym täglich) zu intensivieren versuchen. Auch ein einmaliger Schlafentzug kann eingeschaltet werden.

Nach Entlassung aus der Klinik wurden die Patienten peroral weiterbehandelt und regelmäßig kontrolliert. In einigen Fällen kam es zu Rückfällen, so daß die Infusionstherapie wiederholt werden mußte. Früher oder später konnten aber alle Patienten aus der Depression herausgeholt oder zumindest wesentlich gebessert werden. Mit diesen Resultaten der kombinierten Infusionstherapie eröffnet sich die Chance, die Indikation für den Elektroschock weiter einzuschränken.

6 Zusammenfassung

Jedes depressive Geschehen ist von vegetativen Störungen und evtl. auch funktionell bedingten Organbeschwerden begleitet. Im Lauf der Jahrzehnte hat sich nun das Krankheitsbild immer ausgeprägter im Sinne einer Somatisierung gewandelt. Sehr häufig kommen sogar Depressionen vor, deren körperliche Symptomatik derart dominiert, daß die depressive Hintergrundsymptomatik auf den ersten Blick nicht immer leicht zu erkennen ist. Je früher man aber eine sog. larvierte Depression aufdeckt und der Phänomenologie und Nosologie entsprechend adäquat behandelt, desto günstiger sind die Erfolgsaussichten. Im Fall einer schweren larvierten Depression, deren psychische Symptomatik nicht erkannt wird, besteht stets das Risiko, daß der Kranke aus einem plötzlichen Impuls heraus eine Suizidhandlung unternimmt, und chronifizierte Formen erweisen sich mitunter als sehr therapieresistent, so daß eine antidepressive Infusionstherapie angezeigt ist.

Bei Verdacht auf eine larvierte Depression stellen sich zunächst 3 Kardinalfragen: Sind die Beschwerden funktioneller oder organischer Natur? Sind aufgrund der persönlichen, familiären und sozialen Anamnese psychische Konflikte wahrscheinlich? Läßt sich bei gezielter Exploration eine depressive Hintergrundsymptomatik enthüllen?

Zahlreich sind die Patienten, denen qualvolle Tage und Nächte erspart werden können, wenn in diagnostisch unklaren Fällen auch an die Möglichkeit einer larvierten Depression gedacht wird.

Literatur

1. Birkmayer W (1977) Depression/Biochemie, Klinik, Therapie. Deutscher Ärzte-Verlag, Köln Lövenich, S 89
2. Bleuler M (1948) Die Depressionen in der ärztlichen Allgemeinpraxis. Schwabe, Basel
3. Bonhoeffer K (1912) Zur Differentialdiagnose der Neurasthenie und der endogenen Depressionen. Berl Klin Wochenschr 49: 1
4. Dichgans G (1952) Vegetative Depressionen. Dtsch Med Wochenschr 77: 1602
5. Fähndrich E (1982) Die Tropfinfusionsbehandlung depressiver Erkrankungen. In: Internationales Komitee für Prophylaxe und Therapie der Depression, Basel (Hrsg) Bulletin „Depressionsbehandlung in der ärztlichen Praxis", Nr 11. Editio Deutschland, Berlin
6. Fischbach R (1973) Gastric acid production and iron metabolism in depressive states. Pharmakopsychiatr Neuropsychopharmacol 6: 247
7. Freyhan FA (1957) Observations on the clinical use of tranquilizing agents. Del Med J 29: 191
8. Glatzel J (1973) Larvierte Depressionen. Psychiatr Clin (Basel) 6: 53
9. Heinrich K (1975) Fehldiagnosen der larvierten Depression. In: Wieck HH (Hrsg) Kopfschmerz, larvierte Depression, Diagnostik und Therapie in der Praxis. Schattauer, Stuttgart New York, S 107
10. Helmchen H (1969) Die Erkennung von Depressionen in der Allgemeinpraxis. Dtsch Med J 20: 57
11. Hempel J (1937) Die „vegetativ-dystone Depression". Nervenarzt 10: 22
12. Hippius H (1974) Anmerkungen zur praktischen Durchführung von Depressionsbehandlungen. In: Kielholz P (Hrsg) Die Depression in der täglichen Praxis. Huber, Bern Stuttgart Wien, S 94
13. Hole G (1972) Die larvierte Depression und ihre Erkennung. MMW 114: 578
14. Irniger W (1981) Die Depression als tägliches Problem des Allgemeinpraktikers. In: Kielholz P (Hrsg) Der Allgemeinpraktiker und seine depressiven Patienten. Huber, Bern Stuttgart Wien, S 48
15. Kielholz P (1960) Diagnostik und Therapie der erschöpfungsdepressiven Zustandsbilder. Wien Med Wochenschr 110: 714
16. Kielholz P (1969) Die verkannte Depression. Therapiewoche 19: 2139
17. Kielholz P (Hrsg) (1973) Die larvierte Depression. Huber, Bern Stuttgart Wien
18. Kielholz P, Adams C (Hrsg) (1982) Antidepressive Infusionstherapie, eine Standortbestimmung. Thieme, Stuttgart New York
19. Kielholz P, Pöldinger W, Adams C (1981) Die larvierte Depression, ein didaktisches Konzept zur Diagnose und Therapie somatisierter Depressionen. Deutscher Ärzte-Verlag, Köln Lövenich, S 61–64
20. Kielholz P, Terzani S, Gastpar M, Adams C (1982) Zur Behandlung therapieresistenter Depressionen; Ergebnisse einer kombinierten Infusionstherapie. Schweiz Med Wochenschr 112, 1090
21. Kral VA (1958) Masked depression in middle aged men. Can Med Assoc 79: 1
22. Kugler J, Lechner H, Fontanari D (Hrsg) (1968) Die Infusionsbehandlung von depressiven Kranken. Moser, Graz

23. Kuhn R (1968) Kombinationsbehandlung depressiver Zustände. In: Labhardt F (Hrsg) Depressionen und ihre Behandlung. Fortbildungskurse Schweiz. Ges. Psychiatrie, Bd I. Karger, Basel New York, S 103
24. Lemke R (1949) Über die vegetative Depression. Psychiatr Neurol Med Psychol (Leipz) 1: 161
25. López-Ibor JJ (1969) Depressive Äquivalente. In: Hippius H, Selbach H (Hrsg) Das depressive Syndrom. Urban & Schwarzenberg, München Berlin Wien, S 403
26. Pakesch E (1967) Zum Syndrom der larvierten Depression. In: Kranz H, Heinrich K (Hrsg) Pharmakopsychiatrie und Psychopathologie. Thieme, Stuttgart, S 117
27. Pöldinger W (1979) Depressionen im Alter. In: Internationales Komitee für Prophylaxe und Therapie der Depression, Basel (Hrsg) Bulletin „Depressionsbehandlung in der ärztlichen Praxis" Nr 5. Ausgabe Schweiz
28. Pöldinger W (1980) Die Behandlung depressiver Verstimmungszustände. Medica 1: 125
29. Schick A (1947) On a physical form of periodic depression. Psychoanal Rev 34: 432
30. Schneider K (1967) Klinische Psychopathologie, 8. Aufl. Thieme, Stuttgart
31. Stoller A (1959) Assignment report on mental health situation in Thailand. WHO, SEA Ment 7
32. Walcher W (1969) Die larvierte Depression. Hollinek, Wien
33. Wieck HH (1968) Die verkannte Depression. Therapiewoche 18: 243

Therapiemöglichkeiten in der Psychosomatik

F.-W. Wilker und H. Zenz

1 Einleitung

Fast jeder zweite Patient, der die Sprechstunde des Allgemeinmediziners aufsucht, stellt den Arzt mit seiner Krankheit vor psychologische Probleme [17, 27]. Diese Patienten können auf eine umfassende fachspezifische Behandlung schon deshalb nicht hoffen, weil im Versorgungsspektrum der Medizin eine psychosomatische Fachkompetenz bislang nicht vorhanden ist und die Zahl der für die spezifische Versorgung teilkompetenten Psychotherapeuten zur psychosomatischen Therapiebedarfsdeckung nicht ausreicht. Damit kommt dem Allgemeinmediziner die Funktion der psychosomatischen Hauptversorgung zu. Die Bedeutung dieser Basisversorgung kann nicht hoch genug eingeschätzt werden, weil das Krankheitsgeschehen durch den Kontakt zwischen dem Arzt und dem Patienten entscheidend beeinflußt wird. Wesiack sieht im „Erstkontakt zwischen Arzt und Patient eine oft nie mehr wiederkehrende Chance, das Krankheitsgeschehen der Patienten psychosomatisch richtig zu verstehen" [39].

Indessen kann bis heute die Basisversorgung keineswegs als gesichert angesehen werden, wenn man bedenkt, daß außer der Gruppe um Balint nur wenige Psychosomatiker auf die allgemeinmedizinische Versorgung zugeschnittene Handlungssysteme entwickelt haben, die dem niedergelassenen Arzt einen von Unsicherheit, Angst und schlechtem Gewissen freien Umgang mit seinen Problemfällen ermöglichen. Im engeren Therapiesektor fehlen vor allem Lösungsschrittstudien, die genauere Aussagen über die wirksamsten Therapiemaßnahmen und die Bedingungen der Therapieerfolge zulassen. Vergleichbares gilt auch für den Sektor der Präventivmaßnahmen bei verschiedenen psychosomatischen Störungen. Der psychosomatische Krankheitsbegriff ist trotz der rapiden und komplexen Entwicklung der psychosomatischen Medizin weiterhin unklar, was freilich für den umfassenden Begriff „Krankheit" selbst ebenso gilt [30].

Bei dieser Sachlage läßt sich folgende praxisrelevante Grundposition definieren: Die Möglichkeit des niedergelassenen Arztes im Bereich der psychosomatischen Medizin betrifft den diagnostischen Prozeß der Früherkennung im Sinne eines Screening sowie der damit im Zusammenhang stehenden Frühbehandlung, Prophylaxe und Prävention und außerdem die Gestaltung und Akzeptierung einer übertragungsähnlichen Beziehung zum Patienten, die eine verläßliche Langzeitbeobachtung und Langzeitbetreuung tragen kann. Die genannten Arbeitsbereiche erfordern neben der eingehenden Kenntnis psychosomatischer Störungen auch über die eigene Handlungskompetenz hinausreichendes Wissen hinsichtlich der verschiedensten Behandlungsmöglichkeiten, um im Einzelfall eine qualifizierte Zuweisung bestimmter Patienten zu einer bestimmten Therapieform und damit zu einem „Spezialisten“ vornehmen zu können.

Die folgenden Kapitel vermitteln Informationen über die gebräuchlichsten Therapieverfahren der Psychosomatik und ziehen Schlußfolgerungen für Interventionsmöglichkeiten des Allgemeinmediziners.

2 Analytisch psychotherapeutische Methoden

2.1 Psychoanalytische Modellvorstellungen zum psychosomatischen Geschehen

Das Werk Freuds [11] hat unbeschadet aller Einwände von seiten der positivistischen biologischen Wissenschaften das psychologische Basisverständnis der Medizin geformt. An dieser Stelle können die wesentlichen Grundannahmen der Psychoanalyse zur Psychosomatik nur knapp skizziert werden.

Nach der Theorie der Psychoanalyse entsteht in intrapsychischen Konflikten Angst, aufgrund deren entweder Bewußtseinsinhalte abgewehrt und dadurch unbewußt werden oder unbewußte Impulse, die ins Bewußtsein zu treten drohen, abgewehrt werden und deshalb unbewußt bleiben. Die Psychoanalyse geht davon aus, daß 3 psychische Instanzen einen steuernden Einfluß auf unser Seelenleben haben: das Es, das unbewußte Gesamt unseres verdrängten Triebchaos; das Über-Ich, zum Teil ebenfalls unbewußtes System unseres Gewissens, und das Ich, schwache rationale Instanz der Vermittlung zwischen Triebregung, Strafdrohung und den Anforderungen der Realität. Die Psychoanalyse unterscheidet Es/Über-Ich-Konflikte, Es/Ich-Konflikte und Ich/Über-Ich-Konflikte. Die nicht seltene Unlösbarkeit dieser Konflikte wird durch Scheinkompromisse des Ich in Form einer schlechten Anpassungsleistung an eine je gegebene Situation überbrückt. Beispiel für solche scheinkompromißhafte Überbrückungen eines Konflikts wäre die Verhinderung einer geplanten lustvollen Handlung, die mit dem Gewissen nicht vereinbar ist, durch körperliche Manöver wie Bagatellunfälle mit schmerzhaftem Ausgang, Verspannungen in Beinen und Armen, Kopfschmerzen usw.

Eine zweite Theorie der Psychoanalyse geht davon aus, daß die psychosexuelle Triebenergie (Libido), wenn sie längere Zeit ohne jede Möglichkeit der Befriedigung bleibt, sich im Körper materialisiert und zu Organdeformationen führt [1]. Beispielhaft ist für diese Theorie der Magenpatient mit seinem besonderen Bedürfnis nach liebevoller Zuwendung, der seinen oralen Hunger aufgrund seiner auf Scheinautonomie angelegten Charakterstruktur verleugnet und eine chronische Magenübersäuerung erlebt, die schließlich die Magenschleimhaut durchbricht.

Eine dritte psychoanalytische Theorie, welche in den letzten Jahren besondere Aufmerksamkeit auf sich gezogen hat, wurde von französischen Psychoanalytikern entwickelt [26]. Sie geht davon aus, daß eine bestimmte psychische Disposition, die „pensée opératoire“, zu psychosomatischen Erkrankungen führt. Dieselbe Disposition wird von anderen Autoren als Alexithymie beschrieben [12, 32, 33]. Menschen mit solchen psychosomatischen Dispositionen haben nach dieser Theorie einen charakteristischen Denk- und Erlebnisstil, der stark konkretistisch, mechanistisch, formelhaft und unpersönlich geprägt ist. Der Patient lebt emotional eingeschränkt, seine Innenwelten sind miteinander wenig verbunden. Die Fähigkeit, Erlebnisse in der Phantasie durchzuarbeiten, ist begrenzt. Der Patient kann emotionale Erlebnisinhalte nur schlecht verbalisieren. Die Psychoanalytiker führen diese psychische Disposition auf eine Störung der frühesten Mutter-Kind-Beziehung zurück. Dies Konzept ist als Gegenstand der wissenschaftlichen Auseinandersetzungen jedoch nicht unumstritten [6, 7, 31]. Die Kritiker des Konzepts vertreten die Ansicht, daß es sich beim Phänomen der „pensée opératoire" oder der Alexithymie um ein Artefakt in Abhängigkeit von der Schichtzugehörigkeit der Patienten und der entsprechenden Interviewtechnik des Therapeuten handelt [vgl. auch 29].

2.2 Die klassische psychoanalytische Methode

Nach klassischer psychoanalytischer Lehre ist ein neurotischer Scheinkompromiß zwischen den Instanzen eines intrapsychischen Konflikts ausschließlich im Zustand des Unbewußten überlebensfähig. Die Bewußtmachung des Konflikts und des mit ihm verbundenen affektiven Kontexts führt den Zusammenbruch des neurotischen Kompromisses herbei, wobei mit der Bewußtmachung des Konflikts auch die Möglichkeit zu seiner echten Lösung gegeben sein sollte. Dies geschieht in einer psychoanalytischen Kur, deren Beziehungscharakter durch absolute Offenheit auf seiten des Patienten (psychoanalytische Grundregel) und durch Zurücktreten der Person des Analytikers hinter seine therapeutische Rolle (Abstinenz des Psychoanalytikers) gekennzeichnet ist. Die Möglichkeit zur Überwindung des Widerstands, den der Patient gegen die angstauslösende Bewußtmachung seiner Konflikte hegt, besteht in der Entwicklung einer Übertragungsneurose, einer Haltung kindlich hingebungsvoller Abhängigkeit, die der Patient zum Analytiker ausformt.

Sofern die psychosomatischen Erscheinungen eines Patienten: Lähmungen, Kopf- und Gliederschmerzen, Läsionen aus „Leichtsinnsunfällen", für solch einen neurotischen Scheinkompromiß stehen – man spricht in diesem Zusammenhang von konversionsneurotischen Symptomen – wird der psychoanalytische Therapeut eine klassische analytische Therapiebeziehung zum Patienten für indiziert halten. Das Arrangement bei der klassischen psychoanalytischen Methode besteht darin, daß der Patient in Ruhelage alles sagt, was ihm in den Sinn kommt, auch wenn es ihm unangenehm, unwichtig oder unsinnig erscheint (analytische Grundregel). Der Analytiker deutet die sich aus den Assoziationen ergebenden unbewußten Hintergründe. Es ist für den positiven Verlauf der Behandlung notwendig, daß der Analytiker die Übertragungsneurose des Patienten nicht auf sich als Realperson bezieht, sondern als „Wiederholungszwang" des Patienten deutet, die frühkindliche Beziehung zum Vater oder zur Mutter in der Beziehung zum Psychoanalytiker wieder aufleben zu lassen. Im Sinne dieser Beziehung vermeidet der Psychoanalytiker unter allen Umständen, sich selbst als Realperson in die Beziehung einzubringen, er wird beispielsweise keine Mitteilung aus seinem eigenen Lebensbereich in das therapeutische Gespräch einführen. Er bleibt auch äußerlich für den Patienten während des Gesprächs unsichtbar, da er auf einem Stuhl hinter ihm und außerhalb von seinem Gesichtsfeld seinen Platz hat (psychoanalytische Abstinenzhaltung).

2.3 Weiterentwicklungen in der psychoanalytischen Technik

Es fällt auf, daß in der Psychosomatik tätige Analytiker im Umgang mit ihren Patienten besonders häufig von der soeben beschriebenen klassischen Psychoanalysebeziehung, vor allem hinsichtlich der Abstinenzhaltung, abweichen, teilweise sogar, wie Alexander [1] mit der Interventionstechnik der „korrigierenden Erfahrung", lernpsychologische Manipulationsstrategien gutheißen. Die theoretische Basis für dieses Handeln besteht in der Annahme, daß psychosomatische Patienten aufgrund einer mangelhaften psychosozialen Entwicklung in der allerfrühesten Kindheit besonders archaische Beziehungsstörungen haben, weshalb ihnen die entbehrungsreiche klassische „Als-ob-Beziehung" mit dem Analytiker nicht zugemutet werden kann. Die Haltung, sich als Person mehr einzubringen und statt psychoanalytischer Kur eher „Psychotherapie" [36] zu betreiben, dürfte jenseits aller theoretischen Ableitungen auch in der unmittelbar praktischen Erfahrung begründet sein, daß Menschen, sobald sie ernstlich erkranken, stark regredieren, d. h. in infantile Stufen ihrer allgemeinen Lebensbewältigung zurückgleiten. Eine ganze Reihe von psychoanalytisch orientierten Theoretikern hat sich dezidiert mit neuen Techniken der Psychoanalyse befaßt. Bernstein [5] bezeichnet alle Versuche, mit neuen bzw. modifizierten therapeutischen Techniken zu arbeiten (den Verzicht auf die analytische Grundregel, die Verbannung der Couch, den Verzicht auf die Abstinenzregel) als moderne psychoanalytische Techniken, wobei aber die klassische psychoanalytische Theorie insgesamt als Grundlage beibehalten wird.

Die „aktive Technik" von Ferenczi, bei der zwar der Assoziationsregel gefolgt wird, aber dem Patienten noch bestimmte zusätzliche Aufgaben zur Mobilisierung von Affekten und Widerständen auferlegt werden, hat das Ziel, den Fortschritt der Analyse auf diese Weise zu beschleunigen [10].

In dem von Alexander u. French [2] vertretenen Ansatz der „flexiblen Annäherung" wurde es möglich, auch solche Patienten zu behandeln, bei denen die klassische Standardmethode nicht anzuwenden war. Bei der Strategie der „flexiblen Annäherung" wird – im Gegensatz zum traditionellen Verfahren, bei dem die Behandlung ihren Verlauf entsprechend dem vom Patienten gebotenen Material nimmt – ein Behandlungsplan entsprechend den diagnostischen Einschätzungen der Persönlichkeit und der individuellen Probleme des einzelnen Patienten für wichtig gehalten.

Aus dem Bedürfnis heraus, die langandauernde psychoanalytische Kur zu verkürzen, entstand die „Fokaltherapie", als deren Pioniere Stekel und Ferenczi und als deren bedeutsamste Ausgestalter Alexander und French, Balint sowie Bellak und Small angesehen werden müssen. Die Indikation zur Fokaltherapie ergibt sich aus folgenden drei Komponenten der Patientensituation [4]:

1. Angemessen reife und selbstsichere Patientenpersönlichkeit.
2. Relativ starke Therapiemotivation.
3. Ein eingegrenztes, meist akutes Problem des Patienten (Fokus), wird unter Verzicht auf die Analyse der Gesamtpersönlichkeit, aber unter Einbeziehung analytischer Theorien, vor allem der Psychologie der Ich-Abwehr, von Patient und Analytiker bearbeitet.

Da sich die gesamte therapeutische Arbeit auf diesen Fokus konzentriert, beläuft sich die Dauer der Gesamtbehandlung in der Regel auf 10–30 Sitzungen.

Aus der Fokaltherapie ist von Balint u. Norell [3] die „Flashtherapie" entwickelt worden. Hier erfaßt der behandelnde Analytiker in einem Verständnisblitz unmittelbar das Kernproblem des Patienten, nachdem es ihm gelungen ist, sich völlig auf den Patienten und dessen gesamte Problemsituation einzustellen. Die Deutung, die dem Patienten auf dem Hintergrund dieses einfallartigen Erfassens seines Grundproblems gegeben wird, steht nur mit dem Hic et nunc, also der momentanen Situation des Patienten, im Zusammenhang. Diese wird ihm in der rückspiegelnden Deutung des Therapeuten klar vor Augen geführt, was so die Lösung von Konflikten erleichtert.

In der Krisenintervention bei besonderen Akut- und Notfällen werden sowohl die Fokal- als auch die Flashtherapie eingesetzt. Relevant wird die Krisenintervention im psychosomatischen Bereich vor allem in folgenden Situationen [40]:

a) bei akuten pathologischen phobischen Reaktionen und Angstzuständen,
b) bei akuten depressiven Reaktionen,
c) bei Dekompensationserscheinungen im Rahmen psychosomatischer Störungen.

Neben die sofortige „somatische" Versorgung durch die Gabe potenter Antidepressiva (z. B. bei Suizidgefahr) oder Beendigung eines Status asthmaticus, tritt die anschließende psychotherapeutische Versorgung zur Ich-Stärkung des Patienten. Dabei hat der Therapeut besonders zu berücksichtigen: das aktive Zuhören zur Affektabfuhr und Lösung von Spannungsgefühlen auf seiten des Patienten, die uneingeschränkte Annahme der Persönlichkeit des Patienten und seiner Probleme sowie den möglichen Einsatz von Flashdeutungen.

Abgesehen von diesen hier dargestellten „individualtherapeutischen" Ansätzen im Bereich der psychoanalytischen Psychosomatik sind hier verschiedene Formen analytischer Gruppenpsychotherapie von großer Bedeutung [15].

3 Verhaltenstheoretisch orientierte Therapiemethode

3.1 Modellvorstellungen und theoretische Grundannahmen

Die verhaltenstherapeutisch orientierten Therapiemethoden wenden die Ergebnisse der experimentalpsychologischen, insbesondere der lernpsychologischen Forschung an, die ihrerseits stark von biowissenschaftlichen Erkenntnissen geleitet ist. Lernpsychologische Mechanismen in psychosomatischen Prozessen hat Lachman [19] zu einer Theorie des autonomen Lernens ausgearbeitet. Im Zentrum dieser Theorie steht das Prinzip des bedingten Reflexes (nach Pawlow) in Verbindung mit emotionalen Reaktionsmustern für streßauslösende Reize (z. B. heftiger Schmerz, massiver Zeitdruck, starke Angst). Infolge raumzeitlicher Nähe zu den genannten Streßreizen können bisher neutrale Reize (z. B. weißer Kittel, Arbeitszimmer, Fahrstühle) anstelle der ursprünglichen Reize zu bedingten konditionierten Auslösereizen für emotionale Reaktionen werden. Daß autonome Funktionen (z. B. Herzfrequenz, Blutdruck, hirnelektrische Aktivität, Magen-Darm-Motilität, Nierenfunktion) auch durch Setzen bestimmter positiver und negativer Konsequenzen in der Umwelt des Organismus, durch operante Lernprozesse beeinflußbar sind, konnten die Untersuchungen von Miller et al. [28] und Dicara [8] besonders deutlich zeigen. Demnach können psychosomatische Störungen im Prinzip auch durch operantes Lernen hervorgerufen und wieder beseitigt werden.

3.2 Biofeedbacktherapie

Der Nachweis direkter Beeinflussung vegetativ-autonomer Funktionen durch operantes Lernen ist die Grundlage der Biofeedbacktherapie, die mehr und mehr auch in Deutschland im Bereich psychosomatischer Erkrankungen eingesetzt wird. Beim Biofeedback werden bestimmte Körperfunktionen apparativ gemessen und diese Meßwerte nach entsprechender Umwandlung an die peripheren Sinnesorganc (Hören, Sehen) in Form von auditiven oder visuellen Signalen zurückgemeldet. In der Regel werden diese Körperfunktionen (z. B. Blutdruck, Herzaktivität, Muskelspannung usw.) *unwillkürlich* zurückgemeldet und durch das Vegetativum und Hormone gesteuert. Die Biofeedbacktherapie ermöglicht nach entsprechender kontingenter Rückmeldung des jeweiligen Biosignals aber eine *willkürliche* Einflußnahme auf die damit in Verbindung stehende Körperfunktion.

Diese Möglichkeit zur willkürlichen Einflußnahme kann therapeutisch nutzbar gemacht werden, wie der Fall einer 35jährigen Patientin mit Spannungskopfschmerzen zeigt:

Die Kopfschmerzen begannen, als die Patientin etwa 24 Jahre alt war, zuerst in leichter Form über den Augen, und nahmen im Laufe der Jahre an Intensität zu. Sie nahm gegen die Kopfschmerzen verschiedene Schmerzmittel. An manchen Tagen litt sie fast den ganzen Tag über an Kopfschmerzen. Bei Ärger im privaten und beruflichen Bereich – die Patientin arbeitete als Fremdsprachenkorrespondentin – Überanstrengung und sonstigen, von ihr als Streß erlebten Einflüssen verstärkten sich die Kopfschmerzen wesentlich. Die vor Therapiebeginn durch Ableiten des Muskeltensionsniveaus am M. frontalis erhobene Spannungsgrundrate war mit Schwankungen insgesamt relativ stark erhöht. Nach insgesamt 11 Biofeedbacksitzungen war die Patientin zunächst in der Laborsituation zu einer effektiven Selbstkontrolle ihres Spannungsniveaus im Stirnbereich in der Lage. Nach weiteren 19 Sitzungen zur Kontrolle der Streßreaktivität, war sie in der Lage, diese Selbstkontrolle auf belastende Alltagssituationen auszudehnen. Sie fühlte sich seitdem nahezu völlig beschwerdefrei, und nahm auch keine Medikamente mehr.

Nach Legewie u. Nusselt [22] können durch Biofeedback vier für die Therapie relevante Fähigkeiten verbessert werden:

1. die Wahrnehmung physiologischer Abläufe,
2. die Wahrnehmung von Situationen, die diese Abläufe verändern,
3. die allgemeine Selbstkontrolle bestimmter physiologischer Abläufe,
4. die spezifische Selbstkontrolle in für den jeweiligen Patienten belastenden Alltagssituationen.

Die Verbesserung dieser Fähigkeiten trägt zur Symptomkontrolle bei. Eine Symptomkontrolle ist indiziert bei gestörten physiologischen Abläufen psychosomatischer Natur, z. B. bei funktionellen Herzbeschwerden. Bei primär organischen Störungen ist der Einsatz der Biofeedbackmethode nützlich, um vorhandene

Funktionsreserven oder Kompensationsmöglichkeiten (z. B. bei Atrophien) besser auszunutzen.

Nach Larbig [21] sind aussichtsreiche Anwendungsbereiche für die Biofeedbacktherapie verschiedene Kopfschmerzformen, inklusive migränoide Kopfschmerzen, (EMG bzw. Temperaturfeedback), kardiovaskuläre Störungen (Blutdruckfeedback, Herzratenfeedback), Angstzustände (EMG-Feedback, Thetafeedback), Epilepsie (Feedback des sensomotorischen Rhythmus), Schmerzzustände (Thetafeedback). In neuerer Zeit wurden auch klinische Untersuchungen über EMG-Biofeedback bei Stottern veröffentlicht [20, 41].

Da Biofeedback eine Kombination von Psychotherapie und experimenteller Technik darstellt, kann ein Placeboeffekt nicht ausgeschlossen werden, denn viele Patienten sind gern bereit, von jeder neuen Therapie auch viel zu erwarten. Die aktive Rolle, die der Patient bei der Therapie übernehmen muß, ist nach Legewie u. Nusselt [22] eine durchaus erwünschte Placebowirkung. Patienten mit psychosomatischen Störungen haben aufgrund vorausgegangener Pharmakotherapie oft eine überwiegend passive Behandlungserwartung.

3.3 Entspannungstechniken

Die verschiedenen Entspannungstechniken haben wegen der Ökonomie des Behandlungsaufwands, ihrer relativen Ungefährlichkeit und ihrer positiven Einschätzung seitens vieler Patienten eine weite und leider oft unkritische Verbreitung im Bereich der psychosomatischen Medizin gefunden. Diese Verfahren werden entweder zur Unterstützung bestimmter somatischer oder psychotherapeutischer Behandlungen oder als Primärtherapie bei spezifischen psychosomatischen Störungen eingesetzt. Unter dem Gesichtspunkt der Spannungsinduktion lassen sich hetero- und autosuggestive Verfahren unterscheiden. Nach Stokvis u. Wiesenhütter [34] erfolgt eine Systematisierung der verschiedenen Entspannungstechniken über die Einteilung in

a) passive autosuggestive und entspannende Verfahren (z. B. Methode von Coúe, Methode von Baudoin)
   und in
b) aktiv autosuggestive und entspannende Verfahren
   (z. B. autogenes Training, progressive Relaxation).

Die einzelnen Entspannungstechniken haben einen gemeinsamen Basiseffekt, die Entspannungsreaktion, nach Vaitl [38] ein Zustand reduzierter ergotroper Reaktionsbereitschaft des Gesamtorganismus:

Verlangsamung und Gleichmäßigkeit der Atmung, Reduktion des O_2-Verbrauchs, Absinken der Herzfrequenz, Zunahme des Hautwiderstands, Tonusverlust der Skelettmuskulatur, EEG-Veränderungen (Zu- bzw. Abnahme der α-Wellen).

Diese Veränderungen können als objektive Kriterien für den Eintritt der Entspannungsreaktion gewertet werden. Erst nach Stabilisierung der Entspannungsreaktion kann diese theraptisch nutzbar gemacht werden.

Wir stellen nachfolgend zwei entspannungstherapeutische Verfahren vor, die in den letzten Jahren ein starkes Interesse gerade innerhalb der Psychosomatik gefunden haben.

3.3.1 Funktionelle Entspannung

„Funktionelle Entspannung" ist eine bewegungstherapeutische Technik, die von Fuchs [13] in enger Anlehnung an die Medizinpsychologen Kretzschmer und Mauz sowie an die Psychosomatiker Siebeck und Weizsäcker für psychosomatische und psychoneurotische Patienten entwickelt wurde. Entspannung wird bei dieser Technik nicht nur hinsichtlich des muskulären Apparats, sondern vor allem hinsichtlich viszeraler Anteile angestrebt. Konsequent werden vom Ausübenden nicht große, anstrengende, krafterfordernde Bewegungen gefordert, sondern die Ausführung minimaler Bewegungen; der Patient übt übrigens auch nicht (ermüdend) lange, vielmehr müssen die Wirkungen in der 2-, höchstens 3maligen Ausführung der Minimalbewegungen erreicht werden. Der Patient erlebt räumliche Beweglichkeit am eigenen Körper, besonders in jenen Gelenken, die eine dreidimensionale Bewegungsvariation gestatten. Drei solche Punkte dreidimensionaler Beweglichkeit im Bereich der Wirbelsäule, von Fuchs [13] „Kreuze" genannt, bilden den Ausgangspunkt von Entspannungsübungen. Das „oberste Kreuz" definiert die Bewegungsmöglichkeiten des Kopfs auf der Wirbelsäule, das „obere Kreuz" die Bewegungsmöglichkeiten der Schulter und das „untere Kreuz" die Bewegungsmöglichkeiten der Hüfte an der Wirbelsäule.[1] Der Patient übt ferner das Erlebnis von Spannung und Lösung an den Gelenken der Extremitäten. Übungsaspekte bieten schließlich zum einen die Öffnungen des Leibes: Mund, Nase, Ohren, After, Vagina; zum anderen die Innenräume: Brust- und Bauchraum, Nasennebenhöhlen, die Blase. Alle Bewegungsübungen werden grundsätzlich „im Aus", in der Phase des Ausatmens ausgeführt, einer Phase, die eine Entspannung des Rumpfs bewirkt.

Die klinische Auswertung der Methode [vergl. 35] hat absichern können, daß die funktionelle Entspannung die besten Heilungen gerade bei schweren Formen von psychosomatischen Erkrankungen erzielen konnte. Eine Erklärung für die verblüffenden Heilerfolge gerade bei einer Methode der *Minimalbewegungstherapie* könnte in dem Umstand zu finden sein, daß die funktionelle Entspannung nicht in erster Linie eine *Bewegungstherapie,* auch nicht in erster Linie eine *Entspannungstherapie* ist, sondern eine Anleitung zur verbesserten *Körperwahrnehmung.* Eine mangelnde Körperwahrnehmung wird gerade Psychosomatikern mit einer Disposition zur „pensée opératoire", zur Alexithymie nachgesagt. Daß alexithymische Patienten es schwer haben, ihre Krankheit in ihren Lebenskontext einzubetten, mag mit ihrer partiellen Unfähigkeit, Vorgänge ihres Körpers in ihren Erlebnishorizont zu holen, zusammenhängen. Voraussetzung für eine psychosomatische Integrität ist die Fähigkeit zu einer validen Lebenswahrnehmung. In den Übungen der funktionellen Entspannung lernt der psychosomatische Patient nicht nur das Erlebnis seiner Körperlichkeit, sondern er erlernt auch durch das Angebot einer nichtmechanistischen, nichtphysikalistischen Phänomensprache die Vorgänge seines Körpers symbolhaft auszudrücken und mit Erlebnissen oder Erinnerungen von Erlebnissen zu assoziieren: er lernt, Körperphantasien zu entwickeln und mit seinem Lebenskontext in Verbindung zu bringen. Solche Übungen tragen dazu bei, psychoanalyti-

1 Der plastische Ausdruck „Kreuz" ruft Erinnerungen an die Überlegungen wach, die Heinrich von Kleist in einem Aufsatz über das Marionettentheater über das vollkommene psychophysische Gleichgewicht bei Mensch und Tier geäußert hat

sche Therapie bei solchen Patienten wirkungsvoll zu unterstützen oder überhaupt erst fruchtbar zu machen.

Kritisch wäre zur Methode der funktionellen Entspannung anzumerken, daß sie zu stark mit der charismatischen Persönlichkeit von Marianne Fuchs verbunden ist. Bisher gelang es ihrer Arbeitsgruppe noch nicht, die Methode so zu definieren, daß sie unabhängig von Fuchs und ihren engsten Mitarbeiterinnen und Mitarbeitern gelehrt werden könnte. Der Arbeitskreis betont selbst, daß die Methode ohne die unmittelbare Erfahrung der hinter ihr stehenden Ideologie nicht tragfähig gelernt werden kann [13]. Diese Einschränkung gilt nicht für das atemzentrierte psychosomatische Training von Luban-Plozza und Pozzi.

3.3.2 Progressive Relaxation

Jacobson [16] geht davon aus, daß seine Methode der „progressiven Relaxation" wie jede andere Fertigkeit gelernt werden kann. Besonderes Gewicht wird auf das Erleben des Unterschieds zwischen An- und Entspannung der jeweiligen Muskelpartien gelegt, und wie auch bei anderen Entspannungstechniken soll der Patient passiv-aufmerksamer Beobachter der damit verbundenen verschiedenartigen körperlichen Zustände sein.

Der Klient legt sich möglichst bequem in einen Entspannungssessel und entspannt sich, so gut er es vermag. Nach dieser allgemeinen Entspannung ballt er in der 1. Stufe seine rechte Faust und beobachtet die Spannung in der Hand und im Unterarm. Dann entspannt er, indem er die Finger der rechten Hand locker werden läßt und den Eindruck beobachtet.

Heterosuggestive Anteile sind – wie auch wiederum bei anderen Techniken – durch die verbale Unterstützung des Entspannungsgefühls und die Aufmerksamkeitsfokussierung auf den jeweiligen Muskel durch den Therapeuten gegeben.

Die progressive Relaxation umfaßt folgende Stufen:

1. Stufe: Entspannen der Arme.
2. Stufe: Entspannen des Gesichts mit Nacken, Schultern und oberem Rücken.
3. Stufe: Entspannung der Brust, des Bauchs und des unteren Rückens.
4. Stufe: Entspannung von Schenkeln und Waden.

Nach der sukzessiven und mehrfachen Durcharbeitung der Einzelstufen wird durch eine abschließende Atemübung eine Entspannung des gesamten Körpers induziert.

Besondere Bedeutung erlangte die Technik von Jacobson [16] im Zusammenhang mit der Methode der sog. *systematischen Desensibilisierung* zur Behandlung von phobischen Reaktionen und Angstzuständen nach Wolpe [42].

Die parasympathischen Effekte der Entspannung, z. B. Verlangsamung der Herzfrequenz, periphere Gefäßerweiterung, wirken den Angstreaktionen – einer Mobilisierung des sympathischen Anteils des vegetativen Nervensystems – entgegen. Schematisch gesehen wird bei der systematischen Desensibilisierung

1. das antagonistische Spiel von Sympathikus und Parasympathikus durch die Entspannungsübungen zugunsten des Parasympathikus verschoben und
2. die erlernte Entspannungsreaktion als Alternativreaktion an erregungssteigernde bzw. angstinduzierende interne oder externe Auslöser gekoppelt.

Stokvis u. Wiesenhütter [34] berichten in bezug auf die Selbstentspannung über eine röntgenologisch beobachtbare Entspannung derjenigen Organe, die einen Hohlraum umschließen. Spasmen des Ösophagus, die durch Röntgenfilme kontrolliert werden, konnten durch eine länger andauernde Durchführung der progressiven Relaxation beseitigt werden. Ebenso konnten Dickdarmspasmen, die bei voller Ausprägung vital bedrohlich sind, sowie Magengeschwüre, die langanhaltenden Streß- und Spannungszuständen zugeschrieben werden, erfolgreich behandelt werden.

Darüber hinaus wurden Entspannungstechniken wie das autogene Training eingesetzt zur Behandlung bei Störungen der Atemtätigkeit (z. B. Asthma bronchiale), Störungen des Herz-Kreislauf-Systems (z. B. Sinusbradykardie, Extrasystolen, essentielle Hypertonie), ferner als unterstützendes Verfahren bei gastrointestinalen Störungen, Störungen der endokrinen Funktionen und des Stoffwechsels sowie zur Schmerzreduktion und bei Schlafstörungen (s. die Übersicht von Luthe [23]).

3.4 Weitere verhaltenstheoretisch orientierte Therapieverfahren

Neben den bereits dargestellten Biofeedbackverfahren und den Entspannungstechniken gewinnen für die Behandlung psychosomatischer Störungen kognitive Therapieansätze und Social-scill-Verfahren (Sozialtraining) bei Erkrankungen wie z. B. Anorexia nervosa, Adipositas, Herzphobie usw. an Bedeutung. Bei den kognitiven Therapieverfahren spielen intervenierende Denkprozesse wie Bewertungen und Interpretationen von Ereignissen, Zukunftserwartungen, Phantasien, Wunschvorstellungen usw., die das Krankheitsgeschehen beeinflussen, eine entscheidende Rolle. Der Therapeut versucht, die vermittelnden Kognitionen, welche die emotionalen und verhaltensmäßigen Reaktionen des Patienten steuern, als krankheitsspezifische Kognitionen, z. B. irrationale Einstellungen, angstverursachende Selbstaussagen, zu identifizieren und zu modifizieren [14]. Als Teile eines umfassenden Behandlungsprogramms für die Entwicklung von Selbstkontrolle bei Patienten mit Übergewicht wurde diese kognitive Restrukturierung von Mahoney u. Mahoney [24] angewandt. Beim Sozialtraining soll der Patient seine mit der psychosomatischen Störung in Zusammenhang stehenden sozialen Defizite und Ängste, (z. B. Herzneurose oder Impotenz als Folge von Selbstwertgefühlstörungen) durch Selbstsicherheitsübungen, Übungen in situationsadäquatem Ausdruck von Gefühlen, Erweiterung des Verhaltensrepertoirs usw. überwinden [25]. Darüber hinaus wurden auch bereits entsprechende Gruppenkonzepte zur Behandlung psychosomatischer Störungen vorgestellt [18].

4 Möglichkeiten und Grenzen psychosomatischer Therapie in der Praxis des niedergelassenen Arztes

Es ist damit zu rechnen, daß für lange Zeit zur Versorgung überwiegend psychosozial bedingter Erkrankungen die Zahl an fachspezifisch in Psychosomatik kompetent ausgebildeten Ärzten nicht ausreicht und somit die psychosoziale Therapie weiterhin von der Allgemeinmedizin geleistet werden muß. Angesichts dieser Notsituation stellt sich die Frage, wie der niedergelassene Arzt die auf ihm lastenden Therapieprobleme lösen soll, wobei die Frage der Kompetenz und der Aspekt der Zeitbelastung herausragende Problemschwerpunkte bilden. Gegenüber dem Einsatz der psychoanalytischen Therapietechniken dürfte der Kompetenzaspekt für den nicht spezialisierten Allgemeinmediziner eine ernstzunehmende Schranke bilden.

Die psychoanalytische Kur und die psychoanalytische Fokaltherapie sind „große" Psychotherapie, für die das Handwerkszeug nur in Weiterbildungsprozessen erworben werden kann.

Der Arzt, der mit Engagement, aber ohne solch umfassende Zusatzausbildung den Versuch unternimmt, unter Anwendung psychoanalytischer Techniken den Patienten zu psychotherapieren, setzt sich dem großen Risiko aus, die psychischen Leiden des Patienten zu verschlimmern, statt sie zu lindern. Eine solche „Verschlimmbesserung" tritt z. B. mit großer Wahrscheinlichkeit dann ein, wenn der Arzt, der sich aufgrund seiner psychoanalytischen Haltung entwickelnden Übertragungsneurose des Patienten unangemessen begegnet, indem er entweder aus Angst vor für ihn unübersehbaren Folgen die Übertragungsgefühle des Patienten ohne Verständnis abweist oder aus einem fundamentalen Mißverständnis gegenüber dem Charakter der Übertragungsneurose, die für die Therapie notwendige Minimaldistanz zum Patienten unterschreitet.

Zum Einsatz von einigen bestimmten Therapietechniken aus der Verhaltenstherapie scheint weniger Kompetenz notwendig zu sein. So wird beispielsweise seit langem ein vom Max-Planck-Institut für Psychiatrie, München entwickeltes Selbsthilfeprogramm zur Veränderung der Rauchgewohnheiten von Gesundheitsbehörden unterstützt. Programme zur Veränderung krankmachender Angewohnheiten werden als Brieftherapien, als programmierte Anweisungen in Buchform, als Kurse in Volkshochschulen angeboten. Diese Programme sind – das sollte nicht übersehen werden – für Gesunde gemacht; und selbst bei diesen ist ein Erfolg nach Durchlaufen der Therapie keineswegs garantiert.

Der Einsatz von Verhaltenstherapie bei psychischen Leiden mit Krankheitswert – Phobien, Zwänge, Depressionen, Verspannungsschmerzen – erfordert umfassendes „handwerkliches" Wissen und Können, für das klinische Psychologen mehrjährige Weiterbildungsgänge durchlaufen müssen, nachdem und obwohl sie durch ein ca. 5jähriges Grundstudium psychologisch vorgebildet wurden.

Nach dem Gesichtspunkt der Kompetenz kann derjenige der Zeitbelastung nicht übersehen werden: Die Psychoanalyse als Therapie erfordert nicht selten eine Behandlungsdauer von mehreren 100 Stunden, die psychoanalytische Fokaltherapie bis zu 60 Stunden. Die Verhaltenstherapie der obengenannten psychischen Erkrankungen beansprucht kaum weniger Zeit. Der als *Allgemeinmediziner* niedergelassene Arzt wird sich einen solchen Zeitaufwand selbst bei solchen Patienten, die sein besonderes Engagement hervorrufen, kaum leisten können. In begrenztem Umfang wird der psychotherapeutische Bedarf von fachspezifisch weitergebildeten Ärzten, insbesondere von Psychotherapeuten und Psychiatern abgedeckt werden. Leider fallen Patienten mit einer typisch *psychosomatischen* Symptomatik in das Versorgungsloch, das an der Schnittstelle zwischen Organmedizin und Psychotherapie besteht: Psychotherapeuten fühlen sich zur Therapie psychosomatischer Fälle aus „internistischer" Unkenntnis nur mäßig befähigt. Es kommt hinzu, daß die streng mentalistisch ausgerichtete Lehre der Psychoanalyse die psychophysischen Prozesse theoretisch und therapeutisch-pragmatisch zuwenig aufgearbeitet hat. Die Verhaltenstherapie, die einen stark am naturwissenschaftlich-biologischen Denken orientierten wissenschaftstheoretischen Standort einnimmt, begegnet der organischen Seite der psychosomatischen Erkrankungen in Theorie und Praxis viel unbefangener. Da die Aufnahme der besonders von Psychologen ausgeübten Verhaltenstherapie in den Leistungskatalog der Medizin immer wahrscheinlicher wird, dürfte für den Allgemeinmediziner in Zukunft die Möglichkeit einer Kooperation mit niedergelassenen Psychologen leichter verwirklicht werden können. Es sei auch auf das therapeutische Potential verwiesen, das in den klinisch-psychologischen Abteilungen der Universitäten genutzt werden kann.

Es bleibt die Frage, wie der Allgemeinmediziner mit den allzuvielen nicht hochakut kranken, aber der psychotherapeutischen Versorgung bedürftigen Patienten umgehen soll.

Zunächst bietet sich, wie bisher in der Regel praktiziert, die psychopharmakologische Therapie an. Für ihren Einsatz sind zwei idealtypische Grundsituationen denkbar: Zum einen als eine Form der Dauermedikation zur Kompensation konstitutionell bedingter Persönlichkeitsvarianten, zu denen beispielsweise die in der Psychologie gründlich untersuchte Variable des Neurotizismus [9] zählen dürfte, also eine angeborene Neigung zur Überreaktion, zur Ängstlichkeit, kurz zur psychophysiologischen Anpassungsschwäche. Die unübersehbare Gefahr bei einer solchen Dauermedikation liegt in der steigenden Toleranz gegenüber psychotropen Medikamenten und der damit einschleichenden Drogensucht. Zum zweiten werden Psychopharmaka legitimerweise eingesetzt zur Bewältigung akuter, situativ bedingter Lebenskrisen, wie Verlust eines Angehörigen, Leistungsängste etc. Je konfliktreicher die zu bewältigende Krise für den Patienten ist, desto mehr Verständnis der die Krise steuernden Psychodynamik ist erforderlich, um zu vermeiden, daß die verschriebenen Pharmaka paradoxe Reaktionen beim Patienten hervorrufen. Ein Beispiel für eine Situation, bei der man leichtfertig viel Schaden anrichten kann, ist die pharmakologische Betreuung in Prüfungsängsten.

Die Grenze der Pharmakotherapie im psychologischen Bereich ist dort erreicht, wo zur psychologischen Problemlösung die Aussteuerung von organischen Reaktionen nicht beiträgt, vielmehr kognitive Unterstützung notwendig wird, ganz zu schweigen von solchen Problemen, die gar nicht aus der Psyche des Patienten sondern aus seinem Zusammenleben in der Gemeinschaft, am Arbeitsplatz und in der Familie entspringen.

Wir sehen in der von Balint u. Norell [3] entwickelten Flashtherapie einen wichtigen Einstieg des Allgemeinarztes in den psychosozialen Umgang mit dem psychosomatischen Patienten. Die Wirksamkeit dieser Therapie sollte man nicht ausschließlich in dem „zauberhaften" Effekt eines „Flash" sehen, zumal sich dieser keineswegs bei jeder Patientenbegegnung einstellt, sondern in der Haltung, sich ganz auf den Patienten und dessen gesamte Problemsituation einzustellen. Die gesprächspsychotherapeutische Forschung hat in zahllosen Befunden die therapeutische Wirkung von Empathie, Wärme und Kongruenz auf seiten des Therapeuten nachweisen können [37]. Diese patientenzentrierte Einstellung des Arztes setzt möglicherweise, zumal wenn das Erlebnis, den Patienten verstanden zu haben, gegeben ist, beim Arzt motivationale Energie frei, dem Patienten individuell zu helfen; beim

Patienten kann es dazu führen, Selbsthilfe mit ärztlicher Unterstützung außerhalb der Praxis zu verwirklichen.

Hilfe zur Selbsthilfe zu geben, ist derjenige allgemeinmedizinische Arzt in der Lage, der die laufende Literatur zur psychologischen Selbsthilfe kennt, und auch mit den Ratgeberangeboten, die in seiner Gemeinde, etwa im Rahmen der Volksbildung, genutzt werden können, vertraut ist. Der psychosozial tätige Allgemeinmediziner sollte ein umfassender Kenner der psychosozialen Subkultur seines Einzugsbereichs sein, um möglichst viel Therapie nach außen delegieren zu können.

Der in entsprechenden Fortbildungsveranstaltungen geschulte Arzt ist durchaus in der Lage, bei seinen Patienten die oben beschriebenen Methoden der Entspannung und des Biofeedback einzusetzen, sofern es ihm gelungen ist, eine geglückte Arzt-Patient-Beziehung zu gestalten; dabei ist zu berücksichtigen, daß die psychophysischen Methoden der klinischen Psychologie eine dem Arzt professionell vertraute physiologische Grundlage haben.

Aus dem bisher Beschriebenen sollte deutlich geworden sein, daß das psychologische Verständnis für den Patienten dem Allgemeinmediziner nicht zufliegt, sondern daß es erworben werden muß und kann. Erforderlich sind hierfür verbreiterte Ausbildungsprozesse während des medizinischen Grundstudiums, besonders hinsichtlich medizinisch-psychologischer Kenntnisse im klinischen Bereich. Das Studium der Medizin vernachlässigt fundamental die Anforderungen, die dem niedergelassenen Arzt in der Praxis in psychosozialer Hinsicht abverlangt werden. Darüber hinaus muß das Fortbildungsangebot in der Allgemeinmedizin im Hinblick auf den spezifisch psychosomatischen Umgang mit Patienten akzentuiert werden. Die Psychosomatik dürfte eines derjenigen Fachgebiete sein, in dem die Umwälzung der Erkenntnisse sich in den nächsten Jahren besonders rasch vollzieht. Laufende Fortbildung bringt dem Arzt unmittelbaren beruflichen Gewinn.

Literatur

1. Alexander F (1957) Psychosomatische Medizin. De Gruyter, Berlin
2. Alexander F, French TM; (1946) Psychoanalytic therapy. Ronald, New York
3. Balint E, Norell JS (1975) Fünf Minuten pro Patient. Suhrkamp, Frankfurt
4. Beck D (1974) Die Kurzpsychotherapie. Huber, Bern
5. Bernstein A (1965) The psychoanalytic technique. In: Wolman BB (ed) Handbook of Clinical Psychology. McGraw-Hill, New York, pp 1168–1199
6. Cremerius J (1977) Ist die „psychosomatische Struktur“ der französischen Schule krankheitsspezifisch? Psyche 31: 293–317
7. Cremerius J, Hoffmann SO, Hoffmeister W, Trimborn W (1979) Die manipulierten Objekte. Psyche 9/10: 801–828
8. Dicara LV (1970) Learning in the autonomic nervous system. Sci Am 31–39 Vol. 222,1
9. Eysenck HJ, Rachman S (1968) Neurosen – Ursachen und Heilmethoden. VEB Deutscher Verlag der Wissenschaften, Berlin
10. Ferenczi S (1964) Bausteine zur Psychoanalyse. Huber, Bern
11. Freud S (1971–75) Gesammelte Werke, London 1940–1952, Studienausgabe in 10 Bänden. Fischer, Frankfurt
12. Freyberger H (1977) Psychosomatik des Kindesalters und des erwachsenen Patienten. Klinik der Gegenwart, Bd 11. Urban & Schwarzenberg, München, S 527–731

13. Fuchs M (1979) Funktionelle Entspannung. Hypokrates, Stuttgart
14. Goldfried MR, Davison GC (1976) Clinical behavior therapy. Holt, New York
15. Heigl-Evers A (1972) Konzepte der analytischen Gruppenpsychotherapie. Vandenhoeck & Rupprecht, Göttingen
16. Jacobson E (1938) Progressive Relaxation. University of Chicago Press, Chicago
17. Keller K (1974): Psychisch Kranke in der Allgemeinpraxis. Prakt Arzt 11: 2367–2382
18. Krause R, Ebert B, Czeschick ER, Müller K (1977) Ein verhaltenstherapeutisches Gruppenkonzept: Behandlung psychosomatischer Störungen. Z Klin Psychol Psychother 25/1: 64–79
19. Lachman SJ (1972) Psychosomatic disorders – A behavioristic interpretation. Wiley, New York
20. Lanyon RJ (1977) Effect of biofeedback – based relaxation on stuttering during reading and spontaneous speech. J Consult Clin Psychol 43/5: 860–866
21. Larbig W (1978) Psychophysiologische Ansätze in Ätiologie und Therapie psychosomatischer Störungen. Z Psychosom Psychoanal 24/4: 355–376
22. Legewie H, Nusselt L (1975) Biofeedback-Therapie. Urban & Schwarzenberg, München Berlin Wien
23. Luthe W (ed) (1969/1970) Autogenic therapy, Vol I–VI. Grune & Stratton, New York
24. Mahoney M, Mahoney K (1976) Permanent weight control. Norton, New York
25. Mandel KH (1978) Sexualtherapie durch Beeinflussung des Selbstwert- und Beziehungsgefühls. Partnerberatung 4: 188–194
26. Marty P, De M'Uzan M (1963) La pensée opératoire. Rev Fr Psychoanal No Special 27: 345–356
27. Mattern H (1977) Der alte Mensch in der Allgemeinpraxis. ZFA (Stuttgart) 53/21: 1206–1211
28. Miller NE, DiCara LV, Solomon H, Weiss JM & Dworkin B (1970) Psychological aspects of autonomic functions. A review and some new data. Circ Res Suppl 1, 26, 27: 3–12
29. Overbeck G (1975) Objektivierende Untersuchungen zur Ich-Struktur und Objektbeziehungen von Patienten mit psychosomatischen Störungen. Habilitationsschrift, Universität Gießen
30. Rothschuh KE (1972) Der Krankheitsbegriff. Hippokrates 43: 3–17
31. Schneider PB (1973) Zum Verhältnis von Psychoanalyse und psychosomatischer Medizin. Psyche 27: 21–49
32. Sifneos PF (1975) Problems of psychotherapy with patients with alexithymic characteristics and physical disease. Psychother Psychosom 26: 65–70
33. Stephanos S (1978) Analytisch-psychosomatisches Setting zur Behandlung internistischer Erkrankungen. In: Overbeck G (Hrsg) Seelischer Konflikt – körperliches Leiden. Rowohlt, Reinbek S 201–222
34. Stokvis B, Wiesenhütter E (1971) Der Mensch in der Entspannung. Hypokrates, Stuttgart
35. Stokvis B, Wiesenhütter E (1979) Lehrbuch der Entspannung. Hypokrates, Stuttgart
36. Tarachow S (1970) An introduction to psychotherapy. International University Press, New York
37. Tausch R (1974) Gesprächspsychotherapie. Hogrefe, Göttingen
38. Vaitl D (1978) Entspannungstechniken. In: Pongratz CJ (Hrsg) Handbuch der Klinischen Psychologie, Bd 8, 2. Halbband, Hogrefe, Göttingen Toronto Zürich, S 2104–2143
39. Wesiack W (1979) Psychosomatische Medizin in der Praxis des niedergelassenen Arztes. In: Uexküll Th von (Hrsg) Lehrbuch der psychosomatischen Medizin. Urban & Schwarzenberg, München Wien Baltimore, S 245–254
40. Wesiack W (1979) Psychoanalyse und psychoanalytisch orientierte Therapieverfahren. In: Uexküll Th von (Hrsg) Lehrbuch der psychosomatischen Medizin. Urban & Schwarzenberg, München Wien Baltimore, S 349–360
41. Wilfing HR, McNeill B (1975) A biofeedback treatment for stuttering. J Speech Hear Disord 40: 270–273
42. Wolpe J (1969) The practice of behavior therapy. Pergamon, New York

Anorexia Nervosa

E. Petzold

1 Definition

Die Anorexia nervosa ist definiert als eine psychogene Störung des Eßverhaltens. Durch Nahrungsverweigerung oder durch rezidivierendes Erbrechen wird eine Unterernährung erzielt, die bei voll ausgebildetem Krankheitsbild über 25% des Sollgewichts ausmacht.

2 Symptomatik

2.1 Hauptsymptome

Neben dem Gewichtsverlust stehen am Anfang der Entwicklung auffällige Verhaltensveränderungen, wie zunehmende Isolierung und Kontaktmangel, panikartige Furcht vor dem Kontrollverlust über das eigene Gewicht, Stolz auf die Leistung, das Gewicht selbständig so erheblich reduzieren zu können, daß die Umwelt darüber erschrickt, Verleugnung von Krankheitsgefühlen und Verneinung von jeglicher Krankheitseinsicht und Störung der Körperwahrnehmung.

Im somatisch individuellen Bereich stehen neben dem Gewichtsverlust von über 25% des Sollgewichts das rezidivierende Erbrechen, die chronische Obstipation und ein häufig daraus resultierender Laxanzienabusus. Weiter erwähnenswert ist eine meist sekundäre Amenorrhö und eine Hyperaktivität.

2.2 Nebensymptome

Neben typischen Mangelsyndromen wie Haarausfall, brüchigen Nägeln, leicht verletzlicher Haut sind Lanugobehaarung, Hypotonie, Bradykardie und Kollapsneigungen beobachtet worden. Laborchemisch wurden neben Hypokaliämie Erhöhungen des Harnstoffs, der Amylase und des Cholesterins beobachtet. Im Blickpunkt des somatischen Interesses stehen darüber hinaus besonders die endokrinologischen Veränderungen von Hypophyse, Nebennierenrinde und Gonaden.

2.3 Familiäre Symptome

Familienbezogene Untersuchungen ergaben deutliche Störungen innerhalb eines Familiensystems, z. B. oft eine zu innige Verbindung zwischen den einzelnen Familienmitgliedern. Gelegentlich spricht man von einer Symbiose (Vernetzung, Vermaschung). Zu erwähnen sind auch verdeckte und „nicht offene“ Koalitionen zwischen den einzelnen Familienmitgliedern. Neben einer vordergründigen Überbesorgtheit der Eltern um die Patientin besteht häufig eine Übertragung elterlicher Funktionen auf die Patientin. Hinzu kommt ein extremes Bemühen der Familie, Konflikte zu vermeiden und möglichst jedes Problem zu harmonisieren. Diese Bemühungen führen zu gewissen Starrheiten im Familiensystem. Diese machen es der Familie schwer, sich an neue Lebensbedingungen anzupassen.

3 Differentialdiagnose

Differentialdiagnostisch sind aus dem Gebiet der inneren Medizin folgende Erkrankungen abzuklären: Hypophysenvorderlappeninsuffizienz, Hyperthyreose, Malabsorptionssyndrome, Colitis ulcerosa, Morbus Crohn, Nierenerkrankungen wie z. B. Zystennieren, chronische Infektionserkrankungen wie Tuberkulose, Myokarditis, chronische Pankreasaffektion, infektiöse Hepatitis. Darüber hinaus ist an Malignome und Tumoren zu denken.

Aus psychiatrischer Sicht sind differentialdiagnostisch psychogene Eßhemmungen und Brechneurosen zu erwähnen, Depressionen und Schizophrenien, aber vor allen Dingen auch Medikamentenmißbrauch, also Polytoxikomanien.

4 Epidemiologie und Häufigkeitsverteilung

Die Anorexia nervosa ist ubiquitär auf der ganzen Welt zu finden. In den Entwicklungsländern allerdings mit den außerordentlich großen Ernährungsproblemen fällt sie nicht unbedingt auf (Pflanz, 1978, persönliche Mitteilung). Die jährliche Erkrankungsinzidenz liegt zwischen 0,1 und 0,6 pro 100 000 Einwohner, d. h. von 100 000 Personen der gefährdeten Bevölkerungsgruppe, nämlich Frauen zwischen dem 15. und 25. Lebensjahr, erkranken 15–75 an einer Anorexia nervosa [6, 14]. Die tatsächliche Erkrankungsrate liegt wahrscheinlich erheblich höher. Erwähnenswert ist, daß Jungen nach unseren eigenen Erfahrungen und nach einer größeren Literaturübersicht ebenfalls an einer Anorexia nervosa erkranken können. Die Geschlechtsverteilung von männlich zu weiblich ist 1 : 10. Die Frage, warum Mädchen häufiger von dieser Erkrankung betroffen sind als Jungen, ist nicht geklärt.

Überlegungen zu Krankheitsentstehung und -verlauf berücksichtigen auch gesellschaftliche Faktoren und da insbesondere die deutlich schwächere Position und Rolle der Frau innerhalb der westlichen Zivilisation gegenüber der Rolle und Position des Mannes. Die Wahrnehmung dieser Situation kann möglicherweise prädisponierte Patientinnen dazu veranlassen, die Übernahme der weiblichen Rolle abzulehnen. Erweitert wird diese individuelle Betrachtung durch die systemtheoretische Mehrgenerationenperspektive. Nach dieser ist die Großelternfamilie der Patientin oft im bäuerlich-patriarchalischen Milieu zu Hause, während die Elterngeneration schon einer gesellschaftlichen Veränderung unterworfen ist, also die tradierten Verhaltensnormen und -weisen verlassen hat. Der Milieuwechsel führt auf der einen Seite zu großer Unsicherheit in der Elterngeneration, auf der anderen Seite zu einer Überangepaßtheit und einem konformistischen Verhalten bei außerordentlich hoher Leistungs- und Außenorientierung [5, 10, 11, 16, 17, 19].

5 Familienbeziehungen

Die Beziehungen in den Anorexia-nervosa-Familien sind *scheinbar* eindeutig bestimmt. Die Eltern schützen, umsorgen, nähren ihre Kinder. Sie regeln ihr Leben bis ins kleinste, mitunter bis hin zu den täglichen Verdauungsfragen. In der Klinik beobachtet man immer wieder, daß es die Mütter sind, die für den Laxanzienabusus der Töchter die Medikamente besorgen. Aus der Vorgeschichte hört man auch von Einläufen, Klistieren, die den Patientinnen von ihren Eltern verabfolgt werden.

Die Patienten revanchieren sich für diese Fürsorge, indem sie die Familie „bekochen" und die Küchengewalt für sich zu beanspruchen versuchen, zu Hause wie auch gelegentlich in der Klinik. So sahen wir z. B. eine 17jährige auf unserer Station, die kaum 35 kg wog, aber dafür sorgte, daß der Essenwagen regelmäßig aus dem Keller über den Fahrstuhl auf die Station kam. Dort überwachte sie die Verteilung des Essens, nutzte die Gelegenheit allerdings, sich selbst zu übergehen.

6 Persönlichkeitsstruktur

Nach neurosespezifischen, tiefenpsychologischen Untersuchungen und Einteilungen finden sich sowohl schizoide, als auch depressive, zwanghafte und hysterische Strukturen. Dabei scheinen die letzteren eine etwas günstigere Behandlungsprognose zu haben als die ersteren [1]. Bei der Schilderung der prämorbiden Zeit fallen häufig Bemerkungen auf, daß die Kinder besonders lieb und angepaßt gewesen seien und man sich bis zum Ausbruch der Erkrankung über sie nie geärgert habe. Da der Ausbruch der Erkrankung häufig mit dem Beginn der Pubertät identisch ist, hat man auch die Bezeichnung Pubertätsmagersucht für die Anorexia nervosa eingeführt.

Psychodynamisch sind im intrapsychischen Bereich folgende Gesichtspunkte für das Verständnis der Anorexia-nervosa-Patientinnen wichtig:

1. Die Ablehnung weiblicher sexueller Formen und Bedürfnisse. Für diese These spricht zum einen der Zeitpunkt des Beginns der Erkrankung, zum anderen aber

auch die Erfahrung in individuellen Psychotherapien. Hier wird ganz deutlich die Ablehnung der Sexualität zum Ausdruck gebracht und mit frühkindlichen Phantasien über orale Schwängerung begründet. Von dieser Phantasie her ziehen sich dann die Kreise weiter, die alles ablehnen, was oral aufgenommen wird.

2. Die Abwehr des Essens und das Anstreben von Magerkeit als Ausdruck des Kampfes von Geist gegen Leib. Dies ist der asketische Aspekt, der vom Ideal der maximalen Körperbeherrschung ausgeht und von der leistungsorientierten Familienideologie unterstützt wird.
3. Die Abwehr des Essens als eine Abwehr von Nähe bzw. auch eine Abwehr des Wunsches nach Annäherung. Dies ist ein für die Anorexia nervosa sehr typischer Ambivalenzkonflikt, der sich z. B. auch darin äußert, daß die Nähe zur Mutter oft innigst gesucht und zutiefst gefürchtet wird.
4. Die sich selbst verewigenden Elemente einer bereits angelaufenen Anorexia nervosa. Gewisse Verhaltensformen können sich so verselbständigen, daß es den Patienten nicht mehr möglich ist, aus dem Teufelskreis auszubrechen. Hierzu gehört auch die scheinbar freiwillige Isolation, aber auch die familiären Auseinandersetzungen um das Essen, die zeitweilig so dominieren, daß keine anderen Gespräche mehr möglich sind [9, 15].

7 Auslösesituationen

Typisch für die Auslösung der Erkrankung sind in der Pubertät sexuelle Versuchungs- und Versagungssituationen. Ebenso typisch sind Trennungsphantasien vom Elternhaus und echte Trennungen. z. B. durch Auslandsaufenthalte der designierten Patienten, Scheidung oder Tod eines Familienmitglieds. Eine solche Veränderung stört das Gleichgewicht oder die Familienhomöostase. Banale Infekte, Kopfschmerzen, Ohnmachtsanfälle, oder nur einfach Völlegefühle sind die ersten Präsentiersymptome bei der Kontaktaufnahme mit einem Arzt. Für die Früherkennung wesentlich ist dann, daß man überhaupt an eine Anorexia nervosa denkt, wenn ein junges Mädchen in der Pubertät deutlich an Gewicht verliert, ohne daß eine somatische Begründung dafür gefunden werden kann.

8 Therapie

8.1 Individuelle Therapieansätze

Individuelle, rein patientenzentrierte Therapieansätze sind von den systemorientierten Ansätzen zu unterscheiden, die die Familie mit in die Therapie einbeziehen. Bei den individuellen Methoden folgen nacheinander die Diagnose der Erkrankung, dann die Frage der stationären Versorgung in einem allgemeinmedizinischen oder in einem psychiatrischen Krankenhaus und die ambulante Nachbehandlung, die gelegentlich von einem niedergelassenen Arzt durchgeführt werden kann. Häufig allerdings erweist es sich als zweckmäßig, daß auch hier noch eine Verbindung mit den vorbehandelnden Institutionen bestehen bleibt.

8.2 Ambulante allgemeinmedizinische Behandlung

Die allgemeinmedizinischen Aufgaben sind von allergrößter Bedeutung, nicht nur bei den Patienten, bei denen die oft aufwendigeren Verfahren, die auf Veränderung zielen (Verhaltenstherapie, Psychotherapie, Familientherapie) scheitern, sondern auch für die rat- und hilfesuchenden Familienmitglieder. Der Vorteil des Allgemeinmediziners ist der, daß er die Dinge „so lassen kann, wie sie sind", seine Aufgabe ist also, das Bestehende zu bewahren – nicht mehr, aber auch nicht weniger. Um diese Aufgabe zu erfüllen, ist es zweckmäßig, die Patienten regelmäßig zu sehen, ohne sie durch übermäßige Kontrollen zu stark einzuengen. Diese Bemerkung entstammt der Erfahrung daß Kontrollen einer der größten pathogenen Faktoren in den Anorexia-nervosa-Familien darstellen und daß die Anorexie selbst oft Ausdruck des Protests gegen übermäßige Kontrollen ist. Dieses Wissen und die Einsicht in die Zusammenhänge entheben den behandelnden Arzt aber nicht, sich über Gewicht und Ernährungszustand zu informieren und der Patientin selbst wie auch ihren Angehörigen den Ernst der Situation vor Augen zu führen, der sich aus der Mortalitätsrate von 7,5–15% ergibt. Von daher ist auch die Notwendigkeit zur stationären Einweisung gegeben. In der Regel bringt diese dann auch eine wesentliche Entlastung für das Familiensystem mit sich, die aber nach unserer Erfahrung nicht mehr als eine „Verschnaufpause" sein kann, in der die Familie an das herangeführt werden muß, was nun tatsächlich ist [8].

Die stationäre Therapie kann an dieser Stelle vernachlässigt werden, weil sie für den niedergelassenen Arzt weniger relevant ist. Der Interessierte sei auf die einschlägige Literatur verwiesen [2, 4, 12].

8.3 Gruppentherapie

Auf die psychoanalytische Gruppentherapie mit Anorexia-nervosa-Patienten sei kurz hingewiesen. Mit gutem Erfolg wurde sie in einigen psychosomatischen Kliniken angewandt (Clauser/Umkirch; Wittich/Gengenbach; Becker/Heidelberg). Wir selbst (Petzold, Ferner) haben mit den Eltern von Anorexia-nervosa-Patienten über 2 Jahre eine tiefenpsychologisch fundierte Gruppentherapie durchgeführt. Die Gruppensitzungen fanden in 14tägigen Abständen mit jeweils 1½ h Dauer statt.

In einer Art Selbsthilfegruppe fanden sich parallel zu den Eltern die Patientinnen in unserem Foyer spontan zusammen, angeblich nur, um die Eltern abzuholen, in Wirklichkeit sicher auch, um ihre jeweiligen Erfahrungen auszutauschen. Der Kontakt dieser „informellen Gruppe" bestand z.T. noch nach 5 Jahren.

Die „typische" Gruppensitzung begann jeweils mit Gesprächen über die nicht anwesenden Kinder und deren Entwicklung. Diese Gespräche pflegten ungefähr die Hälfte der Zeit in Anspruch zu nehmen und dienten wesentlich der Entlastung der jeweiligen Familien von dem Druck, der durch die anhaltenden Auseinandersetzungen mit den designierten Patienten entstand. Erst nach einer solchen Einstimmungsphase, die wir in unserem internen Sprachgebrauch als „vertikale Konfliktbetrachtung" bezeichneten, kamen die Eltern zu sich selbst und ihren eigenen Problemen bzw. Konflikten, d.h. zu einer „horizontalen Konfliktbetrachtung". In dieser Gesprächsphase ging es um Fragen wie: Wie gehe ich mit meinen eigenen Wünschen und Bedürfnissen um? Was mache ich selbst mit meinen täglichen Frustrationen und Enttäuschungen? Wie setze ich mich in dieser Welt voller Widersprüche und Ungereimtheiten durch, ohne schuldig zu werden? Was mache ich mit den ständigen Gefühlen des Ungenügens und Versagthabens? Was ist mit den eigenen Ansprüchen und Erwartungen besonderer Leistungen?

Wir hatten oft den Eindruck, daß im Schutz der Elterngruppe die Erkenntnisschritte über die selbstgesetzten Grenzen hinaus für die Eltern leichter möglich waren als in den parallel verlaufenden Familiensitzungen. Bei dieser Elterngruppe wurde das in Heidelberg entwickelte Persönlichkeitsskalensystem [7] eingesetzt. Ohne auf Einzelheiten einzugehen, kann man doch sagen, daß in diesem Test, der 25 verschiedene Merkmale und Einstellungen mißt, im Laufe der Beobachtungszeit von 2 Jahren weit mehr als die Hälfte der Einstellungen (bis zu ¾) sich veränderten.

9 Familientherapie

9.1 Allgemeine Bemerkungen

Stärker als bei irgendeiner anderen psychosomatischen Erkrankung hat sich die Familientherapie in den letzten 10 Jahren bei der Behandlung der Anorexia nervosa bewährt. Man definiert die Familientherapie als eine systemorientierte Therapie, deren Objekt nicht ein Individuum allein darstellt, sondern die Kommunikation und Interaktion zwischen Individuen eines natürlichen Systems, eben der Familie. Dabei geht man von gestörter Interaktion und Kommunikation in der Familie aus. Hinter dieser Annahme steht die Überlegung, daß Krankheit Ausdruck einer Kommunikationsstörung sein kann. Man geht weiter davon aus, daß sogar Körpersymptome Teile des Systems sind, also in dem System einen bestimmten Stellenwert haben. So hat das Symptom Unterernährung den Stellenwert, Aufmerksamkeit zu erregen, das Symptom Erbrechen hat die Funktion, Ärger oder Wut auszudrücken.

Man geht weiter davon aus, daß ein Familiensystem bestimmten Regeln unterworfen ist, beispielsweise kann in einer Familie die Regel vorherrschen, sehr vorsichtig miteinander umzugehen und einander nicht zu verletzen. Eine andere Regel kann sein, keine Probleme zu Ende zu diskutieren. Stattdessen werden lieber ständig neue Probleme angeschnitten. Man hat gelernt, daß Symptomveränderungen nur über Regelveränderungen zu erzielen sind. Wenn beispielsweise ein Familiensystem durch das Symptom gegenseitiger Schuldvorwürfe zusammengehalten wird, dann können dieses System und die Symptome nur dadurch geändert werden, daß man die Regeln, nach denen das Symptom Schuldvorwurf abläuft, unmöglich macht. Das hat während der Behandlung der Anorexia nervosa im Rahmen einer Familienkonfrontationstherapie (Fkth) oder in einer daraus resultierenden Familientherapie zu geschehen.

9.2 Familienkonfrontationstherapie

Unter Familienkonfrontationstherapie verstehen wir eine Gegenüberstellung von zwei Parteien durch einen Dritten. Im Falle der Anorexia-nervosa-Familie also von Eltern und Patienten durch den Therapeuten. Wir haben zwischen einer *indirekten* und einer *direkten* Fkth unterschieden. Indirekt nannten wir eine Fkth, bei der eine Partei, z. B. die Patientin, im Familiengespräch mit dem Therapeuten nicht zugegen war, der Therapeut aber ihre Interessen gegenüber den Eltern wahrzunehmen versuchte. Dies hatte den Vorteil, daß er Anwalt der Patientin sein konnte, ohne daß durch möglicherweise unkontrollierte emotionale Äußerungen die Beziehungsstörung verschärft oder belastet wurde. Nachteil dieses indirekten Vorgehens ist eindeutig die paranoide Verarbeitung bei denjenigen, die nicht am Familiengespräch beteiligt waren und sich auf diese Art und Weise ausmanövriert fühlen konnten.

Dies war einer der Gründe, weshalb wir im Laufe der Zeit zunehmend mehr die Form der *direkten* Fkth bevorzugten, als Gespräche, bei denen Eltern und Patientin zugegen waren und jeder seinen Standpunkt vertreten konnte. Die anfänglichen Bedenken vor einem solchen Vorgehen schwanden mit zunehmender Sicherheit im Umgang mit emotionalen Äußerungen. Dabei halfen in der Klinik auch die Erfahrungen, die in ambulanter Familientherapie gemacht wurden – allem voran die genaue Standortbestimmung, die durch solche Fragen geprägt war wie: Wo steht man diagnostisch? Wo therapeutisch? Welche Aufgaben sind schon gelöst? Welche sind noch ungelöst?

Die Fragen der Standortbestimmung haben die wesentliche Funktion, den Rahmen der Gespräche festzulegen und damit auch den Rahmen der Beziehungen, die der Therapeut mit der Familie hat und haben wird. Für ein Arbeitsbündnis sind die frühzeitige Festlegung der Bedingungen von Zeit, Geld und Zusammenkommen notwendig. Gerade der Faktor Geld scheint insofern ein wichtiger Punkt, als er auch im realen Leben der Familie eine große Rolle spielt.

Wenn der Rahmen festgelegt ist, dann erst kann man jene Eingriffe wagen, die oben unter dem Stichwort „Regelveränderungen" angedeutet sind. Es ist sicher nicht zu weit gegriffen, das Festlegen der Rahmenbedingungen mit dem Vorgehen eines Chirurgen zu vergleichen, der vor einem Eingriff seine Kleider wechselt, seine Hände wäscht und die Vorbereitungen des Patienten auf die Operation dem Anästhesisten übergibt. Eine Nichtbeachtung von solchen „Sterilisationsregeln" kann auch für den Ausgang einer Familienkonfrontationstherapie zu gefährlichen Irritationen und Komplikationen führen.

Das weitere Vorgehen der Familientherapie ist von der Ausbildung und Erfahrung des jeweiligen Therapeuten abhängig. Für den niedergelassenen Arzt ist es wichtig, die Methoden zu kennen, die beim weiteren Vorgehen angewandt werden, auch wenn er sie selbst nicht praktiziert. Er muß sie kennen, auch wenn sie dem herkömmlichen ärztlichen Vorgehen zu widersprechen scheinen. In dem Buch „Paradoxon und Gegenparadoxon" haben Selvini-Palazzoli u. Mitarb. [18] die Grundlagen dieses neuen Vorgehens in der Behandlung von Anorexia-nervosa-Familien aufgezeigt.

10 Spezielle Methoden

10.1 Positive Symptomverschreibung

Die „positive Symptomverschreibung" ist alogisch und scheinbar unverständlich. Sie bedarf einer Erklärung. Niemand würde widersprechen, wenn man ein Symptom beklagt und sagt, daß es etwas Schlechtes ist, was entfernt werden muß. Das ist bei Schmerzen so. Das ist auch bei Hunger so. Es ist logisch zu sagen: Weil der Schmerz weh tut, tut man etwas zur Linderung. Es ist logisch zu sagen: Weil der Hunger ebenfalls weh tut, gibt man etwas, um den Hunger zu stillen. Anders aber wird es, wenn der Betreffende gerne hungert und freiwillig die Hungerspein auf sich nimmt, ja, wenn er sogar das, was man ihm zu essen gibt, wieder erbricht. Da fühlt sich derjenige, der helfen will, nach einer gewissen Zeit ohnmächtig. Sein Hilfsangebot ist zurückgewiesen. Er fühlt sich paralysiert. Aus diesem Dilemma gibt es nur den einen Ausweg, die Umkehrung des Ganzen, eben die „positive Symptomverschreibung", etwa derart, daß man der Patientin sagt: Es ist gut, daß du hungerst und uns so darauf aufmerksam machst, daß da etwas ist, was dich quält und was dir zu schaffen macht und was du offensichtlich nicht anders ausdrücken kannst.

Der genaue Leser wird festgestellt haben, daß mit dieser Bemerkung über den positiven Wert des Symptoms „Hungern" eine Verschiebung eingeführt wurde und eine Umbenennung: Du machst darauf aufmerksam, daß dich etwas quält, daß dir irgendetwas zu schaffen macht. Dieses „irgendetwas" ist noch nicht definiert. Es gehört zur Aufgabe eines geschickten Therapeuten, die Patientin und ihre Familie zu veranlassen, dieses „etwas" selbst zu definieren. Genauer, selbst wahrzunehmen, daß es ein Konflikt sein kann, der zwischen ihnen liegt. Bei den Anorexia-nervosa-Familien kann es oft das Problem der Grenze sein, die zwischen den einzelnen Familienmitgliedern nicht existiert (vgl. S. 51, Symbiose). Oder es kann das Problem der Verantwortung sein, daß niemand in der Familie Verantwortung übernehmen mag.

10.2 Rückzug zur persönlichen Beratung und Resümee

Neben der „positiven Symptomverschreibung" hat sich in unseren Familienkonfrontationstherapien ein Vorgehen bewährt, das ebenfalls schon Selvini-Palazzoli et al. [18] beschrieben haben und das wir den Familien während einer Familiensitzung als einen „Rückzug zur persönlichen Beratung" ankündigen. Die Familie wird 15–30 min allein gelassen, während wir uns das Geschehen während der Sitzung überlegen und reflektieren. Dafür haben wir es uns inzwischen angewöhnt, einen der Therapeuten als stillen Beobachter schon während der Sitzung distanziert im Raum anwesend sein zu lassen – alternativ zur Einwegscheibe, die an anderen Orten [10] einem Beobachterpaar die Möglichkeit gibt, aus der Distanz das Familiengeschehen mit dem Therapeuten zu beobachten.

Bei der Reflexion und Metakommunikation wird Wert gelegt auf die Feststellung der Beziehungen, die sich geäußert haben, der Stimmungen und Erwartungen, die unausgesprochen zwischen den Familienmitgliedern herrschen.

In einem kurzgefaßten Resümee versuchen wir, unseren Eindruck festzuhalten und daraus auch „lösbare Aufgaben" für die Familie herauszukristallisieren. Mit dem Resümee kehren wir dann zur Familie zurück, setzen den nächsten Sitzungstag fest und verlesen dann erst das Resümee. Eine Abschrift wird der Familie mitgegeben, unter Umständen jedem Familienmitglied einzeln. Eine Diskussion des Resümees wird abgelehnt bzw. auf die nächste Familiensitzung verschoben. Dies geschieht unter dem Eindruck, daß es vielen Familien wohl möglich ist, etwas zu verstehen, aber daß sie mit dem Verstehen alleine nichts ändern. Es muß vermieden werden, daß alles nur beredet wird.

10.3 Aufgabenverschreibung

Die Familie braucht Zeit für Veränderungen. Sie muß es sozusagen „ausprobieren". Dazu dienen die kleinen aber lösbaren „Hausaufgaben", die am zweckmäßigsten aus dem Material genommen werden, das in den Familiengesprächen von den Mitgliedern selbst angeboten wird. Beispielsweise beobachteten wir in der Familie eines Handwerkers Schwierigkeiten der Männer (Vater und Sohn), sich gegenüber ihren eloquenten Frauen (Mutter und Tochter) verbal auszudrücken. Ihre Unfähigkeit verleitete sie dazu, den Frauen das Reden zu überlassen und sich selbst zurückzuziehen. Die Aufgabe für die Männer war nun folgende: Sie sollten mit ihren Mitteln zu Hause versuchen, die Familie irgendwie künstlerisch darzustellen. Vier Wochen später kamen sie wieder mit einer selbstentworfenen und zusammengelöteten Lampe – einer künstlerischen Kostbarkeit, deren Familienwert hauptsächlich in der Veränderung der Regel über mögliche Ausdrucksformen dieser Familie bestand, also in einer Erweiterung von rein verbalen Ausdrucksformen hin zum handwerklich-kreativen Tun, mit demselben hohen Stellenwert für die Familienkommunikation. Erst bei neuer Werterfahrung können verunsicherte Menschen auch einander Zugeständnisse machen. Die Werterfahrung in der genannten Familie veränderte das System derart, daß die Patientin, die etwas Ähnliches mit ihrer Anorexia nervosa bezweckte, jetzt auf dieses Mittel verzichten und wieder ihr Studium aufnehmen konnte. Sie konnte es wagen, ihre Familie zeitweilig zu verlassen, ohne, von ihren Trennungsängsten und Katastrophenträumen gepeinigt, die „Notbremse des Hungerstreiks" zu ziehen.

11 Zusammenfassung

In über 60 Fällen (1971–1979) haben wir uns mit Anorexia-nervosa-Patienten und ihren Familien befaßt. Dabei haben wir immer mehr die Krankheitssymptome als Funktionen in einem Beziehungssystem erkannt. In vielen Fällen konnten wir die pathologischen Verfestigungen aufzeigen und verborgene Beziehungsregeln transparent machen. Das führte zu folgenden Feststellungen:

1. Die Beziehungsregeln sind monoton, z. B. die Aufrechterhaltung einer Symbiose zwischen Mutter und Tochter über die Pubertät der Tochter hinaus. Wir meinen

aber nicht, daß diese Symptomatik so spezifisch ist, daß sich daraus schon prognostische Kriterien ableiten ließen, etwa derart, daß man in einer entsprechenden Situation bzw. bei einem entsprechenden Beziehungsmuster folgern könnte: In dieser Familie muß zwangsläufig eine Anorexia nervosa auftreten.

2. Es gibt Rollenstereotypien, die aber ebenfalls nicht spezifisch sind. Das heißt, es gibt sowohl den dominierender Vater wie die dominierende Mutter. Es gibt auch gehemmt-depressive, ängstliche Väter und Mütter. Jedes Familienmitglied kann seine Verhaltensweisen im Laufe der Therapie verändern. Die Verhaltensweisen, die ein Familienmitglied zeigt, stehen engem Zusammenhang mit der Aufrechterhaltung der Homöostase in dem betreffenden Familiensystem.
3. Die Geschlossenheit des Systems [10] scheint ein besonderes charakteristisches Merkmal für die Familien von Anorexia-nervosa-Patienten zu sein. Die Beziehungen stagnieren, sind festgelegt und vertragen anscheinend keine Veränderung. Durchgängig werden Beziehungsregeln so eingehalten, daß die Äußerung von Gefühlserlebnissen vermieden wird. Dieser unbewußte Abwehrmechanismus gilt noch konsequenter für zärtlich-libidinös gefärbte Gefühle als für Gefühle aggressiven Inhalts. Wird die Regel aber einmal durchbrochen, so erfolgt entweder eine stärkere Bindung des Einzelnen an das Familiensystem, z. B. durch Schulddruck, oder es erfolgt eine Ausstoßung des Patienten aus dem Familiensystem [20]. Die Ausstoßung der Anorexia-nervosa-Patienten aus dem Familiensystem ist u. E. ein Signum mali ominis.
4. Aus der Abwehr des gefühlshaften emotionalen Austausches resultiert bei allen Mitgliedern einer Anorexia-nervosa-Familie das Gefühl der Ohnmacht und Enttäuschung, das sich mischt mit Wutgefühlen und Beseitigungswünschen, die ihrerseits die Kommunikation so außerordentlich erschweren. Oft erscheint das Symptom einer Anorexia nervosa wie ein Protest des noch „gesündesten“ Mitglieds der Familie gegen die Starrheit und Fixierung des Gesamtsystems.

Nicht zuletzt darin liegt für uns das Faszinosum dieser „Krankheit zum Tode“, die wie keine andere Erkrankung für das Zusammenspiel von Umwelt, Psyche und Soma steht.

Literatur

1. Dally P (1969) Anorexia nervosa. Heinemann Medical Books, London
2. Deter Ch (1979) Klinische Krankendemonstration – Anorexia nervosa. Inn Med 6: 195–201
3. Deter Ch, Petzold E (1979) Klinische Befunde und Verlaufsuntersuchungen bei Patienten mit Anorexia nervosa. Therapiewoche 29: 6320–6331
4. Freyberger H (1977) Anorexia nervosa. In Groß R: Lehrbuch der Inneren Medizin. Schattauer, Stuttgart
5. Gensicke P (1979) Anorexia nervosa – ein familiales Sozialisationsdefizit? Z Psychosom Med Psychoanal 25: 201–215
6. Halmi K (1974) Anorexia nervosa. Demographie and clinical features in 94 cases. Psychosom Med 36: 1
7. Hehl F, Hehl R (1975) Persönlichkeits-Skalen-System 25 (PPS 25). Beltz, Weinheim
8. Luban-Plozza B (1976) Die Familie – Risiko oder Chance. Therapiewoche 26: 8686–8697
9. Meyer AE (1970) Die Anorexia nervosa – ihre für die Allgemeinmedizin wichtigsten Aspekte. Z Allg Med Landarzt 36: 1782

10. Minuchin S Rosman BL, Baker L (1978) Psychosomatic families – Anorexia nervosa in context. Harvard University Press, Cambridge London
11. Overbeck A (1979) Zur Wechselwirkung intrapsychischer und interpersoneller Prozesse in der Anorexia nervosa: Beobachtungen und Interpretationen aus der Therapie einer Magersucht-Familie. Z Psychosom Med 25: 216–239
12. Petzold E (1979) Familienkonfrontationstherapie bei Patienten mit Anorexia nervosa. Vandenhoeck & Ruprecht, Göttingen
13. Petzold E, Deter Ch (1979) Familiendynamische Gesichtspunkte bei der Langzeitbehandlung von Patienten mit Anorexia nervosa. Therapiewoche 29: 6332–6338
14. Pflanz M (1965) Sozialanthropologische Aspekte der Anorexia nervosa. In: Meyer JE (Hrsg) Anorexia nervosa. Thieme Stuttgart
15. Rad v M (1979) Überlegungen zur psychoanalytischen Psychotherapie bei Anorexia nervosa. Prax Psychother Psychosom 24: 195–202
16. Selvini-Palazolli M (1974) Selfstarvation Human context book Chaucer, London
17. Selvini-Palazolli M (1975) Die Familie des Anorektikers und die Familie des Schizophrenen – Eine transaktionelle Untersuchung, Ehe 12
18. Selvini-Palazzoli M, Boscolo L, Cecchin G, Prata G (1977) Paradoxon und Gegenparadoxon. Klett, Stuttgart
19. Sperling E (1965) Die Magersuchtsfamilie und ihre Behandlung. In: Meyer JE, Feldmann H (Hrsg) Anorexia nervosa. Thieme, Stuttgart
20. Stierlin H (1975) Eltern und Kinder im Prozeß der Ablösung. Suhrkamp, Frankfurt

Stationäre Psychotherapie – Indikationen und Möglichkeiten

J. Buchmüller

„Anthropologen sagen, daß man jede menschliche Gruppe studieren kann, ausgenommen die eigene“ [14].

1 Indikationen

Daß man leichter die Probleme der anderen erkennen kann, ist eine bekannte Tatsache. Man kann sich das zunutze machen überall dort, wo es um Interaktionen von mehreren Personen geht. In der Gruppenpsychotherapie spricht man in diesem Zusammenhang von Spiegelreaktionen. In der stationären Psychotherapie handelt es sich im wesentlichen ebenfalls um therapeutische Mehrpersonenbeziehungen, in denen es – sei es in der Stationsgruppe oder in der Malgruppe – zu einer therapeutischen Wirkung dadurch kommen kann, daß ein Patient sich oder einen unterdrückten Teil von sich in den Interaktionen der Gruppenmitglieder widergespiegelt sieht. Das allein kann schon eine therapeutische Wirkung haben und zu einer Erleichterung von Angst und Schuldgefühlen führen, welche sicherlich jedem seelisch Kranken hilfreich sein kann.

Es gibt allerdings vielfältige spezifische Indikationen zur stationären Psychotherapie: wenn das Krankheitsbild so weit fortgeschritten ist, daß eine ambulante Therapie nicht mehr möglich ist, z. B. bei einer schweren Herzneurose, Colitis ulcerosa oder aber einer Psychoneurose, etwa einer Phobie, so daß der Patient nicht mehr aus dem Haus gehen und ambulant nicht behandelt werden kann. Begünstigend wirkt sich in solchen Fällen auch die Herausnahme aus dem häuslichen pathogenen Milieu aus, sowie die Entlastung des Patienten von seinen beruflichen und privaten Pflichten. In allen Fällen also, in welchen eine ambulante Psychotherapie nicht oder nicht mehr in Frage kommt, hat die stationäre Psychotherapie heute einen fest umrissenen Stellenwert. Arfsten u. Hoffmann [2] sprechen auch von stationärer Psychotherapie als „eigenständiger Behandlungsform“. Besonders günstig wirkt sich die initiale stationäre Behandlung bei den psychosomatischen Erkrankungen aus, da durch das labilisierende Milieu in der Klinik beim Patienten ein Leidensdruck entstehen kann und er motiviert wird, sich in psychotherapeutische Behandlung zu begeben. Das führt zu einer positiven Indikation für stationäre Psychotherapie bei Patienten, welche bisher psychotherapeutisch unerreichbar waren. Dies betrifft vor allem jene Patienten, bei denen Einsicht und bestimmte persönliche Voraussetzungen, die eine Therapie erst möglich machen, fehlen.

Durch die mehrdimensionalen Möglichkeiten einer stationären Behandlung können die unterschiedlichsten Krankheitsbilder, aber auch Patienten unterschiedlicher Schichtzugehörigkeit ein Behandlungsangebot finden, welches ihren Möglichkeiten und Vorgegebenheiten Rechnung trägt. Zum einen handelt es sich um psychosomatische Krankheitsbilder im engeren Sinne, also um eine nosologisch begrenzte Gruppe von Störungen, deren Verständnis und Behandlung durch Einbeziehung des Seelischen bestimmt werden. Ich denke hier an die amerikanische Einteilung von Alexander [1], der peptische Geschwüre, Bronchialasthma, Kolitis, die essentielle Hypertonie, Ekzeme, die Thyreotoxikose sowie die rheumatische Arthritis nennt; heute kann man noch Herzneurose, Anorexie, Fettsucht hinzuzählen, wobei ich hier nur die wichtigsten nenne. Wenn man den Begriff weiterfaßt, gehören dazu auch körperliche Beschwerdebilder ohne krankhaften organischen Befund, also vegetative Störungen oder auch funktionelle Erkrankungen.

Die zweite Gruppe von Krankheiten umfaßt die Psychoneurosen oder neurotischen Entwicklungen. Man kann sie nach Bräutigam [12] unterteilen in Neurosen mit typischen Symptombildungen wie Zwang, Phobie, Angst, Verstimmung, Entfremdung, Hyponchondrie, hysterische Lähmung usw., und Neurosen, die sich allein durch charakterliche Einstellungen, Fehlhaltungen oder auch schwere Charakterdeformierungen zeigen. Wir bezeichnen sie als (hysterische, zwanghafte, depressive, schizoide) neurotische Strukturen.

2 Therapieangebot

Das spezifische Behandlungsangebot einer psychotherapeutischen Station und Klinik liegt – wie bereits erwähnt – im Bereich der Gruppenpsychotherapie. Heute gibt es im wesentlichen 2 Ansätze stationärer Behandlung: [21]

1. die Verlagerung ambulanter Modelle der psychoanalytischen Einzel- und Gruppentherapie in eine Klinik, wobei die Station mit ihrem Personal als Realitätsraum, als therapeutische Gemeinschaft oder als soziodynamisches Feld deklariert und vom analytisch-therapeutischen Raum abgegrenzt wird [4, 19];
2. die Behandlung der Patienten durch eine Gruppe von Therapeuten, in der alle beteiligten Berufsgruppen (Ärzte, Psychologen, Schwestern, Mal-, Musik- und Bewegungstherapeuten) integriert sind. Diese Gruppe nimmt auch die Erfordernisse des Realraums wahr [2, 26].

Ich möchte aus meiner Erfahrung im stationären Rahmen berichten, die man dem ersten Bereich zuordnen könnte, wobei die Station im Sinne einer therapeutischen Gemeinschaft verstanden werden kann. Meine Erfahrungen beziehen sich auf eine 230-Betten-Klinik mit 12 Stationen. Im Haus arbeiten 23 Ärzte und 3 Psychologen. Von den Ärzten sind einige Internisten sowie einige Psychiater und Neurologen. Alle haben entweder eine psychoanalytische oder psychotherapeutische Ausbildung oder sie befinden sich in einer solchen. Dem Team stehen fünf Psychoanalytiker, welche in der Klinik nur teilzeitbeschäftigt sind, zur Supervision zur Verfügung.

2.1 Die Stationsgruppe

Auf einer Station wohnen 22 Patienten. Die Patienten treffen sich in der Regel 3- bis 5mal in der Woche zusammen mit den Ärzten und den Schwestern in der sog. Stationsgruppe. Hier können sie auf einer zunächst noch vortherapeutischen Ebene über ihre Beschwerden, Enttäuschungen und Konflikte sprechen. Der lockere Rahmen - die Teilnahme ist freiwillig - animiert die Patienten, miteinander ins Gespräch zu kommen, auch ohne die Erwartungen mitzubringen, daß hier Psychotherapie stattfindet. Das scheint uns deshalb wichtig, weil ja gerade bei den psychosomatisch erkrankten Patienten in der Regel nur ein Symptombewußtsein da ist, d.h. daß sie nach dem Muster „Symptom statt Konflikt" über körperliche Beschwerden klagen, welche mit ihren persönlichen Konflikten und Charakterfehlhaltungen in ihrer eigenen Wahrnehmung wenig zu tun haben. Manche würden es als eine Zumutung empfinden, wenn man ihnen direkt empfehlen würde, sie sollten sich in psychotherapeutische Behandlung begeben. Borens u. Wittich [9] sprechen von der Rehabilitation psychosomatischer Patienten zu Verhaltensgestörten, d.h. das erste Zwischenziel einer stationären Therapie sollte bei psychosomatischen Erkrankungen sein, den Patienten im Verlauf der Behandlung den Freiraum zu bieten, das, was bisher als körperliches Symptom unaussprechbar und unsagbar gewesen war, zur Sprache kommen zu lassen. Das bedeutet also Zurückführung der Anpassung und Konfliktverleugnung auf eine Störung des zwischenmenschlichen Verhaltens, auf eine Störung der Beziehung und damit einen Beziehungskonflikt.

So kommt es nicht von ungefähr, daß gerade Neuankömmlinge in der Stationsgruppe fragen, was sie hier eigentlich sollten, was man von ihnen erwarte. Hier kommt eine wesentliche Eigentümlichkeit der psychosomatisch erkrankten Patienten zum Ausdruck, ihre totale Anpassungsbereitschaft. Das mechanistisch operationale Denken oder „pensée operatoire", wie die französische Schule um Marty u. M'Uzan [24] dieses Phänomen umschreibt, hingegen meint ein bewußtes Denken, das in keiner inneren Beziehung mit einer zugänglichen Phantasieaktivität zu stehen scheint und das die Handlung wie ein Abbild wiedergibt, ihr zuweilen vorausgeht oder - in einem begrenzten Zeitraum - auf sie folgt. Marty u. M'Uzan [24] meinen, daß diese Art des Denkens möglicherweise ein Spezifikum des psychosomatisch Kranken sein könnte.

Hier in der Stationsgruppe entsteht die erste Labilisierung des Patienten. In der Regel wird der Patient verunsichert dadurch, daß seine Mitpatienten, welche schon einige Zeit im Hause sind, ihm signalisieren, daß er hier über das reden könne, woran ihm gelegen sei. Das ist für manchen neu. Hier möchte ich bemerken, daß es sich mehr um obere Unterschichtpatienten als um Mittelschichtpatienten handelt: Diese haben ja in der Tat einen sehr begrenzten Spielraum, bedingt durch die sozioökonomischen Verhältnisse. Es ist bezeichnend, daß durch ihre Sozialisation und ihre sozioökonomischen Realitäten die Phantasiewelt dieser Menschen sehr eingeengt und begrenzt ist. Das, was der Mittelschichtpatient als Autoritätskonflikt wahrzunehmen und zu verstehen eher in der Lage ist, würde deshalb ein Fabrikarbeiter, welcher z.B. durch die Geschwindigkeit des Fließbands reguliert ist, etwa so formulieren: „Das ist ja alles recht und schön, Herr Doktor, was Sie da sagen, über meinen Chef, aber Sie müßten ihn einmal kennenlernen und sehen, wie er ist, dann wüßten Sie, wovon ich rede." Hier wird deutlich, daß die Klinik nicht nur Therapieraum, sondern auch Realitätsraum anbieten muß, was ja vor allem im Rahmen dieser Stationsgruppen geschieht; als Möglichkeit also, in der Interaktion zwischen Arzt und Patient, zwischen Patient und Schwester sowie zwischen Patienten untereinander – auch in Spontangruppierungen – einen Konflikt zu aktualisieren, zu dem ein verbaler Zugang möglich wird. Dieses wiederum erfordert eine Symbol- und Phantasie-Ebene, welche aber gerade bei psychosomatisch Erkrankten sehr eingeengt und mangelhaft ist.

Borens u. Jaensch [10] fanden an unserem Krankengut in einer empirischen Untersuchung zur „chose psychosomatique" 1978 Belege für die Hypothese, daß es bezüglich des Ausmaßes der Phantasietätigkeit und der Differenziertheit der Ausdrucksweise und der Äußerungen von Gefühlen Unterschiede zwischen Mittel- und Unterschichtpatienten gäbe. Sie meinen, daß es keinen grundsätzlich qualitativen Sprung zwischen den psychoneurotischen und psychosomatischen Patienten gäbe, daß ein wesentlicher Gesichtspunkt allerdings die Schichtzugehörigkeit sei und unter diesem Aspekt die Unterschiede zwischen psychoneurotisch und psychosomatisch Erkrankten entscheidend relativiert würden.

In den Stationsgruppen, in denen immer Symptomangebote und Klagen kommen, kann dann über den Weg der Identifikation mit den Leidensgenossen das Symptom des Mitpatienten hinterfragt werden, und es kann gelingen, daß dieses Symptom in einen anderen Kontext gestellt wird, nämlich den der Beziehungen. Bei einer großen Zahl von Patienten erweist sich dann die Stationsgruppe als Motivationsmöglichkeit zu einer weiteren Konfliktverarbeitung, und es eröffnet sich die Möglichkeit, in einer Gruppentherapie – auch in Kombination mit Einzeltherapie – eine spezifische Behandlung durchzuführen.

2.2 Gruppenpsychotherapie

Hier sind wir bei dem nächsten, sehr wesentlichen und wichtigen therapeutischen Angebot. Heute haben ja eine Vielzahl von Gruppentherapiemethoden von sich reden gemacht und sind ins Bewußtsein einer breiteren Bevölkerungsschicht gelangt. Ich möchte mich wiederum beziehen auf meine Erfahrungen in der Gengenbacher Klinik, in der wir einen psychoanalytisch orientierten Therapieansatz haben, d.h. verhaltenstherapeutische Techniken kommen nicht zur Anwendung wegen der mangelnden emanzipatorischen Zielsetzung. Ich selbst passe meine Gruppentechnik der Zusammensetzung der Gruppenmitglieder an und greife dabei zurück auf die themenzentrierte Interaktion nach Cohn [15]; weiter erscheinen mir gruppendynamische Elemente äußerst hilfreich, aber auch und vor allem die gruppenanalytische Psychotherapie nach Foulkes [17]. Hier ergeben sich gegenüber den ambulanten Gruppentherapien, welche ja 2–3 Jahre dauern, durch die zeitliche Begrenzung Unterschiede. Ich erwarte dabei von den Patienten eine Mindestteilnahmedauer von 6 Wochen, in der Regel nehmen die Patienten allerdings 10–12 Wochen teil, es kommt allerdings auch vor, daß ein Patient ein halbes Jahr an einer solchen Gruppentherapie teilnehmen kann. Das bedingt, daß wir in der Klinik halb geschlossene Gruppen machen, was bedeutet, daß ein anderer Patient aufgenommen werden kann, wenn ein Patient die Gruppe verläßt. Ein Vorteil ist die Möglichkeit, nicht wie im ambulanten Rahmen wöchentlich eine Wochensitzung zu machen, sondern

3 Sitzungen von 100 min Dauer. Zwischen den Terminen liegt jeweils ein freier Tag, d. h. die Gruppensitzung findet montags, mittwochs und freitags statt.

Was sind das nun für Patienten, welche an einer solchen Gruppenpsychotherapie im stationären Rahmen teilnehmen und was ist das therapeutische Ziel? Eine typische Gruppe könnte so aussehen: Im Idealfall sollten 4 Frauen und 4 Männer teilnehmen, d. h. wenn möglich Ausgewogenheit der Geschlechter. Gut erscheint es mir ebenfalls, Psychoneurosen und Psychosomatosen in einer Gruppe zu behandeln, was für beide Gruppierungen, wenn man überhaupt diese strenge Unterscheidung machen will, von Nutzen sein kann. So könnte etwa ein Patient an einer Herzneurose leiden, ein anderer Patient eine depressive Neurose haben, ein dritter Patient eine Zwangsneurose. Möglicherweise nimmt eine Patientin mit einer Anorexia nervosa teil, und wenn zu diesen 4 Krankheitsbildern noch Patienten kämen mit einer z. B. hysterischen Neurose, eine Patientin mit einer Phobie, einer anorektischen Reaktion sowie ein Patient mit einer funktionellen Magen- und Darmerkrankung, so könnten wir beginnen.

Interessant erscheint mir, daß die Patienten der oberen Mittelschicht – meist Privatzahler – auch ohne die motivationsfördernde Funktion der Stationsgruppe den Weg zum Gruppentherapeuten finden und dort verbalisieren können, was sie sich von einer analytischen Gruppe erhoffen und was sie dort bearbeiten möchten.

Im Gruppenraum sitzen wir in einem geschlossenen Kreis. Um diese Anordnung zu einer therapeutischen Situation zu machen, sind gewisse Voraussetzungen notwendig, welche mit der Person des Therapeuten eingeführt werden, sowohl explizit wie implizit durch die Art und Weise, wie er mit den Beiträgen der Patienten umgeht, mit der Beziehung der Gruppe zu ihm und untereinander. Wie der Psychoanalytiker, behält der Gruppenanalytiker eine analytische Haltung bei, aber er nutzt die gesamte dynamische Situation, d. h. die Gruppe, als Hintergrund für seine Interpretationen. So entstehen 2 hervorstechende Merkmale:

1. Die Kommunikation der Patienten in der Gruppe wird zu einem Äquivalent der freien Assoziation, d. h. freien Gruppenassoziation.
2. Die Beziehungen der Patienten werden als Übertragungen behandelt, d. h. sind Gegenstand der Interpretation und Analyse [17].

Der Gruppenleiter sollte bei dieser Tätigkeit eine möglichst unaufdringliche und unauffällige Art haben, die Gruppe zu leiten, d. h. nur dort interpretieren und deuten, wo es die Gruppe selbst nicht schafft, einen Knoten zu lösen. Im stationären Rahmen allerdings wird man eher geneigt sein zu fokussieren, da es sich ja um eine begrenzte Zeit handelt.

Bei der Zielsetzung eines psychotherapeutischen Prozesses kann man im wesentlichen 3 Komponenten unterscheiden.

Der Therapeut bietet dem Patienten eine helfende Beziehung an, durch die eine notwendige regressive Bewegung in Gang kommt. Die Vielfalt der Beziehungen in der Klinik begünstigt eine intensive Wiederbelebung seiner infantilen Neurose. Der Patient erarbeitet sich eine Einsicht in die Bedingungen seiner Entwicklung, und es kommt damit zu einer Erweiterung seiner Wahrnehmung innerpsychischer Vorgänge, seiner Affekte, Bedürfnisse, Vorstellungen und Phantasien. Seine innerpsychische Welt beginnt, sich im Sinne eines Neubeginns zu differenzieren [3].

Die neugewonnenen Erkenntnisse versucht der Patient in eigenes Verhalten umzusetzen. Es kommt damit zu einem umfassenden Lernprozeß.

2.3 Psychodrama

Diese Zielsetzung ist allen klinisch-psychotherapeutischen Settings gemeinsam. Sie gilt auch für das Psychodrama, welches ich ebenfalls erwähnen möchte.

Das Psychodrama ist nach Beese [5] eine psychotherapeutische Gruppenveranstaltung, in welcher die Teilnehmer Situationen aus dem eigenen Leben spielen können, die ihnen wichtig sind, weil sie ihre seelische Weiterentwicklung behindert haben oder weil sie zu unerklärlichen Angst- oder Schuldgefühlen geführt haben. Sie können dabei die anderen Teilnehmer oder den Leiter bitten, die Rolle einer derjenigen Personen zu übernehmen, die damals bei ihrer traumatischen Szene dabei waren, also z. B. die der Mutter, eines Lehrers oder der Schwester o. ä. Die Wiederbelebung, Abreaktion und Bewußtwerdung solcher belastender früherer Lebenssituationen im Psychodrama ist eine der darin enthaltenen psychotherapeutischen Möglichkeiten. Es bietet aber noch verschiedene weitere Möglichkeiten, wie z. B. das Erleben der Vielfalt und Gegensätzlichkeiten in ihrem eigenen Charakter, beim Spielen unterschiedlicher Rollen. Überhaupt bietet das Spiel, weil es eben nur ein Spiel und damit nicht ganz ernst ist, die Möglichkeit, in entsprechenden realen Lebenssituationen nicht gewagte oder überhaupt nicht für möglich gehaltene eigene neue Verhaltensweisen auszuprobieren. Therapeutisch ebenso wirksam können die sich dem Spiel anschließenden gegenseitigen Mitteilungen der einzelnen Teilnehmer über die an sich selbst und an den anderen gemachten Beobachtungen sein. Sie verstärken das Bewußtwerden eigener Charaktermerkmale, Stärken, Schwächen, Probleme und Konflikte sowie die Wahrnehmung dieser Merkmale bei anderen."

Sehr hilfreich haben sich im klinischen Rahmen auch homogene Gruppen, vor allem bei Kolitispatienten erwiesen [31]. Ziel dieser Gruppentherapie, in welcher ein mehr annehmendes und stüztendes Klima herrscht, sind über Identifikationsprozesse mit den anderen Patienten eine Ich-Stärkung, Angstentlastung sowie Realitätsvermittlung. Auch dabei kann die Gruppe als Ganzes, wie es Bion [7] als Gruppenansatz beschreibt, betrachtet werden.

2.4 Mal- und Gestaltungstherapie

Im stationären Rahmen bieten sich als weitere Gruppentherapiemöglichkeiten auch die Mal- und Gestaltungstherapie, aber auch die konzentrative Bewegungstherapie an. Beide Gruppenformen bieten die Möglichkeit, dem Patienten dabei zu helfen, seine bisher somatisierten Konflikte wahrzunehmen und zu verbalisieren. Sie sind eine große Hilfe bei der Rückübersetzung seiner körperlichen Beschwerden in eine innerpsychische Problematik. So sind sie z. B. wichtige Ergänzungen zur verbalen Gruppentherapie.

In der Maltherapie findet eine Rückkehr des Patienten in den Zwischenbereich, die Welt der Teddybären, der Übergangsobjekte statt. Das Gestalten bereitet weniger Angst als das Sprechen. Der Gebrauch eines Symbols fördert einen kreativen Prozeß; er ermöglicht die Unterscheidung zwischen inneren und äußeren Objekten, zwischen primärer Kreativität und Wahrnehmung [29]. In diesem Sinn ist das Bild der Spiegel des Selbst und die Betrachtung eine Konfrontation mit sich selbst und bedarf weiterhin der nachträglichen Verbalisation. Die in anderen therapeutischen Interaktionen wiederbelebten kindlichen Beziehungsmuster werden manchmal erst im Bild dem Patienten bewußt. Offensichtlich kann der Patient unter Zuhilfenahme des Sehens sich eher seinen ihn beängstigenden Affekten stellen und sie in einem kreativen Akt kanalisieren [21].

2.5 Bewegungs- und Entspannungstherapie

Goldberg [18] sagt über ihre Therapieformel der konzentrativen Bewegungstherapie: „Die Theorie meiner Arbeit enthält eine Formel, von der sich Orientierungspunkte und Arbeitswege ableiten lassen. Die Theorie gründet sich auf diese Formel und auf das individuelle Gesetz des Einzelnen, wobei ich zusammenfassend sagen könnte, daß das individuelle Gesetz als Therapieformel gilt. Diese Therapieformel setzt voraus, daß eine Therapie nötig ist, daß eine Klage auftaucht oder ein Schmerz, oder daß ein Bedürfnis nach Entwicklung und Selbstbestätigung besteht, also ‚ein Problem'. Dieses Problem des Schmerzes, des Unbehagens oder der Klage betrachte ich als einen Pol und bezeichne ihn als ersten Pol ... Die anschließende therapeutische Frage geht dahin, ob es einen Pol gibt, an dem der Schmerz, die Klage nicht besteht. Läßt sich ein solcher Punkt finden, so bezeichne ich ihn als zweiten Pol. Zwei Pole kann man durch einen Weg verbinden, der nach beiden Richtungen begehbar ist. Man kann diesen Weg in Gedanken, im Spüren und im Tun beschreiten."

Ein psychotherapeutisches Hilfsverfahren, das heute große Verbreitung gefunden hat, ist das autogene Training, welches vor allem bei jenen Patienten eingesetzt werden kann, bei denen eine aufdeckende analytische Therapie mit dem Ziel der Konfliktbearbeitung nicht in Frage kommt. Das autogene Training ist eine systematische Übungsmethode, die ohne Zusammenhang mit der jeweiligen Symptomatik erlernt werden kann und wenn irgend möglich, in symptomfreien Intervallen geübt werden soll. Das psychologische Prinzip ist einfach: dadurch, daß man sich im Zustand der Entspannung und Konzentration etwa den Erfolg einer Gefäßerweiterung intensiv vorstellt, tritt sie auch ein, ähnlich wie man errötet, wenn man sich etwas vorstellt, dessen man sich schämt. Ziel der Übungen sind Beeinflussung der funktionellen Verspannungen und Spasmen beim Patienten.

Weitere Ergänzungen des therapeutischen Ansatzes sind bewegungstherapeutische (z. B. das psychosomatische Training) sowie balneophysikalische Maßnahmen. Diese können gezielt eingesetzt werden und spielen eine nicht unwesentliche Rolle im Gesamttherapieplan. Bei der Bewegungstherapie möchte ich z. B. das Terraintraining erwähnen. Wir haben 5 Leistungsgruppen, wobei der Patient je nach Trainingszustand an einer dieser Gruppen teilnehmen kann. Außerdem ist entweder ein Sportlehrer oder ein Arzt bei diesem Training dabei. Besonders wichtig ist diese Einteilung in Leistungsgruppen für die Herzneurotiker, welche eingeschüchtert und selbstunsicher zunächst an leichteren Gruppen teilnehmen und meist darauf bedacht sind, daß diese Gruppen sich nicht so weit von der Klinik entfernen. Viele von ihnen gehen auf diese Weise zum ersten Mal überhaupt wieder eine weitere Strecke zu Fuß, da sie vorher zu Hause saßen und sich nicht mehr frei bewegen konnten. Nur durch die Erfahrung der körperlichen Leistung und die Wiedergewinnung der Bewegungsfreiheit im Zusammenhang mit der psychotherapeutischen Behandlung gewinnt der Patient wieder mehr Selbstsicherheit und Eigenständigkeit. Wittich [30] beschreibt, daß der Circulus vitiosus von Angst *um* das Herz und Angst *durch* die erlebte Funktionsanomalie des Herzens in eindimensionaler klinischer Therapie nicht durchbrochen werden kann. Der stete Wechselbezug zwischen Psychotherapie und Physiotherapie bei der Behandlung der Herz-Kreislauf-Störungen ist daher von besonderer Bedeutung. Das heißt: Analytisch orientierte Gruppe auf der einen Seite, bewegungstherapeutische Gruppe auf der anderen Seite sind feste Therapiebestandteile.

Erwähnen möchte ich andere Bewegungstherapieformen wie Bewegungsübungen, Ballspiele, Gymnastik und Training am Fahrradergometer, auch das Schwimmen kann für einen ängstlichen Patienten bei der Wiedergewinnung seiner Selbstsicherheit von Bedeutung sein.

2.6 Auswahl aus dem Therapieangebot

Es wurde deutlich, daß die Möglichkeiten der stationären Psychotherapie in einer Vielzahl von Angeboten bestehen, welche dem Patienten zur Verfügung stehen, und darin liegt ein wichtiger therapeutischer Ansatz, den wir nicht ungenützt lassen. Da wir eine Behandlungskarte haben, auf welcher die einzelnen Therapieformen vermerkt sind, diese dem Patienten vorlegen, und der Patient bei der Aufstellung des Therapieplans entscheidend beteiligt wird, sehen wir sehr bald, daß z. B. gerade die zwangsstrukturierten Patienten die gesamte Behandlungskarte angekreuzt haben. Hier konstelliert sich im Realraum der Klinik der Konflikt derjenigen Patienten, die enorme Leistungsanforderungen an sich selbst stellen und sich ständig überfordern. Sie kommen dann häufig und fragen, ob nicht dieser oder jener Termin zu verlegen sei, da sie an möglichst allem teilnehmen wollen, und sind bald im alten Streß des Terminkalenders und der Zeitnot. Diese Kranken sind dann zunächst konsterniert und überrascht, wenn wir mit ihnen diese Wiederholungssituation ansprechen und ihnen dann gerade das empfehlen, was sie als einziges ausgespart hatten, etwa die verwöhnende Wärme eines Bades oder die passive Entspannung durch eine Massage.

2.7 Somatischer Aspekt

Dem somatischen Aspekt des Krankseins sollte ebenso Beachtung geschenkt werden, wie dem psychischen. Häufig findet der Internist im Haus einen Zugang zum Patienten, indem er die Symptomklage ernst nimmt, Untersuchungen anfertigt, wie z. B. ein Belastungs-EKG bei einem Herzneurotiker und mit dem Patienten dann gemeinsam das EKG bespricht, ihm vielleicht aufzeigt, daß eine bestimmte Änderung des Kurvenverlaufs Trainingsmangel bedeutet. Es ist häufig auch für den Patienten wichtig, wenn ein Internist ihm versichert, daß er die Vielzahl seiner Medikamente (z. T. bis zu 15 Präparate) aus seiner Sicht nun wirklich nicht mehr zu nehmen braucht und dies vielmehr auch für seine Leber besser sei.

2.8 Die Rolle der Großgruppe

Es scheint mir an der Zeit, den Rahmen der Betrachtung zu erweitern und von den Gruppentherapiemöglichkeiten der Kleingruppe auf die Großgruppe der Station, des Teams bzw. der gesamten Klinik zu sprechen zu kommen.

Wie ich hoffe, ist aus dem bisher Gesagten deutlich geworden, daß es sich bei den therapeutischen Angeboten nicht um eine unreflektierte Polypragmasie handelt, sondern um gezielte Möglichkeiten, die auf den Einzelnen abgestimmt werden sollen. Damit das erreicht werden kann, muß insgesamt ein therapeutisches Milieu zustandekommen, welches durch Kommunikation, Toleranz, Bereitschaft, sich in Frage stellen zu lassen, und durch Vertrauen gekennzeichnet ist. Das bedeutet, daß alle Teammitglieder in einem ständigen Prozeß sich informieren und austauschen über das, was auf der Station oder im Haus irgendwo als auffällig wahrgenommen und als Störung empfunden wurde. Das geschieht nicht nur in Sitzungen (staff-meetings), an denen alle Therapeuten teilnehmen, oder in der Schwestern-Ärzte-Konferenz oder den Abteilungskonferenzen, sondern auch in der Stationsgruppe zusammen mit den Patienten.

Einmal wöchentlich findet der sog. Hausabend statt, bei dem jede Woche ein anderer Therapeut die Gruppe leitet. Eingeladen sind alle Patienten des ganzen Hauses. In der Regel nehmen 60–80 Patienten teil. Ich teile mit Kreeger [23] die Auffassung, daß große Gruppen eine neue und weitere Dimension der persönlichen Erfahrung erschließen. Wegen der potentiell sehr mächtigen Kräfte, die in der großen Gruppe wirksam sind, ist es notwendig, ihre Relevanz stärker zu erhellen. Main [25] betont die Zunahme projektiver Prozesse in Großgruppen. Er beschreibt diese Prozesse als primitive Versuche, sich von inneren Qualen zu befreien, indem man sie nach außen verlegt und einem anderen Teil seines Selbst zuschreibt. Gleichzeitig geht aber damit ein Verlust einher, dem Individuum gehen wichtige Teile seines Selbst verloren. Es kommt zu einem Rückzug von persönlichen Beziehungen, was bedeutet, daß das Individuum in der Gruppe allein und seine Zuflucht die innere Welt ist. Große unstrukturierte Gruppen brauchen daher am Anfang eine gewisse Zeit, bis projektive Phantasien und Abwehrmechanismen in der Realität überprüft worden sind und eine gemeinsame Diskussion möglich ist. Das scheint selbst für Gruppen zu gelten, deren Mitglieder einander recht gut kennen. Jeder, der sich als einzelne Person auszuweisen versucht, ist in Gefahr, angegriffen und in die schweigende Dumpfheit zurückgestoßen zu werden. Main [25] schreibt der nichtinterpretativen therapeutischen Intervention großen Wert zu. Das sollten ganz persönliche aufrichtige Äußerungen darüber sein, wie man sich selbst angesichts der spezifischen Beiträge von Individuen oder Gruppen von Individuen fühlt. Diese Äußerungen unterscheiden sich von bloßen persönlichen Enthüllungen dadurch, daß sie nur dann abgegeben werden, wenn man sich darüber klargeworden ist, daß die eigene innere Position auch über die Situation der anderen etwas auszusagen vermag. Diese nichtinterpretativen therapeutischen Interventionen setzen Toleranz und Treue dem eigenen Selbst wie dem anderen gegenüber voraus. Selbstverständlich ist es um so leichter, eine ganze Persönlichkeit zu bleiben, realistische Beziehungen zu anderen aufrechtzuerhalten und ein Beispiel für ein persönliches Denken zu geben, je besser man pathologische Gruppenprozesse versteht.

Die Wahrnehmung und Bearbeitung der spezifischen Phänomene der Großgruppe erscheint mir deshalb notwendig, damit eben jenes therapeutisches Milieu geschaffen werden kann, in welchem der Patient, aber auch die Schwester und der Arzt sowie das übrige Personal des Hauses eingeschlossen sind. Das bedeutet, daß die gesamte Station, aber auch die Klinik sich in einem ständigen Prozeß der Veränderung befindet. Das wiederum schafft dem Patienten den Rahmen und den Spielraum, in dem er in der Lage ist, aus seiner alten pathologischen Angepaßtheit in einen Zustand zurückzufinden, in welchem er unbequem, fordernd, unrealistisch, erwartend wird, und in dem als Störung im Umgang mit seinen Mitpatienten bewußt werden kann und aussprechbar wird, was vorher unaussprechbar war.

Aber nicht nur der Patient befindet sich in einem Lernprozeß, wie man hinreichend bemerken konnte, sondern auch die Therapeuten und die Schwestern. Für die Schwestern einer psychotherapeutischen Klinik bedeutet es zunächst eine große Umstellung in bezug auf das, was man ihnen in ihrer Ausbildung nahegebracht hat, z. B. wie die Pflege der körperlich Kranken und der bettlägrigen Patienten zu bewerkstelligen ist; das aber ist eigentlich genau das, was auf einer psychotherapeutischen Station in der Regel nicht erwartet wird. Es kann natürlich schon einmal vorkommen, daß der Patient bei einem fieberhaften Infekt oder bei Exazerbationen seines Grundleidens im Bett bleiben muß und die Schwester ihm das Essen ans Bett bringt. Es wird die Schwester aber auch interessieren, was das im Rahmen des therapeutischen Prozesses, welcher ja auch mit regressiven Tendenzen einhergeht, bedeutet, z. B. der Wunsch, schwach sein zu dürfen und sich verwöhnen zu lassen. In unserer Klinik haben sich Balint-Schwestern-Ärzte-Gruppen als Schulungsinstrument für das Erlernen einer gemeinsamen Sprache und Wahrnehmung als hilfreich erwiesen. Die Einbeziehung der Schwestern in das psychotherapeutische Behandlungsarrangement bedeutet aber auch Aufgeben der hierarchischen Distanz zwischen Arzt und Schwester. Angestrebt wird ein partnerschaftliches Rollenverhältnis, was allerdings ein langwieriger, mühsamer Prozeß ist, dem sich ständig Widerstände entgegenstellen.

2.9 Nachstationäre Behandlung

Nachdem nun eine psychotherapeutische Station im Rahmen einer Klinik in ihrer Struktur und Arbeitsweise beschrieben wurde, soll nun die Frage aufgeworfen werden, was aus einem Patienten wird, der auf dieser Station behandelt wurde und nach Hause entlassen werden soll. Hier ergeben sich weitere Probleme. Einmal das der Beendigung der Behandlung, d. h. Auflösung der therapeutischen Beziehung. Aus der besonderen Situation der stationären Behandlung ergibt sich eine zeitliche Begrenzung und Limitierung der Therapie. Daraus resultiert, daß der Patient auf die Entlassung vorbereitet werden muß. Wenn das nicht in ausreichendem Maße geschieht, kommt es vor, vor allem bei schwerer gestörten Patienten, daß die Ablösung mißlingt und eine erneute Aufnahme kurzfristig notwendig werden kann. In der Regel ist es ja so, daß die stationär behandelten Patienten einer weiteren psychotherapeutischen Hilfe bedürfen. Da das in vielen Fällen aus den unterschiedlichsten Gründen nicht möglich ist, haben wir – wie auch andere Kliniken – die sogenannte Intervalltherapie als Möglichkeit eingeführt; d. h. der Patient kann nach

1–2 Jahren zu einem erneuten stationären Aufenthalt aufgenommen werden, wenn nötig auch mehrere Male. Die Ziele der Therapiephasen beschreibt Heigl [19] damit, daß der Patient eine Chance hat, mit den jeweils erreichten Konflikteinsichten und emotionalen Neuerfahrungen im Intervall in eigener Regie umzugehen und den Lernprozeß weiter zu fördern. Bei einem Teil der Patienten kann also diese Form der weiterführenden Therapie praktiziert werden, bei dem anderen, leider noch viel zu geringen Teil, können die vorher fehlenden Voraussetzungen für eine erforderliche ambulante Psychotherapie geschaffen werden. Heute werden ja große Anstrengungen unternommen, um weitere ambulante Therapieplätze zur Verfügung zu stellen, wozu auch das geplante Psychotherapeutengesetz beitragen sollte. Bis heute stehen allerdings noch nicht ausreichend ambulante Behandlungsplätze zur Verfügung. Eine weitere Möglichkeit nachstationärer Betreuung durch den Hausarzt zeichnet sich in den letzten Jahren zunehmend ab, nämlich die Tatsache, daß eine Vielzahl von Ärzten sich in *Balint-Gruppen* organisieren und die Arzt-Patienten-Beziehung gemeinsam studieren. Ich selbst leite seit einigen Jahren solche Gruppen im ambulanten Rahmen und bin von den Erfahrungen her, welche ich dort gesammelt habe, recht zuversichtlich. Sie scheinen mir vor allem deshalb so wichtig, weil dann die in der Klinik begonnene Arbeit an der Arzt-Patienten-Beziehung forgeführt werden kann. Es besteht dann die berechtigte Hoffnung, daß in einer lang angelegten Beziehungstherapie die Klagen des Patienten als Ausdruck seiner gestörten Beziehung zu sich selbst und damit auch zum Arzt gesehen werden können.

Ich möchte an dieser Stelle auf den Beitrag von Wesiack über die Bedeutung der Balintgruppenarbeit für die psychosomatische Medizin hinweisen (s. S. 111).

2.10 Grenzen der stationären Psychotherapie

Ich möchte es nicht versäumen, den Rahmen der Möglichkeiten abzustecken, d.h. jene Patienten ins Auge zu fassen, welche eine psychotherapeutische Station überfordern oder durch sie überfordert würden oder besser, bei denen es kontraindiziert wäre, sie in eine psychotherapeutische Station oder Klinik zu überweisen. Das sind einmal alle jene Patienten, bei denen akute Suizidgefahr besteht, und zwar wegen der fehlenden Kontrollmöglichkeiten sowie wegen des labilisierenden Milieus. Wenn im Rahmen einer stationären Therapie wirklich einmal akute Suizidgefahr besteht, müssen diese Patienten in eine geschlossene Abteilung einer psychiatrischen Klinik überwiesen werden. Weiter wäre es kontraindiziert, Patienten mit fixierten Suchthaltungen oder mit endogenen oder exogenen Psychosen schweren Grades, außerdem solche mit schweren hirnorganischen Schäden einer klinischen psychosomatischen Therapie zuführen zu wollen. Ebenso wären Patienten mit schweren Verwahrlosungstendenzen sowie Patienten mit schweren neurologischen Erkrankungen, z.B. Epilepsien, in der Regel fehl am Platze. Nicht ausgeschlossen allerdings sind die Border-line-Patienten, d.h. Grenzfälle, jene Patienten, welche sowohl neurotische als auch psychotische Phänomene aufweisen. Heute geht man ja mehr und mehr dazu über, diese Patienten einem gesonderten Krankheitsbild zuzuordnen [22].

3 Zusammenfassung

Heute hat sich die stationäre Psychotherapie zu einer eigenen Behandlungsform entwickelt, welche gegenüber der ambulanten Psychotherapie eigene Indikationen und spezifische Möglichkeiten aufweist. Hier denke ich vor allem an jene Patienten mit psychosomatischen Erkrankungen, welche durch ambulante Psychotherapie noch nicht erreichbar sind. Weiterhin besteht eine positive Indikation bei allen psychoneurotischen Patienten, welche in eine akute Krisensituation geraten sind, sei sie nun somatischer oder psychischer Natur. Schließlich kann auch für Patienten eine positive Indikation bestehen, welche aus einem mit Psychotherapeuten unterversorgten Gebiet kommen; diese können im Sinne einer Intervalltherapie ein spezifisches Angebot erhalten. Nicht indiziert wäre es, Patienten mit schweren neurologischen und psychiatrischen Erkrankungen sowie Patienten mit akuter Suizidgefahr auf eine psychotherapeutische Station zu überweisen, da das therapeutische Angebot unzureichend wäre. Bei Psychosen leichteren Grades ist allerdings eine klinische Psychotherapie dort sinnvoll, wo der Kranke durch die Großgruppe nicht so geängstigt werden kann, daß er durch unkontrollierbare Aggressionen es unmöglich macht, mit ihm in Kontakt zu treten.

Literatur

1. Alexander F (1951) Psychosomatische Medizin. De Gruyter, Berlin
2. Arfsten A-J, Hoffmann SO (1978) Stationäre psychoanalytische Psychotherapie als eigenständige Behandlungsform. Prax Psychother 23/5
3. Balint M (1970) Therapeutische Aspekte der Regression. Klett Stuttgart
4. Becker H, Lüdicke H (1978) Erfahrungen mit der stationären Anwendung psychoanalytischer Therapie. Psyche 32/1
5. Beese F (1975) Was ist Psychotherapie? Vandenhoeck & Ruprecht, Göttingen
6. Beese F (1978) Stationäre Psychotherapie. Modifiziertes psychoanalytisches Behandlungsverfahren und therapeutisch nutzbares Großgruppengeschehen. Vandenhoeck & Ruprecht, Göttingen
7. Bion WR (1971) Erfahrungen in Gruppen und andere Schriften. Klett, Stuttgart
8. Borens R (1977) Balint-Gruppen in der Psychosomatischen Klinik. Therapiewoche 27
9. Borens R, Wittich G (1976) Klinische Rehabilitation von psychosomatischen Patienten – eine Rehabilitation zu Verhaltensgestörten. Therapiewoche 26/7
10. Borens R, Jaensch W (unveröffentlicht) Empirische Untersuchungen zur „chose psychosomatique“
11. Bräutigam W, Christian P (1973) Psychosomatische Medizin. Thieme, Stuttgart
12. Bräutigam W (1969) Reaktionen, Neurosen, Psychopathien. Thieme, Stuttgart
13. Bräutigam W (1978) Verbale und präverbale Methoden in der stationären Therapie. (Neue therapeutische Zugänge zum psychosomatisch Kranken). Psychosom Med Psychoanal
14. Clark DH (1964) Administrative therapy. The role of the doctor in the therapeutic community. Tavistock, London
15. Cohn RC (1975) Von der Psychoanalyse zur themenzentrierten Interaktion. Klett, Stuttgart
16. Cremerius J (1975) Schichtenspezifische Schwierigkeiten bei der Anwendung der Psychoanalyse. MMW 17
17. Foulkes SH (1974) Gruppenanalytische Psychotherapie. Kindler, München
18. Goldberg M (1974) Über meine Therapieformel in der konzentrativen Bewegungstherapie. Prax Psychother

19. Heigl F (1978) Indikation und Prognose in der Psychoanalyse und Psychotherapie. Vandenhoeck & Ruprecht, Göttingen
20. Hilpert H, Schwarz P, Beese F (1981) Psychotherapie in der Klinik. Von der therapeutischen Gemeinschaft zur stationären Psychotherapie. Springer Berlin Heidelberg New York
21. Janssen P (unveröffentlicht) „Erfahrungen und Einsicht" in der stationären Psychotherapie. Vortrag auf dem Symposion: Behandlungsmethoden in der stationären Psychotherapie.
22. Kernberg OF (1978) Borderline-Störungen und pathologischer Narzißmus. Suhrkamp Frankfurt
23. Kreeger L (1977) Die Großgruppe. Klett, Stuttgart
24. Marty P, M'Uzan M de (1978) „Pensée operatoire" (dtsch. in Psyche). Klett-Cotta, Stuttgart
25. Main T (1977) Zur Psychodynamik großer Gruppen. In: Kreeger L (Hrsg.) Die Großgruppe. Klett, Stuttgart
26. Stephanos S (1973) Analytisch-psychosomatische Therapie. Jahrbuch der Psychoanalyse, Beiheft Nr. 1, Huber, Bern
27. Strotzka H (1978) Psychotherapie: Grundlagen, Verfahren, Indikationen. Urban & Schwarzenberg, München
28. Wiegmann H (1968) Der Neurotiker in der Klinik. Vandenhoeck & Ruprecht, Göttingen
29. Winnicott DW (1976) Von der Kinderheilkunde zur Psychoanalyse. Kindler, München
30. Wittich G (1967) Mehrdimensionale klinische Therapie von Herzkreislaufstörungen und Herzneurosen. Bergmann, München
31. Wittich G (1968) Die Stellung der Gruppentherapie im Rahmen der mehrdimensionalen Behandlung der Colitis ulcerosa. In: Kranksein in seiner organischen und psychischen Dimension. Wissenschaftlicher Dienst Roche, Grenzach
32. Wittich G (1977) Therapy in psychosomatic hospitals. Strategy and management. In: Psychosomatic medicine, vol. 1. Proceedings of the 3rd Congress of the International College of Psychosomatic Medicine, Rome
33. Zepf S (1976) Die Sozialisation des psychosomatisch Kranken. Campus, Frankfurt

Schmerz

B. Carrière

Der Schmerz ist eine Begleiterscheinung vieler Krankheiten. Deshalb wird er meist bei den entsprechenden Erkrankungen abgehandelt und in organbezogenen Darstellungen beschrieben. In den letzten Jahren hat sich eine spezielle Schmerzforschung entwickelt. Vorwiegend über die Anästhesiologie ist so eine neue Disziplin entstanden, die auch zur Einrichtung von Schmerzkliniken und Schmerzambulanzen führte.

Die Forschungen auf diesem Gebiet haben unser Verständnis für Schmerzempfindung und -verarbeitung wesentlich erweitert, mit allen Vorteilen und Nachteilen einer Spezialisierung. Kenner dieses Gebiets fordern wegen der Komplexheit der Probleme eine interdisziplinäre Zusammenarbeit. Man streitet sich darüber: Ist der Schmerz „nur" ein Symptom oder gibt es eine Schmerzkrankheit? Oder soll man bei der Bezeichnung „Patient mit chronischen Schmerzen" bleiben? [3, 12; Thäle 1982 persönliche Mitteilung]. Im täglichen Umgang mit Patienten, v. a. in der Praxis des niedergelassenen Arztes (gleich welcher Weiterbildung), nutzen solche Auseinandersetzungen von Fachleuten zunächst wenig, wenn sie auch vielleicht später nach der Abklärung von relevanten Zusammenhängen bedeutsam sein können. Der Arzt, der einen Patienten längere Zeit behandelt, hat gegenüber Ambulanzen und Kliniken den unschätzbaren Vorteil, daß er seinen Patienten kennt, über seine Familie, sein soziales Umfeld Bescheid weiß und dieses Wissen als Hintergrund immer bereit hat. Er ist dem Verständnis somatopsychischer und psychosomatischer Zusammenhänge näher als jeder hinzugezogene Spezialist.

Bei keiner anderen menschlichen psychosomatischen Erscheinung haben sich anatomische, neurophysiologische und neurochemische Grundlagen mit entwicklungs- und lerntheoretischen sowie psychoanalytischen Erkenntnissen so eng verknüpfen lassen wie beim Schmerz.

1 Neuroanatomische Grundlagen

Bei praktisch allen Sinnesempfindungen ist das „Gesetz der spezifischen Sinnesenergien" gültig, d. h., die jeweils gereizten Sinnesnerven können immer nur die ihnen zugeordnete Empfindungsqualität vermitteln, unabhängig von der Art der Reizung, z. B. über den Sehnerv nur Lichtempfindungen, auch bei einem Schlag [17]. Nur beim Schmerz ist das anders. Es ist nicht bekannt, wie im Zentralnervensystem der Schmerz „erkannt" und wie er von anderen Empfindungen abgegrenzt wird.

Wann wird ein Druck zum Schmerz? Wann ein Streicheln zum Kratzen und wann ein befreiendes Jucken zu einer schmerzhaften Verletzung? Wie wird das zärtliche Streicheln von quälendem Kitzeln unterschieden?

Die Entgegennahme der (thermischen, mechanischen, elektrischen) Reize erfolgt nicht durch einheitliche, spezielle Rezeptoren (wie beim Hören und Sehen). Es gibt freie Nervenendigungen als Endorgane für die Schmerzempfindungen und in bestimmten Arealen sind spezifische Schmerzrezeptoren vorhanden. Aber es können auch durch nichtschmerzspezifische Rezeptoren Schmerzempfindungen ausgelöst werden. Histologisch, auch ultramikroskopisch ist jedoch keine feste Zuordnung bestimmter Nervenendigungen zu bestimmten Reizqualitäten möglich [22].

Dünne markhaltige und dünne marklose Fasern leiten wahrscheinlich eher Empfindungen wie Brennen und Bohren zum Rückenmark, dicke, von Tastorganen ausgehende mehr den Druck. Die unterschiedlichen Fasertypen haben wohl eine Bedeutung beim Zustandekommen des „Doppelschmerzes". Ein einzelner Stichreiz wird bei darauf gerichteter Aufmerksamkeit zweimal empfunden: erst als spitz und gut lokalisiert (objektiviert und beurteilend, Sinnempfindung) und nach einer Pause von 0,5–0,8 s als brennend, ausstrahlend und unangenehm (Gefühlscharakter). Die Leitung erfolgt durch Fasersysteme, die wahrscheinlich schon in der Peripherie getrennt, sicher aber im Bereich des Thalamus aufgespalten sind (wie Patienten mit Thalamusschmerz oder nach erfolgreicher Thalatomie belegen).

Die kortikale Schmerzleitung hemmt oder blockiert die Tätigkeit der subkortikalen Schmerzleitung.

Der Ausfall der kortikalen Schmerzleitung führt zum spontanen Thalamusschmerz (immer ein Gefühlsschmerz), der durch Koagulation des Nucleus limitans beseitigt werden kann [10].

Schon in der Peripherie besteht also ein funktionell differenziertes, plastisches und dynamisches System der Reizleitung, das durch eine schwer überschaubare „Verkabelung" im Rückenmark noch komplizierter wird:
Im Bereich des Hinterhorns werden die eintreffenden Schmerzimpulse durch ein Schaltsystem modifiziert (Gate-control-System nach Melzeck). So wirken z. B. dicke Fasern bremsend auf die von den dünnen Fasern geleiteten Erregungen. In dieses System reichen auch zentrale hemmende oder bahnende Impulse hinein. Hemmung und Erregung wirken also in einem komplizierten Regelsystem mit Rückkopplungsmechanismen aufeinander.

Von den T-Zellen im Hinterhorn des Rückenmarks wechseln die Fasern zur anderen Seite und ziehen als Tractus spinothalamicus zum Thalamus. Eigenartigerweise bewirkt eine elektrische Reizung dieser Bahnen keine Schmerzempfindung [22]. Vom Thalamus ziehen Bahnen zur sensorischen Rinde, die streng nach Körperregionen gegliedert ist. Andere Bahnen gehen zum Frontalhirn. Entfernt man dort Teile der Rinde, dann wird der Schmerz zwar noch wahrgenommen, er verliert aber seine quälende Note (Effekt der Leukotomie). Ein anderes Netzwerk von Fasern hat Verbindungen zu weiteren Kernen des Thalamus, zum limbischen System und zur Formatio reticularis. Von dort und über die Raphekerne wird der Signalfluß dauernd kontrolliert, und diese Kontrolle ist eng mit dem Serotoninstoffwechsel verbunden [27]. Dabei werden Zuwendung, Abwendung, emotionelle Beteiligung gesteuert und der „Weh-Charakter" des Schmerzes bestimmt, (motivierend-affektives System nach Melzeck). Aufmerksamkeit, Erfahrung und Bedeutung beeinflussen über ein schnell leitendes zentrales Kontrollsystem (im Neokortex) die Schmerzleitung bis in das Rückenmark hinab.

Je exakter die Lokalisation des Schmerzes ist (z. B. an der Körperoberfläche), desto „heller" wird er meist empfunden. Der dumpfe Schmerz sitzt vorwiegend in der Tiefe des Körpers und geht oft mit einem Gefühl der Bedrohung einher. Von den erwähnten kortikalen und subkortikalen Formationen aus kann das Schmerzerleben wesentlich beeinflußt werden. In der depressiven Verstimmung, die mit einer Imbalance der biogenen Amine in diesen Hirngegenden einhergeht [5], werden Schmerzen intensiver empfunden. Es kommen Patienten zum Arzt, weil sie der Meinung sind, ihre körperliche Erkrankung habe sich verschlimmert (z. B. Rheuma, Polyneuropathie), dabei kann es sich um eine depressive Verstimmung (larvierte Depression) handeln, welche die Schmerzempfindung veränderte. Ein nicht lokalisierter Schmerz als „Allgemeingefühl" wird schon von Spinoza der Melancholie zugeordnet (nach [13]). Auf den verschiedenen Ebenen des Schaltsystems befinden sich Interneuronen, die Endorphine bilden. Die Schmerzfunktion befindet sich in einem Gleichgewicht von schmerzerzeugenden und schmerzhemmenden Einflüssen. Störungen dieser Balance, also zuviel an Reiz oder zuwenig an Kontrolle verursachen Schmerzerleben [27]. Die Heftigkeit eines Schmerzes ist keineswegs der Gefahr angemessen, die er anzeigen soll. Der Schmerz ist ein unzuverlässiger Mahner, wie z. B. Zahnschmerzen oder die Trigenimusneuralgie zeigen im Vergleich zu der lebensbedrohenden Leukämie, die ohne Schmerzen einhergeht.

Über die Schmerzintensität entscheidet nicht so sehr der Schmerzreiz, sondern die Gesamtwirkung aller Reize, die Konstitution und die jeweilige Gestimmtheit. Die enge Verflechtung des Thalamus mit der Formatio reticularis und dem limbischen System läßt die Rückwirkung von Erfahrungen und emotionellen Faktoren auf das Schmerzerleben verstehen.

Die Stärke des Schmerzerlebens hängt also eng zusammen mit der Bedeutung, die ihm beigemessen wird. Stärkere Beachtung und Hinwendung können ihn verstärken, Ablenkung kann ihn lindern.

Ängstliche Erwartung steigert harmlosen und vielleicht heilsamen Schmerz bis zur Unerträglichkeit und bis zur psychovegetativen Reaktion, ggf. mit Kollaps, z. B. bei der Angst vor Spritzen, bei Impfungen etc. Ein in der Ekstase eingeengtes Realitätsbewußtsein, eine Ablenkung durch eine starke emotionelle Beteiligung kann das Schmerzempfinden und die begleitenden vegetativen Reaktionen selbst bei schweren Verletzungen praktisch auslöschen, z. B. im Kampf oder wenn mit nackten Füßen über Feuer getanzt wird, ganz abgesehen von der Rolle, welche die nach Verletzungen ausgeschütteten Endorphine spielen.

Schon die Konzentration auf Rechenaufgaben kann die Schmerzschwelle erhöhen (Tarnow nach [13]).

Oberflächliche Schmerzen können tiefer gelegene dämpfen, wie jeder Arzt weiß, der intra- oder subkutane Injektionen bei Migräne, Rheuma oder anderen schmerzhaften Erkrankungen gegeben hat. Auch Lichtenberg vertrieb seine Kopfschmerzen durch starken Druck auf die Kopfhaut [13]. Es konnte nachgewiesen werden, daß oberflächliche Schmerzreize die elektrischen Dauerentladungen in den sensiblen Nerven (bei intensiven Schmerzreizen) für kurze Zeit hemmen [22]. Diese „ablenkenden" Methoden helfen eigenartigerweise nicht bei Entzündungen, z. B. Appendizitis oder Cholangitis.

Auch andere Sinneseindrücke können Schmerzen lindern: Musik über Kopfhörer lenkt ab und senkt die Schmerzempfindlichkeit bei kleinen chirurgischen Eingriffen. Dasselbe tut die Mutter, die das verletzte und weinende Kind mit einem Spielzeug oder Bonbon ablenkt.

Allein die Vorstellung einer Schädigung kann eine Gewebsveränderung mit Schmerzen bewirken: Eine in der Hypnose suggerierte Verbrennung mit einer „glühenden Münze" erzeugt Brandblasen und entsprechende Schmerzen. Umgekehrt sind schmerzfreie Operationen in Hypnose und unter Akupunktur möglich [26].

Dieser Vorgang kann auch bei anderen Schmerzen eine Rolle spielen, z. B. bei Herzschmerzen, die dann entstehen, wenn in der näheren Umgebung des Patienten ein Herzinfarkt vorgekommen ist, von dem dieser Patient stark erschüttert wurde. Ein ähnliches Phänomen ist die Beobachtung, daß 63 von 300 Männern, deren Frauen ein Kind bekamen, Bauchschmerzen oder andere Beschwerden hatten (Zeitungsnotiz Lübecker Nachrichten 22.08. 82).

Jedem Arzt ist bekannt, daß er kurzdauernde Schmerzen, z. B. bei einem Einstich, mildern oder auslöschen kann, wenn gleichzeitig ein anderer Sinnesreiz gesetzt wird (ein anderer, leichter erträglicher Schmerz, eine Vibrationsreizung oder Ablenkung im Gespräch oder mit Musik). Dies läßt sich auch im Experiment durch Messung der Schmerzwelle bestätigen oder durch Kombination mit EEG-Ableitungen [17].

Wir „verkneifen" uns einen Schmerz, „verbeißen" ihn, indem wir die Unterlippe mit den Zähnen quetschen oder es heißt: „beiß doch die Zähne zusammen!"

Neurologische Beispiele

a) Neuralgie: Bei Druck (Ilioinguinalsyndrom, Karpaltunnelsyndrom und Trigeminusneuralgie) reagieren die dickeren, markhaltigen Axone empfindlicher als die dünnen. Dadurch fallen in dem Eingangskontrollsystem im Hinterhorn die hemmenden Impulse der dicken Fasern weg und es überwiegen die schmerzhaften Afferenzen.
b) Während der Regeneration (z. B. nach Entzündungen) überwiegen oft die dünnen Fasern (gegenüber den bremsenden dicken), wodurch der Einstrom von Reizen erhöht und die Kontrolle vermindert ist.
   Bei der Zosterneuralgie besteht eine Störung der zentralen Hemmung im Bereich der Spinalganglien. Eine Störung der Sympathikusaktivität nach partieller Denervierung liegt z. B. bei der Kausalgie vor.
c) Die viszeralen Afferenzen konvergieren auf gleiche Zellen der Rückenmarkshinterhörner wie die ihnen segmental entsprechenden kutanen Afferenzen. Die dauernden Impulse der viszeralen Afferenzen wirken bahnend auf das Eingangskontrollsystem, wodurch die von den entsprechenden Hautsegmenten kommenden Afferenzen empfindlicher wahrgenommen werden, unangenehm, dysästhetisch (Head-Zonen). Umgekehrt kann durch die Anästhesierung dieser Hautareale der vizerale Schmerz gedämpft werden (Akupunktur, Hautquaddeln) [22].

Zusammenfassung: Schmerzwahrnehmung, Schmerzempfindung und Schmerzverarbeitung sind an ein äußerst komplex organisiertes System gebunden, das verschiedene Funktionsstufen und zahlreiche Kontroll- und Rückkopplungsmechanismen hat:

1. Schmerzentstehung am Ort der Reizung.
2. Umschaltung im Rückenmark. Hier entstehen auch die tonischen Muskelreflexe wie Hartspann oder Abwehrspannung.
3. Hirnstamm/Thalamus. Hier wird aus der Lokalreaktion eine Totalreaktion mit vegetativen Begleiterscheinungen (Tachykardie, Hyperventilation). Modifikation durch absteigende Impulse der Formatio reticularis und aufsteigend Beeinflussung der Hirnrinde (Assoziation). Emotioneller Streß verhindert Schmerzerleben.
4. Rinde. Hier wird der Schmerz bewußt erlebt, Schmerzerinnerung und Schmerzbewertung finden statt.

Alle 4 Ebenen oder Systeme sind untereinander rückgekoppelt [nach 27].

2 Entwicklung

Neben anderen Reizen spielt der Schmerz eine wesentliche Rolle beim Aufbau des „Selbst", der Erfahrung und Empfindung des eigenen Körpers und der Vorstellung, daß man selbst ein Ganzes ist und abgetrennt von der Umwelt. Zunächst kann das Kind im primären Narzißmus oder Autismus nicht zwischen Innen- und Außenwelt unterscheiden. Diese Fähigkeit zur Abgrenzung wird allmählich erworben in ständigem Kontakt und Feedback mit der Umwelt, besonders der Mutter.

Für die verschiedenen Stadien dieser Entwicklung gibt es unterschiedliche Bezeichnungen: symbiotische, präobjektale, anaklitische, später teilobjektale Phase. Körperoberfläche und Sinnesorgane werden mit Empfindungen besetzt. Die Stärke dieser Besetzungen bestimmt z. B. die Schärfe, mit der der eigene Körper differenziert wahrgenommen wird oder wie intensiv später Schmerzen empfunden werden, also wie schmerzempfindlich oder -unempfindlich jemand wird [1].

Eine verschobene oder verzerrte Wahrnehmung des eigenen Körpers läßt sich bei verschiedenen neurotischen Störungen nachweisen [20]. An Veränderungen des Körperempfindens beim Einschlafen sei erinnert (oneiroide Wahrnehmungen). Patienten mit Psychosen berichten häufiger von bruchstückhafter Wahrnehmung von Körperteilen (s. auch Abschn. 3.3).

Reize und ihre Verarbeitung sind nicht nur für den Aufbau eines Körperschemas nötig, sondern dienen auch der Entfaltung der Persönlichkeitsgrundlagen in der narzißtischen Phase mit der Trennung der inneren Bilder von Subjekt und Objekt, von Selbst und Umwelt einschließlich der Unterscheidung und der Zusammenführung von „gut" und „schlecht" (u. a. [18]).

Schmerz ist nicht angeboren, kein ursprünglich vorhandener Reflex, sondern muß erfahren werden. Zu seiner differenzierten Wahrnehmung müssen entsprechende Reize zum richtigen Zeitpunkt auftreten, um ein Engramm zu bilden. Dies befähigt dann dazu, einen Reiz in seiner Bedeutung und v. a. in seiner Gefährlichkeit einzuordnen, um entsprechend darauf zu reagieren [9].

Isoliert (schmerzfrei) aufgezogene Hunde sind später schmerzunempfindlich. Reizfrei aufgezogene Affen suchen später mehrfach eine Schmerzquelle (z. B. eine

Flamme) auf. Manche Kinder schlagen wiederholt mit dem Kopf auf den Boden, wo sie sich gestoßen haben [9, 13]. Ähnlich kann es bei autistischen Kindern sein, die in einer Entwicklungsphase verharren, in der sie sich nicht als von ihren Beziehungspersonen getrennt erleben [1]. Schon in einer alten Ausgabe der Brockhaus-Realenzyklopädie von 1824 wird der Schmerz als Teil des Gemeingefühls beschrieben, „durch das die Seele das Gefühl ihres Körpers als ihres eigenen“ erhält.

Die Äußerung eines Schmerzes (durch Weinen) führt als ein Signal an die Umwelt zur Zuwendung. Das weinende Kind wird auf den Arm genommen. Diese Zuwendung verbindet sich im Erleben mit dem Abklingen des Schmerzes.

Daher hilft beim Schmerz die Zuwendung ebenso wie die Gabe eines Plazebos als Ablenkung, und je stärker die Erregung ist, desto besser ist auch die Wirkung.

Das Kind lernt sehr früh eine Beziehung zwischen Schmerz, Aggression und Strafe. Wenn es anderen Schmerz zufügt (durch eine aggressive Handlung), pflegen die Betroffenen mit gleicher Münze heimzuzahlen, was als Strafe erlebt wird. In der Phase, in der das Kind noch nicht Gedanken und Handlungen auseinanderhalten kann, wird schon der aggressive Impuls mit der Handlung gleichgesetzt und Strafe = Schmerz erwartet. Der Schmerz übernimmt dann die Funktion der Buße. Wenn dieses Erleben fixiert wird, dann verstehen wir, daß sich jemand Schmerzen zufügen muß, um sich für eine nicht erlaubte Aggressivität zu bestrafen [1].

Ein 40jähriger Patient litt unter einer schweren Zwangsneurose und mußte dauernd gegen heftige Impulse ankämpfen, sich unangenehme Selbstbeschädigungen zuzufügen. Er knackte an seinen Fingern, um einen zu zerbrechen, was er einmal auch tat. Er biß sich auf die Zunge, bis er sie verletzte. Dieser Patient stand unter einem unheimlichen aggressiven Druck, der in der Therapie so weit gemindert werden konnte, daß die Selbstbeschädigungen aufhörten und er nicht mehr wie früher (3mal) in klinische Behandlung mußte.

In abgeschwächter oder abgewandelter Form sind solche Störungen häufig. Wir alle kennen Menschen, die nicht ohne ihre Erbsen in den Schuhen leben können, sowohl um sich selbst erfahren oder fühlen zu können als auch um sich zu bestrafen.

Neurotische Schmerzen können in Konfliktsituationen auftreten, in denen unerlaubte Wünsche, Phantasien, Impulse oder Bedürfnisse auftauchen, die zurückgehalten und abgewehrt werden müssen.

Ein Patient bekam immer wieder dann Kopfschmerzen, wenn die ungerechte Behandlung durch seinen Chef Wut in ihm auslöste, vor der er Angst hatte. Mit seinen Kopfschmerzen versuchte er seine Furcht vor unkontrollierten oder ihm unangenehmen Aggressionen zu bewältigen, was als Aggressionshemmung bezeichnet wird [33].

Das Symptom steht hier in einem Sinnzusammenhang, der dem Patienten nicht bewußt ist.

Durch das Vorgeben oder Vortäuschen von Schmerzen (oder anderen Beschwerden) kann man unangenehmen Situationen aus dem Wege gehen (Felix Krull, Magenschmerzen vor Klassenarbeiten, Schmerzen beim Geschlechtsverkehr). Nur zu leicht werden solche Schmerzen als Aggravation oder als nichtorganisch und daher unwesentlich abgetan. Der Patient wird sich nicht verstanden fühlen und vielleicht immer wieder neue „Abklärungen“ über sich ergehen lassen. Das Problem liegt ja eigentlich dort, wo keine organische Ursache festgestellt werden kann, also auch beim vorgetäuschten Schmerz.

Es gibt weitere Motive für solche Schmerzen: Ein Patient kann die Erfahrung gemacht haben, daß er mit den von ihm geäußerten Beschwerden andere ärgern oder beschäftigen kann, gegen die er sich auf andere Weise nicht behaupten kann.

Affekte, v.a. wenn sie verdrängt werden, führen häufig zu Muskelverspannungen und werden als „rheumatische Schmerzen“ diagnostiziert (s. Kap. Psyche und Rheuma- Rheumaprobleme, S. 88).

Solche Patienten kommen zu ihrem Hausarzt, zum Internisten oder Orthopäden und werden oft lange Zeit somatisch behandelt. Massagen und krankengymnastische Übungen, Wärme und Kuren helfen ja auch in vielen Fällen.

Die Schilderung von neurotisch bedingten Schmerzen entspricht nicht den anatomischen Gegebenheiten, sondern richtet sich nach den Vorstellungen der Patienten, nach ihren Erfahrungen oder nach Ereignissen in der Umgebung, die übernommen werden. Die Schilderung der Schmerzen ist dementsprechend unbestimmt oder dramatisch-blumenreich. Häufig besteht die Neigung, den Arzt gefühlsmäßig anzusprechen, sein Mitleid zu erwecken. Manchmal werden die Schmerzen so überzeugend vorgetragen, daß sie den Arzt zu unangemessenem Handeln, zu überflüssigen Untersuchungen, ja zu unnötigen Operationen veranlassen.

Manchmal wirken die Patienten aber auch selbstquälerisch, schuldbeladen und ausgesprochen leidend (zur Strafe ein Nessushemd) [16].

Für Schmerzen gilt ebenso wie für andere Beschwerden: je blumenreicher die Schilderung, desto eher ist ein emotioneller Hintergrund anzunehmen.

Dennoch gibt es Schilderungen von nicht organisch bedingten Störungen, die präzise und umschrieben sind:

Ein Patient klagte über einen streng lokalisierten Schmerz an der rechten Halsseite, den er in wechselnder Stärke über Jahre hatte. Manchmal hatte er auch ein Stechen im Daumen, in den Oberschenkeln, aber meist in der Nähe des Kehlkopfes. Diese Beschwerden hatten eine enge Beziehung zu den Schwierigkeiten des Patienten: Seine Frau hatte einen Sohn aus 1. Ehe mitgebracht, für den sie alles tat. Der Patient fühlte sich zurückgesetzt und ließ sich immer stärker tyrannisieren. Er unterschrieb gutmütig Verpflichtungen, Bürgschaften und wunderte sich, wenn er in größte finanzielle Schwierigkeiten kam. Er konnte die einseitige Wegwendung seiner Frau nicht ertragen und litt später unter dem häßlichen und gemeinen Verhalten des heranwachsenden Sohnes, der sich dem Patienten gegenüber alles erlaubte, ihn völlig an die Wand spielte und den Patienten zu jeder Gelegenheit seine beherrschende Position spüren ließ. Der Patient war seit 1965 zu 6 Kuren geschickt worden. Jetzt kommt er mehrmals im Jahr in die Sprechstunde, spricht sich über sein schlimmes Geschick und die erduldeten Demütigungen aus und ist sehr dankbar, daß dadurch seine Beschwerden erträglich bleiben oder für einige Zeit verschwinden.

3 Umgang mit Schmerzen

In Bayern ist ein Syndrom bekannt und gefürchtet, das nach den Äußerungen der Patienten „Ais-ziagt-Syndrom“ (alles zieht, d.h., überall tut es weh) genannt wird. Die Ärzte stehen diesen Patienten oft hilflos gegenüber. Es finden sich keine körperlichen Veränderungen, allenfalls röntgenologisch eine „Verlegenheitsosteochondrose“. Solche und ähnliche Schmerzen sind aufzufassen als eine Aufforderung, sich mit der Lebensgeschichte dieser Patienten zu befassen und sich Gedanken darüber zu machen, welchen Stellenwert die Schmerzen im Leben der

Patienten einnehmen. Sie können besser als psychische Störungen dargestellt und geklagt werden oder Beschwerden einer nicht eingestandenen depressiven Verstimmung sein.

Wenn der Patient sich mit seinen Schmerzen an den Arzt wendet, sollte dieser nicht vorschnell Kopf-, Glieder- oder Gelenkschmerzen lokal therapieren. Bestrahlungen und Massagen können helfen, schaden nicht, beseitigen aber nicht die Ursache der Störungen.

Die Patienten sollten aber auch nicht ohne weiteres an den Psychotherapeuten oder Psychologen delegiert werden, was von vielen als ein Abschieben erlebt wird, als ein Nicht-verstanden-Werden. Sie möchten etwas von ihrem Arzt, an den sie sich gewandt haben, und die geäußerten Schmerzen sind oft nur ein Ausdruck dafür, „daß etwas schmerzt".

In dem Bergmann-Film *Wilde Erdbeeren* erinnert sich ein alter Mann auf der Fahrt zu einer hohen Ehrung in traumhaften Bildern an sein verflossenes Leben. In einer Szene beobachtet er sich selbst in einer früheren Situation und schaut durch eine Terassentür in ein Haus. Dabei stützt er sich mit der Hand am Türrahmen ab und verletzt sich an einem Nagel. Als dieser Film und die Szene einmal von Schülern und Studenten diskutiert wurde, suchte man nach langen komplizierten Erklärungen für das, was wohl Bergmann ausdrücken wollte. Keiner kam auf die einfache Möglichkeit, daß damit nur gesagt werden sollte: „das tut weh, ich bin verletzt, es schmerzt."

3.1 Rolle der Depression

Es wird angenommen, daß es bei der Depression zu einer funktionellen Störung im Gleichgewicht der biogenen Amine im Zwischenhirn kommt. Verschiedene Ursachen führen über die „gemeinsame Endstrecke" zur Verstimmung [2, 5]. An dieser Imbalance ist auch das Serotonin beteiligt, das eine wesentliche Rolle bei der affektiven Verarbeitung von Schmerzen spielt. In der komplizierten Schaltstelle des Zwischenhirns besteht also eine enge Verbindung zwischen Depressionen und Schmerzerleben.

Unter den körperlichen Symptomen der Depression sind Schmerzen verschiedener Art häufig, v.a. am Bewegungsapparat (veränderter Muskeltonus, den man elektromyographisch nachweisen kann) und als Kopfschmerzen.

Bei einer Untersuchung von Kopfschmerzpatienten wurden in 20–24% der Fälle eine Depressivität festgestellt, in etwa 11% „rheumatische" Beschwerden [23].

Etwa 90% der in einer Klinik untersuchten depressiven Patienten gaben Schmerzen an, v.a. „unberechenbare, überfallartige Schmerzen und stechendes Reißen, pulsierend, kneifend, zuckend, prickelnd" [7]. Die Stärke der Schmerzen war nicht parallel zur Tiefe der depressiven Verstimmung.

Schmerzen können einer larvierten Depression ein besonders echtes organisches Gepräge geben, ohne daß sie durch objektive Befunde zu verifizieren oder zu objektivieren wären. Die larvierte Depression vermag fast jedes Krankheitsbild zu imitieren und verleitet den Arzt zu häufigen und unnützen organischen „Abklärungen". Oft wird eine Verlegenheitsdiagnose gefunden: Spondylose, Verwachsungen etc. Verdacht auf eine depressive Verstimmung muß aufkommen, wenn die Beschwerden als besonders düster geschildert werden: „Als wenn ein Stück Blei eingegraben ist, – es zieht mir das Gehirn heraus." Oder die vitale Traurigkeit wird schmerzhaft in Brust, Bauch oder anderen Körperstellen lokalisiert, wobei sie in der larvierten Depression besonders scharf umschrieben sein können [25].

Es ist ungewiß, ob depressive Verstimmungen die Wahrnehmungsschwelle für Schmerzen verändern, jedenfalls beeinflussen sie das Schmerzerleben. Die Toleranzschwelle für körperliche Beschwerden ist gesenkt, auch für das Ertragen von anderen Reizen. Manche Depressive klagen z. B. darüber, daß sie den Lärm der Kinder oder deren schmerzhaft laute Musik nicht mehr ertragen können. Schon banales Mißbehagen kann als schweres körperliches Krankheitssymptom gewertet werden. Das kann sich steigern bis zur hypochondrischen Fixierung [11].

Es ist kein Widerspruch, daß die affektive Erregung die Wahrnehmung von Schmerzen einengen oder aufheben kann und die affektive Verstimmung zu einer Überempfindlichkeit führt. Offenbar erhöht die chronische Angst oder Verstimmung die Schmerzempfindlichkeit, während die akute Angst oder Erregung sie herabsetzt [33].

Natürlich gibt es Gefahren der Fehlinterpretation bei depressiven Verstimmungen.

Ein 50jähriger Mann mit Kopfschmerzen hat eine Reihe typischer depressiver Symptome: ohne inneren Schwung, mißmutig und verstimmt, freudlos, sieht alles schwarz, seinem Beruf nicht mehr gewachsen, Schlaf unruhig, Gewichtsabnahme, möchte nicht mehr weiterleben, Tagesschwankungen, innere Unruhe, Grübeln, Selbstvorwürfe. Pharmako- und Gesprächstherapie ließen die Kopfschmerzen verschwinden und die Depression abklingen. Neurologischer Befund, EEG, Schädelröntgen waren o. B., aber die spätere internistische Untersuchung ergab schließlich ein inoperables Lungenkarzinom [25].

Also: Kopfschmerz kann zusammen mit einem depressiven Bild auch durch eine organische Krankheit bedingt sein.

3.2 Hypochondrische Reaktionen

Diese Phänomene reichen von der vorübergehenden Übernahme von geschilderten Symptomen (Studenten bei der Darstellung von Krankheitsbildern in der Vorlesung) bis zur unverrückbaren Fixierung von Beschwerden oder einer „monosymptomatischen Hypochondrie", die sich bis zu unerträglichen Schmerzen steigern kann, von denen der Patient gequält wird (und der Arzt).

Die Pathogenese dieser Krankheitsbilder ist unterschiedlich: von der konversionsneurotischen Verarbeitung bis zu Wahnbildungen bei schizophrenen Prozessen.

3.3 Psychosen

In ihrem Erscheinungsbild überschneiden sich die psychisch bedingten Schmerzen mit denen, die im Zentralnervensystem entstehen. So haben schizophrene Schmerzempfindungen oft große Ähnlichkeit mit Thalamusschmerz, so daß sogar eine gemeinsame Genese vermutet wird. Zentral bedingte Schmerzen entstehen durch Tumor, Trauma, vaskuläre Prozesse, bei der epileptischen Aura oder durch Gifte, (Atropin, LSD, Mescalin). Psychotische Schmerzempfindungen gehören zu den

Koenästhesien. Durch einen Wahn bedingte Schmerzen können als „gemacht" erlebt werden. Psychotische Schmerzempfindungen werden manchmal ganz „abständig" beschrieben. So berichtete eine zarte ältere schizophrene Dame an manchen Tagen mit einem kühlen, weit entfernt wirkenden Lächeln von ihrem „Porzellanschmerz".

Oft sind Schmerzen aber so quälend und unerträglich, daß sie den Patienten bis zum Suizid treiben können.

Ein 19jähriger Oberschüler litt seit Jahren unter zunehmenden Schmerzen in der Brust, die wegen der neurotischen Struktur und der konflikthaften Beziehungen zur Mutter über ein Jahr mit stützender Psychotherapie behandelt wurden. Er mußte sich schließlich vor Schmerzen krümmen, „wenn ich denke", und nahm bizarre Haltungen ein. Erst nach langer Zeit wurde die Psychose deutlich.

Ebenso können koenästhetische Herzbeschwerden als Herzneurose verkannt werden [8].

4 Therapie

Aus dem Aufbau der Schmerzleitung und -verarbeitung ergeben sich unterschiedliche und differenzierte Möglichkeiten der therapeutischen Beeinflussung [modifiziert nach 27]:
- Hemmung der Erregbarkeit der aufnehmenden Fasern durch Leitungsblockade, z. B. bei Muskelspann,
- transkutane elektrische Nervenstimulation,
- Erhöhung der Schwelle der Schmerzrezeptoren (durch Carbamazepin, Salizylate), Membranstabilisierung,
- operative Unterbrechung der schmerzleitenden Nervenfasern,
- Einfluß auf die Schmerzverarbeitung mit Psychopharmaka oder Sympathikolytika (β-Blocker, Antidepressiva, Neuroleptika),
- Psychotherapie.

4.1 Psychopharmaka

Bei den engen Beziehungen des Schmerzerlebens zu den Stoffwechselverschiebungen bei der Depressivion verwundert es nicht, daß Psychopharmaka gegen Schmerzen erfolgreich eingesetzt werden können. Auch die bisher schwer zu beeinflussenden Schmerzen von Krebskranken können mit einer Kombination von Antidepressiva mit Neuroleptika deutlich gelindert werden. Neben einem direkten analgetischen Effekt haben diese Mittel auch eine analgetikapotenzierende und -sparende Wirkung [19].

Die Psychopharmaka greifen in den Kreis Schmerzerleben – Affektivität – Psychomotorik ein [24]. Die Wirkung kann natürlich auch über die Lösung oder Linderung einer Depression gehen.

Die Anwendung von Tranquilizern, die v. a. über die Muskelentspannung wirken, ist problematisch, weil sie mit einem erheblichen Abhängigkeitsrisiko behaftet sind. Bei der Gewöhnung an Schmerzmittel (Analgetikaabusus) tritt der Schmerz bei Entzug der Medikamente zunächst wieder stärker auf, was zu erneuter Einnahme von Medikamenten motiviert. Es bildet sich ein Circulus vitiosus. Wenn aber die ersten 3–4 Tage nach dem Absetzen überstanden sind (ggf. mit Unterstützung von Psychopharmaka), setzt eine deutliche Schmerzminderung ein [33].

4.2 Psychotherapie

Wenn Schmerzen dazu dienen, einen intrapsychischen Konflikt zu neutralisieren, dann kann man erwarten, daß der Patient diese Beschwerden nur schwer aufgeben kann, weil sonst der frühere, unerträgliche Konflikt wieder auftauchen würde. Der Patient verteidigt unbewußt sein Symptom mit allen Mitteln, um sein seelisches Gleichgewicht aufrecht zu erhalten.

Es gibt verschiedene Gründe für dieses Verhalten:
- Der Schmerz provoziert Trost und zuwendende Fürsorge der Umgebung,
- er kann unbewußte Strafbedürfnisse stillen und Schuldgefühle neutralisieren,
- er kann im Masochismus mit sexueller Befriedigung verbunden sein [21].

Die reine Psychoanalyse hat es bei sehr frühen Störungen schwer, in den „präverbalen" Bereich einzudringen.

Abgewandelte analytische Therapien, die eine anders gewichtete emotionale Verarbeitung ermöglichen, haben oft bessere Erfolge, z. B. das katathyme Bilderleben [33]. Dabei sollte nicht übersehen werden, daß eine Psychoanalyse eine eminent emotionale Angelegenheit ist.

In jedem Fall ist bei der Behandlung von Schmerzkranken eine tief vertrauensvolle Arzt-Patient-Beziehung erforderlich, damit der Patient riskieren kann, sein neurotisches Symptom aufzugeben. Dies erfordert viel Geduld.

Auch bei chronischen organischen Schmerzen ist es mit Hilfe des autogenen Trainings, der Hypnose oder des ärztlichen Gesprächs möglich, die begleitenden Ängste zu mindern und damit den Verstärkungsfaktor der Spannung zu verringern. Dies gibt dem Patienten auch das Gefühl, nicht isoliert zu sein.

Somatische, psychische und soziale Aspekte müssen in der Therapie verbunden werden [32].

Auch ein organisch bedingter Schmerzzustand sollte Anlaß sein, sich um die Bedeutung der Beschwerden für die Person des Patienten zu kümmern und um den Stellenwert, den der Schmerz für ihn hat. Das gilt erst recht für ein nicht organisch bedingtes Schmerzsyndrom. Es ist dem Patienten nicht damit gedient, daß man ihm mitteilt, er sei organisch gesund, so sehr der Patient diese Bestätigung auch suchen und provozieren mag. Nach dem Ausschluß möglicher organischer Faktoren beginnt erst die Arbeit der Klärung und des Verstehens.

5 Abschluß

Schmerzen sind nicht nur ein somatopsychisches Problem, wenn sie eindeutig von faßbaren somatischen Störungen hervorgerufen werden, sondern v. a. ein psychosomatisches, wenn ihre körperliche Ursache unklar oder nicht feststellbar ist.

Zum einen spielt die Art eine Rolle, wie die jeweils betroffene Persönlichkeit mit den Schmerzen umgeht und ob die Schmerzen z. B. durch eine Depression abgewandelt sind, zum anderen stellt sich die Frage nach dem möglichen Zusammenhang mit psychischen Konflikten oder der psychosozialen Bedingtheit.

Unspezifische, nichtsomatische Schmerzen können in allen Organbereichen auftreten und verlangen eine ebenso gründliche Abklärung, wie sie bei der Suche nach organischen Ursachen üblich ist.

Es sollte zur Gewohnheit werden, an alle möglichen Ursachen zu denken und sich einerseits nicht z. B. mit einem Myom als Erklärung für Bauchschmerzen abzufinden („da haben wir ja die Ursache"), andererseits aber auch nicht vorschnell eine Depressivität oder einen Konflikt als einzige Bedingung für Beschwerden anzunehmen. Konflikte hat fast jeder Patient, aber es kann auch mehr zusammentreffen: berufliche und familiäre Schwierigkeiten, Depressivität und z. B. ein Bronchialkarzinom.

Die exakte Diagnose ist so wichtig, weil jahrelanges Leiden, z. B. bei Depressionen oder Schizophrenen, durch eine richtige medikamentöse Behandlung vermieden werden kann. Es gibt fast nichts Befreienderes als chronische Schmerzen als despressionsbedingt zu enthüllen und, unter einer spezifischen medikamentösen Therapie verschwinden zu sehen. Eine ausreichende Berücksichtigung psychischer Faktoren kann auch manchen Patienten davor bewahren, sich unnütz operieren zu lassen. Dabei muß bedacht werden, daß viele solcher Patienten die Ärzte zu Operationen motivieren. Wie viele Frauen sind wegen unklarer abdomineller Beschwerden sogar mehrfach operiert worden [29]. Es heißt, daran denken und sich offen halten für somatopsychische und psychosomatische Zusammenhänge!

Abschließend noch eine zusammenfassende Übersicht über die möglichen Schmerzsyndrome als Orientierung für den Umgang mit diesen Phänomenen (abgewandelt nach Janz [14]):

1. Psychosomatisch:

1.1 Als Symptom einer tiefen- oder sozialpsychologisch bedingten körperlichen Erkrankung (bei somatischer Disposition), z. B. Magenulkus, Colitis ulcerosa
1.2 Als Folge unbewältigter Konflikte (Kopf-, Rückenschmerzen durch muskuläre Verspannungen)
1.3 Als Ausdruck einer neurotischen Entwicklung
1.4 Als neurotische Angstreaktion (Pseudoangina pectoris aus Angst vor Herzinfarkt)

2. Somatopsychisch:

2.1 Depressive, dysphorische Verstimmung bei langdauernden Schmerzen (z. B. Karzinom)

2.2 Demonstrativ wirkende Ausdrucksübersteigerungen, wenn der Arzt die Echtheit der Schmerzen bezweifelt
2.3 Schmerzfixierende Haltung, z. B. wenn der P. nicht mehr arbeiten will, bei finanziellem Vorteil (Rente)
2.4 Fixierung von Schmerzen bei oft iatrogen eingeleiteter Gewöhnung an Schmerzmittel

3. Verstimmungszustände:

3.1 Bei schizophrenen Psychosen
3.2 Bei Depressionen

Literatur

1. Adler R (1981) Schmerz. In: Uexküll TH v (Hrsg) Lehrbuch der Psychosomatischen Medizin. Urban & Schwarzenberg, München
2. Akiskal HS, McKinney WT (1975) Overview of recent research in depression. Arch gen Psychiatry 32: 285
3. Baar HA (1982) Diskussionsbeitrag in: Fortschritt und Fortbildung in der Medizin. Deutscher Ärzte-Verlag, Köln, S 316
4. Barolin GS (1976) Über das Zusammenspiel psychischer und somatischer Faktoren beim Kopfschmerz. Fortschr Neurol Psychiatr 44: 597
5. Birkmayer W (1977) Depression. Deutscher Ärzte-Verlag, Köln
6. Carrière B (1982) Depression in der Rheumatologie. Aktuel Rheumatol 6: 5
7. Greiner R, Lehrl S (1978) Zyklothyme Depression und Schmerz – eine empirische Untersuchung. Psycho 4 S 247
8. Gross G (1982) Schmerz bei endogenen (schizophrenen) Psychosen. Schwerpunktmedizin (Selecta) 5: 20
9. Hassler R (1971) Zur Pathogenese des Schmerzes. In: Gross d, Langen D (Hrsg) Schmerz und Schmerztherapie. Hippokrates, Stuttgart, S 12
10. Hassler R (1972) Über die Zweiteilung in die Systeme der Schmerzempfindung und des Schmerzgefühls. In: Janzen R, Keidel W (Hrsg) Schmerz. Thieme, Stuttgart, S 105
11. Heinrich K (1975) Fehldiagnosen der larvierten Depression. In: Wieck HH (Hrsg) Kopfschmerz, larvierte Depression, Diagnostik und Therapie in der Praxis. Schattauer, Stuttgart, S 107
12. Hildebrandt J (1982) Diskussionsbeitrag in: Fortschritt und Fortbildung in der Medizin. Deutscher Ärzte-Verlag, Köln, S 318
13. Hoff F (1971) Der Schmerz und seine Bedeutung. In: Gross D, Langen D (Hrsg) Schmerz und Schmerztherapie. Hippokrates, Stuttgart, S 95
14. Janz HW (1978) Psychosomatische Probleme bei der Behandlung Schmerzkranker. Van-Swieten-Tagung 1978. Kongressband. Verlag der österreichischen Ärztekammer, Wien
15. Janzen R, Keidel D (Hrsg) (1972) Schmerz. Thieme, Stuttgart
16. Joffe WG, Sandler J (1967) Über einige begriffliche Probleme. Psyche 21: 152
17. Keidel WD, Plattig KH (1975) Physiologie des Schmerzes. In: Wieck HH (Hrsg) Kopfschmerz, larvierte Depression, Diagnostik und Therapie in der Praxis. Schattauer, Stuttgart
18. Kernberg OF (1978) Borderline-Störungen und pathologischer Narzißmus. Suhrkamp, Frankfurt
19. Kocher R (1982) VII Jahrestagung d. Ges. z. Studium d. Schmerzes. Heidelberg 1982. Praxis-Kurier 40: 71
20. Meermann R, Fitcher MM (1982) Störungen des Körperschemas (Body Image) bei psychisch Kranken – Methodik und experimentelle Ergebnisse bei Anorexia nervosa. Psychother med Psycholog 32: 162

21. Meerwein F (1974) Das ärztliche Gespräch. Huber, Bern
22. Mummenthaler M (1976) Pathophysiologie des Schmerzes. In: Birkmayer W (Hrsg) Anfall – Verhalten – Schmerz. Huber, Stuttgart, S 274
23. Pichot P, Hassan J (1973) Larvierte Depression und depressive Äquivalente. In: Kielholz P (Hrsg) Die larvierte Depression. Huber, Bern, S 65
24. Reisner H (1972) Psychopharmaka und Schmerzbekämpfung. In: Janzen R, Keidel W (Hrsg) Schmerz. Thieme, Stuttgart, S
25. Schrappe O (1975) Übersicht über die zyklothyme Depression. In: Wieck HH (Hrsg) Kopfschmerz, larvierte Depression, Diagnostik und Therapie in der Praxis. Schattauer, Stuttgart, S 79
26. Schulz JH (1959) Hypnose-Technik. Fischer, Stutgart
27. Struppler A (1982) Pathophysiologie verschiedener Schmerzformen. In: Fortschritt und Fortbildung in der Medizin. Deutscher Ärzte-Verlag, Köln, S 263
28. Uexküll T v (1981) Lehrbuch der psychosomatischen Medizin. Urban & Schwarzenberg, München
29. Walcher W (1975) Erscheinungsweisen der larvierten Depression. In: Wieck HH (Hrsg) Kopfschmerz, larvierte Depression. Schattauer, Stuttgart, S 87
30. Weintraub A (1975) Psyche und Rheuma (Round-table-Gespräch). 14. Schwabe, Basel
31. Wieck HH (1975) Kopfschmerz, larvierte Depression, Diagnostik und Therapie in der Praxis. Schattauer, Stuttgart
32. Wörz R (1982) Krebsschmerz: Welche Behandlungsmöglichkeiten gibt es heute? Psycho 8
33. Wörz R, Lendle R (1980) Schmerz, psychiatrische Aspekte und psychotherapeutische Behandlung. Fischer, Stuttgart

Rheumaprobleme

B. Carrière

1 Einleitung

Berücksichtigt man die Krankheiten des gesamten rheumatischen Formenkreises mit allen entzündlichen und degenerativen Arten, so wird die Zahl der Rheumatiker in der Bundesrepublik Deutschland auf 20 Millionen geschätzt. Die Zahl der Frühinvaliden durch Rheuma liegt bei 200 000. Durch Arbeitsausfall, Behandlung und Frühinvalidität verursacht das Rheuma die höchsten Kosten unter allen Erkrankungen. Die Zahl der Heilverfahren ist bei rheumatischen Indikationen am höchsten [27, 42].

20% der Pat. beim Allgemeinarzt und 50% bei Orthopäden sollen Rheumatiker sein [42].

Diese Zahlen weisen auf die sozialmedizinische Größenordnung der rheumatischen Erkrankungen hin, und wenn auch nur bei einem Teil dieser Kranken psychische Faktoren eine Rolle spielen, dann hat die Frage nach psychosomatischen Zusammenhängen große Bedeutung.

Die Behandlung des Themas wird dadurch erschwert, daß es sich beim „Rheumatismus" nicht um ein ätiologisch, pathogenetisch, immunologisch oder klinisch klar umrissenes Krankheitsbild handelt. Gemeinsam sind diesen Krankheitszuständen oft nur der „fließende" Charakter der Beschwerden und die gestörte Funktion [37]. Gerade diese Charakteristika können auch psychisch bedingte Beschwerdebilder haben.

Die Definition von „Rheumatismus" ist unterschiedlich, je nachdem, ob sie von Rheumatologen, Ärzten anderer Fachrichtungen, von Patienten oder zur Etikettierung (für Krankschreibungen, Kuranträge etc.) verwendet wird [12]. Der Sinn einer Behandlung des Themas „Rheuma und Psyche" liegt einmal in der Frage, ob sich Beziehungen zwischen psychischen Faktoren (äußeren und inneren Konflikten) und den verschiedenen rheumatischen Krankheitsbildern feststellen lassen, und zum anderen in der Betrachtung der Wirkungen, die eine organische Krankheit auf das psychische Verhalten, also auf die Art der Verarbeitung haben kann.

Es ist schon lange aufgefallen, daß viele Kranke mit schweren rheumatischen Störungen trotz Leiden und Schmerzen besonders geduldig, heiter und gelassen sind. Andere wieder klagen schon bei geringen objektiven Befunden, sind depressiv oder haben deutliche neurotische Persönlichkeitsstörungen. So fanden sich bei 80–90% der Patienten mit einer generalisierten Tendomyopathie deutliche Hinweise auf eine neurotische Entwicklung [29].

2 Der Weg von der Psyche zum Rheuma

2.1 Konversion

Mit dem neurotischen Konflikt ist nicht eine sofort erkennbare, vordergründige Konfliktsituation gemeint, sondern ein Vorgang im Unbewußten, ein Triebkonflikt. Dieser entsteht z. B. in bestimmten Entwicklungsstufen der Kindheit. Ein Triebimpuls kann nicht zugelassen, eine Wunschphantasie muß abgelehnt, eine Vorstellung muß als unerträglich verdrängt werden. Dabei kann es zur Umsetzung der vorhandenen Spannung ins Körperliche kommen. Am bekanntesten ist das Konversionsmodell: Auf unbewußtem Weg kommt es zu einer Störung im Bereich der Motorik oder der Sinnesorgane. Es entsteht die „hysterische" Lähmung, Blindheit oder ein Schmerzsyndrom. Gleichzeitig wird das Ich frei von dem Konflikt und die Angst verschwindet. Da hierbei das Symptom eine direkte Beziehung zu dem Triebkonflikt hat, erhält es einen Ausdruckscharakter: der Arm, der eigentlich zum Schlag erhoben werden sollte, ist gelähmt. Die Hand, die eine nicht gewünschte Arbeit verrichten soll, schmerzt nach einer harmlosen Anstrengung. Die Beine, mit denen der Patient eigentlich weglaufen wollte, versagen den Dienst oder schmerzen so, daß die Bewegung behindert ist. In diesen Fällen kann vom Symptom auf den Konflikt geschlossen werden, und eine entsprechende psychodynamische Deutung ist sinnvoll.

Die Möglichkeit solcher Zusammenhänge zwischen organischen Störungen und psychischen Vorgängen ist oft unkritisch ausgeweitet worden. Es sollte daher stets geprüft werden, wie weit ein Symptom eine symbolische Bedeutung oder einen Ausdruckcharakter haben kann.

Darüber hinaus können verschiedene Organbereiche eine Ausdrucksspezifität für bestimmte affektive Situationen haben, wie sie auch die Umgangssprache verwendet: „hartnäckig", „Behauptung" etc. [45].

Funktionelle oder organische Störungen können sekundär einen Ausdruckscharakter annehmen. Eine schmerzhafte Bewegungsstörung wird mit einem bereitliegenden Konflikt verbunden, dient sozusagen als willkommener Anlaß für eine Besetzung mit einer bestimmten Bedeutung. Dies ist aber ein anderer Vorgang als die Konversion.

Über die vielfältigen nervalen Bahnen und Regelsysteme kann es bei der Konversion zu pathophysiologischen Störungen und örtlichen Gewebsveränderungen kommen, die dann eine Komplikation der Konversion darstellen und nicht den Vorgang der Konversion selbst [2].

2.2 Aggressivität

Bei der gehemmten Aggressivität ist die Verbindung zu muskelrheumatischen Störungen einfacher und direkter. Es kommt vor allem dann zu einer erhöhten Muskelspannung, wenn Affekte infolge einer Störung im seelischen Apparat nicht adäquat abgeführt werden können und krampfhaft zurückgehalten werden müssen. Dies ist durch Messung der Mikrovibration der Muskulatur [40] oder durch elektromyographische Messungen [48] nachgewiesen worden.

Die Bedeutung solcher Vorgänge für die Entstehung von Insertionstendopathien und auch (über diesen Weg) für Gelenkveränderungen liegt auf der Hand [28].

Früh ist schon aufgefallen, daß bei Patienten mit rheumatoider Arthritis (pcP) eine starke Neigung zu körperlichen Aktivitäten bestand, die im Jugendalter ausgelebt (z. B. Sport), im Erwachsenenalter aber beherrscht wurden (Botth 1939, Halliday 1937, 1942, Alexander 1947, zit. nach [2]), [32, 48].

Von 12 Patienten mit *palindormem Rheumatismus* waren 9 Leistungssportler [48]. Außerdem hatten fast alle Patienten eine berufliche Doppelbelastung (zusätzliche Ausbildung oder Beruf und Haushalt). Andererseits wurde einer Beziehungsperson zuliebe (Ehemann, Chef) auf die sportliche Betätigung verzichtet. Wurde die durch den Verzicht erstrebte Zuwendung nicht erreicht, dann drohten die aggressiven Spannungen auszubrechen und mußten zusätzlich gebremst werden.

Bei der *Reiter-Erkrankung* zeigten die Patienten einen auffallenden Freiheitsdrang, so daß ein objektiv nicht eingeengtes Leben für sie bereits eine Behinderung bedeutete. Bei bevorstehenden oder vollzogenen engeren Bindungen brach die Krankheit aus.

Bei der *Arthritis psoriatica* sind die psychophysischen Zusammenhänge noch nicht so deutlich. Es scheint eine Zurückhaltung von Zärtlichkeitsbedürfnissen eine Rolle zu spielen, was auch Beziehung zu den Hauterscheinungen hätte. Eine Enttäuschung gleichzeitiger übergroßer Erwartungen könnte nicht verarbeitet worden sein und durch „Ansichhalten" den Weg für die Arthritis bereitet haben [48].

Bei allen 3 genannten Erkrankungen war das „An-den-anderen-Herangehen", also das „Ad-gredi" in spezifischer Weise gestört, und die Behinderung ließ sich bis in die Kindheit und die besondere Eltern-Kind-Beziehung hinein verfolgen. Es resultierte für später eine Hinderung am „Tätigwerden", also im Bereich des motorisch-aggressiven Anteils der aktiven Impulse [48]. In den gelenknahen Muskelpartien ist bei den arthritischen Erkrankungen eine verstärkte Muskelspannung gefunden und bestätigt worden [48]. Morrison (zit. nach [48]) registrierte schon 1953 bei 50% der elektromyographisch untersuchten Rheumapatienten einen gesteigerten Muskeltonus.

Die Muskulatur ist somit ein wesentliches Zielorgan für aggressive Spannungen aller Art. Die Unterbrechung der vollen aggressiven Handlung in der Muskulatur kann eine spezielle Form der psychomotorischen Störung beim Rheumatiker sein. Konfliktberührende Gespräche verstärken den Schmerz und die Muskelaktionsströme des Rheumatikers [48].

Es werden von solchen Patienten nicht nur aggressive Gefühle zurückgehalten, sondern sie beherrschen auch die Umgebung, und zwar häufig mit Hilfe einer dienenden Aufopferung für die Familienmitglieder oder andere (Opferhaltung).

Man kann die vermehrte Muskelspannung dieser Patienten durch ein „In-Spannung-gehalten-Sein" verstehen [48] oder als Kampf zwischen Trieb und Triebabwehr (Fenichel 1927, zit. nach [2]; [47]). Aber nicht nur die motorisch-aggressiven Antriebe scheinen bei diesen Patienten gestört zu sein, sondern auch die passiv-hingebenden Impulse [9]. Solche Patienten können weder adäquat angreifen noch sich entspannen oder sich fallen lassen.

Akute Schübe bei Arthritikern traten bei denjenigen Patienten häufiger auf, die selten ihre Wut empfinden oder ausdrücken konnten (Cobb, zit. nach [12]). Die Reaktion auf emotionale Reize oder auf Streß scheint bei solchen Patienten in bestimmter Weise verändert zu sein, was sich im Muskeltonus und beim Blutdruck zeigte (Moos u. Engel, zit. nach [12]).

Wenn der lysosome Apparat der Gelenke besonders empfindlich ist, reichen bereits physiologische Traumen oder eine muskuläre Dauerspannung aus, um lysosome Substanzen freizusetzen (Fehr 1972, zit. nach [47]).

Da bei so vielen rheumatischen Störungen die erhöhte Muskelspannung eine wesentliche Rolle spielt, sind in der *Therapie* alle Methoden der Muskelentspannung angezeigt, vom autogenen Training über die lockernde Gymnastik bis zum gelösten Baden im warmen Wasser.

Je stärker emotionelle Probleme eine Rolle für den Verlauf der Erkrankung spielen, desto eher kann diese durch Psychotherapie mit beeinflußt werden.

Gottschalk et al. (zit. nach [12]), konnten zeigen, daß der Muskeltonus während einer Psychotherapie niedriger als bei einer Vergleichsgruppe (ohne Psychotherapie) war und damit auch die Beschwerden geringer.

2.3 Immunologische Fragen

Möglicherweise werden die für eine rheumatische Erkrankung prädisponierenden Faktoren durch sehr frühe Einflüsse erworben. Vielleicht beeinflussen frühinfantile Störungen auch das Immunsystem, was schon Pfaundler beim psychischen Hospitalismus vermutete und Spitz bei der emotionellen Deprivation für die Entstehung der anaklitischen Depression belegte.

In Tierversuchen wurde festgestellt, daß sich die humoralen und zellulären Immunreaktionen durch elektrische Reizung bestimmter hypothalamischer Kerne unterdrücken lassen.

Der Hypothalamus steht wieder in Verbindung mit der affektiven Steuerung über das limbische System (s. auch 1.6 und 2.1). Hier scheint das zentral-nervöse Bindeglied zwischen Emotion, Streß und Krankheit zu liegen [47].

Wenn man Mäuse direkt nach der Geburt dosiert von ihren Müttern trennt, dann entsteht eine erhöhte Anfälligkeit für Infekte [35].

Es scheint also möglich zu sein, daß eine ganz frühe „emotionelle Mangelsituation“ (wahrscheinlich über die affektiv-vegetativen Regulationszentren im Zwischenhirn) eine Verwundbarkeit hinterläßt, die bei späteren Belastungen dann zur Entstehung bestimmter Krankheiten führt. Verbindungen zwischen funktionellen und endokrinen oder immunologischen Störungen sind zwar noch nicht genauer nachweisbar, aber dennoch denkbare Zusammenhänge.

Psychosoziale Faktoren können offenbar die Infektanfälligkeit auch beim Menschen beeinflussen, was nicht erst seit der „psychogenen Angina“ von v. Weizäcker vermutet wurde (s. auch dazu Studt: „Die Psychosomatik der Infektionskrankheiten“ in Jores [19]).

2.4 Abschied vom „Typus"

Seit Dunbar [10, 11] und Alexander [2] ist immer wieder versucht worden, für die verschiedenen psychosomatischen Erkrankungen einen bestimmten Persönlichkeitstypus herauszuarbeiten: der Unfaller, der Ulkustyp, die Infarktpersönlichkeit etc. Die Erwartungen, die an diese Untersuchungen geknüpft wurden, haben sich nicht erfüllt.

Es scheinen vielmehr bestimmte Konfliktspannungen zu sein, die eine Rolle spielen und sich darüber hinaus auch in Verhaltensstörungen der Persönlichkeit zeigen können.

Beck [3] hat z.B. beim primär-chronischen Rheumatismus 1971 folgende Persönlichkeitsmerkmale beschrieben:

1. ein zwanghafter Zug mit Übergewissenhaftigkeit und scheinbarer Gefügigkeit und Neigung, alle aggressiven Impulse zu unterdrücken,
2. ein duldend-depressives Verhalten mit starkem Bedürfnis nach Selbstaufopferung und übertriebenem Helferwillen (wieder taucht die Opferhaltung auf) und ein starkes Bedürfnis nach körperlichen Aktivitäten vor Ausbruch der Krankheit.

Die neurotischen Züge sind überkompensatorische Abwehrmaßnahmen gegen den aggressiven Grundkonflikt und gegen passiv-hingebende Tendenzen.

Will man solche neurosenpsychologischen oder psychosomatischen Zusammenhänge erfassen, so ist zu untersuchen, welche innere Konfliktsituation und damit welche Abwehrformen beim Patienten vorliegen und wie die auslösende Situation ist, in der sich die Krankheit zeigt. Um zu erkennen, wie die besondere Konfliktkonstellation entstanden ist, und um nachweisen zu können, ob sie schon vor der Erkrankung vorhanden war (und nicht erst deren Folge ist), müssen die frühkindlichen Bedingungen für die Entstehung der Persönlichkeitsstruktur deutlich gemacht werden [30]. Dieses Vorgehen ist nach langen Erfahrungen bei den meisten derartigen Untersuchungen üblich und unter anderem in den Voraussetzungen für die psychotherapeutische Behandlung auf Kosten der Krankenkassen festgelegt.

2.5 Individuelle Konfliktsituation

Da bei Rheumapatienten immer wieder psychische Auffälligkeiten beobachtet worden sind, hat sich das Schwergewicht der Forschungen auf die Untersuchung besonderer und vielleicht spezifischer Konflikte konzentriert. Zander [48] fand beim palindromen Rheumatismus eine Spannung zwischen der Tendenz, über andere zu herrschen, und einer Unterwerfung unter eine Beziehungsperson. Die Erkrankung brach aus, wenn die Tendenz zum Herrschen nicht großzügig genug toleriert wurde.

Bei der Reiter-Erkrankung bestand ein Konflikt zwischen der Tendenz zu unkontrollierter Freiheitlichkeit und dem Bestreben, keinem nahestehenden Menschen weh zu tun. Die Erkrankung setzte ein, wenn in einer engen Dauerbindung besondere Rücksichtnahme erforderlich wurde.

Die Arthritis psoriatica ging einher mit zeitweisen Hingabebedürfnissen und wurde ausgelöst, wenn Sehnsüchte enttäuscht wurden, die Wut darüber aber nicht geäußert werden konnte.

Allen drei Erkrankungen gemeinsam war eine spezifische und charakteristische Hemmung der auftauchenden und erlebten Aggression, die jedoch durch die besondere Situation gebremst wurde.

Es kommt somit darauf an, die jeweils spezifische psychodynamische Ambivalenzsituation herauszufinden, die sich hinter einer vordergründigen Fassade verbergen kann.

Spricht man in einer Psychotherapie den spezifischen Konflikt an, so treten beim funktionellen Zervikalsyndrom im Elektromyogramm der Nackenmuskeln erhöhte Potentiale auf.

Der Konflikt liegt dabei im Versuch der aggressiven Behauptung bei gleichzeitigem Zwang zur Unterwerfung oder in einer Verbindung von Gefügigkeit und latentem Protest. Nach Aufarbeitung der Konflikte und weitgehender Beseitigung der Beschwerden waren die abnormen Aktionspotentiale nicht mehr nachweisbar [16].

Beispiel eines Patienten mit rheumatischen Beschwerden:

Der jetzt 40jährige Patient hatte als Kind Diphtherie, Rachitis, Asthma, Myokarditis, Gelbsucht. Asthmakuren mit 12 und 15 Jahren. Während einer Kur völlig frei von Beschwerden, konnte lange Waldläufe machen. Er suchte und fand einen Betätigungsraum für seinen Ehrgeiz in der Leichtathletik, wo er beachtliche Leistungen erreichte (Weitsprung 6,30 m, 100-m-Lauf 11,1 s) und viel zu auswärtigen Wettkämpfen fuhr. Er ärgerte sich sehr, daß er nach dem Landesmeister „nur“ Zweiter wurde.

Der Vater war nachgiebig, sanft, zu jedem Frieden bereit. Die Mutter spielte eine dominierende Rolle. Sie übte eine terrorisierende Fürsorge aus. Der Patient bemühte sich, immer lieb, brav, anständig, asketisch, duldend und opfernd zu sein. Er lebte ständig in der Angst, der Mutter zu schaden und in der Vorstellung: „Was wird Mama dazu sagen“. Bis in die letzten Jahre hinein hatte der Patient Mühe, sich dem besitzergreifenden Verhalten der Mutter zu entziehen. Diese dehnte ihren Einfluß bei Besuchen auf Haus, Garten, Küche und Schränke aus. Er hatte immer Angst, organisch krank zu sein. Vor seiner ersten Eheschließung ließ er sich deswegen ärztlich genau untersuchen.

Er hatte immer wieder körperliche Beschwerden. Er litt unter „rheumatischen“ Schmerzen in den Händen und Beinen, so daß er eine intensive Rheumakur machte. Die kleinen Fingergelenke schwollen an, rechts mehr als links, oder er hatte Schmerzen in einem Arm, die er internistisch untersuchen ließ.

Es wurde deutlich, daß solche Beschwerden immer dann auftraten, wenn er vor dem Problem stand, sich z. B. gegen die Mutter durchsetzen zu müssen oder gegen einen Konkurrenten.

Die rheumatischen Beschwerden ließen nach, als der Patient allmählich lernte, die tiefe Angst vor der Mutter zu verstehen und anders mit ihr umzugehen (sowohl mit der Mutter als auch mit der Angst). Und als er verstand, daß seine übertriebene Hilfe für andere (seine Opferhaltung) dazu diente, seine aggressiven Impulse abzuwehren.

Dieser Patient ist auch ein Beispiel dafür, daß Klagen über Schmerzen an die Stelle von Äußerungen von Gefühlen treten können, und bei ihm (der sonst so aufgeschlossen schien) waren es bestimmte Gefühle der Mutter gegenüber, die er nicht erkennen, nicht „lesen“ konnte (hierfür gibt es den sehr fremd klingenden Begriff der Alexithymie).

Die Tendenz, nicht bewältigte Gefühle zu verdrängen, ins Körperliche abzuschieben, also die Neigung zum Somatisieren, begegnet uns häufig in der täglichen Praxis. Oft ist es ein Schmerzsyndrom, mit dem der Patient in seiner „Leibsprache“ ausdrückt, daß er sich in einem Gefühlskonflikt, in einer seelischen Not befindet. Wir sind daher (auch ohne eingehende Analyse) berechtigt, eine solche Störung zu hinterfragen: Was bedeuten Schmerz und Versteifung, Bewegungseinschränkung und Haltungsstörungen für den Patienten, was will er vielleicht damit andeuten oder ausdrücken?

Eine so verstandene „Schmerzanalyse" kann viel näher an Entstehungsbedingungen oder an Verstärkungsmechanismen von rheumatischen Erkrankungen heranführen als noch so häufige negative Untersuchungen. Man kann auf diesem Weg oft rascher helfen als durch so manche nicht indizierte Kur. Man sollte daran denken, daß es eine „Kommunikation über den Schmerz" geben kann.

2.6 Vom Affekt zur Läsion

Der Weg von den gestörten Affekten zu körperlichen Veränderungen geht über neurophysiologische Reaktionen. Der Hypothalamus steuert das ACTH und dieses kontrolliert den Kortisonspiegel. Das Kortison spielt eine Rolle in den entzündlichen Vorgängen an den Gelenken. Und der Hypothalamus steht unter dem Einfluß von Affekten über das limbische System [6].

Die Schmerzpotentiale nehmen in den Körpergegenden zu, auf die sich die Aufmerksamkeit des Patienten richtet [15]. Selye [36] nahm an, daß rheumatische Erkrankungen weitgehend von einer inadäquaten Reaktion auf Streß herrühren.

Durch Druck oder Zug entsteht ein Rezeptorschmerz über die Mechanorezeptoren in der Haut, an der Gelenkkapsel, in den Bändern und an den Sehnenansätzen.

Durch einen reflektorischen Hartspann kommt es:

1. Zu einem Schmerz durch Dauerkontraktion (Muskelschmerz durch Ischiämie). Wenn der Muskeltonus den Gefäßtonus übersteigt, wird die Durchblutung vermindert.
2. Zu Reizzuständen am Muskelansatz, was zu Periostosen oder Tendoperiostosen führt und Schmerzen auslöst.
3. Ein Dauerspasmus der Muskulatur bewirkt eine Fehlbelastung der Gelenke mit einem Schmerz an der Gelenkkapsel [28].

Die große Bedeutung der Emotion „Angst" in offener oder versteckter Form für den Weichteilrheumatismus wurde 1956 durch ein zufälliges „Massenexperiment" beleuchtet: im Bergbau brach damals akut eine „Epidemie" mit hohen Fehlschichtzahlen aus. Die Patienten klagten über schwere Myalgien besonders im Rücken, was als rheumatisches Syndrom diagnostiziert wurde. Es stellte sich heraus, daß diese rheumatischen Beschwerden mit einem vorausgegangenen katastrophalen Bergwerksunglück in Belgien zusammenhingen, das bei den Bergleuten zu ausgeprägten Angstzuständen geführt hatte (Sopp, zit. nach [12]).

3 Der Weg über die Depression

3.1 Neurophysiologisches Modell

Nach neueren Anschauungen ist die Depression eine Erkrankung unseres vegetativ-affektiven Resonanzsystems in bestimmten Bahnverbindungen des Mittel- und Vorderhirns. Die „gemeinsame" Endstrecke [1] kann auf unterschiedlichem Weg erreicht werden: durch genetische Defekte, durch Störungen in der Kindheit, welche das Resonanzsystem mit einem bestimmten Verhaltensmuster programmieren und für die Auslösung einer Depression bei seelischen und körperlichen Belastungen empfindlich machen. Immer entsteht eine „kernspezifische Imbalance" der biogenen Amine [5]. Denn es sind dabei nicht nur diejenigen Amine beteiligt, die als Transmitter für die Körperhaltung des Menschen verantwortlich sind (Dopamin), sondern auch diejenigen Kerngebiete bevorzugt, in denen diese Funktion gesteuert wird (z. B. N. ruber, N. caudatus, Raphe, Putamen). Die Regulation des Muskeltonus über die spinale Gammaschleife ist ebenfalls gestört.

Durch die Verminderung von Dopamin kommt es zu einer Erschlaffung der gesamten Streckmuskulatur. Die Tonusveränderung in bestimmten Muskelgruppen führt zu kompensatorischen Gegenhaltungen. Diese Fehlhaltungen verursachen Schmerzen, welche die Fehlhaltungen verstärken.

Die daraus folgenden Syndrome werden über den veränderten Muskeltonus verständlich: von der „migraine cervicale", dem Zervicalsyndrom bis zu den lumbalen „Bandscheibenbeschwerden" oder akuten Schüben von chronisch-rheumatischen Erkrankungen (bei Fehlen anderer chemischer Abweichungen oder zusätzlich hierzu).

Außerdem ist bei den meisten Depressiven die Schwelle für äußere Reize (Geräusche, Lärm, Hektik) und für Schmerzen herabgesetzt, so daß sonst nicht als störend empfundene funktionelle oder organische Veränderungen in der Depression einen eigenen Krankheitswert erhalten bis zur Ausbreitung von Schmerzen im ganzen Körper oder zu einer monosymptomatischen Hypochondrie.

Die Veränderungen bei der Depression sind hier in einer verkürzten und sehr vereinfachten Form dargestellt worden. Es wirken noch andere Faktoren mit, wie z. B. die Erregungssteigerung im retikulären System (Arousal-System), was ebenso wie vermehrte Angst wiederum zu Muskelverspannung führen kann.

Natürlich lassen sich nicht alle Phänomene der Depression, einer Gemütsverstimmung, in neurophysiologischen Funktionen beschreiben, aber wir haben einen gut begründeten Hinweis auf psychosomatische Verbindungen über den Weg der Depression.

3.2 Larvierte Depression

Sehr häufig tritt die depressive Verstimmung in den Hintergrund und der Patient klagt vorwiegend über körperliche Beschwerden. Die Depression ist dann maskiert und wird als larvierte Depression bezeichnet.

So fanden z. B. Serry u. Serry (1973, zit. nach [31]) bei 436 depressiven Patienten in 11,5% der Fälle Beschwerden von seiten des Muskel- und Skelettsystems.

Oft werden solche Patienten lange Zeit unter somatischen Diagnosen behandelt, wie z. B. „unspezifisches Schmerzsyndrom" oder „rheumatische Beschwerden" oder andere. Bis zur Erkennung der Depression vergehen lange Zeiten, durchschnittlich 3 Jahre. Die Hälfte dieser Patienten war über 10 Jahre krank [23].

Beispiel:

Eine 48jährige Patientin klagt „überschüttend" über Schmerzen im ganzen Körper: Schultern, Beine, Rücken, Arme, alle Gelenke, Nacken, Kopf – alles tut weh. Sie hat ähnliche Beschwerden vorübergehend schon als junge Frau gehabt. Seit etwa 2 Jahren sind diese Störungen wieder besonders stark und wurden als Rheuma unterschiedlich behandelt, auch mit einer Kur. Auslösung für den jetzigen Zustand war eine Totaloperation, nach der sie sich verändert hat: der Schlaf ist schlecht, sie ist lustlos, kann nicht mehr lachen, kommt morgens nicht in Gang, ist unruhig, läuft nachts in der Wohnung herum, sie ist gereizt und laut und fällt anderen auf die Nerven. Nach Einstellung dieser eindeutigen depressiven Verstimmung auf antidepressive Medikamente trat allmählich eine Besserung ein, auch ein Nachlassen der vielfältigen Schmerzsymptomatik.

Nicht jede depressive Verstimmung ist so deutlich (wenn auch hier hinter einer abschreckend-klagenden Fassade verborgen). Viele larvierte Depressionen sind sehr viel stiller, duldsamer und schwerer hinter ihrer Maske von somatischen Beschwerden zu erkennen. Hinter den Klagen über ungeklärte Schmerzen (wie leicht wird eine Verlegenheitsosteochondrose diagnostiziert!) kann eine Depression stecken.

4 Der somatopsychische Weg

4.1 Vom chronischen Leiden zur Depression

Chronische körperliche Leiden (wie z. B. Rheumatismus) können auf dem Weg über die „gemeinsame Endstrecke" zu einer Depression führen ebenso wie unerträgliche psychosoziale Belastungen. Es sind dabei die gleichen neurophysiologischen und biochemischen Regulationsstörungen in unserem affektiven Resonanzsystem beteiligt, wie sie schon beschrieben wurden. Bei dem gemeinsamen Auftreten von Depression und Rheuma muß daher beachtet werden, wie die Wechselbeziehung zwischen den organischen und psychischen Veränderungen entstanden und abgelaufen ist. Nicht nur bei solchen Patienten ist der gezielte und abgewogene Einsatz von Antidepressiva angezeigt. Es kann damit oft ein Circulus vitiosus der gegenseitigen Beeinflussung unterbrochen oder abgeschwächt werden.

4.2 Einengung der Aktivität

Wenn jemand sehr darauf angewiesen ist, seine innere Spannung in motorische Aktivität abzuleiten und auszuleben, dann wird eine plötzliche oder langsam einsetzende Behinderung durch eine körperliche Erkrankung (z. B. Rheuma) ihn besonders schwer treffen. Zu denken ist dabei auch an Sportler, die sich verletzen und die erzwungene Ruhe nicht ertragen können und abnorm neurotisch reagieren, oder an das gebrochene Bein beim Skiurlaub oder die Armfraktur im Haushalt oder die Verletzung im Betrieb.

Es scheint, daß bei manchen Rheumatikern anlagemäßig eine besondere lokomotorische Aktivität und Begabung besteht. Während der Entwicklung in der Kindheit werden die motorischen Aktivitäten des Kindes behindert, z. B. durch Füttern, durch den Laufstall, durch Anbinden mit Gurten, was sich bis in die Schule hinein fortsetzt. Einige Kinder weichen dann auf die Betätigung der kleinen Muskeln aus, mit denen sie oft eine besondere Geschicklichkeit entwickeln. Trifft diese

Verschiebung der motorischen Aktivität zusammen mit bestimmten immunologischen Veränderungen, dann könnte verständlich werden, warum sich die Erkrankung an den kleinen Gelenken lokalisiert (Hinweis Seeberger, persönliche Mitteilung).

4.3 Neurotisches Leiden an der organischen Krankheit

Da die Untersuchungen über psychosomatische Zusammenhänge beim Rheumatismus nur an bereits manifest erkrankten Patienten erfolgen können, ist die Frage aufgeworfen worden, ob die beschriebenen psychischen Abweichungen vielleicht ausschließlich sekundär, also Folge der organischen Erkrankung seien. Bei schleichendem Beginn sei eine allmähliche Anpassung möglich, beim plötzlichen Auftreten könne der abrupte Einschnitt psychisch traumatisieren. Ein Patient mit schmerzhaften Gelenkveränderungen an den Händen könne eben nicht mehr „auf den Tisch hauen". Ein motorisch hilfloser Kranker müsse versuchen, sich durch freundliches Verhalten die Zuwendung und Unterstützung anderer zu sichern [13]. Dazu läßt sich sagen, daß jeder Mensch seine eigene, spezifische Art hat, auf Belastungen im Leben zu reagieren, sei es mit einer Depression (s. unter 4.1) oder in einer neurotischen Reaktion oder „adäquat", d. h. psychisch angemessen, einfühlbar, verständlich, oder „gesund", also im Rahmen einer wie auch immer festgelegten Norm. Die Hinweise auf neurotische Auffälligkeiten und Konfliktsituationen bei Rheumakranken können nur dann als psychosomatische Zusammenhänge bezeichnet werden, wenn die prämorbide Persönlichkeitsstruktur durch entsprechende Untersuchungen aufgeklärt ist (wie das bei den angeführten Arbeiten erfolgt ist und bei dem Beispiel 2.5).

5 Psychosomatische und somatopsychische Wechselwirkungen

Bei der Erörterung psychischer Probleme des Rheumakranken zeigen sich psychosomatische Verbindungen ebenso wie somatopsychische Einflüsse. Wir sollten offen bleiben für die Beachtung der Fragen: Welche psychischen Faktoren können bei der Entwicklung der Erkrankung mitgewirkt haben, und wie wirkt die Krankheit auf das Verhalten des Patienten, wie geht er damit um und in welcher Weise werden seine Beziehungen zu anderen Menschen dadurch beeinflußt? (Abb. 1).

Wir müssen daran denken, daß es sich bei psychosomatischen Störungen nicht nur um akute Konflikte (die auslösend sein können) handelt, sondern daß diese Erkrankungen in eine lange Lebensgeschichte eingebettet sind, die von frühen Einflüssen in der Kindheit bis zur Belastung im Verlauf des Lebens reichen.

Mit der zunehmenden Kenntnis von den frühen Störungen in der kindlichen Entwicklung und der Beschäftigung mit dem, was als „narzißtische Stadien" bezeichnet werden kann, ist man bei der Untersuchung von psychosomatischen Zusammenhängen mehr und mehr auf eine *Grundstörung* gestoßen, wie sie vor allem von Balint beschrieben worden ist. Diese entsteht durch frühe Entbehrungssituatio-

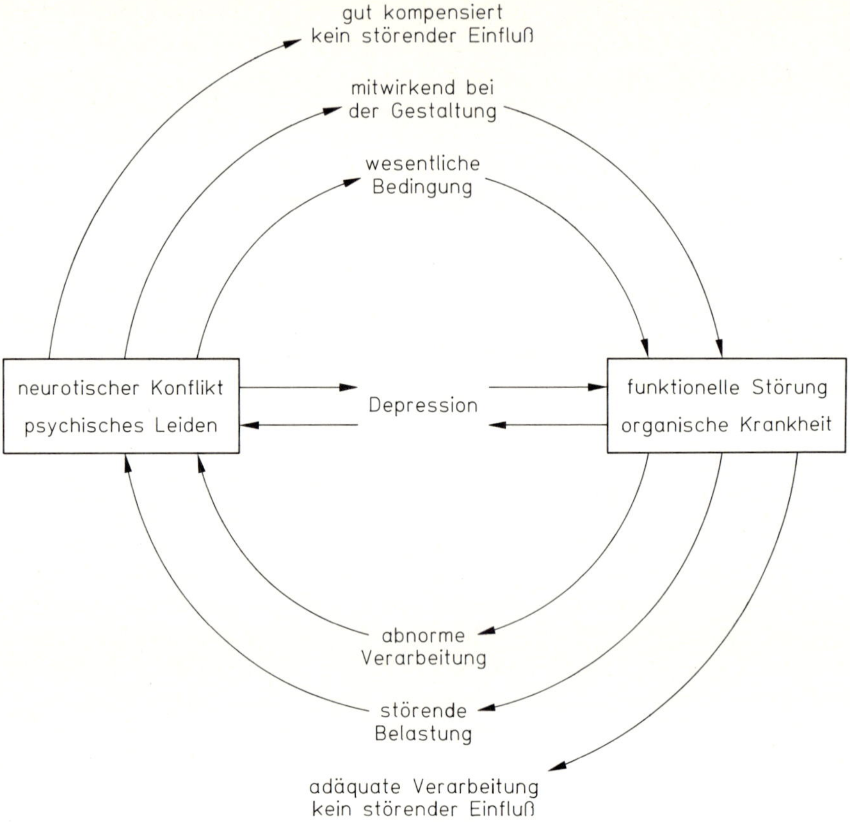

Abb. 1. Die Wechselwirkung psychosomatisch – somatopsychisch

nen (emotionelle Deprivation) und führt zu Gefühlen der Verlassenheit, der Ohnmacht, des Nicht-geliebt-Seins mit den dazugehörenden kompensierenden Phantasien von Selbstüberschätzung und idealistischer Größe. Die akuten Beschwerden werden später in bestimmten konflikthaften Schwellensituationen ausgelöst, wenn die Abwehrvorgänge im psychischen Bereich nicht mehr ausreichen und sozusagen auf das somatische Feld ausgewichen werden muß. Es verwundert nicht, daß diese Situationen zusammenhängen mit den Problemen der Reifung, des Älterwerdens, der Trennung, des Verlusts und der Einsamkeit. Dies gilt nicht nur für die psychosomatische Schiene, sondern auch für die Art, wie ein Patient auf ein Schmerzsyndrom, auf eine organische Krankheit reagiert. Die Art und Weise des Reagierens entsteht in der frühen Kindheit im Kontakt und in der Auseinandersetzung mit den entsprechenden Beziehungspersonen. Es entwickeln sich also *Beziehungsmuster* und deren Störungen, wenn auch oft auf einer sehr frühen Entwicklungsstufe des Kindes.

Da jeder psychische Konflikt später wieder zu einer Störung der Beziehung zu anderen Personen führen kann, ist hier der wichtigste Einstieg für den Arzt, denn die Beziehungsstörung wirkt sich auch auf die Begegnung von Arzt und Patient aus.

Um das zu erkennen, bedarf es keineswegs einer großen Psychotherapie, sondern hier sollte jeder Arzt ein Stück psychosomatische Kompetenz erwerben und einsetzen [22, 26].

Hier liegt eine Chance, gerade für den Praktiker (womit auch alle nichtpsychiatrischen Ärzte gemeint sind, die für den Patienten eine Hausarztfunktion haben), mit dem Patienten in ein Gespräch zu kommen, z. B. über das, was ein Schmerzsyndrom für ihn bedeutet oder wo zusätzlich die „Last auf den Schultern" liegt oder der „Knüppel ins Kreuz" getroffen hat. Das Gespräch ist das, was am wenigsten ge-(ver-)spannt sein sollte!

Das Erkennen einer solchen Störung und damit des Konflikts des Patienten kann geübt und gelernt werden (Balint-Gruppen). Das Wichtigste ist, die somatischmonokausale Betrachtungsweise zu ändern und daran zu denken: die Psyche ist immer irgendwie dabei!

Literatur

1. Akiskel HS, McKinney WT (1975) Overview of recent research in depression. Arch Gen Psychiatry 32:285–305
2. Alexander F (1951) Psychosomatische Medizin. de Gruyter, Berlin
3. Beck D (1971) Psychosomatische Aspekte des „Weichteilrheumatismus". Fortbildk Rheumatologie, Bd 1. Der Weichteilrheumatismus. Karger, Basel, S 168–177
4. Beck D (1979) Psychosomatische Aspekte des chronischen Rheumatismus. Wissenschaftl. Dienst, Basel
5. Birkmayer W (1977) Depression. Deutscher Ärzteverlag, Köln
6. Blomfield LB (1964) Rheumatism and emotion. In: Hoff H, Tschabitscher H, Krypsin-Exner K (Hrsg) Muskel und Psyche. Symposion, Wien 1963. Karger, Basel, S 142–149
7. Brähler E, Scheer JW (1976) Skalierung psychosomatischer Beschwerdekomplexe mit dem Giessener Beschwerdebogen. Psychother Med Psychol 29:14–27
8. Carrière B (1977) Über psychosomatische Zusammenhänge, auch beim Rheumatismus. Med Monatsschr 31:124–127
9. Dührssen A (1976) Die Bedeutung der frühen Kindheit für die spätere Krankheitsentwicklung. In: Jores A (Hrsg) Praktische Psychosomatik. Huber, Bern, S 39
10. Dunbar F (1979) Psychosomatic diagnosis, Ref. Seemann. Psyche 1:313
11. Dunbar F (1950) Emotions and bodily changes, Ref. Huebschmann, Psyche 4:20–24
12. Herrmann JM, Schoenecke OW (1979) Rheumatoide Arthritis und Weichteilrheumatismus. In: Uexküll T (Hrsg) Lehrbuch der psychosomatischen Medizin. Urban & Schwarzenberg, München, S 658–667
13. Hinz G, Pohl W (1977) Kritische Betrachtungen zur Pathogenese rheumatischer Erkrankungen. Med Welt 28:1830–1833
14. Hoff H, Tschabitscher H, Krypsin-Exner K (Hrsg) (1964) Muskel und Psyche. Karger, Basel
15. Jacobson E (1938) Progressiv relaxation. Universitiy of Chicago Press, Chicago
16. Janus L (1978) Psychoanalytisch-psychophysiologische Untersuchungen bei Patienten mit funktionellem Cervikalsyndrom. Z Psychosom Med Psychoanal 24:105–115
17. Janz HW (1978) Psychosomatische Probleme bei der Behandlung Schmerzkranker. Vortrag bei dem 32. Österreichischen Ärztekongreß, Wien
18. Jores A (1960) Vom Kranken Menschen, Thieme, Stuttgart
19. Jores A (1976) Praktische Psychosomatik. Huber, Bern
20. Josenhans G, Straube W (1968) Über das Verhalten von Rheumatikern. In: Bürger-Prinz H (Hrsg) Kranksein in seiner organischen und psychischen Dimension. Hoffmann-La Roche, Grenznach

21. Klussmann R (1978) Psychosomatische Abgrenzung des Gichtikers vom Rheumatiker. Prax Psychother Psychosom 24:203–208
22. Knoepfel HK (1979) Wahrnehmungs- und Explorationstraining. Hexagon Roche 7:9–13
23. Kreitmann N et al. (1965) Hypochondriasis and depression in outpatients at a general hospital. Br J Psychiatry 112:651
24. Kutter P (1981) Sein oder Nichtsein, die Basisstörung der Psychosomatose. Prax Psychother Psychosom 26:47–60
25. Labhardt F, Müller W (1976) Psychosomatische Aspekte rheumatischer, insbesondere weichteilrheumatischer Erkrankungen. Schweiz Med Wochenschr 106:1192
26. Luban-Plozza B, Pöldinger W (1980) Der psychosomatisch Kranke in der Praxis. Springer Berlin Heidelberg New York (4. Aufl.)
27. Mathies H (1976) Rheumadiagnostik – Untersuchung der Funktion. Aerztl Prax 57:2309
28. Mathies H (1977) Probleme der Betreuung Rheumakranker. MMW [Suppl. 7] 119:22
29. Perini C, Battegay R (1977) Unterschiede in der körperlichen Symptomatik Studie. Z Psychosom Med Psychoanal 26:12–39
30. Pfitzner R (1976) Psychodynamische Aspekte einiger rheumatischer Erkrankungen. Z Psychosom Med Psychoanal 22:356–363
31. Pichot P, Hassan J (1973) Larvierte Depression und depressive Äquivalente. In: Kielholz P (Hrsg) Die larvierte Depression. Huber, Bern, S 65
32. Pieringer W (1979) Psychosomatische und somatopsychische Aspekte der progressiv-chronischen Polyarthritis. Wien Klin Wochenschr 90:17–19
33. Pongratz J (1980) Leitsymptom: Wirbelsäulenschmerzen – Eine psychosomatische Studie. Z Psychosom Med Psychoanal 29:12–39
34. Schlewinski E (1975) Untersuchungen über den Einfluß psychischer Faktoren auf das Immunsystem. Z Psychosom Med Psychoanal 21:390–399
35. Schlewinski E (1980) Veränderung der Immunreaktion in Abhängigkeit von psychischen Reizen – Eine tierexperimentelle Studie. Z Psychosom Med Psychoanal 26:336–346
36. Seyle H (1950) The physiologie and pathologie of exposure to stress. Medical Publications, Montreal
37. Schrader A (1979) Psychosomatik der „rheumatischen Erkrankung". In: Wieck HH, Hillemacher A (Hrsg) Therapie der psychosomatischen Krankheiten in der Praxis. Straube, Erlangen
38. Straube W (1977) Probleme der Psychosomatik der Rheumatologie. Therapiewoche 27: 8371–8374
39. Thomae H (1975) 26. Fortbildungskongreß 07. 12. 1975, Nürnberg
40. Tschabitscher H, Czerwenka-Wenkstetten H (1964) Affekt und Muskelspannung. In: Hoff H, Tschabitscher H, Krypsin-Exner K (Hrsg) Muskel und Psyche. Karger, Basel
41. Vetter G (1970) Das psychovegetative Syndrom der Wirbelsäule. In: Rheuma und Nervensystem. Hoffmann-La Roche, Grenznach
42. Waterstrat K (1976) Der Rheumakranke aus der Sicht des Sozialmediziners. Therapiewoche 20:3246
43. Weintraub A (1967) Beitrag zur Psychosomatik der progredient-chronischen Polyarthritis. Ther Umsch 24:368–372
44. Weintraub A (1967) Beitrag zur Psychosomatik des Kreuzschmerzes. Praxis 56:1130–1132
45. Weintraub A (1968) Der Rücken, psychosomatisch gesehen. Psychosom Med 1:228–234
46. Weintraub A (1970) Psychosomatische Überlegung zum Thema „Rheuma und Nervensystem". In: Rheuma und Nervensystem. Hoffmann-La Roche, Grenznach
47. Weintraub A (1976) Die Psychosomatik des Rheumakranken. In: Jores A (Hrsg) Praktische Psychosomatik. Huber, Stuttgart
48. Zander W (1976) Zum Problem der spezifischen Syndrombildung bei psychosomatischen Krankheitsbildern. Z Psychosom Med Psychoanal 22:150–168

Die Betreuung onkologischer Patienten

P. Drings

Die psychische Betreuung des onkologischen Patienten ist untrennbar mit der somatischen Behandlung verbunden. Man muß sogar sagen: Ohne eine sorgfältige und einfühlende psychische Betreuung ist die Behandlung des Tumorpatienten unvollständig! Die psychische Betreuung erleichtert dem Patienten, die Diagnose anzunehmen, die notwendigen therapeutischen Maßnahmen zu verstehen und zu akzeptieren und sich nach der Therapie wieder in seine Umwelt zu integrieren. Sie hilft dem Patienten, die psychischen Belastungen und Krisen, mit denen wiederholt im Verlauf eines Tumorleidens gerechnet werden muß, zu bestehen.

Die Konfrontation mit einer malignen Erkrankung wird weit stärker als bei anderen Krankheiten, deren Prognose durchaus schlechter sein kann, als existentielle Bedrohung empfunden. Die Begriffe „bösartig" und „Krebs" sind emotionell enorm beladen, ihnen haftet die Erwartung des Unheilbaren an. Der Patient fürchtet nicht nur den Tod, sondern auch das mögliche lange Siechtum, Schmerzen, eine körperliche Verunstaltung, den Leistungsverlust, die Abhängigkeit von anderen Menschen und langfristige Krankenhausaufenthalte. Hinzu kommt noch, daß er über seine Krankheit mit anderen Personen nicht so unbekümmert sprechen kann und will, wie z. B. über die Folgen eines Unfalls, über ein Magengeschwür oder über einen Herzinfarkt.

Die psychische Betreuung des onkologischen Patienten muß sich am klinischen Verlauf orientieren. Zu oft wird die Tatsache einer Tumorerkrankung mit Unheilbarkeit gleichgesetzt. Die verschiedenen malignen Erkrankungen unterscheiden sich jedoch in ihrem Verlauf und in der Prognose ganz erheblich voneinander. Hinzu kommen die individuellen Varaiationen beim einzelnen Patienten. Unter Ausschöpfung aller Möglichkeiten der Vorsorge und der Therapie können gegenwärtig bis zu 50% aller Tumorpatienten definitiv geheilt werden. Krebs ist also durchaus eine prinzipiell heilbare Erkrankung.

Der unterschiedliche Verlauf einer Tumorerkrankung variiert von der definitiven Heilung über die vorübergehende komplette oder partielle Remission mit dem späteren Rezidiv bis zum unaufhaltbaren körperlichen Verfall und Tod. Ein durch keine therapeutischen Maßnahmen wenigstens vorübergehend günstig zu beeinflussender Verlauf stellt die Ausnahme dar. Die psychische Betreuung des Patienten muß sich deshalb an den verschiedenen Möglichkeiten des klinischen Verlaufs orientieren [4]. Sie können sich wie folgt äußern (Abb. 1):

1. Im ersten Fall erweist sich der Versuch der kurativen Therapie als erfolgreich. In der Regel stellt die Operation die gewählte Behandlungsform dar, der Tumor ist radikal operabel. Die Patienten sind aber anschließend trotzdem oft erheblich belastet, denn ihnen bleibt die Angst vor dem lokalen Rezidiv oder der allgemei-

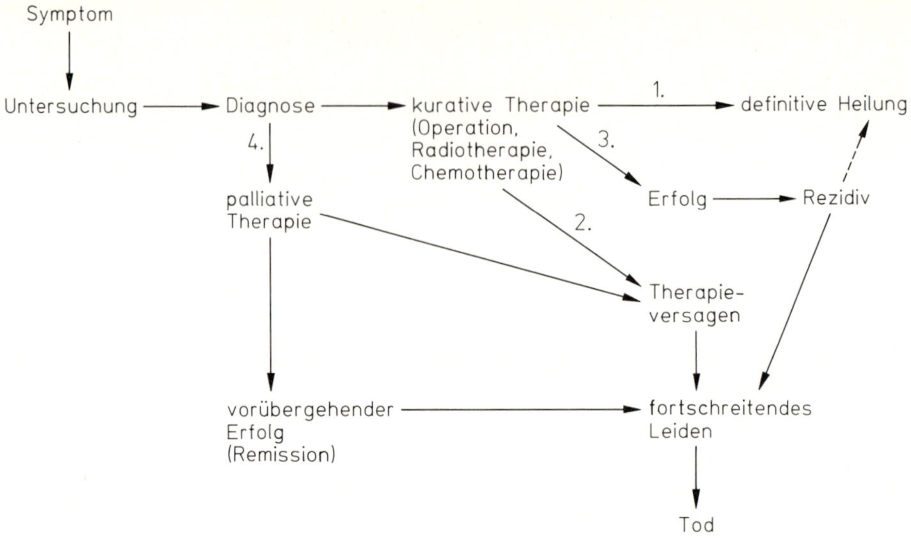

Abb. 1. Schema der möglichen Verläufe von Tumorerkrankungen. (Nach Holland [4]).

nen Metastasierung mit allen Folgen. Dieser Sorge kann durch eine von vornherein konzipierte sorgfältige, regelmäßige körperliche Nachsorge begegnet werden. Der Patient erhält von Untersuchung zu Untersuchung eine größere Sicherheit bis zur Gewißheit einer möglicherweise endgültigen Heilung.

Oft ist der Verlust eines Organs, eine Verstümmelung (Ablatio mammae, Laryngektomie, sakroabdominale Rektumamputation, Extremitätenamputationen) oder ein bleibender Funktionsverlust (Sterilität) der Preis für die Heilung. Aus diesen Defekten können erhebliche psychische Probleme resultieren. Deshalb wird parallel zur somatischen Nachsorge eine psychische und soziale Betreuung angeboten und die Rehabilitation eingeleitet, die auch die berufliche Integration des Patienten einschließen muß.

Ähnlich sind die Folgen der Radiotherapie und Chemotherapie. Diese Behandlungsformen belasten den Patienten während der Therapie möglicherweise stärker als die Operation, da die Behandlung in der Regel länger dauert (Wochen bis Monate) und das subjektive Befinden erheblich beeinflussen kann. In der postoperativen Phase sind die Belastungen hingegen auf wenige Tage beschränkt und für den Patienten eher überschaubar.

2. Diese Form des klinischen Verlaufs wird durch die Erfolglosigkeit einer zunächst mit kurativem Ziel durchgeführten Therapie bestimmt. Beispiele sind die Inoperabilität des Tumors sowie die Progression des Tumorwachstums unter einer Radiotherapie oder Chemotherapie (maligne Lymphome, akute Lymphoblastenleukämien). Durch eine Variation des Therapieverfahrens wird eine Alternative gesucht. Die Chancen dazu sind jedoch beim primären Therapieversagen sehr schlecht. Das Fortschreiten der Erkrankung ist kaum aufzuhalten.
3. Die nächste Möglichkeit des klinischen Verlaufs eines Tumorleidens ist durch das Auftreten eines Rezidivs oder den Nachweis einer allgemeinen Metastasie-

rung gegeben. Lokale Rezidive können durchaus noch einmal mit kurativem Ziel durch Operation oder Radiotherapie behandelt werden. Im Fall der disseminierten Metastasierung bleibt jedoch nur der Versuch der palliativen Therapie (Chemotherapie oder symptomatische Maßnahmen). Mit dieser palliativen Therapie ist es sehr oft möglich, den fatalen Verlauf wenigstens zeitweise erfolgreich zu stoppen. Am Ende steht jedoch immer der Tod des Patienten.

4. Als letzte Verlaufsmöglichkeit muß man die Tumoren mit von vornherein ausgeschlossener Heilungschance ansehen. Diese Situation besteht bei malignen Tumoren, die erst im generalisierten Stadium entdeckt werden, bei chronischen Leukämien, den akuten Leukämien des Erwachsenen, dem Plasmazytom und verschiedenen malignen Lymphomen. Es bleibt nur der Einsatz der palliativen Therapie mit dem Ziel der Tumorverkleinerung und Verlängerung der Überlebenszeit des Patienten in möglichst gutem Allgemeinzustand.

Für die psychische Betreuung muß neben den durch die Krankheit hervorgerufenen körperlichen Belastungen und den Variationen des klinischen Verlaufs die prämorbide Persönlichkeit des Patienten berücksichtigt werden. Seine psychologischen und psychopathologischen Reaktionsweisen werden von ihr, seinem Alter und Geschlecht sowie eseinem Körperbild beeinflußt [13].

Zusätzlich bestimmt die spezifische Therapie der Erkrankung das Leben des Tumorpatienten.

Für den Internisten ist der Tumorpatient in erster Linie ein chronisch Kranker mit allen Problemen eines langwierigen, zwar zeitweilig kontrollierbaren, aber in der Regel unheilbaren Leidens. Bis zu einem bestimmten Grad lassen sich Ähnlichkeiten in den psychologischen und sozialen Problemen zu anderen chronischen Krankheiten aus dem Gebiet der inneren Medizin, wie Leberzirrhose, Hypertonie, Herzinsuffizienz, Diabetes mellitus und chronische Niereninsuffizienz, herstellen. Der Tumorpatient reagiert immer dankbar, wenn er auf diesen Vergleich angesprochen wird. Dabei ist es sowohl ihm als auch uns klar, daß der Vergleich zumindest im Hinblick auf die Prognose hinkt.

Aus der Sicht des chirurgisch tätigen Arztes mag das akute Geschehen der lokalen Erkrankung eher im Vordergrund stehen. Dies kann auch für den Radiotherapeuten zutreffen, wenn seine Therapie zeitlich begrenzt ist (z. B. Nachbestrahlung). Der Hausarzt sieht seinen Tumorpatienten unter dem Aspekt der Langzeitbehandlung und -betreuung.

Es ist der große Vorteil der chirurgischen Therapie gegenüber den anderen Behandlungsverfahren, daß sie in den meisten Fällen mit kurativem Ziel eingesetzt werden kann. Zunächst darf der Eingriff als erforderlich angesehen werden. Aus der Sicht des palliativen Ergebnisses bleibt er es auch bei den Patienten, die später ein Rezidiv erleiden. Die Belastungen der Operation sind für den Patienten verständlich und leichter zu ertragen, da er eine Besserung von Tag zu Tag erwarten darf.

Die Radiotherapie hat ebenfalls bei vielen Erkrankungen eine kurative Zielsetzung. Diese dominiert z. B. bei den malignen Lymphomen, dem Zervixkarzinom in frühen Stadien und verschiedenen Tumoren der Haut und anderer Organe. Als ergänzendes Verfahren zur Operation erreicht die Nachbestrahlung eine Verminderung der Zahl lokaler Rezidive. Oft wird die Strahlentherapie beim Rezidiv und während des fortschreitenden Tumorwachstums mit palliativer Absicht erfolgreich eingesetzt. Die Radiotherapie kann den Patienten jedoch erheblich belasten. Erwähnt sei eine allgemeine Abnahme der Leistungsfähigkeit mit Appetitlosigkeit und Gewichtsabnahme (Strahlenkater), die vorübergehenden Reaktionen der Haut und Schleimhäute, eine mögliche Sterilität sowie die Gefahr von neurologischen Spätschäden. Die psychische Betreuung des Tumorpatienten muß diese Belastungen der Therapie berücksichtigen.

Beim internistischen Tumorpatienten steht die ungünstige Prognose der Erkrankung im Vordergrund. Die Chemotherapie ist erst beim Nachweis bzw. beim hochgradigen Verdacht auf eine Disseminierung der malignen Erkrankung bzw. bei primärer Generalisation im Falle einer Hämoblastose indiziert. Die Möglichkeiten und Ziele der internen Tumortherapie sind deshalb nicht mit denen der Chirurgie und Radiotherapie vergleichbar.

Gegenwärtig stellt die Heilung die Ausnahme dar. Mit ihr ist nur bei etwa 7% aller Tumorpatienten [3] zu rechnen. Als Beispiele sind die akute Lymphobastenleukämie des Kindes und Jugendlichen, die Lymphgranulomatose sowie einige Formen der Nicht-Hodgkin-Lymphome in den fortgeschrittenen Stadien, die Hodenteratome, das Burkitt-Lymphom, der Wilms-Tumor und das Chorionkarzinom der Frau zu nennen.

Bei der überwiegenden Zahl der Patienten ist deshalb das therapeutische Ziel nur in einer palliativen Wirkung zu sehen, die sich in einer zeitlich begrenzten kompletten oder partiellen Remission mit dem Verschwinden oder Verringerung der Tumorsymptome, in einer Schmerzlinderung und allgemeinen Besserung des subjektiven Befindens äußern kann. Bei einem Viertel der Patienten sind hohe Remissionsraten zu erwarten, die sich auch günstig in der durchschnittlichen Lebensverlängerung der Patienten äußern. Dies ist bei den akuten Leukämien des Erwachsenen, dem Plasmozytom, dem Mammakarzinom, dem Ovarialkarzinom, dem kleinzelligen Bronchialkarzinom und dem osteogenen Sarkom gegenwärtig zu erreichen. Bei allen übrigen Tumoren haben die therapeutisch induzierten Remissionen keinen Einfluß auf die durchschnittliche Überlebensdauer des behandelten Patientenkollektivs.

Die zytostatische Behandlung belastet den Patienten zusätzlich zu den somatischen und psychischen Auswirkungen der Tumorerkrankung. Das Verhältnis der unerwünschten Begleitwirkungen zum erwünschten antineoplastischen Effekt, der therapeutische Index, ist bei den Zytostatika wesentlich geringer als bei den meisten übrigen Medikamenten. Die unspezifischen unerwünschten Begleitwirkungen der Behandlung äußern sich in einem oft vollständigen Verlust des Kopfhaars, in Schädigungen der Schleimhäute des Magen-Darm-Trakts in Infektanfälligkeit sowie erhöhter Blutungsbereitschaft. Die meisten Zytostatika entfalten infolge ihres Wirkungsmechanismus am Genom der Zelle zusätzliche mutagene, teratogene und kanzerogene Wirkungen. Für den Patienten kann der Eingriff der Zytostatika am zentralen Nervensystem, der sich in Übelkeit, in Erbrechen und Appetitlosigkeit äußert, sehr belastend sein. Die zusätzlichen substanzspezifischen Wirkungen, die Kardiotoxizität der Anthrazyklinantibiotika, die fibrosierende Alveolitis durch Bleomycin oder Busulfan, die hämorrhagische Zystitis durch Cyclophosphamid und verwandte Alkylanzien sowie Schädigungen des Nervensystems durch Vincaalkaloide sind zusätzlich zu erwähnen.

Der Patient empfindet am stärksten die Beeinträchtigungen seines Körperschemas [2], wie den Verlust des Kopfhaars, der als verunstaltend erlebt wird. Man hört besonders von Frauen den Ausspruch „Lieber sterbe ich, als daß ich die Haare verliere!“ Besonders gravierend ist die psychische Traumatisierung infolge einer gegengeschlechtlichen Therapie beim Mammakarzinom der Frau und Prostatakarzinom des Mannes. Das Mammakarzinom wird bereits primär durch einen verstümmelnden Eingriff – die Ablatio mammae – behandelt. Wenn nun im Stadium der Fernmetastasierung bei der jüngeren Frau die Kastration und Zufuhr virilisierender Hormone folgt, ist eine schwere Beeinträchtigung des weiblichen Körperschemas mit entsprechenden psychologischen Auswirkungen unumgänglich.

Eine erhebliche Belastung bildet für den Patienten die in der Phase einer therapeutisch indizierten Knochenmarkaplasie aus Gründen der Infektverhinderung gewählte Isolierung (Life-island-System). Sie erfordert ein nicht nur medizinisch-technisch, sondern auch psychologisch besonders geschultes Personal. Es ist möglich, schwere psychogene Reaktionen auf die Isolation bei den Patienten zu vermeiden, wenn sie vorher entsprechend getestet wurden und während der Phase der Isolation richtig betreut werden [8]. Die mit der Aufrechterhaltung der Isolation verbundenen aufwendigen Maßnahmen (Umziehen, Desinfektion des Personals) führen leicht dazu, daß der Patient nicht so oft aufgesucht wird, wie es für seine Gemütslage notwendig wäre. Der Arzt muß diese Problematik kennen und ihr rechtzeitig durch Schulung des Pflegepersonals begegnen.

Der Patient muß vom behandelnden Arzt auf die geschilderten unvermeidlichen unangenehmen Wirkungen der Behandlung hingewiesen werden, bevor er von ihnen überrascht wird. Nur auf diese Weise ist es für ihn möglich, zu verstehen und zu tolerieren, daß es ihm unter einer Chemo- und Radiotherapie vorübergehend subjektiv und objektiv wesentlich schlechter als vor der Behandlung gehen kann. Wir sehen die psychische Bereitschaft des Patienten als eine ebenso wesentliche Voraussetzung zur Therapie an wie objektive somatische Befunde und biochemische Kriterien des Tumors.

In einem ausführlichen, der Therapie vorausgehenden Gespräch wird dem Patienten in einer ihm angemessenen und schonenden Weise das Wesen seiner Krankheit erläutert. Er benötigt hierbei keine wissenschaftlichen Fachausdrücke, sondern lediglich eine persönliche Schilderung seines Krankheitsbildes, damit er genug davon verstehen kann, um die belastende Behandlung anzunehmen. Wenn der Arzt auf diese Eröffnung verzichtet, muß er als Therapeut Schiffbruch erleiden, denn der Patient wird ihm früher oder später das Vertrauen entziehen. Es besteht heute eine weitgehende Übereinstimmung, daß der Tumorpatient seine Krankheit verstehen sollte. Dies gilt in ganz besonderem Maß, wenn eine tumorspezifische Behandlung angezeigt und möglich ist. Es stellt sich jetzt also die Frage: Wann und wie erfährt der Patient die Diagnose und was wird ihm gesagt? Die Antwort kann nur individuell auf den einzelnen Patienten gerichtet sein. Dieses Gespräch setzt eine besondere Beziehung zwischen dem Patienten und dem Arzt voraus. Es sollte bereits eine Vertrauensbasis existieren. Hieraus ergibt sich, daß dieses Gespräch vom behandelnden Arzt selbst geführt wird und nicht von einer dritten Person, etwa dem Psychologen, dem Seelsorger oder einem anderen Arzt.

Oft ist im Verlauf der Therapie eine Verlegung des Patienten in eine andere Klinik erforderlich. In diesem Fall muß der Arzt, der den Patienten bisher betreute, diese geplante Behandlung bereits hinsichtlich ihrer Notwendigkeit mit dem Patienten besprechen. Es erweist sich als katastrophal, wenn die eroffnenden Gespräche mit dem Patienten erst später von einem ihm fremden Arzt geführt werden, und er in ihnen erstmalig die Natur seiner Erkrankung erfährt. Dann würde der bisher ahnungslose Patient unvorbereitet mit der vollen Wucht der Diagnose konfrontiert werden.

In dem behutsam zu führenden Aufklärungsgespräch versucht der Arzt zu ertasten, was der Patient wirklich wissen will. Er stellt bei den meisten Patienten bereits ein Vorwissen, eine Ahnung über die Bösartigkeit der Erkrankung fest. Für den Patienten sind mehr als die wissenschaftliche Diagnose die Konsequenzen für sein weiteres Leben, die Prognose und die zu erwartenden Belastungen von Bedeutung. Ihm ist kaum mit der Mitteilung von durchschnittlichen Remissionsquoten und Überlebensdauern gedient, da diese für ihn als Individuum nur eine geringe Bedeutung haben. In diesem aufklärenden Gespräch muß in dem Patienten Hoffnung geweckt werden, daß eine Besserung möglich ist. Diese Hoffnung übermitteln wir Ärzte mit dem therapeutischen Angebot. Gleichzeitig versprechen wir, daß wir den Patienten nicht allein lassen werden [1]. Dieses Wecken der Hoffnung darf aber nicht zu Versprechungen führen, die nicht eingehalten werden können, und falsche Hoffnungen im Patienten entstehen lassen. Die zwangsläufig früher oder später eintretende Enttäuschung würde das Patient-Arzt-Verhältnis zerstören.

Die Gelegenheit zu diesem aufklärenden Gespräch sollte der Arzt nicht während der Visite im Beisein anderer Personen, möglicherweise Patienten, suchen. Richtig ist das Gespräch mit dem Patienten in einer ruhigen Atmosphäre unter vier Augen. Wenn der Patient es wünscht, sollten auch seine nächsten Angehörigen anwesend sein. Das hat den Vorteil, daß viele Fragen in einem gemeinsamen Gespräch geklärt werden und ein einheitlicher Informationsstand beim Patienten und seiner Familie erreicht wird.

Mit diesem einleitenden Gespräch beginnt eine besondere Schicksalsgemeinschaft [6] und Partnerschaft zwischen dem Patienten und dem behandelnden Arzt, die so lange bestehen bleibt, wie der Patient es wünscht [9]. In dieser Partnerschaft akzeptieren wir den Patienten als mündigen Menschen, der den Versuch unternimmt, sein noch verbleibendes Leben mitzugestalten. Es muß jedoch klar sein, daß die Führung in dieser Partnerschaft normalerweise dem behandelnden Arzt zukommt.

In der modernen Therapie wird der Tumorpatient von sehr vielen, oft zu vielen Personen (mehreren Ärzten, dem Pflegepersonal, technischem Personal und Sozialarbeitern) betreut. Er benötigt aber unbedingt *eine Bezugsperson*. Sie sollte in der Regel der Hausarzt sein, wenn er die Hauptlast der Betreuung trägt und zu dieser Aufgabe fähig und bereit ist. Wenn der Patient langfristig stationär behandelt wird, muß einer der Kliniker für ihn erkennbar die Führung übernehmen. Damit ist eine Aufgabenteilung, eine plurizentrische oder interdisziplinäre Therapie keineswegs in Frage gestellt, falls alle Beteiligten zu einer Kooperation bereit sind. Für den Patienten muß im Team die Person erkennbar sein, auf die er sich besonders beziehen kann. Ohne Bezugsperson muß er sich in seiner Existenzangst dem für ihn unüberschaubaren modernen Klinikbetrieb hilflos ausgeliefert fühlen. Man sollte auch in der ambulanten klinischen Behandlung garantieren, daß der Patient nach Möglichkeit immer wieder vom selben Arzt gesehen wird. In den onkologischen Ambulanzen der Kliniken ermöglichen die Organisationsabläufe diese individuelle Betreuung nicht immer. Die Patienten werten dies negativ. Mit einer stärkeren persönlichen Bindung des Patienten an *seinen Arzt* würde man dem Ruf nach mehr Individualität und Menschlichkeit im Krankenhaus gerecht werden können.

Die Forderung, daß die Führung des Patienten in seiner Behandlung wesentlich vom Arzt getragen werden muß, schließt selbstverständlich nicht aus, daß andere Personen seiner Wahl in der weiteren Begleitung des Patienten und in der Bewältigung seiner Krisen die Rolle des hauptsächlichen Begleiters übernehmen. Das kann ein Angehöriger, eine Krankenschwester, ein anderer Arzt, ein Seelsorger oder Psychologe sein. Der jeweilige Begleiter benötigt die Verbindung zum die Behandlung führenden Arzt, der seine besondere Rolle in der Patientenbeziehung behalten muß (J. Mayer-Scheu, 1979, persönliche Mitteilung).

Von ganz wesentlicher Bedeutung ist eine gute Kooperation des klinischen Onkologen, der (häufig im interdisziplinären Konsilium) die Behandlungsstrategie entwickelt und die Behandlung zum Teil selbst durchführt, mit dem Hausarzt des Patienten. Es muß für den Patienten erkennbar sein, daß alle an der Therapie beteiligten Ärzte eine gemeinsame Konzeption verfolgen. Nur dann ist die für eine gute Betreuung erforderliche Vertrauensbasis vorhanden.

Viele Ärzte scheuten bisher die Wahrhaftigkeit im Gespräch mit den Patienten über seine Krankheit. Als Begründung nannten sie die Absicht, den Patienten zu schonen. Häufig steckt dahinter jedoch die Angst des Arztes vor der permanenten Konfrontation mit einem Menschen, der sein Ende vor sich sieht, möglicherweise auch die Angst vor der zu starken Identifikation mit diesem Patienten und die Angst vor der eigenen Sterblichkeit. Dieses Gefühl der eigenen Ohnmacht kann dazu führen, daß sich die Mitglieder des behandelnden Teams (Ärzte und Pflegepersonal) vom Patienten distanzieren. Dann vereinsamt der Patient, und seinem somatischen Ende geht der soziale Tod voraus.

Als Erklärung für die negative Haltung gegenüber Tumorpatienten wird oft ein Mangel an Erfolgserlebnissen angeführt. Das ist jedoch nur der Ausdruck einer grundfalschen Ansicht über das Ziel unserer therapeutischen Maßnahmen. Wenn Arzt und Pflegepersonal nicht nur die definitive Heilung eines Patienten zum ausschließlichen Maßstab eines Therapieerfolgs machen, sondern auch im Helfen, Betreuen und Begleiten eines Tumorpatienten ihre Aufgabe erkennen, können sie das gleiche Erfolgserlebnis haben, welches der Chirurg nach der Operation eines perforierten Ulcus ventriculi oder der technisch schwierigen Reposition einer Fraktur empfinden darf. Medizin bedeutet Heilkunde, auch liegt im Heilen ein Ziel der ärztlichen Arbeit. „Aber oft genug ist diese Arbeit doch weniger oder mehr: eine Hilfe auch dort, wo Heilung nicht mehr möglich ist." [14].

Die emotionelle Beladung der Begriffe „Krebs" und „bösartig" ruft bei den Patienten Angstreaktionen hervor. Diese sind mit dem Begriff des Unheilbaren, sicher zum Tode Führenden, mit der Angst vor der Art des Sterbens, den Belastungen der Therapie aber auch vor der möglichen Diskriminierung und Isolation gegenüber seiner Umwelt und dem Therapeuten zu erklären.

Seit den Untersuchungen von Kübler-Ross [7] wissen wir, daß der in einer existentiellen Krise stehende, todkranke Patient, wenn sein Allgemeinzustand und die ihm zur Verfügung stehende Zeit es erlauben, in 5 aufeinanderfolgenden charakteristischen Phasen reagiert, auf die sich der Therapeut und Begleiter einzustellen haben.

Es sind dies die Phasen:
1. des Schocks, der Verleugnung der Isolation,
2. der Wut und des Trotzes,
3. der Depressionen,
4. des Verhandelns und Feilschens,
5. der Versöhnung mit dem Schicksal, der Anerkennung des Sterbens.

Selbstverständlich wird die Mitteilung der Diagnose von allen Patienten als Schock empfunden. Der Patient schützt sich durch einen Prozeß der Verleugnung zunächst vor der Konfrontation mit seinem Tod. Diesen Prozeß der Verleugnung wird man akzeptieren. Man sollte ihn jedoch nicht, was leider häufig wohl aus dem eigenen Schutzbedürfnis des Arztes heraus geschieht, unterstützen und selbst mitreagieren.

Sehr schwierig kann für das Arzt-Patient-Verhältnis die Phase der Wut und Aggression werden, wenn sie sich gegen das therapeutische Team richtet oder es fälschlicherweise so empfunden wird. Gefühle des Widerstands und der Abwendung müssen zugelassen werden. Es ist von großer Wichtigkeit, gerade in dieser Phase die Verbindung mit dem Patienten, das ärztliche Gespräch zu suchen bzw. anzubieten [5].

In der Phase der Depressionen bedarf der Patient unseres Verständnisses für seine Traurigkeit. Der Verlust der körperlichen Integrität, des Selbstwerts muß gerade in unserer leistungsorientierten Gesellschaft besonders schwer empfunden werden. Immer wieder werden vom Patienten Hinweise auf zwar belanglose, aber positive Befunde von klinischen oder labortechnischen Untersuchungen dankbar entgegengenommen. Die Sorge vor Suiziden ist bei Tumorpatienten in den meisten Fällen unbegründet. Wir beobachten sie nur, wenn zusätzlich zur Krankheit ein Fehlverhalten der Umgebung mit Unverständnis und Verlust einer Partnerschaft hinzukommt [10].

In der 4. Phase, der des Feilschens und Verhandelns, versucht der Patient bei voller Erkenntnis der Unheilbarkeit seiner Krankheit, einen Aufschub zu erreichen. Laufend werden dem Arzt vom Patienten und seinen Angehörigen neue Behandlungsmethoden, die in der Laienpresse überreichlich zitiert werden, angeboten, oder es wird Zuflucht bei Außenseitermethoden gesucht. Diese mit dem Feilschen verbundenen Belastungen können nur überstanden werden, wenn ein gutes Vertrauensverhältnis zwischen dem Patienten und seinem Arzt besteht.

Die letzte Phase der Versöhnung mit dem Schicksal entspricht häufig einer allgemeinen Resignation. Die bewußte Annahme des Todes ist selten [5]. Wir beobachten sie bei tief religiösen Menschen. Von jungen Patienten, die, bevor sie richtig zu leben begannen, bereits sterben müssen, ist die bewußte Annahme des Todes wohl auch nur bei einer totalen physischen Erschöpfung zu erwarten. Der Allgemeinzustand des Patienten erlaubt in dieser letzten Phase eine spezifische tumorreduzierende Therapie nicht mehr. Viel wichtiger ist in dieser Situation die medikamentöse Begleittherapie mit Sedativa und Schmerzmitteln, und schließlich die Persönlichkeit des Arztes als wichtigstes Therapeutikum. Gerade in der finalen Phase seiner Erkrankung bedarf der Patient unseres täglichen Besuchs. In einer Zeit, in der immer mehr Patienten im Krankenhaus sterben, wird die Betreuung in dieser Phase des Tumorleidens nicht mehr allein vom Hausarzt, sondern auch vom Klinikarzt verlangt. Dieser sollte dann verstehen, daß er nicht nur für die somatischen Belange, sondern auch für alle anderen Probleme des Patienten und seiner Familie ansprechbar sein muß.

Die Familie des Patienten muß in jeder Phase der Betreuung zum Bundesgenossen des Arztes werden. Der Arzt muß berücksichtigen, daß die Familie wie der Patient ihre eigenen psychosozialen und psychologischen Probleme hat. Es muß mit allen Möglichkeiten der Krisenreaktionen, wie sie für den Patienten beschrieben wurden, auch bei den Familienmitgliedern gerechnet werden. Ideal und langfristig garantiert ist die Beziehung Patient – Familie – Arzt, wenn ein Informationsgleichgewicht besteht und damit die Möglichkeit der gemeinsamen Aussprache vorhanden ist.

Von besonderer Bedeutung ist die Familie bei der Behandlung von Kindern mit malignen Erkrankungen. Sie muß wie das kranke Kind sorgfältig und langfristig psychologisch betreut werden [11]. In der pädiatrischen Onkologie hat sich die enge Zusammenarbeit des therapeutischen Teams mit dem kranken Kind und seinen Eltern vielerorts bewährt.

An vielen Kliniken wurden Gesprächsgruppen, die aus den Eltern der Kinder und dem behandelnden Personal bestehen, gegründet. Auf diese Weise können sich die Eltern untereinander helfen. Sie stellen fest, daß sie nicht allein mit ihren Sorgen und Problemen sind.

Wie sich in diesem Fall die Angehörigen von Patienten, die ein gleiches Schicksal verbindet, helfen, können sich die Patienten auch selbst beistehen und einander unterstützen. Dies geschieht mit den in den letzten Jahren gegründeten Selbsthilfegruppen. Sie bestehen aus Laien, aus Patienten, die den Krebs überwunden haben, und aus Personen, die an der Erkrankung noch leiden. Diese Gruppen vermitteln dem Patienten die Erfahrung, daß er kein Einzelschicksal erleiden muß, und stehen ihm mit Rat und Tat bei vielen Alltagsproblemen zur Seite. Beispiele hierfür sind die Gruppen der Laryngektomierten, der Patienten mit Anus praeter (LCO) und die Frauen-Selbsthilfe nach Krebs.

Diese Gruppen können ihre wichtige Funktion nur erfüllen, wenn sie von kompetenten Ärzten (z. B. aus den regionalen Tumorzentren oder onkologischen Arbeitskreisen) beraten werden. Anderenfalls besteht die Gefahr, daß diese Gruppen sich in unbewiesene Behandlungsverfahren verrennen.

Zu Beginn der Behandlung ist die psychologische Situation für den Therapeuten recht günstig. Er ist in der Lage, ein Behandlungskonzept anzubieten und hat häufig auch zunächst Erfolg. Trotz der Belastungen der Therapie spürt der Patient eine Besserung. Nun muß er jedoch überzeugt werden, daß gerade in dieser Phase die Behandlung fortgesetzt werden muß, da sonst das Rezidiv drohen würde. Eine Phase schwerer psychischer Belastungen beginnt für den Patienten, wenn sich das Rezidiv ankündigt. Diese Periode kann schwieriger sein als die initiale Konfrontation mit der Erkrankung, denn es zeigt sich jetzt, daß möglicherweise alle bisher durchgeführten Maßnahmen umsonst waren. Vom Therapeuten sollte ein alternatives Behandlungskonzept angeboten werden. Falls dies nicht möglich ist, kann vom informierten Patienten und seiner Familie ein außerordentlich starker Behandlungsdruck auf den Arzt entwickelt werden, dem sich zu entziehen, sehr schwierig wird. Gelegentlich sind die Patienten und ihre Angehörigen zu größten Opfern bereit, um ein besonderes Angebot zu erhalten. Vielfach wird in Änderungen der Lebensweise und der Diätetik das Heil gesucht. Dann stehen auch Außenseitermethoden Tür und Tor offen. In dieser Situation sollte man dem Patienten verständlich machen, daß er sein Leben so normal wie eben möglich gestalten möge und daß der Ablauf der Erkrankung von ihm persönlich nur wenig oder gar nicht beeinflußt werden kann.

Eine langfristige und richtige Betreuung des Tumorpatienten wird immer nur möglich sein, wenn es den Ärzten gelingt, das Vertrauen des Patienten und seiner Familie zu gewinnen, seine Begleiter [12] und gemeinsam mit seiner Familie seine Partner zu werden. Bei der Erfüllung dieser Aufgabe hilft die Einsicht, daß der Tumorpatient kein besonderer Mensch ist, aber als Kranker einer besonderen menschlichen Zuwendung bedarf [9].

Literatur

1. Billeter A (1978) Probleme der Arzt-Patienten-Beziehung beim Tumorkranken. 1. Ostschweizerischer Ärzte-Fortbildungstag „Onkologie und Hämatologie für die Praxis". (unveröffentlicht)
2. Bock HE (1973) Arzt und Krebskranker. Dtsch Med Wochenschr 98: 1625
3. De Vita VT, Young RC, Canellos GP (1975) Combination versus single agent chemotherapy: A review of the basis for selection of drug treatment of cancer. Cancer 35: 98
4. Holland J (1973) Psychologic aspects of cancer. In Holland JF, Frei E III (eds) Cancer medicine. Lea & Febiger, Philadelphia, p 991
5. Köhle K, Simons C, Scholich B, Dietrich M, Durner A (1973) Das ärztliche Gespräch mit dem Malignomkranken. Therapiewoche 23: 2498
6. König U (1973) Psychologische Probleme bei der Betreuung von Krebspatienten. Schweiz Med Wochenschr 103: 1262
7. Kübler-Ross E (1971) Interviews mit Sterbenden. Kreuz, Stuttgart
8. Locher P, Nagel GA (1978) Zum psychologischen Verhalten infektgefährdeter Patienten unter Isolierbedingungen. Oncolog 1: 226
9. Luban-Plozza B, Drings P (1982) Die psychologische Betreuung des Tumorpatienten und seiner Familie. In: Ott G, Kuttig H, Drings P (Hrsg) Standardisierte Krebsbehandlung, 2. Auflage, Springer, Berlin Heidelberg New York
10. Nagel GA (1979) Psychologische Probleme in der Tumortherapie. In: Brunner KW, Nagel GA (Hrsg) Internistische Krebstherapie, 2. Aufl. Springer, Berlin Heidelberg New York, S 166
11. Prindull J, Schulze A (1978) Psychologische Führung von Kindern mit neoplastischen Erkrankungen. Dtsch Ärztebl 76: 2977
12. Reiner A (1979) Der Krebskranke und sein Begleiter. Dtsch Ärztebl 76: 157
13. Verwoerdt A (1972) Psychopathological responses to the stress of physical illness. Adv Psychosom Med 8: 119
14. Wolandt G (1979) Arzt und Patient – Philosophische Überlegungen. Med Welt 30: 499

Die Bedeutung der Balint-Gruppenarbeit für die psychosomatische Medizin

W. Wesiack

Aus dem Bereich der psychosomatischen Medizin ist Balint-Gruppenarbeit heute nicht mehr wegzudenken. Sie hat dort eine Doppelfunktion: Einmal als Forschungsinstrument und zum anderen als Aus-, Weiter- und Fortbildungsinstrument. Obwohl sie in beiden Funktionen durch keine andere Methode ersetzt werden kann, überwiegt gegenwärtig zweifellos ihre Bedeutung als Aus-, Weiter- und Fortbildungsinstrument. Anfänglich waren beide Funktionen noch gleichwertig. Deshalb nannte Balint seine Methode der Gruppenarbeit auch Training-cum-research-Gruppen.

Rückblickend erscheint mir die Annahme durchaus gerechtfertigt, daß für Balint selbst der Forschungsaspekt, die wissenschaftliche Neugier, im Vordergrund stand. Mit Hilfe dieser Methode machte er seine Entdeckungen und publizierte sie in einer Reihe von Büchern [1, 2, 3]. Von den Nachfolgern wird seine Methode aber fast ausschließlich nur noch als Aus-, Weiter- und Fortbildungsinstrument benutzt. Hier drängt sich der Vergleich mit Freud auf, der auch mit der Psychoanalyse eine Methode entwickelt hat, die sich sowohl als Forschungs- als auch als Behandlungs- und sogar als Ausbildungsinstrument eignet und die, nachdem Freud selbst seine bedeutenden Entdeckungen mit dieser Methode gemacht hatte, seit seinem Tod vorwiegend zu Behandlungs- und zum Teil auch noch zu Ausbildungszwecken benutzt wird. In beiden Fällen hatte eine bedeutende Forscherpersönlichkeit eine neue Methode entwickelt, mit deren Hilfe sie weittragende Forschungsergebnisse zu Tage förderte. Für die Nachfolger hatten sich dann aber die Akzente verschoben. Der Forschungsaspekt der Methode trat in den Hintergrund zugunsten des zweiten Aspekts, nämlich des Behandlungs- bzw. des Ausbildungszwecks.

Wir wollen diesen Tatbestand hier einfach festhalten, ohne die Gründe dafür im einzelnen zu untersuchen und ohne damit natürlich die Behauptung aufstellen zu wollen, daß die Bedeutung Freuds und Balints für die Nachwelt gleich groß sei. Dem ist natürlich nicht so. Bei aller Würdigung der Originalität und auch Genialität Balints bleibt dieser doch von Freud abhängig, wobei seine Bedeutung darin liegt, Freuds grundlegende Funde auf ein neues Forschungs- und Arbeitsfeld übertragen und die dazu adäquate Methode entwickelt zu haben.

Ehe wir nun die Bedeutung der Balint-Gruppenarbeit für die psychosomatische Medizin im einzelnen untersuchen wollen, müssen wir beschreiben, was wir unter Balint-Gruppenarbeit einerseits und psychosomatischer Medizin andererseits verstehen. Balint ging von der zweifellos richtigen Überlegung aus, daß der fast ausschließlich naturwissenschaftlich ausgebildete Arzt den vielfältigen, insbesondere psychodynamischen und psychosozialen Problemen seiner Patienten kaum gerecht werden könne, und meinte, daß die Anwendung psychoanalytischer Methoden auf das Krankengut der allgemeinärztlichen Praxis einerseits zu neuen Erkenntnissen und andererseits zu besseren therapeutischen Ergebnissen führen müsse. Er war sich von Anfang an, im Gegensatz zu manchen anderen Psychoanalytikern, darüber im klaren, daß es sich dabei nicht einfach darum handeln könne, die klassische, von Freud entwickelte psychoanalytische Methode bei den Patienten des Allgemeinarztes zur Anwendung zu bringen, sondern daß aus dem theoretischen und praktischen Erfahrungsschatz der Psychoanalyse heraus neue, den Funktionsabläufen der ärztlichen Praxis angemessene diagnostische und therapeutische Methoden erst entwickelt werden mußten.

Um dieses Ziel zu erreichen und um als Psychoanalytiker, der er war, überhaupt erst die Probleme der ärztlichen Allgemeinpraxis kennenzulernen, schloß er sich mit einer Gruppe von motivierten und interessierten Allgemeinärzten zusammen. Von diesen Ärzten wollte er die Problemsituationen und Problemfälle der ärztlichen Praxis kennenlernen, um ihnen dann aufgrund seines psychoanalytischen Wissens und seiner psychoanalytischen Erfahrung zu helfen, neue Aspekte der Diagnose und der Therapie zu gewinnen. Als erfahrener Analytiker verfuhr er dabei jedoch nicht autoritär-belehrend, sondern, wie in der psychoanalytischen Therapie, assoziativ-deutend. Das heißt, er hielt sich zunächst, nachdem ein Kollege einen Problemfall oder eine Problemsituation geschildert hatte, mit seiner Meinung zurück, ließ die anderen Ärzte, die ja alle über umfangreiche ähnliche eigene Erfahrungen verfügten, assoziativ ihre Einfälle, Meinungen und Gefühle zu der geschilderten Problemsituation bzw. dem geschilderten Problemfall äußern, um nur von Zeit zu Zeit, wie in der Psychoanalyse üblich, mit Deutungen einzugreifen, wenn Widerstände oder die letzte abschließende Klärung dies erforderlich machten.

Die Anwendung dieser (psychoanalytischen) Methode hatte – analog zur psychoanalytischen Therapie – zweierlei zur Folge. Zunächst stellten die an der Gruppenarbeit teilnehmenden Ärzte überrascht fest, daß sie eigentlich bereits viel mehr wußten und konnten als sie sich selbst zutrauten. Indem der Gruppenleiter – wie in der Psychoanalyse – nicht die Rolle des Lehrers und Experten und damit die einer Autorität, der man sich unterwerfen muß, sondern die eines Geburtshelfers eigener Gedanken und Intentionen übernahm und damit zum Partner wurde, mit dem man gemeinsam Neues entwickelte, wuchs einerseits das Selbstvertrauen der Ärzte. Andererseits lernten sie damit eine Umgangs- bzw. Interaktionsform als außerordentlich wirkungsvoll kennen, die sich nicht mehr an der traditionellen autoritären Lehrer-Schüler-Beziehung orientierte, in der sie ja auch als Mediziner erzogen wurden, sondern sie ermutigte, auch im Umgang mit den eigenen Patienten neben dem erlernten „apostolisch"-autoritären auch einen mehr partnerschaftlichen Umgangs- und Behandlungsstil zu versuchen.

Außerdem hatte die Anwendung dieser Methode – wie in der psychoanalytischen Therapie – zur Folge, daß nun in erster Linie die emotional-unbewußten Aspekte der Problempatienten und der Problemsituationen sichtbar wurden. Dies führte jedoch zwangsläufig zu einem weiteren Bereich. Die emotionalen und die (weitgehend) unbewußten Probleme der Patienten und der Situationen sind immer auf Partner bezogen. Oder anders ausgedrückt, emotionale Probleme sind immer Beziehungsprobleme. Dies beinhaltet jedoch eine Konsequenz: Die Beziehungsprobleme, d.h. die Beziehungspathologie der Patienten, werden zwangsläufig in irgendeiner Form in der Beziehung zwischen Arzt und Patient wiederkehren. Damit eröffnet uns das Studium der Arzt-Patient-Beziehung, das alle die von der Psychoanalyse beschriebenen Übertragungs- und Gegenübertragungsphänomene enthält, den entscheidenden diagnostischen und in Konsequenz davon auch den späteren verbesserten (psycho)therapeutischen Zugang zur Beziehungspathologie und damit zur Psychodynamik des Patienten.

Und noch eines darf nicht übersehen werden. Wenn aufgrund des eben Gesagten die Arzt-Patient-Beziehung das eigentliche Untersuchungsfeld der Balint-Gruppenarbeit darstellt, dann ist es unvermeidlich, daß außer dem einen Partner dieser Beziehung, nämlich dem Patienten, auch der andere Partner, nämlich der Arzt, mit seinem Verhalten und seinen Emotionen und emotionalen Reaktionen in das Blickfeld des Interesses tritt. Da sich das Ziel der Balint-Gruppenarbeit, eine verbesserte (Psycho-)Diagnose und (Psycho-)Therapie des Patienten zu erreichen, nur mit Hilfe des Studiums der Arzt-Patient-Beziehung und insbesondere ihrer unbewußten Komponenten erreichen läßt, ist es unausweichlich, daß auch der Arzt selbst in diesen Erkenntnisprozeß miteinbezogen wird.

Man kann diesen Gedankengang auch etwas anders formulieren: Obwohl natürlich der Patient das Ziel der diagnostischen und therapeutischen Bemühungen ist und bleibt, ist es bei dieser Methode unvermeidlich, daß auch der Arzt selbst in diesen Erkenntnis- und Wandlungsprozeß einbezogen wird. Der Gewinn des Teilnehmers an einer Balint-Gruppe ist also ein dreifacher: Er bekommt erstens Hilfe für die Diagnostik und Therapie eigener Problempatienten und Problemsituationen, er erhält also ein Stückchen Supervision; er lernt zweitens durch die Berichte anderer Gruppenmitglieder eine große Zahl von Problempatienten und Problemsituationen kennen und erweitert damit sein diagnostisches und therapeutisches Repertoire; und schließlich drittens lernt er sich selbst besser kennen, macht ein Stückchen Selbsterfahrung und damit auch einen eigenen (begrenzten) Wandlungsprozeß durch. Bedenkt man diesen dreifachen Gewinn, dann überrascht es nicht mehr, daß sich Balint-Gruppenarbeit immer größerer Beliebtheit als Aus-, Weiter- und Fortbildungsinstrument erfreut. Es ist aber auch nicht verwunderlich, daß bei diesem Ertrag die Balint-Gruppenarbeit nicht lange auf ihr ursprüngliches Arbeitsfeld, nämlich die ärztliche Allgemeinpraxis, beschränkt blieb, sondern sich auf allen Gebieten bewährt, wo Experten mit menschlichen Beziehungsstörungen befaßt sind und ihr Expertentum weiter zu verbessern trachten. Heute arbeiten nicht nur niedergelassene und in Krankenhäusern tätige Ärzte der verschiedensten Fachdisziplinen und verschiedener Alters- und Entwicklungsstufen in Balint-Gruppen, sondern diese Gruppen haben sich auch – nach den ersten erfolgreichen Versuchen von Luban-Plozza [6] – in der Ausbildung der Medizinstudenten sehr bewährt. Aber auch außerhalb des ärztlichen Bereichs erfreut sich Balint-Gruppenarbeit zunehmender Beliebtheit bei der Aus-, Weiter- und Fortbildung des ärztlichen Pflegepersonals, bei Sozialpädagogen, Lehrern, Pfarrern, Juristen, im Strafvollzug Tätigen und anderen.

Nachdem wir nun die wesentlichsten Gesichtspunkte der Balintgruppenarbeit beschrieben haben, wollen wir uns der Frage zuwenden, was ist und was will psychosomatische Medizin. Etwas überpointiert könnte man formulieren: Die psychosomatische Medizin ist eine Richtung in der Medizin mit einer langen Vergangenheit und einer kurzen Geschichte. Damit will ich etwas Ähnliches sagen, wie Lain

Entralgo [5], der einmal geschrieben hat: „Die Heilkunde war zu allen Zeiten, in der einen oder anderen Art, ‚psychosomatisch', und sie mußte es auch immer sein; nicht so jedoch die Pathologie". Ähnlich wie Weiss u. English [9], die in ihrem Lehrbuch geschrieben haben, daß der psychosomatische Zugang zur Medizin „so alt ist, wie die Heilkunde selbst", meint Lain Entralgo damit, daß zwar die Intention, psychosomatische Medizin zu betreiben, so alt wie die Heilkunde selbst ist, daß wir aber erst seit relativ kurzer Zeit eine mehr oder weniger differenziert ausgearbeitete psychosomatische Krankheitslehre haben.

Welches ist nun die Intention der psychosomatischen Medizin, die eigentlich schon seit jeher integrierender Bestandteil jeder Heilkunde war und ist? Die Antwort lautet: Dem kranken Menschen zu helfen und ihn nach Möglichkeit zu heilen. Da der Mensch aber nicht nur ein rein körperliches Wesen ist, sondern psychische Erlebnisse hat und in sozialen Beziehungen lebt, muß es etwa so heißen: Die psychosomatische Medizin ist jene Richtung in der Medizin, die somatische, psychische und soziale Krankheitsfaktoren gleichermaßen berücksichtigt.

Eine Berücksichtigung dieser verschiedenen Dimensionen menschlichen Krankseins war so lange mehr oder weniger unproblematisch, wie der hippokratische Einfluß auf die abendländische Medizin anhielt, denn der hippokratische Physisbegriff beinhaltete ja die psychophysische Natur des Menschen. Dies änderte sich erst, nachdem Descartes mit seiner streng dualistischen Trennung der Welt und des Menschen in eine „res extensa" und eine „res cogitans" die philosophischen Voraussetzungen für die Trennung der Wissenschaften in die Natur- und Geisteswissenschaften und darüber hinaus der gesamten menschlichen Kultur in die sog. zwei Kulturen, ämlich die naturwissenschaftlich-technische einerseits und die geistig-seelische und soziale andererseits schuf.

Unter dem Einfluß der naturwissenschaftlichen Methodik, der sog. exakten Naturwissenschaften Physik und Chemie, degenerierte der hippokratische Physisbegriff zum Organismusbegriff der modernen Biologie und dementsprechend in der Medizin die menschliche Physis zum Körper, der nun als wenn auch unendlich komplizierter Mechanismus, als komplizierte Maschine aufgefaßt wurde. Als Antithese zu dieser rein naturwissenschaftlichen Körpermedizin, in deren Pathologie kein Platz für Erlebnisse, Gefühle und Beziehungen war, entwickelte dann Freud die Psychoanalyse, in deren Metapsychologie (= Theorie) nun umgekehrt kein Platz mehr für Stoffwechselvorgänge, Kreislaufgrößen und ähnliche Parameter der Körpermedizin war.

Erst nach der Zerreißung des Menschen in Körper und Seele, in Soma und Psyche, und der Medizin in eine für den Körper, die naturwissenschaftlich-klinische Medizin, und eine für die Seele, die Psychoanalyse und Psychotherapie, wurde das Bedürfnis nach einer „psychosomatischen" Medizin laut. Da für die streng naturwissenschaftliche Medizin eine Psyche nicht existierte und psychische Phänomene, wo sie einfach nicht länger geleugnet werden konnten, zu Epiphänomenen des Organismus deklariert wurden, kamen die Impulse zum Aufbau einer psychosomatischen Krankheitslehre einerseits aus dem Lager der Psychoanalyse, die erkannt hatte, daß viele körperlich sich manifestierende Symptome, wie z. B. die Konversionssymptome, durch psychische Konflikte hervorgerufen waren, und andererseits aus dem Lager der Klinik, wo einige hervorragende Ärzte wie zum Beispiel Krauss, v. Bergmann, v. Krehl, Siebeck und vor allem v. Weizsäcker erkannt hatten, daß das klassische naturwissenschaftliche Modell des Organismus und der Krankheit trotz aller bewundernswerten Erfolge der naturwissenschaftlichen Medizin zu eng und damit unzulänglich war, um menschliches Kranksein zureichend zu erfassen.

Für die ausschließlich von der Psychoanalyse ausgehende Psychosomatik, wurde diese zu einem Teil- und Anwendungsgebiet der Psychoanalyse, die von einem Psychoanalytiker, also einem weiteren Spezialisten für Psychotherapie und Psychosomatik, der als reiner Psychotherapeut deshalb auch nicht unbedingt Arzt sein mußte, ausgeübt werden sollte. In der konkreten Behandlung des Patienten ist er als reiner „Seelenarzt" grundsätzlich auf die Zusammenarbeit mit einem „Körperarzt" angewiesen, da er selbst ja nur mit dem Wort behandelt und an den Patienten nicht „Hand anlegt". Diese nur psychoanalytische oder, um genauer zu sein, psychologische Psychosomatik akzeptiert den Körper-Seele-Dualismus Descartes und versucht sich in dieser dualistischen, das heißt gespaltenen Welt einzurichten.

Anders die von der klinischen Medizin und auch der ärztlichen Praxis ausgehende Psychosomatik. Sie versucht, zumindest im Prinzip, den Dualismus zu überwinden und den ganzen Menschen zu behandeln, nicht nur seinen Körper *oder* seine Psyche. Demnach ist für sie die Psychoanalyse nicht, wie bei der psychologischen Psychosomatik, die einzige tragende Säule ihrer Theorie, sondern neben der Anatomie, der Physiologie, der Biochemie und auch der Soziologie eben eine der tragenden Säulen ihrer Theorie und Praxis. Sie versucht dem Anspruch gerecht zu werden, die somatischen, psychischen und sozialen Aspekte menschlichen Krankseins nicht nur zu berücksichtigen, sondern sie nach Möglichkeit auch zu integrieren, ein Anspruch, der in der Ausarbeitung einer psychosomatischen Theorie zwar noch nicht voll eingelöst ist, aber immerhin bereits hoffnungsvolle Ansätze zeigt. Dies zeigt z. B. ein Blick in das von v. Uexküll et al. [8] herausgegebene Lehrbuch der psychosomatischen Medizin, insbesondere in die ersten 5, die wissenschaftstheoretischen Grundlagen behandelnden Kapitel. Die Pionierleistung Balints [2] hat ganz wesentlich dazu beigetragen, daß sich in der praktizierten Medizin diese Auffassung von psychosomatischer Medizin zunehmend durchzusetzen beginnt.

Ich habe hier diese beiden, von verschiedenen Ansätzen und Ausgangspunkten ausgehenden Richtungen der psychosomatischen Medizin nur deshalb aufgezeigt, weil, wie bereits erwähnt, die Pionierleistung Balints m. E. vor allem die integrative klinische Psychosomatik und weniger die psychologische Psychosomatik befruchtet hat. Der Gegensatz zwischen diesen beiden psychosomatischen Richtungen, die sich gelegentlich im berufspolitischen Raum etwas aneinander reiben, soll damit nicht vertieft werden. Für diejenigen – und dazu möchte ich mich auch rechnen – die sich nicht einer dualistischen Weltbetrachtung verschrieben haben, gibt es zwar vordergründig auch einen Gegensatz zwischen naturwissenschaftlich-objektivierender und psychoanalytisch-verstehender Betrachtungsweise, aber nicht im Sinne eines kontradiktorischen Entweder–Oder sondern eines konträren Sowohl-als-Auch, das nach komplementärer Ergänzung bzw. nach synthetischer Überwindung der dialektischen Gegensätze von These (Naturwissenschaft) und Antithese (Psychoanalyse) verlangt. Daß ich als Arzt sowohl mit dem Theoriesystem der Naturwissenschaft als auch mit der psychoanalytischen Metapsychologie zu arbeiten vermag, verdanke ich persönlich vor allem den Pionierleistungen v. Weizsäckers, Balints und v. Uexkülls.

Welche Bedeutung hat nun eigentlich, so müssen wir jetzt fragen, ganz allgemein die Psychoanalyse für die psychosomatische Medizin, unabhängig davon, ob wir in ihr die einzige oder nur eine der tragenden Säulen ihrer Theorie und Praxis sehen? Die Psychoanalyse ermöglicht uns, was naturwissenschaftlich objektivierende Methodik grundsätzlich nicht vermag, einen nicht nur erlebnismäßig-naiven, sondern – und das ist besonders wichtig – einen wissenschaftlich-systematischen Zugang zum subjektiven Erleben, zur sog. Psychodynamik des Menschen. Diesen Zugang ermöglicht sie dadurch – und das ist im Gegensatz zur naturwissenschaftlichen Methodik das methodisch Neue –, daß in der Beziehung zwischen Analytiker und Analysand Phänomene erleb- und beschreibbar werden, wie z. B. das von Freud so genannte Phänomen von Übertragung und Gegenübertragung, die für das ärztliche Handeln zwar außerordentlich bedeutsam sind, im System der nur naturwissenschaftlichen Medizin aber keinen Platz haben.

Indem Balint die Arzt-Patient-Beziehung zum zentralen Forschungs- und Betätigungsfeld seiner Methode erwählt hat, rückt er gerade den Bereich ins Zentrum seiner Bemühungen, der, unter dem Einfluß der Psychoanalyse, zum Ausgangs- und Knotenpunkt der modernen psychosomatischen Medizin geworden ist, nämlich die Beziehungspsychologie und die Beziehungspathologie.

Wenn wir die in der gegenwärtigen wissenschaftlichen Medizin zur Wirkung kommenden Krankheitslehren in vereinfachter und idealtypischer Weise nebeneinanderstellen, dann können wir 3 verschiedene Pathologien unterscheiden. Es sind dies 1. die klassische Organpathologie, deren methodisches Rüstzeug im wesentlichen das der klassischen Physik und Chemie ist, dann 2. die mit ihr verwandte bzw. aus ihr hervorgegangene Funktionspathologie, die sich nicht nur der Methoden der Organpathologie, sondern darüber hinaus auch systemtheoretischer, informationstheoretischer und kybernetischer Modelle bedient, und 3. die aus der Psychoanalyse hervorgegangene Beziehungspathologie. Die naturwissenschaftliche klinische Medizin arbeitet mit den Begriffsystemen der Organ- und Funktionspathologie. Die Psychotherapie, soweit sie nicht rein verhaltenstherapeutisch orientiert ist und damit auf dem Boden der Funktionspathologie steht, arbeitet mit dem Begriffssystem der psychoanalytischen Beziehungspathologie. Die psychosomatische Medizin schließlich versucht die Beziehungspathologie für die gesamte Medizin fruchtbar zu machen, sei es alternativ zur Organ- und Funktionspathologie, wie das die psychologische Psychosomatik zu tun versucht, oder aber integrativ, wie es sich die klinische Psychosomatik zum Ziel gesetzt hat.

Die große Bedeutung Balints für die psychosomatische Medizin besteht m. E. vor allem darin, daß er nicht nur wie v. Weizsäcker vor ihm das Subjekt, dessen wissenschaftliche Erfassung erstmals Freud gelungen war, in die Theorie der Medizin eingeführt hat, sondern mit seiner Methode der Gruppenarbeit zeigen konnte, wie man das praktisch durch Untersuchung der Arzt-Patient-Beziehung machen kann.

Der Arzt für Allgemeinmedizin ist nun infolge verschiedener Tätigkeitsmerkmale in ganz besonderer Weise dazu geeignet, psychosomatische Medizin zu betreiben. Um dies besser verstehen zu können, seien nachfolgend die wichtigsten Tätigkeitsmerkmale des Arztes für Allgemeinmedizin aufgeführt:

1. Der Erstkontakt zwischen Arzt und Patient findet in der Regel in der Praxis des Arztes in der allen zugänglichen Sprechstunde statt, ausnahmsweise auch außerhalb der Sprechstunde oder in der Wohnung des Patienten.

2. Die Anzahl der zu untersuchenden und zu behandelnden Patienten kann von vornherein nicht oder nur unzulänglich begrenzt werden, wodurch ein enormer Zeitdruck entsteht.
3. Da der Arzt für Allgemeinmedizin an der ersten ärztlichen Linie tätig wird, wie Braun [4] diese Tätigkeit treffend bezeichnet hat, kommen die Patienten noch weitgehend unausgelesen zu ihm, wodurch sich sein Tätigkeitsfeld stark erweitert.
4. Er muß zunächst auf komplizierte technische Hilfsmittel sowie auf kollegialen und fachärztlichen Rat verzichten und trotzdem weitreichende Entscheidungen fällen.
5. Dies zwingt ihn, das Wesentliche bzw. das Problem des Patienten zu erkennen und sich darauf zu konzentrieren.
6. Diagnostik und Therapeutik stehen beim Arzt für Allgemeinmedizin noch in viel engerem Zusammenhang als z. B. beim Facharzt oder Kliniker. Der diagnostisch-therapeutische Zirkel bildet bei ihm noch eine Einheit. Ich meine damit die Tatsache, daß jede Interaktion zwischen Arzt und Patient grundsätzlich einen diagnostischen und einen therapeutischen Aspekt hat. Beide können nur mehr oder weniger künstlich, z. B. bei Spezialuntersuchungen und -behandlungen, voneinander getrennt werden [10 u. 12].
7. Der Arzt für Allgemeinmedizin steht dem Lebens- und Tätigkeitsbereich seiner Patienten viel näher als z. B. der Facharzt oder gar der Kliniker. Er ist meist von vornherein mit dem ganzen persönlichen Hintergrund der Patienten vertraut. Er verfügt so über eine Fülle von Informationen, die Facharzt oder Kliniker nur schwer oder überhaupt nicht erhalten können.
8. Bei einer großen Anzahl seiner Patienten kann er eine Langzeitbeobachtung und Langzeitbetreuung betreiben.
9. Dadurch entsteht eine starke persönliche Beziehung und Bindung zwischen Allgemeinarzt und Patient, die eine sehr große Rolle spielen.
10. Wie wir aus epidemiologischen Untersuchungen wissen, ist die Zahl der psychosozial gestörten Patienten besonders hoch. Erkennt der Arzt für Allgemeinmedizin diese Aspekte der Krankheit seiner Patienten, dann kann er oft frühzeitig gezielt eingreifen und Chronifizierungen verhindern. Seine Bedeutung für die Prophylaxe, die Früherkennung und Frühbehandlung von somatischen, psychosomatischen und psychosozialen (neurotischen) Erkrankungen ist enorm und noch keineswegs ausgeschöpft [10 u. 12].

Diese kurze Aufzählung allgemeinärztlicher Tätigkeitsbereiche, die natürlich keineswegs vollständig und noch weiter ergänzungsbedürftig ist, gibt uns doch schon einen gewissen Einblick in das Aufgabenfeld des Arztes für Allgemeinmedizin. Er ist dem Facharzt und Kliniker gegenüber einerseits im Nachteil, andererseits aber auch im Vorteil. Die große Zahl der unausgelesen zu behandelnden Patienten und der dadurch hervorgerufene Zeitdruck sowie das weitgehende Fehlen komplizierter technischer und spezieller personeller Hilfen ist sicher als Nachteil zu bezeichnen. Daß demgegenüber die Einheit von Diagnostik und Therapeutik, die Nähe der Lebensbereiche, die viel engere persönliche Beziehung, die Möglichkeit der Langzeitbeobachtung und -betreuung und die Möglichkeit, Prophylaxe, Früherkennung und Frühbehandlung zu betreiben, nicht als eindeutige Vorteile erkannt und genutzt werden, liegt einerseits wohl an einer zu einseitig klinisch und vorwiegend somatisch orientierten Ausbildung des Arztes für Allgemeinmedizin und andererseits an einem Krankenversicherungssystem, das diese Gesichtspunkte, zumindest soweit sie sich auf psychosoziale Aspekte beziehen, rigoros unterdrückt.

Die unter den Punkten 5)–10) angeführten Merkmale allgemeinärztlicher Tätigkeit lassen den Arzt für Allgemeinmedizin in besonderem Ausmaß als Psychosomatiker in Erscheinung treten, und zwar als Psychosomatiker, der nur über sehr wenig Zeit verfügt und sich deshalb nach Möglichkeit auf das Wesentliche bzw. das Problem der Patienten beschränken muß. Ich betone einschränkend „nach Möglichkeit", denn was das Wesentliche bzw. das Problem des Patienten ist, läßt sich meist nicht von vornherein und auf Anhieb feststellen.

Die Frage nach dem Wesentlichen könnte uns nur allzuleicht in wissenschaftstheoretische und philosophische Grundsatzdiskussionen führen und damit vom Thema ablenken. Ich möchte deshalb hier festhalten, daß für den Patienten das wesentlich ist, was seinen Lebensverlauf – und das heißt nicht nur die Lebenslänge, sondern natürlich auch die Lebensqualität – und seine Krankheitskarriere entscheidend beeinflußt. Ein bösartiger Prozeß, ein schweres organisches Leiden, aber natürlich auch ein neurotisches Fehlverhalten und psychosoziale Probleme sind für unsere Patienten wesentlich. Wesentlich ist aber für unsere Patienten auch ihr Krankheitsverhalten. Für die meisten mehr oder weniger schwer organisch Kranken ist es keineswegs gleichgültig, wie sie zu ihrem Leiden stehen, wie sie es ertragen, ob sie diätetische und medikamentöse Verordnungen einhalten oder aber sabotieren.

Während der Arzt für Allgemeinmedizin zur Erkennung und Spezialbehandlung schwerer organischer und auch einiger seelischer (z. B. psychotischer) Erkrankungen die Hilfe der Fachärzte und der Kliniken braucht, kann er den Patienten in seinem Krankheitsverhalten und bezüglich seiner psychosozialen Probleme (d. h. seiner Beziehungsstörungen) oft besser und nachhaltiger beeinflussen als der Facharzt. Hierin sowie in der Integration der verschiedenen medizinischen Aspekte liegt das eigentliche Aufgabengebiet einer allgemeinärztlichen Psychosomatik.

Balint [2] unterscheidet deshalb zweierlei Diagnosen: die klinische und die umfassende. Unter klinischer Diagnose ist jene zu verstehen, die uns die naturwissenschaftliche klinische Medizin zur Verfügung stellt. Sie ist krankheitsbezogen und vor allem bei organischen Leiden von großer Bedeutung. Unter der umfassenden Diagnose ist die gesamte Beziehungspathologie des Patienten (psychoanalytisch gesprochen: seine Objektbeziehungen) zu verstehen, das heißt seine Beziehungen zu den Familienangehörigen, Bekannten und Arbeitskollegen. Sie ist patientenbezogen bzw. patientenorientiert. Die Interaktion zwischen Arzt und Patient, die Beziehung zwischen beiden, ist, das betont Balint [2] immer wieder, ein Spiegelbild und damit ein Wegweiser in das Geflecht der Beziehungspathologie des Patienten. Da der Patient auch dem Arzt gegenüber ganz unwillkürlich und unbewußt alte früh erworbene und evtl. deformierte Beziehungsmuster verwendet (psychoanalytisch gesprochen: eine Übertragung vornimmt) und damit im Arzt eine affektive Resonanz (psychoanalytisch gesprochen: eine Gegenübertragung) hervorruft, ist es für den Arzt möglich, die Beziehungsmuster des Patienten und die eigene affektive Resonanz darauf diagnostisch zu verwerten.

Der psychosomatisch tätige Arzt für Allgemeinmedizin muß also in erster Linie Beziehungsdiagnostik und Beziehungstherapie [6] betreiben. In zweiter Linie obliegt ihm die Aufgabe, die verschiedenen (somatischen, psychischen und sozialen) Aspekte seines Patienten zu integrieren. Beides vermag er jedoch nur, wenn es ihm gelingt, zu einer umfassenden Diagnose im Sinne von Balint zu gelangen. In der Vergangenheit wurden die Ärzte auf diese ihre essentielle Aufgabe so gut wie gar nicht vorbereitet, weil es entsprechende Lehrveranstaltungen überhaupt nicht gab.

Es ist nun das historische Verdienst Balints, daß er als Psychoanalytiker erstmals auf sehr originelle Weise die Arzt-Patient-Interaktion systematisch zu untersuchen begann, indem er mit motivierten Allgemeinärzten sog. Training-cum-research-Gruppen, die heute nach ihm benannten Balint-Gruppen, bildete. Der wissenschaftliche Ertrag dieser sich über zwei Dezennien erstreckenden Untersuchungen ist in vielen Zeitschriftenpublikationen wie auch in mehreren Büchern niedergelegt, deren 3 wichtigste jeweils einen Abschnitt seines Forschens markieren.

In dem ersten Buch dieser Reihe – *Der Arzt, sein Patient und die Krankheit* [2] – werden die grundlegenden Probleme der Arzt-Patient-Interaktion in der ärztlichen Praxis erörtert. Hier weist Balint darauf hin, daß das „Hören mit dem dritten Ohr“ [7], d.h. das Wahrnehmen dessen, was der Patient unbewußt und unwillkürlich in der Beziehung zum Arzt ausdrückt, und der Art, wie der Arzt darauf affektiv reagiert, der Weg zum emotionalen Verständnis des Patienten und damit zu einer umfassenden Diagnose ist. Dieser Weg wird zunächst mit langen Aussprachen zu erreichen gesucht. Da diese langen 45–60 min dauernden Aussprachen aber von den Allgemeinärzten meist als Fremdkörper in ihren Sprechstunden empfunden werden, richteten sich die Forschungsintentionen bald darauf, diese Zeit zu verkürzen. Der Ertrag dieser Forschungen ist in dem Buch über *Fokaltherapie*, das Balint gemeinsam mit Ornstein und E. Balint herausgegeben hat, niedergelegt [3]. Die Konzentration auf den „fokalen Konflikt“ der Patienten brachte zwar eine Verringerung der Therapiestundenzahl mit sich, doch die einzelne Therapiestunde wurde im Sprechstundenablauf des Arztes für Allgemeinmedizin immer noch als ein Fremdkörper empfunden, auch dann, wenn sie etwas verkürzt werden konnte.

In der letzten Phase seiner Forschungen auf dem Gebiet der Allgemeinmedizin richtete Balint deshalb sein Augenmerk auf die ganz kurzen, meist nur wenige Minuten dauernden Sprechstundeninteraktionen zwischen Arzt und Patient. Sie sind in dem gemeinsam mit E. Balint u. Norell herausgegebenen Buch *Fünf Minuten pro Patient* niedergelegt [1]. Das Grundthema dieser Forschungen ist das sog. Flashphänomen, das als „Erlebnis einer blitzartigen Erhellung der Situation“ beschrieben wird. Im Gegensatz zur klassischen Psychoanalyse und zur Technik der langen Aussprachen, die er mit der Methode des Meisterdetektivs vergleicht, versucht die Flashtechnik durch ein „Sich-Einstimmen“ die Situation blitzartig zu erhellen. Mit der Beschreibung des Flashphänomens, dessen Erforschung noch keineswegs abgeschlossen ist, hat Balint wieder den Anschluß an die übliche, nur wenige Minuten dauernde Arzt-Patient-Interaktion in der Sprechstunde gewonnen. Die wissenschaftliche Bedeutung dieses Aspekts ist für eine noch zu entwickelnde lehr- und lernbare Technik des ärztlichen Gesprächs unter dem Gesichtspunkt des „diagnostisch-therapeutischen Zirkels“ [12] noch keineswegs voll ausgeschöpft, sondern sollte wegen ihrer großen allgemeinmedizinischen Bedeutung unbedingt weiter fortgesetzt werden. Hier zeigt sich also, daß Balint, der seine Gruppenteilnehmer immer ermutigt hat, weiterhin Allgemeinärzte zu bleiben und nicht Psychotherapeuten oder gar Minipsychoanalytiker zu werden, eigentlich nicht neue, spezielle psychotherapeutische Methoden sondern im wahrsten Sinn des Wortes psychosomatische allgemeinärztliche Methoden entwickelt hat. Daß seine Methode aus der Aus-, Weiter- und Fortbildung der Ärzte nicht mehr wegzudenken ist, wurde bereits erwähnt.

Balint hat wiederholt darauf hingewiesen, daß sich dieser Lernprozeß in drei Stufen vollzieht, die er mit „Lernen", „Verlernen" und „Wiedererlernen" beschrieben hat. Der teilnehmende Arzt müsse zunächst jenes „Hören mit dem dritten Ohr", wie Reik dies genannt hat, erlernen. Er müsse dann das ihm von der Universität und klinischen Ausbildung vermittelte rein krankheitsorientierte objektivierende Denken verlernen, um schließlich in einem Wiedererlernungsprozeß letzteres in die umfassende Diagnose zu integrieren.

Obwohl wir in der Realität des ärztlichen Alltags von einer optimalen psychosomatischen Wirkungsmöglichkeit des Arztes für Allgemeinmedizin noch ziemlich weit entfernt sind, so kann doch abschließend ohne Übertreibung festgestellt werden, daß uns Balint mit seinen Training-cum-research-Gruppen ein Ausbildungs- und Forschungsinstrument in die Hand gegeben hat, ohne das wir uns eine Psychosomatik des Arztes für Allgemeinmedizin nur noch schwer vorstellen können.

Balints Bedeutung liegt, um es kurz zu sagen, ähnlich wie die Freuds darin, daß er ausgehend von der Praxis, bei hoher theoretisch-intuitiver Begabung, durch einen Geniestreich eine neue Methode entdeckte, deren Tragweite noch lange nicht ausgeschöpft ist und die sowohl für die Praxis als auch für die Theorie der psychosomatischen Medizin bleibende Bedeutung hat. Wie immer der Weg der psychosomatischen Medizin weiter verlaufen wird – und wer wollte sich erdreisten dies exakt vorhersagen zu können – der Name Balint wird einen festen Platz in ihrer Geschichte einnehmen.

Literatur

1. Balint E, Norell JS (1975) Fünf Minuten pro Patient. Suhrkamp, Frankfurt
2. Balint M (1957) Der Arzt, sein Patient und die Krankheit. Klett, Stuttgart
3. Balint M, Ornstein PH, Balint E (1973) Fokaltherapie. Suhrkamp, Frankfurt
4. Braun RN (1970) Lehrbuch der ärztlichen Allgemeinpraxis. Urban & Schwarzenberg, München Berlin Wien
5. Lain Entralgo P (o. J.) Heilkunde in geschichtlicher Entscheidung. O. Müller, Salzburg
6. Luban-Plozza B (1974) Praxis der Balint-Gruppen. Lehmann, München
7. Reik T (1976) Hören mit dem dritten Ohr. Hoffmann & Campe, Hamburg
8. Uexküll T v (1979) Lehrbuch der Psychosomatischen Medizin. Urban & Schwarzenberg, München Wien Baltimore
9. Weiss E, English OS (1957) Psychosomatic medicine. Saunders, Philadelphia London
10. Wesiack W (1974) Grundzüge der psychosomatischen Medizin. Beck'sche Schwarze Reihe, Bd 114. Beck, München
11. Wesiack W (1977) Möglichkeiten der Früherkennung und Prophylaxe psychoneurotischer und psychosomatischer Erkrankungen in der internistischen Sprechstunde. Psychother Med Psychol 27: 31–34
12. Wesiack W (1980) Psychoanalyse und praktische Medizin. Klett-Cotta, Stuttgart

Familienpsychosomatik

M. Wirsching

1 Einführung

„Familienpsychosomatik" – einer der jüngsten Termini im psychosozialen Bereich – muß zunächst definiert werden. Der Begriff wurde von Weakland [28] eingeführt zur Bezeichnung eines „vernachlässigten Gebietes psychosomatischer Therapie und Forschung" und wird seit kurzem auch im deutschsprachigen Raum verwendet [15, 25]. Dabei geht es im weitesten Sinn um die Familiendynamik und Familientherapie psychosomatischer Krankheiten. Die Frage, was „im" psychosomatischen Patienten vorgeht (intrapsychische Perspektive), wird ergänzt durch die Frage, welche Wechselwirkungen zwischen dem Patienten und seinem Umfeld bestehen (interpersonelle Perspektive). Wurde die Familie bisher vorwiegend retrospektiv als Vermittlerin frühester, die Persönlichkeit formender Erfahrungen gesehen, so rückt jetzt die lebenslange Wirkung sozialer Beziehungen ins Blickfeld. Die frühe Kindheit ist dann ein wichtiger Teil eines langfristig wirksamen Beziehungsprozesses.

Weiterhin stellt die familiendynamische Perspektive unser gewohntes, lineares Kausaldenken in Frage. Wir suchen nicht mehr nach den Ursachen für eine bestimmte Entwicklung oder für das Verhalten eines Patienten (was ja auch die Frage impliziert, „Wer ist schuld?"), sondern wir sehen, wie ein System wechselseitiger Beziehungen auf jeder Entwicklungsstufe sinnvoll zusammenspielt. Also nicht lineare Ursache-Wirkung-Ketten, sondern kreis- oder besser spiralförmige Wechselwirkungen werden analysiert.

Die Familien- oder Systemperspektive enthält ein neues Paradigma, welches uns bisher verborgene Zusammenhänge enthüllt, altbekannte Phänomene in einem neuen Licht sehen läßt und neue Wege in der Therapie durch Einbeziehung der ganzen Familie eröffnet. Familienpsychosomatik in diesem Sinn ist die Anwendung des Systemdenkens in der psychologischen Medizin.

Die familiäre oder interpersonelle Dimension bildet nur einen Ausschnitt aus dem übergeordneten biopsychosozialen System, wie es Reiser [17] beschrieben hat, und das bei der Entstehung psychosomatischer Krankheiten seine Wirkung entfaltet.

Wie bei einem Mikroskop werden wir, je nach dem, welche Ebene wir fokussieren, einen unterschiedlichen Aspekt des Ganzen erkennen können. Zur Veranschaulichung wählen wir mit Stierlin [25] das Bild optischer Linsen im Strahlengang anstelle des herkömmlichen Vektorschemas. Wir wollen so hervorheben, daß es keine hierarchische Gliederung der Ebenen gibt (z. B. das Intrapsychische sei „tiefer" und damit wesentlicher als das „oberflächliche" Interpersonelle) und daß es primär keine Kausalbeziehungen zwischen den Ebenen gibt (z. B. derart, daß die sozialen Verhältnisse Ursachen der interpersonellen sind oder daß intrapsychische Prozesse biologische verursachen). Jedes ist ein Ausschnitt des Ganzen, alle stehen untereinander in wechselseitigem Austausch. „Jede Ebene der Organisation von der sozialen bis zur molekularen ist beteiligt an der Prädisposition, Entstehung und Perpetuierung der vielfältigen klinischen Störungen, die den heutigen Menschen und unsere Gesellschaft bedrohen“, schrieb Mirsky vor 20 Jahren [14]. Auch Weizsäckers Gestaltkreis-Modell bekommt hier wieder eine ganz aktuelle Bedeutung [29].

Ich werde im folgenden den gegenwärtigen Stand der Entwicklung beschreiben und das Gesagte an einem Fallbeispiel veranschaulichen, um abschließend die Frage nach den therapeutischen Konsequenzen zu stellen.

2 Familiendynamik psychosomatischer Krankheiten

Uns liegen derzeit zwar wenige, dabei jedoch sehr weitsichtige und fundierte Arbeiten über die Familie des psychosomatischen Patienten vor, die z. T. schon 30 Jahre zurückreichen. Hervorgehoben seien etwa Richardsons Pionierwerk [18] *Patients have Families*, Kellners [8] *Family Ill Health* oder Jacksons u. Yaloms [7] *Studien zur Familiendynamik bei Colitis ulcerosa* sowie die jüngsten therapiezentrierten Forschungen des Philadelphia-Teams um Minuchin [13] und der Mailänder Gruppe um Selvini-Palazzoli [21].

Bei dem Versuch, diese Ansätze im Zusammenhang darzustellen, gibt es eine grundsätzliche Schwierigkeit, die mit dem innovativen Charakter der Familiendynamik einerseits und dem Haften am traditionellen, individuumzentrierten kausalen Denken andererseits, zusammenhängt: es gibt zur Zeit keine zusammenhängende familiendynamische Theorie, die auch nur annähernd etwa der psychoanalytischen vergleichbar wäre [4, 5]. Uns fehlt bisher die Sprache, um Beziehungsprozesse zu erfassen. Stattdessen werden entweder psychoanalytische Kategorien auf die Familie übertragen oder isolierte Phänomene der Interaktion und Kommunikation einseitig hervorgehoben. Unsere eigene Heidelberger Arbeitsgruppe bemühte sich seit längerem, ein familiendynamisches Konzept zu entwickeln, das 1. an bestehende (vor allem psychoanalytische) Theorien anknüpft; 2. Begriffe verwendet, die sowohl auf die Familie als Ganzes als auch auf Teilsysteme (z. B. Paare) anzuwenden sind; 3. das sowohl die aktuellen „hier und jetzt“ ablaufenden Interaktionen als auch die generationenübergreifenden langfristigen Beziehungsmuster (Transaktionen), die in jeder Familie Bedeutung haben, erfaßt. Bisher umfaßt dieses Modell 5 verschiedene Perspektiven [26]:

Status der Gegenseitigkeit, bezogene Individuation, Beziehungsmodi von Bindung und Ausstoßung, Delegation und Delegationskonflikte sowie die Mehrgenerationenperspektive von Vermächtnis und Verdienst. Jede von diesen bringt einen etwas anderen Aspekt der Familiendynamik ins Blickfeld, wobei auch Überschneidungen auftreten. Wir wollen versuchen, die Ergebnisse der Literatur und unsere eigenen systematischen Untersuchungen mit Familien psychosomatisch kranker Jugendlicher im Lichte dieser 5 Gesichtspunkte darzustellen, wobei wir jedoch die beiden zuletzt genannten Perspektiven (Delegation und Mehrgenerationenkonflikte) unter einer Überschrift zusammenfassen [32, 33].

2.1 Status der Gegenseitigkeit

Ein Merkmal jeder „gesunden" Familie ist ihre Fähigkeit, sich zu entwickeln und neue Formen anzunehmen. Je gestörter das System ist, umso stärker sind darin die homöostatischen Tendenzen. Der Status quo wird beibehalten, wie auch immer die Verhältnisse sich verändern. Bateson [1] wies zuerst auf die Extremformen eines solchen Stillstands hin, nämlich: 1. die komplementäre Erstarrung – ein Ergänzungsmuster wechselseitiger Anpassung, in der gegensätzliche Tendenzen (Stärke/ Schwäche; Aktivität/Passivität; Dominanz/Unterwürfigkeit etc.) immer gleichgewichtig sind, wodurch der Eindruck völliger Ruhe entsteht. Dem steht 2. die symmetrische Eskalation gegenüber, wo zwei gleichgerichtete Tendenzen aufeinanderprallen und eskalieren, bis die Spannung zu groß wird. Dann bricht das Muster ab, um sogleich wieder von neuem zu beginnen. Ein Paar oder auch eine ganze Familie kann auf diese beiden Arten miteinander verhakt sein, im „malignen Clinch" liegen.

Für Familien mit psychosomatischen Krankheiten wird von allen Autoren deren starre Homöostase betont: Jackson [7] spricht von eingeengten Familien (restricted families), deren starre Regeln der Interaktion sich bereits nach kurzer Beobachtungszeit vorhersagen lassen, wie Haley [6] z. B. daran zeigte, wer nach wem im Interview spricht. Auch Minuchin [11] betont die Starrheit (rigidity) dieser Systeme, die leicht in Krisen geraten, wenn ihnen eine Veränderung von außen aufgezwungen wird, z. B. wenn ein Kind in die Adoleszenz kommt.

Die Homöostase ist in unseren Augen ein Versuch, Konflikte zu vermeiden und behindert zugleich jede weitere konstruktive Konfliktlösung. Das Resultat ist ein gedämpftes Klima, in dem Gefühlsäußerungen ängstlich vermieden werden. Die Atmosphäre ist „pseudoharmonisch" [35] bei gleichzeitig spürbarer schwerer Konfliktspannung. Schmerz, Unglück, tiefgreifende Konflikte werden von allen Beteiligten bewußt wahrgenommen, eine unausgesprochene Übereinkunft verbietet jedoch, diese Probleme innerhalb der Familie oder gar Außenstehenden gegenüber anzusprechen.

Unsere eigenen Untersuchungen zeigten die bewußte Unterdrückung belastender und gefährlicher Gefühle und Konflikte als hervorstechende, psychologisch kräfteraubende, dabei ganz unzulängliche gemeinsame Abwehrform dieser Familien. Im Vergleich zu anderen Störungen (Psychose, Neurose, Delinquenz etc.) wird weniger gesprochen und das Wenige ist zwar logisch klar und strukturiert, aber kaum gefühlshaft besetzt und kaum auf den anderen bezogen.

Wird der Familie in der Untersuchungssituation eine Aufgabe gestellt, z. B. für einen Rorschach-Klecks eine gemeinsame Bezeichnung zu finden, so beobachten wir ein hohes Maß an Übereinstimmung. Die Aufgabe wird in ca. 80% der Fälle gelöst, aber auf der Grundlage ganz undifferenzierter diffuser Beschreibungen mit schlechtem Formniveau. Es handelt sich um „Scheinprodukte bei guter Entscheidungsqualität" [30].

Wir können also bei der Betrachtung des Status der Gegenseitigkeit als übereinstimmendes Merkmal dieser Familien ein starres *komplementäres* homöostatisches Muster festhalten. Starre, pseudoharmonische, der Konfliktvermeidung dienende Verhaltenssequenzen lassen sich in steter Wiederholung beobachten. Diese scheinen immer wieder vorübergehende Erleichterung sonst unerträglicher Gefühle zu erlauben. Jedoch – ständig drängen tiefgreifende existentielle Konflikte ins Bewußtsein. Es kommt zu einer wachsenden Häufung ungelöster Probleme, nichts kann letztlich noch konstruktiv gelöst werden. Die Belastbarkeit des Familiensystems wird stetig geschwächt, was ein um so verzweifelteres Festhalten an den pathogenen Mechanismen zur Folge hat. Wir erkennen einen Circulus vitiosus.

2.2 Bezogene Individuation

Die nächste Perspektive, die wir auf die Familie des psychosomatisch Kranken anwenden wollen, bringt die Differenzierung des Systems in den Blick. Haben wir es mit einem eintönigen Muster ähnlicher, untereinander austauschbarer Elemente zu tun, oder besteht eine Vielfalt von Unterschieden? Diese Frage läßt sich in bezug auf die einzelnen Familienmitglieder stellen: Wie ausgeprägt sind die individuellen Persönlichkeiten? Sie läßt sich aber auch in bezug auf die einzelnen Subsysteme der Familie stellen: Liegt z. B. eine genügende Differenzierung der Eltern- und Kinderrollen vor oder sind die Generationengrenzen weitgehend aufgehoben?

Zur Individuation gehört jedoch auch, daß die einzelnen Teile des Systems wieder zueinander in Beziehung gesetzt werden. Um dies zu verdeutlichen, sprechen wir von der *bezogenen* Individuation. Je vielfältiger ein Beziehungsfeld ist, umso komplexer sind die Aufgaben der Integration. Als Störungsform erkennen wir die Extreme der *Fusion*, also des Verlusts an Grenzen und Struktur („wir sind alle gleich ... was du denkst, was du fühlst, fühle auch ich ... wir sind eine Einheit ...") und der *Isolation*, also der undurchlässigen Grenzen, der unvermittelten, unbezogenen Haltung. Ideal wäre eine „semipermeable" Membran: die Möglichkeit, sich abzugrenzen, andere Haltungen aufzunehmen und sich gegebenenfalls anzugleichen. Dieser Austausch findet im Dialog statt, dessen Qualität so zum Maßstab der bezogenen Individuation wird.

In Familien mit psychosomatischen Krankheiten spielen Störungen der Differenzierung und Integration eine zentrale Rolle. Der Teil des Systems, zu dem die Mutter und der Patient gehören, wenn nicht das Ganze, befindet sich regelmäßig im Zustand der Fusion. Wir sehen hier das beziehungsdynamische Äquivalent der von Sperling [23] beschriebenen Störung der Selbst-Objekt-Differenzierung, der Symbiose zwischen psychosomatischen Patienten und ihren Müttern. Minuchin [13] spricht von „Verfilzung" (enmeshment): Jeder scheint in die Angelegenheiten des anderen verwickelt zu sein, mischt sich ein. Die Fähigkeit, zwischen eigenen Gedanken und den Zuschreibungen (Projektionen, Mystifizierungen) anderer zu unterscheiden, ist gering. Wo aber differenzierte Positionen fehlen, kann auch kein Austausch stattfinden. Vor allem aber bleiben in diesen Familien die Beziehungen völlig ungeklärt, worauf besonders Selvini-Palazzoli [21] hingewiesen hat. Bündnisse (Allianzen) werden niemals offengelegt und niemand bekennt sich offen zu Verantwortung und Führerschaft. Stellungnahmen werden in sehr allgemeiner undifferenzierter Form abgegeben und können so jederzeit revidiert werden. Dies hat eine große Unsicherheit im zwischenmenschlichen Kontakt zur Folge. Zwar bleiben offene Konflikte aus (worüber sollte man sich auch streiten), aber niemand weiß genau, woran er ist, woran er sich halten soll.

Unter der Perspektive der bezogenen Individuation, d.h. der Unterscheidung von „Selbst" und „Fremd" und der Fähigkeit, Abgrenzung zu ertragen, konnten wir in der Mehrzahl der von uns untersuchten Familien atopisch (Asthma und/oder Neurodermitis) bzw. gastroenterologisch kranker Jugendlicher ein Muster beschreiben, das mehrere Generationen erfaßt. Es läßt sich durch die Begriffe: lebenslange Fusion zwischen den Patienteneltern und ihren eigenen Eltern – fehlender Bezug (Isolation) im Verhältnis der Ehepartner – extrem undifferenzierte Beziehung zum kranken Kind, charakterisieren. Ein Dialog fand kaum statt.

2.3 Transaktionsmodi

Beobachten wir Verschmelzung oder Isolation innerhalb einer Familie, so fragen wir als nächstes: welche Richtung und welchen Charakter haben die im System wirksamen Beziehungskräfte?

Überwiegen zentripetale (nach innen gerichtete) Kräfte (Bindungen) oder zentrifugale, also Ausstoßungen bzw. Vernachlässigungen. Und welcher Art sind die Bindungen oder Vernachlässigungen? Was hält die Familien zusammen oder läßt sie auseinanderstreben? In Anlehnung an das psychoanalytische Strukturmodell beschreiben wir Bindungen bzw. Vernachlässigungen auf der Es-, Ich- oder Über-Ich-Ebene.

Die *Es- oder Triebperspektive* erfaßt die Erfüllung oder Versagung der Bedürfnisse.

Wir fanden, daß in 80% der Familien mit psychosomatisch kranken Jugendlichen die Mütter eine extrem verwöhnende, überbesorgte Haltung einnahmen. Dies ließ auch die älteren Patienten auf eine infantile Weise von ihren Müttern abhängig erscheinen. Die Väter hatten dagegen eher eine entgegengesetzte, versagende Beziehung zum Patienten. Sie bagatellisierten z.B. krankheitsbedingte Belastungen. Bei sehr wenigen Eltern konnten wir ein altersgerechtes Gleichgewicht von Gewährung und Versagung beobachten. Die Patienten selbst stellten sich in der Regel auf diese widersprüchlichen Tendenzen mit einer zwiespältigen Mischung aus infantiler Abhängigkeit einerseits und frühreifer Wichtigtuerei andererseits ein. Diese Jugendlichen spürten genau, welche Bedeutung sie als abhängiges Kind auch für ihre Eltern hatten. Die Ehepartner lebten miteinander eine „orale Kollusion" [31] aus: die Ehefrauen bekamen wenig von ihren Männern, gaben jedoch viel. Die Verhältnisse in den Herkunftsfamilien der Eltern waren durch Versagung und Forderung charakterisiert. Anlehnung und Wunschbefriedigung scheint es kaum gegeben zu haben. Wir können danach vermuten: die Mütter geben, was sie selbst vermißt haben (was ihnen die eigenen Eltern schuldig blieben) in verstärktem Maße an das Kind, z.T. auch an den Ehemann weiter. Sie verhalten sich so, wie sie eigentlich wünschten, daß die anderen sich ihnen gegenüber verhalten sollten.

Als Transaktionen auf der *Ich-Ebene* beobachten wir den Austausch von Gedanken, Gefühlen und Wahrnehmungen.

Das Ideal einer einfühlsamen Wechselbeziehung fanden wir in den Familien mit psychosomatisch kranken Jugendlichen kaum. Statt dessen bestanden auch auf dieser Ebene starke Bindungen zwischen den Müttern und den Patienten. Die Frauen nahmen auf eindringende, „mystifizierende" Weise Einfluß auf die Gefühls- und Gedankenwelt ihrer Kinder. *Sie* sprachen anstelle der Patienten, *sie* wußten, was in ihren Söhnen oder Töchtern vorging, und konnten deren Gedanken lesen. In der Paarbeziehung herrschten meist Desinteresse und Mangel an Einfühlung. In den Herkunftsfamilien fanden wir zwei unterschiedliche Muster von kognitiver Bindung einerseits und Desinteresse andererseits.

Auf der *Über-Ich-Ebene* schätzen wir die Intensität der Loyalitätsbindungen innerhalb der Familie ein.

Wir erkennen hier die Klammer, welche diese Familien über Generationen zusammenhält. Stärkste rigide Gewissensbindung verpflichtet zur Familiensolidarität und schreibt genau vor, was jedes Mitglied der Familie zu tun, zu denken oder zu fühlen hat. Die von Freud [3] beschriebenen Funktionen des Über-Ichs: Selbstbeobachtung, Gewissen und Ich-Ideal, werden hier besonders unbeugsam von der Familie wahrgenommen. Dabei werden die Ideale oft in unveränderter Form von früheren Generationen übernommen. Sie wirken anachronistisch.

Insgesamt sind in Familien mit psychosomatischen Krankheiten zentripetale, bindende Kräfte auf allen drei psychologischen Ebenen vorherrschend. Diese schließen jedoch mit Ausnahme der starren Loyalitätsbindung nicht immer alle Teile der Familien in gleicher Weise ein. Vor allem die Bindung zwischen den Ehepartnern ist auf der Es- und der Ich-Ebene schwach. Das von Minuchin [13] u. a. hervorgehobene Merkmal der „Überbesorgtheit" betrifft in erster Linie das Verhältnis zwischen Mutter und Kind. Auch der von Titchener [27] beschriebene gespannte Zusammenhalt (tight cohesion) ist auf bestimmte Systemteile und Systemebenen beschränkt. Zwar halten diese Familien nach außen wie Pech und Schwefel zusammen, aber nicht auf eine beruhigende, versichernde Weise. Es ist eher ein gespannter Zusammenhalt. Die Familie ist ständig in Gefahr, in ihrem Innern zu fragmentieren, in Stücke zu brechen. Sie braucht die starke Klammer, die alles zusammenpreßt.

2.4 Mehrgenerationenperspektive (Delegation, Schuld- und Verdienstkonten)

Die Kontinuität eines Familiensystems wird wesentlich bestimmt durch Vermächtnisse, die von Generation zu Generation weitergegeben werden. Jeder Mensch erfüllt bestimmte Erwartungen und Aufträge, die er in seiner Familie einlösen muß, oder setzt sich zumindest mit ihnen auseinander. Die Verpflichtung zur Auftragsleistung und der eigenverantwortliche Spielraum bei der Erfüllung solcher Mission ergeben sich aus der Intensität der Loyalitätsverpflichtung gegenüber denen, die uns nahestehen. Wir bleiben so ein Leben lang rechenschaftspflichtig, haben aber auch Anspruch auf Anerkennung unserer Leistungen. Ob die Verhältnisse ausgeglichen sind, darüber wachen in jeder Familie verdeckt geführte „Kontobücher" [2]. Hier wird registriert, wer für wen welche materiellen, vor allem aber symbolische Leistungen erbracht hat oder wer wem etwas schuldig geblieben ist. Offene Konten und unbeglichene Rechnungen sind die Wurzel vieler langfristig stagnierter Familienkonflikte.

Diese ethische oder existentielle Perspektive tritt bei jedem gemeinsamen Familiengespräch unvermeidlich zutage. Boszormenyi-Nagy [2] hat sie als Mehrgenerationenperspektive von Schuld und Verdienst konzeptualisiert. In den Familien mit psychosomatisch kranken Mitgliedern fanden wir regelmäßig eine große Bereitschaft, sich für den anderen aufzuopfern. Die Patienten selbst standen unter dem Eindruck starker Schuld- und Verpflichtungsgefühle, da ja von den anderen mehr für sie getan wurde, als sie je zurückgeben konnten.

Stierlin [24] hat in Abgrenzung vom soziologischen Rollenbegriff und von den psychoanalytischen Konzepten der projektiven Identifikation [9] oder narzißtischen Projektion [19, 20] das Konzept der Delegation eingeführt. Hier wird der Beauftragungsmodus, das Hinaussenden und Mit-einem-Auftrag-Versehen (lateinisch: delegare) klar erkennbar. Aufträge können auch wieder auf den verschiedenen psychologischen Ebenen zum Tragen kommen und typische Auftragskonflikte zur Folge haben.

In den von uns untersuchten Familien fanden wir, daß auf der Grundlage der bereits erwähnten starren Über-Ich-Bindungen (Loyalitätsbindungen) der Spielraum, welcher dem Delegierten der Familie bei der Erfüllung seiner Mission bleibt, außerordentlich begrenzt ist. Er bekommt nur ein „imperatives Mandat" mit auf den Weg.

Schauen wir uns die Art der Aufträge an, mit denen die jugendlichen Patienten konfrontiert wurden, so kehren im wesentlichen 3 große Kategorien immer wieder:

1. Hilfe bei der Vermeidung aggressiver Auseinandersetzung. Die Patienten erfüllen so eine wichtige regulierende Funktion im Familiensystem. Angesichts der Entfremdung ihrer Eltern treten sie als vermittelnde Schiedsrichter, als Blitzableiter, als Sorgenkinder, die von jedem Streit ablenken, auf.
2. Abwehr tiefgreifender, die Existenz anderer Familienmitglieder bedrohender Depression. Bei der Vermeidung chronisch fehlgelaufener Trauer bieten sich die Patienten z. B. als „Ersatzobjekte" an. Sie werden delegiert, das unerfüllte Leben eines anderen, gestorbenen Mitglieds der Familie zu ersetzen.
3. Verwirklichung unerfüllter Erwartungen der Eltern. Die an die Patienten herangetragenen narzißtischen Wünsche stehen oft im krassen Widerspruch zu deren individuellen Neigungen und Fähigkeiten. Die Jugendlichen werden so überfordert.

3 Familiendynamische Hypothesen

Wir haben Familien mit psychosomatisch kranken Mitgliedern unter 5 verschiedenen Systemperspektiven betrachtet. Bevor wir uns den therapeutischen Konsequenzen zuwenden, wollen wir versuchen, die einzelnen Gesichtspunkte wieder zusammenzufügen und familiendynamische Hypothesen zu formulieren, die uns zeigen sollen, wie das System als Ganzes funktioniert. Wir fragen nach den offenen, vor allem aber auch verdeckten Regeln und Mythen, die das Familienleben bestimmen.

Wir versuchen weiter, in einem integrativen Schritt aus der Vielzahl der vorgefundenen Konstellationen typische Grundmuster herzuleiten. Wir können nicht sagen, „die" psychosomatische Familie gefunden zu haben, stattdessen sehen wir im wesentlichen 3 recht unterschiedliche Konstellationen, die sowohl in Familien mit atopisch kranken als auch gastroenterologisch kranken Jugendlichen vorkamen, wenn auch mit etwas unterschiedlicher Häufigkeit. Wir nennen sie: 1. die gebundene Familie, 2. die gespaltene Familie, 3. die Familie in chronischer Auflösung.

3.1 Gebundene Familien

Hier überwiegen seit Generationen fast ausschließlich Bindungskräfte, zentripetale Tendenzen, die auf allen 3 psychologischen Ebenen (Es, Ich, Über-Ich) zum Tragen kommen. Die Grenzen innerhalb der Familie sind verwischt und extrem durchlässig. Diese Verschmelzung bedingt, daß alters- oder rollenbedingte Unterschiede fehlen. Die Kinder reden, als seien sie die Eltern, und umgekehrt. Alle sind gleich.

Diese Familien kommen geschlossenen Systemen nahe, die nichts hinein- und nichts herauslassen. Die Autarkie drückt sich oft bereits in der Wohnsituation aus: alle Generationen leben unter einem Dach, versorgen sich selbst, brauchen nichts und niemand in der Welt, alles hockt in großer räumlicher Enge aufeinander. Dabei findet kaum ein Austausch von Gedanken und Gefühlen statt. Es wird wenig besprochen und ausgetragen, mehr gespürt, erahnt, unbefragt angenommen.

Die Atmosphäre wirkt auf den Außenstehenden oft bedrückend, vielleicht auch langweilig. Konflikte werden vermieden oder geleugnet, Aggressionen unterdrückt. In der Folge entwickelt sich ein harmonisierender Stil, der bedingt, daß weite, wichtige Bereiche der Familie ausgespart, totgeschwiegen werden.

Die Delegationen zielen meist auf eine Erhaltung dieses Familienbildes ab, es sind konservative Aufträge: „weitermachen wie bisher, sich an der Vergangenheit ausrichten, als Familie zusammenbleiben". Die Loyalitäten sind extrem stark. Es herrscht ein hohes Maß an wechselseitiger Verpflichtung, eigene Ansprüche werden kaum geltend gemacht.

In solchen Familien haben vor allem die folgenden 5 Regeln und Mythen Gültigkeit:

1. Wir sind eine harmonische Familie, die keinen Streit kennt und in der immer alle einer Meinung sind.
2. Wir sind eine Einheit. Bei uns sind alle gleich. Jeder ist immer für den anderen da.
3. Trennungen sind Katastrophen. Wenn jemand die Familie verläßt, ist er „so gut wie gestorben".
4. Wir kennen uns so gut, daß wir immer wissen, was der andere denkt. Danach zu fragen, wäre überflüssig.
5. Früher war alles besser, heute ist die Welt schlecht und verdorben, man muß sich vor den Menschen in acht nehmen.

Es ist im Anschluß daran nicht mehr schwer, sich vorzustellen, wo die Schwächen solchen Zusammenlebens liegen. Die Familie muß immer dann in eine Krise geraten, wenn ihr Veränderungen von außen aufgezwungen werden, und sie gerät periodisch von innen heraus in Krisen, wenn die Mischung unausweichlicher, aber unbewältigter und verleugneter Konflikte und Meinungsverschiedenheiten so explosiv geworden ist, daß ein banaler Anlaß genügt, die befürchtete Katastrophe herbeizuführen. Die Harmonisierungen und Illusionen brechen zusammen. Solche Krisen führen gewöhnlich zu einer noch rigideren Anwendung der Familienregeln, es entsteht ein Circulus vitiosus. Entwicklungs- und Veränderungsaufgaben, die sich jeder Familie stellen, führen hier zu vorhersagbaren Krisen und Symptommanifestationen. Vor allem sind dies: die Bewältigung von Verlusten, insbesondere beim Tod eines Familienmitglieds; die Ablösung (Trennung und Individuation) der Kinder; die Partnerfindung und Bildung einer neuen Familie. Die beiden zuletzt genannten Krisen können vielleicht um den Preis des Stillstands der Familienentwicklung vermieden werden. Die Verlustkrise ist jedoch unausweichlich.

Es scheint, daß die früheren Beschreibungen sog. psychosomatogener Familien, etwa von Jackson, Titchener oder Minuchin [7, 13, 27] dieses Muster erfassen. Die gebundene Familie ist jedoch, wie wir sehen werden, nur eine von drei Konstellationen, die bei der Untersuchung einer unausgelesenen Gruppe von Familien mit psychosomatisch Kranken vorkommt. Allerdings war diese Konstellation in der von uns untersuchten gastroenterologischen Gruppe (Colitis ulcerosa, Morbus Crohn, Ulcus duodeni) die häufigste: 16 von 26 Familien wurden dem Bindungstyp zugeordnet. In der atopischen Gruppe (Asthma und Neurodermitis) fanden wir nur bei 8 von 29 Familien dieses Muster.

3.2 Gespaltene Familien

In diesen Systemen stehen sich über Generationen zwei Parteien gegenüber: die Eltern haben untereinander eine schwache oder sogar negative Beziehung. Sie sind jeder selbst intensiv an einen meist stark idealisierten Elternteil gebunden. Die Kinder werden zwischen den Eltern aufgeteilt (Vaters Kinder, Mutters Kinder). Jede Generation wird so von neuem mit einem gespaltenen Elternbild konfrontiert. Wir sehen ein Muster, wo z. B. der psychosomatisch kranke Sohn stark an der Mutter hängt, die ihrerseits ein Leben lang in einer infantilen Bindung zu ihrem eigenen Vater verblieb. Das kranke Kind erlebt, daß seine Eltern kaum eine Beziehung zueinander haben (der Vater vielleicht sogar zum Sündenbock gestempelt wird). Die Verhältnisse bleiben so lange ausgeglichen, wie wir auf der anderen (in unserem Beispiel väterlichen) Seite ein komplementäres Muster finden. Der Ehemann verharrt in einer Symbiose mit seiner Mutter und bindet in gleichem Maße einen Teil seiner Kinder (z. B. die Tochter). Diese Konstellation kann sich erstaunlich oft über Generationen wiederholen und fortsetzen.

Kinder aus solchen Familien werden von Anfang an mit einer Hypothek beladen, die Boszormenyi-Nagy [2] das „Vermächtnis der gespaltenen Loyalitäten" nannte und als Wurzel vieler selbstdestruktiver Lebensläufe (bis zum Suizid) erkannt hat: die Schuldgefühle gegenüber dem verketzerten Elternteil erfahren ihren Ausgleich, indem der Betreffende letztlich genauso schlecht oder sogar noch schlechter wird als dieser und ihn so rehabilitiert. Der von der Mutter verwöhnte junge Mann, der ein Leben lang ihr Vertrauter und Verbündeter im Kampf gegen den „bösen" Vater blieb, entwickelt sich in seiner Ehe zum trunksüchtigen Tyrannen, der seine Frau schlägt und einzig von seiner Tochter verstanden und unterstützt wird. Die junge Ehefrau, die ein Leben lang ihren Vater aufopfernd versorgte und ihm über die Scheidung von der „bösen" Mutter hinweghalf, wird zur keifenden, vorwurfsvollen Xanthippe, die im Verein mit dem Sohn den Ehemann quält.

In dieser Gruppe fanden wir viele zerbrochene Familien. Das Gefühlsklima war durch bedrohliche, destruktive – oft mörderische – Impulse geprägt. Meist wiesen die Kinder relativ starke Symptome auf. Nebeneinander fanden wir Verhaltensstörungen und körperliche Krankheiten. Zuweilen schien es, als lasse allein die Sorge um das kranke Kind die Kämpfe für einige Zeit ruhen, wodurch die Familie oberflächlich zusammengehalten wurde.

Die folgenden 4 Regeln und Mythen ließen sich herausarbeiten:

1. In unserer Familie gibt es Gute und Böse. Die Guten sind die Opfer der Bösen.
2. Die Kinder müssen bekennen, zu welcher Seite sie gehören. Sie leben, um ihre Eltern zu unterstützen.
3. Wenn Eltern sich nicht vertragen, kann man nichts machen, das war schon immer so. Wenn man miteinander redet, endet das in immer neuem Streit, besser, man versucht es gar nicht mehr.
4. Der andere ist schuld an der Misere der Familie. Je tiefer der Graben zwischen den feindlichen Lagern, umso mehr müssen die jeweiligen Parteien zusammenhalten.

Gespaltene Familien fanden wir am häufigsten in der atopischen Gruppe, und zwar in 12 von 29 Fällen. Bei den Familien der gastroenterologisch kranken Patienten kam dieses Muster relativ selten (in 4 von 26 Fällen) vor.

3.3 Familien in Auflösung

Als letztes wollen wir noch auf eine besonders schwierige Konstellation eingehen, die der Arzt meist nur als unvollständige Familie in der Sprechstunde sieht. Dies sind Familien, die eigentlich nie als solche bestanden haben, sondern die sich von Anfang an in chronischer Auflösung befunden haben.

Das Muster ist allgemein bekannt und wird durch den Mythos „Kind aus gutem Haus heiratet einen armen Menschen, der nie ein richtiges Heim kennengelernt hat", beschrieben. Die Verbindung zwischen dem Mitglied einer stark bindenden Familie und einem frühzeitig ausgestoßenen Kind aus einem zerbrochenen System erscheint nur auf den ersten Blick als stark komplementäres Zusammenspiel aussichtsreich: der eine sucht Geborgenheit und Wärme, die er selbst vermißt hat, will in eine „richtige" Familie einheiraten, der andere versucht, das Vermächtnis seiner Familie, den starken Zusammenhalt und die Harmonie zu bewahren. Die Enttäuschung ist zwangsläufig: die wechselseitigen Erwartungen ergänzen sich nicht, sondern sind sogar identisch: beide Partner haben starke Ansprüche aneinander, jedoch weder der (verwöhnte) Gebundene noch der (vernachlässigte) Ausgestoßene sind in der Lage zu geben und zu teilen, ihre Wünsche auszusprechen, Konflikte auszutragen (gestörte Individuation).

Belastend wirkt weiterhin, daß meist die Verbindung der Partner von den Herkunftsfamilien (vor allem von der bindenden Seite) bekämpft wird. „Die beiden passen nicht zueinander, das kann ja nie gutgehen." Vor allem der gebundene Teil steht so von Anfang an im Loyalitätskonflikt zwischen seinem Partner und seiner Herkunftsfamilie.

Von der Geburt eines Kindes wird erhofft, dort die Liebe zu bekommen, die der Partner schuldig blieb. Oft werden die Kinder bereits vor der Ehe gezeugt, um den Zusammenschluß durchzusetzen. Die Situation wird, wenn Kinder geboren sind, noch schwieriger: es stellt sich schnell heraus, daß das Baby nicht geben kann, was von ihm erwartet wird, sondern im Gegenteil selbst viel Fürsorge und Liebe beansprucht. Viele dieser Verbindungen brechen jetzt so abrupt auseinander, wie sie begonnen haben. Der „schizoide" Ausgestoßene geht weiter auf die Suche nach der idealen Frau. Der gebundene, abhängige Partner kehrt in den Schoß der Familie zurück, die dann mit dem Enkel noch ein weiteres Kind hinzugewonnen hat. Damit endet das Dilemma jedoch nicht, sondern beide Partner wiederholen meist mit neuen Hoffnungen den gleichen Konflikt. Wir finden am Ende ein unübersichtliches Feld abgebrochener Beziehungen, in dem die Kinder überfordert sind, da sie sich selbst überlassen bleiben oder Partner bzw. Elternersatz für ihre enttäuschten Eltern sein sollen. Der einzige feste Punkt ist die konstante Abhängigkeitsbeziehung in dem gebundenen Teil des Systems. Es ist schwer, in diesem Beziehungschaos überhaupt noch Systemregeln zu erkennen. Im wesentlichen leben solche Familien von der Hoffnung auf eine bessere Zukunft. Dies verhindert, sich mit der Gegenwart auseinanderzusetzen. Sobald Schwierigkeiten auftauchen, wird die „Flucht nach vorn" angetreten.

Diese Konstellation wirft in der Behandlung die größten Probleme auf und hat die schlechteste Prognose. Wir fanden sie in unserer Untersuchung bei 9 der hoffnungslosesten atopischen Familien (N = 29) und in 6 Fällen mit gastroenterologischen Leiden (N = 26).

4 Fallbeispiel

Welche Möglichkeiten ergeben sich aus dem Gesagten für die Behandlung? Zur Veranschaulichung wollen wir uns dem Beispiel einer Familienbehandlung zuwenden.

Die Familie wird von der chirurgischen Klinik überwiesen, wo die 36jährige Ehefrau wegen Duodenalgeschwüren seit 9 Jahren konservativ behandelt wurde. Als Patient wird uns aber die 10jährige Anna angekündigt, die schon immer ein sehr ängstliches Kind gewesen sei. Sie fürchte ständig, der Mutter könne etwas zustoßen, oder die Mutter würde eines Tages nicht mehr wiederkommen, wenn sie auch nur kurz das Haus verläßt. Seit Anna jetzt aufs Gymnasium kam, haben sich die Ängste noch gesteigert. Zu Hause folgt sie der Mutter auf Schritt und Tritt oder will mindestens wissen, wo sich die Mutter gerade aufhält. Vom Vater wird uns berichtet, er sei ein schwieriger Mann und habe seit dem 3. Lebensjahr Asthma. Die 8jährige Beate ist „unauffällig".

Vorgeschichte: Herr P. ist Einzelkind und hängt bis heute sehr an seiner Mutter. Sein Vater, der 15 Jahre älter als seine Frau ist, wird als Eigenbrötler charakterisiert. Frau P. wiederum ist die zweitjüngste von 10 Geschwistern. Da ihre Mutter lange

Jahre krebskrank war, fühlte sie sich verpflichtet, für den Vater und die unverheirateten Brüder den Haushalt zu führen. Ihren jetzigen Mann kannte sie schon längere Zeit, wollte ihn aber ursprünglich nicht heiraten. Er sei ihr zu sehr als „Muttersöhnchen" erschienen. Dann wurde sie jedoch von ihm schwanger und brachte Anna zur gleichen Zeit im gleichen Krankenhaus zur Welt, als ihre Mutter starb. Danach blieb Frau P. noch 1½ Jahre im Elternhaus und versorgte ihren Vater und die Brüder. Erst als Beate unterwegs war, wurde geheiratet. Seither hat Frau P. Magengeschwüre. Beide Familien waren gegen die Heirat und redeten viel in die Ehe hinein. Um dem zu entgehen, zogen die jungen Leute vor 5 Jahren in den Süden, wo Herr P. eine neue Stelle fand. Seither habe Anna, die schon immer an der Mutter hing, die spezifische Angst, diese könne eines Tages nicht mehr nach Hause zurückkommen.

Verlauf: In den ersten beiden Familiensitzungen sprechen die Eltern kaum miteinander, sondern nur über Annas Ängste. Diese sitzt trotzig und gelangweilt dazwischen. Sie wirkt älter als sie ist, während Beate sichtlich die „Kleine" ist und sich aus dem ganzen Geschehen heraushält. Mehrfach wird von den Eltern geheimnisvoll angedeutet, es gebe Dinge, die sie vor den Kindern nicht aussprechen könnten. Aber auch als einmal die Mädchen nicht anwesend sind, wird nicht klarer, worum es geht. Die Gespräche fanden in 4- bis 6wöchigem Abstand statt. Eine Wende kündigt sich in der 4. Sitzung an, deren Beginn wir nun betrachten wollen.

Therapeut (Th.):	So, wie stehts?
Mutter:	Fast immer auf dem gleichen Stand.
Th.:	Hm. Wer will mal erzählen, wer will mal anfangen?
Mutter:	Willst mal Du (zu Anna)?
Anna:	Nein.
Mutter:	Die sagt nichts mehr, hat sie gesagt.
Th.:	Sie sagt hier nichts mehr.
Mutter:	Sie will gar nichts sagen, grad hast es gesagt unten.
Anna:	Was hab ich da gesagt?
Mutter:	Daß nichts mehr sagst.
Anna:	Stimmt doch gar nicht!
Mutter:	Ja, das hast Du gesagt.
Anna:	Ich hab gesagt, ich sag zu *Dir* nichts mehr.
Mutter:	Ja, weil ich was erzähln wollt.
Th.:	Ah, weil die Mutter was erzählen wollt, was Du ihr gesagt hast?
Mutter:	Ja.
Th.:	... und das wolltest Du nicht, daß sie was hier so, so ... ausplaudert.
Mutter:	Eben, und da hab ich gesagt, da brauchen wir ja gar nicht mehr herfahren, wenn ich nichts sagen darf, da kommen wir ja nicht weiter ...
Th.:	Nun, Anna kann ja nun selber sagen, was ...
Mutter:	Ja, ebendrum haben wir ja gesagt, Du sollst anfangen. – kleine Pause –
Th.:	Also Anna hat der Mutter was erzählt, was die Mutter gerne hier sagen würde, aber Anna will nicht, daß das hier rauskommt.
Anna:	Hm, das ist aber schlimm, he. Ich hab gesagt, Du sollst es nicht dem Papa sagen.
Th.:	Ach, dem Papa nicht, na, der ist ja jetzt dabei ...
Mutter:	Der Papa hats ja selber gehört.
Anna:	Na ja.
Mutter:	Eben.
Anna:	Eben, ja ...
Th.:	Aber wir sollens nicht hören hier.
Anna:	Ist mir doch egal.
Th.:	Ist Dir egal.

Mutter:	Das ist ja auch gar nicht so wichtig . . .
Anna:	Also . . .
Mutter:	Eben, was Du immer für Drama draus machst, das ist doch nichts Schlimmes, was Du gesagt hast.
Anna:	Ist doch egal.
Mutter:	Eben.
Anna:	Man muß ja nicht alles wissen.
Mutter:	Der Papa weiß es sowieso schon nicht, wir haben gar nichts zu ihm gesagt.
Th.:	Hm.
Mutter:	Ja, darfs ich dann jetzt sagen?
Anna:	Von mir aus, Mensch.
Mutter:	Ich sags jetzt.
Anna:	Ja bitte, Du kannst es sagen.
Mutter:	Ich hab bloß zu meinem Mann gesagt, seit mindestens 8 Tagen, jetzt fast jeden Tag am Abend, da sagt sie, Mutti, heute hab ich dich wieder ganz gern. Ja so jeden Tag, aber immer so ungefähr das gleiche, da kriegt sie so Anwandlungen.

Wir erkennen in dieser kurzen Sequenz ein Beziehungsmuster, in dem Anna und ihre Mutter eng verbunden erscheinen. Diese Bindung soll jedoch nicht verraten werden. Anna will nicht, daß ihr Vater und die Schwester erfahren, wie gern sie die Mutter hat. Die Mutter ihrerseits wertet die Zuneigung der Tochter als pathologische „Anwandlungen“ ab. Es könnte sein, daß Vater und Beate eifersüchtig werden, wenn das enge Verhältnis von Mutter und Anna bekannt wird. Die Angstsymptome bieten die Möglichkeit, die Bindung in versteckter Form beizubehalten: Anna zwingt die Mutter, sich stark um sie zu kümmern, nicht fortzugehen.

In dieser Phase der Behandlung steht das Kind ganz im Mittelpunkt. Diese Position scheint aber bereits zunehmend unbehaglich zu werden. Im weiteren Verlauf der Stunde verändern die Therapeuten diese Sitzordnung: Anna wird aufgefordert, mit ihrer Mutter den Platz zu tauschen, sie sitzt jetzt nicht mehr zwischen den Eltern und die Mutter ist näher zum Vater gerückt. Als wir nun versuchen, die Eltern in ein direktes Gespräch miteinander zu bringen, machen wir eine überraschende Entdekkung: die beiden werden unruhig, die Spannung steigt, ein Dialog kommt kaum zustande. Auf die Frage, wie es den Eltern wohl ginge, wenn Anna nicht ihre Ängste hätte, kommen nur ganz allgemeine nichtssagende Antworten: „Immer gleich . . . Ganz normal . . . Mal so, mal so . . .“. Die Frage scheint die Eltern stark zu belasten. Im weiteren Verlauf erfahren wir, daß Frau P. sich von ihrem Mann seit langem eingeengt und bedrängt fühlt. Schlimmer noch als Anna hänge *er* sich an ihre Schürzenbänder und das sei schon immer so gewesen. Herr P. wiederum berichtet, wie oft er sich von seiner Frau seit langem zurückgewiesen fühlte, z. B. wenn sie mit den Kindern die Sommerferien bei ihrem Vater und ihren Geschwistern verbrachte und ihn drängte, den Urlaub mit seinen eigenen Eltern zu teilen. Oft läuft er nach solchen Auseinandersetzungen fort, will allein sein. Seine Frau fürchtet, er könne sich umbringen. In dieser Zeit leiden auch beide unter besonders starken körperlichen Beschwerden.

Wir erkennen so eine gespaltene Familie, in der die Partner einander seit Anbeginn fremd geblieben sind und wo jeder eine starke Bindung an die eigene Herkunftsfamilie beibehalten hat. Die Kinder haben hier eine wichtige stabilisierende und vermittelnde Funktion. Besonders exponiert scheint Anna zu sein, die geboren wurde als ihre Mutter die eigene Mutter verlor. In ihrer Angst scheint sie die Gefahr zu spüren, in der die Familie sich befindet.

Bei diesem Erkenntnisstand können die Therapeuten der Familie am Ende der 4. Stunde die folgende Mitteilung machen:

„Uns ist klar geworden, daß beide Eltern in einem Zirkel gefangen sind. Immer wenn die Mutter etwas alleine machen will, fühlt sich der Vater ausgeschlossen, alleingelassen und drängt ihr nach. Dann fühlen Sie, Frau P., sich aber von ihrem Mann bedrängt und verfolgt und ziehen sich noch mehr zurück, wodurch sich Ihr Mann noch mehr verlassen fühlt. Das geht solange, bis Herr P. wegläuft, in den Wald geht, was seiner Frau Angst macht. Sie beide leiden sehr unter dieser Situation, die Mutter bekommt Magengeschwüre, der Vater Asthmaanfälle. Der einzige Ausweg, aus diesem Dilemma besteht darin, daß Du, Anna, Angst bekommst. Dann muß Deine Mutter zuhausebleiben und der Vater kann sich nicht alleingelassen fühlen. Auf diese Weise hilfst Du, Anna, Deinen Eltern sehr, auch wenn der Preis darin besteht, daß die Ängste immer schlimmer werden, daß Du Dich deshalb vor Deinen Kameraden schämst und nicht mehr alleine weggehen kannst. Beate hat es gut und kann der Sonnenschein sein, solange ihre Schwester der Familie alleine hilft. Eigentlich können wir Ihnen nichts anderes empfehlen, als so weiterzumachen wie bisher".

In der nächsten Sitzung (ca. 4 Wochen später) ist von Annas Ängsten nicht mehr die Rede. Stattdessen hat es zwischen den Eltern den ersten handfesten Krach seit langem gegeben, und zwar anläßlich eines Besuchs der Mutter von Herrn P. In der Behandlung schließen sich jetzt mehrere Stunden an, in denen mit den Eltern allein über ihr schwieriges Verhältnis zu den jeweiligen Familien gesprochen wird. Herr P. erlebt, daß er sich durchaus besser gegen die Mutter abgrenzen kann, ohne die Beziehung zu ihr aufs Spiel zu setzen, und Frau P. hat ein versöhnendes Gespräch mit ihrem Vater.

In dieser Phase größerer Nähe und Vertrautheit wird auch das „Familiengeheimnis" gelüftet: Frau P. hat seit Jahren ein Verhältnis mit einem alten Jugendfreund, den sie regelmäßig trifft. Ihr Mann hat im Grunde die ganzen Jahre Bescheid gewußt und auch Anna hatte schon öfter der Mutter ein Alibi geliefert, wenn sie sich mit dem Freund treffen wollte. Die Angst, ihre Mutter könnte eines Tages nicht wiederkommen, hatte also durchaus einen realistischen Kern.

Größere Offenheit und Entspannung in der Familie ließen die psychosomatischen Symptome der Eltern fast vollständig verschwinden. Die Therapie wurde nach 10 Sitzungen, die in ca. anderthalb Jahren abgehalten wurden, beendet. Bei einem katamnestischen Gespräch ein Jahr später hat sich die Familie weiterhin positiv entwickelt und stabilisiert.

5 Konsequenzen für die Behandlung psychosomatisch Kranker

Unter einer Systemperspektive erkennen wir bei einem psychosomatischen Patienten nicht nur dessen „frühkindliche Störung", sondern zugleich seine schwierige Position in einem komplexen Beziehungsfeld. Wir treffen in der Psychosomatik vor allem ausweglos erscheinende Situationen an, bei denen gerade der Patient vom System ganz besonders gebraucht wird. Es herrscht ein Gleichgewicht, das leicht gestört werden kann und das in besonders stabilen Abwehrmechanismen seinen Halt sucht. Es ist schwer zu sagen, wo eine Behandlung ansetzen soll, wer eigentlich der Patient ist. In unserem Fallbeispiel berichtet uns der überweisende Kollege, die Tochter sei in einer schwierigen Familiensituation überfordert, die Mutter hänge zu stark an ihr. Frau P. leide außerdem selbst seit langem an Magengeschwüren. Der Vater sei sowieso hoffnungslos, an den komme man nicht ran.

Wir können fragen: ist die Tochter die Patientin, weil sie der Mutter am meisten hilft? Aber besteht nicht die Gefahr, wenn wir so unsere Therapie beginnen, daß wir der Mutter den Halt nehmen, so daß sie kränker würde oder sich an die bisher gesunde Tochter hielte. Oder sollen wir die Mutter behandeln in der Hoffnung, daß, wenn sie ihre Tochter weniger braucht, diese entlastet wird und weniger Symptome hat? Würde dies aber nicht bedeuten, daß Frau P. sich aus der gespannten Situation mit ihrem Mann zu lösen versucht? Der Vater geriete so noch mehr in die Isolation, und wäre das wirklich eine Entlastung der Kinder? Auch die parallele Behandlung von Mutter und Tochter scheint uns keine Alternative zu bieten. Der Vater und die andere Tochter würden stärker belastet, denn Herr P., der Hoffnungsloseste, der wohl am stärksten therapeutische Hilfe braucht, wäre von vornherein ausgeschlossen und der bisher gesündeste Teil des Ganzen (Beate) würde einer größeren Belastung ausgesetzt. Wir müssen auch prüfen, ob die Familie sich einen solchen Eingriff gefallen ließe oder sich nicht gerade gegen die äußere „Gefahr" zur Wehr setzen würde. Eine Verstärkung der Abwehr führt aber weniger zu einer Reifung und Weiterentwicklung, sondern mit großer Wahrscheinlichkeit zur Einführung noch pathogenerer Beziehungsmuster.

Die Hauptschwierigkeit bei der Arbeit mit psychosomatisch kranken Patienten besteht u. E. darin, daß diese immer zugleich Mitglieder maximal belasteter Familien sind, welche kaum noch Spielraum für eine konstruktive Veränderung haben. Die häufigste Therapie besteht in der Praxis darin, daß die Dinge so gelassen werden, wie sie sind! Wir finden vielleicht deshalb auch die meisten psychosomatischen Patienten nicht in den psychosomatischen Kliniken, sondern in den Organkliniken, wo ihre Symptome behandelt werden.

5.1 Indikationen und Kontraindikationen für gemeinsame Familiengespräche

Viele Ärzte schätzen seit langem das erweiterte Verständnis, das sie für den Patienten und seine Situation gewinnen, wenn sie auch die Familie kennen, wenn sie z. B. beim Hausbesuch einen unmittelbaren Eindruck vom Zusammenleben aller Beteiligten bekommen. So verstanden gibt es eigentlich keinen Einwand gegen das Familiengespräch. Konflikte und Konfliktquellen sind schnell zu erkennen oder vorherzusehen, was bei der Tendenz vieler psychosomatisch Kranker, Probleme herunterzuspielen oder zu verbergen, besonders wichtig sein kann.

Aber auch, um wirksamer intervenieren zu können, hilft das gemeinsame Gespräch mit der Familie dem Arzt. Er kann so vor allem sicherstellen, daß das, was er gesagt hat, wirklich allen in gleicher Weise vermittelt wird. Weiterhin lassen sich oft erst im gemeinsamen Gespräch Möglichkeiten erkennen, die die Familie selbst hat, anstehende Probleme zu lösen. Der Arzt kann so Zeit und Energie sparen, wenn er vermeidet, Aufgaben in der Familie zu übernehmen, bevor nicht geklärt ist, ob im Umfeld des Patienten noch ungenutzte Ressourcen verfügbar gemacht werden können.

Mehr spezifische Indikationen ergeben sich aus den beiden Besonderheiten psychosomatischer Familien: Die festgefahrene Kommunikation und die Beziehungen vom Abhängigkeitstyp. Gerade der Arzt, welcher die Familie seit langem kennt und das Vertrauen aller Angehörigen genießt, ist wohl mehr als jeder Außenstehende in der Lage, das Gespräch über ängstlich vermiedene Themen wieder in Gang zu bringen und so neue Entwicklungen der Familie möglich zu machen. Außerdem ist es sehr schwierig, in einer stark gebundenen und verschmolzenen Familie zu versuchen, nur einen einzelnen zu verändern, ohne das Umfeld mit zu berücksichtigen. Einzelgespräche wecken hier oft Mißtrauen und Beunruhigung bei den Angehörigen, was den Patienten in einen Konflikt zwischen seinem Arzt und seiner Familie bringt, wobei natürlich meist die Familienbindungen stärker sind als ein noch so gutes Verhältnis zum Arzt. Aber selbst wenn es gelingt, den Patienten (z. B. einen Jugendlichen) etwas aus der Familie zu lösen, so ist der Preis für solchen Behandlungserfolg oft eine schwere Familienkrise, und der Arzt muß sich die Frage stellen, ob er durch sein Handeln nicht mehr geschadet als genutzt hat.

Situationen, in denen gemeinsame Familiengespräche *nicht* angezeigt erscheinen, sind vor allem die folgenden:

Wenn die Familie nicht das für die Lösung der anstehenden Probleme entscheidende Beziehungssystem ist, sollte eher mit den anderen wichtigen Bezugspersonen Kontakt aufgenommen werden. Dies gilt z. B. für Konflikte auf der Krankenhausstation, Schulprobleme oder Schwierigkeiten am Arbeitsplatz. Darüber hinaus gibt es eine Zahl psychosomatischer Patienten, bei denen im Gegensatz zu der Mehrheit der Fälle zwischenmenschliche Kontakte extrem schwach ausgebildet sind und sich nur Rudimente von Beziehungssystemen erkennen lassen (Familien in Auflösung). Im einzelnen sind dies etwa schizoid narzißtische Einzelgänger, vernachlässigte ausgestoßene Kinder aus aufgelösten Familien oder im Alter isolierte und vereinsamte Menschen. Hier sollte der gute Kontakt zum Arzt als möglicherweise einziger Vertrauensperson nicht dadurch aufs Spiel gesetzt werden, daß vorschnell andere Personen herbeigezogen werden, was vom Patienten leicht als enttäuschende Abweisung erlebt werden kann und dann einen endgültigen Rückzug bewirkt.

Schließlich gilt für die langfristige, auf Veränderung der Beziehungsstrukturen angelegte Behandlung psychosomatischer Familien, daß diese in ihrer Schwierigkeit der Behandlung von Familien mit psychotischen Mitgliedern vergleichbar ist, und so einen erfahrenen Familientherapeuten oder zumindest kontinuierliche Supervision erfordert. Unqualifizierte Behandlungsversuche können hier leicht Schaden anrichten.

Das gemeinsame Familiengespräch zur Diagnostik oder Krisenintervention dürfte aber für jeden mit psychosomatischen Patienten Arbeitenden eine Bereicherung darstellen, da bei relativ geringem Aufwand relativ große Wirkung erreicht werden kann. Dabei empfiehlt es sich aber, die folgenden 4 oder 5 Leitlinien zu befolgen, die auch sonst in Familiengesprächen Gültigkeit haben, jedoch gerade in psychosomatischen Situationen oft bereits am Anfang über das Gelingen entscheiden.

5.2 Hinweise zur Gesprächstechnik bei psychosomatischen Familien

Im Mittelpunkt steht hier der Umgang mit dem Familienwiderstand, der in der Anfangsphase meist groß ist. Schon die Einladung zum gemeinsamen Gespräch wird oft als unerträgliche und bedrohliche Infragestellung erlebt, vor allem wenn frühzeitig vermittelt wird, daß die „Ursachen" der Erkrankung eines Mitglieds in der Familie gesehen werden. Es empfiehlt sich, die Einladung so zu formulieren, daß der Arzt die Familie kennenlernen will oder noch besser, die Gedanken aller hören will, um dem Kranken besser helfen zu können. Je selbstverständlicher es für den Arzt selbst ist, daß er in einer schwierigen Situation mit allen Beteiligten gemeinsam spricht, um so einfacher kommt das Gespräch zustande. In der Anfangsphase des Gesprächs steht dann ein Ziel ganz im Vordergrund:

a) *Schaffung einer Vertrauensbeziehung zu allen Mitgliedern der Familie:* Nacheinander versucht der Therapeut, die Sicht eines jeden Familienmitglieds zu erfahren und sich in jede Position aktiv einzufühlen, d.h. auch Verständnis für ganz unterschiedliche, oft widersprüchliche Sehweisen zum Ausdruck zu bringen oder diese zumindest nicht gleich in Frage zu stellen.

b) *Das Familiengespräch muß oft aktiver und strukturierter geführt werden als ein Einzelgespräch:* Läßt der Arzt dem Gespräch freien Lauf, so wachsen meist zusätzlich Spannung und Abwehr. Im Familiengespräch hat dies zur Folge, daß ohnehin gestörte Beziehungsformen sich noch verstärken, das Gespräch kann so schnell in einer Sackgasse enden. Die Familie hat dann das Gefühl, daß hier alles noch schlimmer ist als schon zuhause. Jede weitere Zusammenkunft wird dann abgelehnt.

c) *Betonung des Positiven:* Gerade in psychosomatischen Situationen, die oft durch Hoffnungs- und Ausweglosigkeit gezeichnet sind, sollte der Arzt sich bemühen, den Blick von den ohnehin offenkundigen Schwächen und Problemen der Familie immer wieder auf positive Möglichkeiten und frühere Leistungen der Familie in der Bewältigung von Krisen zu lenken. Dies bedingt vor allem oft eine veränderte Sicht der Störungssymptome.

d) *Die Symptome in ihrem Kontext verstehen:* Wir fragen uns, welche Wirkungen eine Krankheit in der Familie entfaltet und welche familiären Faktoren ihre Entstehung und ihren Verlauf beeinflussen. Dabei erkennen wir eine Doppelfunktion, nämlich daß die Krankheit einerseits zur Stabilisierung der bestehenden Verhältnisse beiträgt (homöostatische Funktion) und gleichzeitig von Spannungen und Konflikten in der Familie unterhalten wird. Gleiches gilt für auf den ersten Blick pathologisch anmutende Verhaltensweisen verschiedener Familienmitglieder (wie im obigen Beispiel Annas Angst), die zugleich immer einen, wenn auch oft unzulänglichen Versuch zur Lösung der Familienprobleme darstellen. Solch veränderte Perspektive bringt uns auf den Weg zur eigentlichen Familiensicht.

e) *Die Familie als Ganzes betrachten:* Wir sollten vermeiden, im Familiengespräch allzusehr dem Einbahnstraßendenken zu folgen, bei welchem z.B. einseitig Einflüsse einzelner Familienmitglieder auf andere gesehen und interpretiert werden, wie etwa die „krankmachende Wirkung" der Eltern auf die Kinder. Stattdessen versuchen wir, kreisförmige Wechselwirkungen zu erkennen, die in jeder Familie gleichzeitig zwischen allen Mitgliedern ablaufen. Alles hängt irgendwie zusammen und beeinflußt sich gegenseitig. Das Verhalten des einzelnen ist immer zugleich Wirkung und Reaktion auf andere. Erst die Betrachtung der ganzen Beziehungsgestalt läßt erkennen, welchen Sinn im Gesamtsystem bestimmte Merkmale einzelner haben.

Im Gespräch vermeiden wir so ein schädliches, Schuldgefühle auslösendes, lineares Ursache-Wirkungs-Denken und erreichen so erst die Öffnung und Vertrauensbereitschaft, die gerade in Familiengesprächen so oft verfehlt wird (vgl. dazu vor allem die von Luban-Plozza 1971 entwickelte Familienkonfrontation als Therapiehilfe, die von Petzold 1979 bei der Anorexie eingesetzt wurde) [11, 12, 17].

Über diese allgemeinen Grundsätze hinaus wollen wir nun die unterschiedlichen Methoden betrachten, die vor allem bei der längerfristigen Arbeit mit psychosomatischen Familien zum Tragen kommen.

5.3 Verschiedene Ansätze bei der Familientherapie psychosomatischer Störungen

Welchen spezifischen Prinzipien könnte nun eine familien- oder systemzentrierte therapeutische Arbeit folgen? Drei therapeutische Strategien stehen uns zur Verfügung und wurden in dem obigen Fallbeispiel eingesetzt:

a) Der direkte Versuch, über *Aufdeckung und Interpretation* von Konflikten und Widerständen eine Veränderung zu erreichen. Wir versuchten z. B., Annas Ängste umzudeuten als Ausdruck dessen, wie gern sie die Mutter hat, und wenn sie sie besonders gern hat, muß sie sich besonders große Sorgen machen. Wenn wir das so überspitzt ansprechen, schwingt natürlich die Frage mit, ob das die einzige Möglichkeit ist, Zuneigung zu bekunden?

b) *Verhaltensändernde Intervention,* die auf eine Korrektur der gestörten Interaktions- und Kommunikationsmuster abzielt. Wir setzten z. B. die Familie in eine andere Ordnung, nahmen Anna aus dem exponierten Mittelpunkt heraus, oder wir unterbrachen auch die Mutter, wenn sie wieder einmal anstelle von Anna sprechen wollte. Einige Therapeuten setzen ihr ganzes Charisma und ihre volle Autorität ein, um dem System auf diese Weise durch direkte Konfrontation und Verordnung alternativer Verhaltensweisen eine Veränderung „aufzuzwingen". Bei der Anorexie, dem stereoidabhängigen Asthma bronchiale und dem superlabilen jugendlichen Diabetes werden damit bei 5jähriger Katamnese in 80–90% der Fälle Erfolge berichtet [13].

c) *Paradoxe Verschreibungen:* Dieser Ansatz wurde von der Mailänder Gruppe um Selvini-Palazzoli [22] ursprünglich bei der Anorexiebehandlung entwickelt. Er geht von der sorgfältigen Analyse der Systemprozesse aus. Es wird anfangs nichts interpretiert, keine direkte Veränderung der Interaktionen angestrebt. In einem positiven Akzeptierenden Grundklima stellt der Therapeut eine Vertrauensbeziehung mit *allen* Familienmitgliedern her. Zu einem sorgfältig gewählten Zeitpunkt, wenn die Familie aufnahmebereit ist und der Therapeut sich einen ausreichenden Eindruck vom Beziehungssystem verschafft hat, wird eine sog. „paradoxe Interpretation" gegeben, die die gewohnte Sehweise der Familie, das vertraute Funktionieren des Systems unmöglich machen soll. Die Familie wird buchstäblich „aus den Angeln gehoben", muß sich völlig neu einstellen. Der Therapeut hat dann oft die Chance, in der so entstandenen Unsicherheit und Krise wirkungsvoller weiterzuarbeiten, sobald der maligne Clinch einmal aufgehoben ist. Zu diesem Vorgehen entschlossen wir uns auch in dem Fallbeispiel und gaben am Ende der 4. Sitzung die oben geschilderte Interpretation.

Der gegen dieses paradoxe Vorgehen immer wieder erhobene Einwand, daß der Therapeut die Familie manipuliert und unaufrichtig ist, Tricks anwendet, trifft u. E. nur auf eine sehr reduzierte Anwendung der Systemtherapie zu. In unserem Verständnis ist es ein wichtiges Merkmal einer guten paradoxen Intervention, daß der Therapeut einen unbewußten Anteil des Beziehungssystems erfaßt hat, der häufig echter ist als die Familienabwehrfassade. Er gibt so dem gestörten Verhalten der Familie einen Sinn, den er aufdeckt, und ermöglicht damit den Betroffenen erstmals, sich von dem gewohnten Muster zu distanzieren. Dieses Vorgehen emanzipiert u. E. die Familie weit mehr als ein pathologiezentriertes Aufdecken von Konflikten und Widersprüchen, die der Familie ohnehin meist bewußt sind und deren Ansprechen durch den Arzt eher als Kritik und weitere Verunsicherung, denn als Hilfe erlebt wird.

5.4 Integration der verschiedenen Behandlungsansätze

Wir lassen uns bei unserem Verständnis einer analytischen Familientherapie zunächst von der Veränderungs- und Einsichtsfähigkeit der Familie leiten, setzen sparsam gut vorbereitete Interventionen ein und machen so Veränderungen möglich, die niemals aus dem Familiensystem allein geleistet werden könnten. Wir geben danach aber sofort die Initiative für die Weiterentwicklung an die Familie wieder zurück. Dazu gehört auch, daß zwischen den Sitzungen genügend große Abstände eingehalten werden (4–6 Wochen mindestens), damit das Familiensystem sich auch wirklich ändern kann.

Das Resultat ist ein Vorgehen, bei welchem paradoxerweise ein relativ geringer Aufwand an Therapiestunden (allerdings über einen Zeitraum von 1–2 Jahren) starke Veränderungen auch chronisch festgefahrener Situationen erlaubt, wie wir sie in Familien mit psychosomatischen Krankheiten oder auch mit psychotischen Störungen antreffen. Erfahrungen, die unser Heidelberger Team in den letzten Jahren bei einer Auswahl extrem schwieriger Familien machte [34], stärkten unsere Vermutung, daß dieses Vorgehen nicht nur das effektivste, sondern gerade im psychosomatischen Bereich das einzig mögliche ist, um eine Symptomheilung *und* eine dauerhafte Veränderung des einzelnen sowie seines Beziehungsfelds zu erreichen.

Literatur

1. Bateson G (1972/1980) Steps to an ecology of mind. Ballantine, New York, Deutsch: Ökologie des Geistes. Suhrkamp, Frankfurt
2. Boszormenyi-Nagy I, Spark G (1973/1982) Invisible loyalties. Harper & Row, New York, Deutsch: Unsichtbare Loyalitäten. Klett, Stuttgart
3. Freud S (1916) Vorlesungen zur Einführung in die Psychoanalyse. Gesammelte Werke, Bd XI, 495 S. Fischer, Frankfurt
4. Gurman AS (1978) Contemporary marital therapies: A critique and comperative analysis of psychoanalytic, behavioral and systems theory approaches. In: Paolino ThJ, McCrady BS (eds) Marriage and marital therapy. Brunner & Mazel, New York, pp 445–567
5. Gurman AS, Kniskern DP (1981) Handbook of family therapy. Brunner & Mazel, New York
6. Haley J (1964) Research on family patterns: An instrument measurement. Fam Proc 3: 48–65
7. Jackson D, Yalom I (1966/1974) Family research on the problem of ulcerative colitis. Arch Gen

Psychiat 15:410–418, Deutsch: Familiale Interaktionsmuster und Colitis ulcerosa. In: Brede K (Hrsg) Einführung in die psychosomatische Medizin. Fischer, Frankfurt, S. 242–258
8. Kellner R (1963) Family ill health – An investigation in general practice. Tavistock, London
9. Klein M (1962) Das Seelenleben des Kleinkindes und andere Beiträge zur Psychoanalyse. Klett, Stuttgart
10. Minuchin S (1977) Familie und Familientherapie. Lambertus, Freiburg
11. Luban-Plozza B (1983) Familienkonfrontation als Therapiehilfe. Psychosom Med 12: 16–31
12. Luban-Plozza B, Spiess W (1982) Die Familie: Risiken und Chancen. Antonius, Solothurn (2. Auflage)
13. Minuchin S, Rosman BL, Baker L (1978/1981) Psychosomatic families: Anorexia nervosa in context. Harvard University Press, Cambridge, Deutsch: Psychosomatische Krankheiten in Familien. Klett, Stuttgart
14. Mirsky JA (1957) The psychosomatic approach to the etiology of clinical disorders. Psychosom Med 19: 424–430
15. Overbeck G, Overbeck A (Hrsg) (1978) Seelischer Konflikt – körperliches Leiden. Rowohlt, Reinbek
16. Petzold E (1979) Familienkonfrontationstherapie bei Patienten mit Anorexia nervosa. Vandenhoeck und Ruprecht, Göttingen
17. Reiser MF (1975) Changing theoretical concepts in psychosomatic medicine. In: Arieti S (ed) Basic Books, New York (American handbook of psychiatry, vol IV, pp 477–501)
18. Richardson HB (1948) Patients have families. Common Wealth Fund, New York
19. Richter HE (1963) Eltern, Kind und Neurose. Klett, Stuttgart
20. Richter HE (1970) Patient-Familie. Rowohlt, Reinbek
21. Selvini-Palazzoli M (1974/1982) Self-Starvation. From the intrapsychic to the transpersonal approach to anorexia nervosa. Human Context, London, Deutsch: Anorexia Nervosa. Klett, Stuttgart
22. Selvini-Palazzoli M, Boscolo L, Cecchin G, Prata G (1977) Paradoxon und Gegenparadoxon. Klett, Stuttgart
23. Sperling M (1958) Psychiatrische Aspekte der ulcerativen Colitis. Psychosom Med Psychoanal 5: 171–178
24. Stierlin H (1975) Eltern und Kinder im Prozeß der Ablösung. Suhrkamp, Frankfurt
25. Stierlin H (1976) Erkrankungen als Störungen der Differenzierung-Integration: Ein Ausblick auf „Familienpsychosomatik". Familiendynamik 1: 272–293
26. Stierlin H, Rücker-Embden I, Wetzel N, Wirsching M (1977/1980) Das erste Familiengespräch. Klett, Stuttgart (2. veränderte Auflage 1980)
27. Titchener JL, Riskin J, Emerson R (1967/1974) The family in psychosomatic process. In: Handel G (ed) The psychosocial interior of the family. Aldine, Chicago, pp 401–423. Deutsch: Die Familie im psychosomatischen Prozeß. In: Brede K (Hrsg) Einführung in die psychosomatische Medizin. Fischer, Frankfurt, S 214–242
28. Weakland JH (1977) Family somatics. A neglected edge. Fam Proc 16: 263–273
29. Weizsäcker V v (1973) Der Gestaltkreis. Suhrkamp, Frankfurt
30. Willi J (1973) Der gemeinsame Rorschach-Versuch. Huber, Bern
31. Willi J (1975) Die Zweierbeziehung. Rowohlt, Reinbek
32. Wirsching M, Stierlin H (1982) Krankheit und Familie – Konzepte, Forschungsergebnisse, Behandlungsmöglichkeiten. Klett, Stuttgart
33. Wirsching M, Stierlin H (1979) Family dynamics and family psychotherapy of psychosomatic disorders. Psychother Psychosom 32: 128–133
34. Wirsching M, Stierlin H, Haas B, Weber G, Wirsching B (1981) Familientherapie bei Krebsleiden. Familiendynamik 6: 2–23
35. Wynne LC, Singer M (1965) Denkstörung und Familienbeziehung bei Schizophrenen, Teil I–IV. Psyche 19: 81–160

Psychische Störungen der Atmungsfunktion*

F. Labhardt

Die *Atmung* ist ein besonders eindrucksvolles Beispiel leib-seelischer Verkoppelung, da dieser Vorgang sowohl körperlichen wie emotionalen „Interessen" des Gesamtorganismus dient. Sie sichert somatisch gesehen den Gasaustausch und somit den Stoffwechsel. Gleichzeitig stellt sie aber auch die primäre Beziehung des menschlichen Individuums zur Außenwelt her. Mehr als andere körperliche Funktionen, etwa jene des Kreislaufs oder Magen-Darm-Systems, steht die Atmung dem Bewußtsein des Menschen nahe und kann auch physiologischerweise innerhalb gewisser Grenzen bewußt gesteuert werden (Anhalten des Atems, forcierte Atmung). Unbewußte oder halbbewußte Einflüsse gesellen sich freilich hinzu. Insgesamt wird, individuell allerdings verschieden, eine Vermischung leiblicher und seelisch-emotionaler Atmungselemente eintreten. Während ein seelisch entspannter Mensch seine Atmung, abgesehen von ihren emotionalen Grundfunktionen, vorwiegend zu physiologischen Zwecken einsetzen wird, „mißbraucht" ein emotional labiles Individuum aus verschiedenen Gründen diesen Vorgang. Dadurch können selbst somatische Regulationen verändert werden. Wer beispielsweise aus Angst unrichtig atmet, wird damit möglicherweise auch auf die Art des Gasaustauschs Einfluß nehmen.

Herzog [5] zeigte in eindrucksvoller Weise, wie auch objektiv mittels verschiedener Methoden (Grundsatzbestimmung, Spirometrie, Plethysmographie, Gasanalyse) emotionelle Einwirkungen auf die Gewebe- und Lungenatmung dargestellt werden können. Hyperventilation bei Lungengesunden, Hypoventilation, bronchioläre Konstriktion und Atemanfälle beim Emphysematiker können als Folgen einer emotionellen Atmungsfehlsteuerung auftreten.

Zahlreiche Emotionen beeinflussen also die Atmung des Menschen in physiologischer und pathologischer Weise. Sie stehen dabei in evidentem Zusammenhang mit der Kontaktfunktion „Innenwelt-Außenwelt" des Atemvorgangs. Dieser repräsentiert in seiner Gesamtheit die Grundlage des Lebens schlechthin, was im Wort „anima" mit seiner synonymen Bedeutung von Leben und Atmung deutlich zum Ausdruck kommt.

Stimmungen und Affekte beeinflussen den normalen und pathologischen Atemvorgang wesentlich. Im Vordergrund stehen Äußerungen der Teilnahme und Kommunikation, der Macht und Ohnmacht, sowie der Anziehung und Abstoßung. Das wesentlichste Kommunikationsmittel des Menschen, die Sprache, bedient sich in weitgehender Weise der Atmung. Sie ist an der Gestaltung der Individualität und

---

* Schilderung von 2 Krankheitsfällen mit psychisch bedingten Atmungsstörungen s. Beitrag Labhardt „Einführung in die Problematik der psychosomatischen Medizin" S. 310.

Klangfarbe des menschlichen Ausdrucks wesentlich mitbeteiligt. Auch unmittelbar auftretende Emotionen finden in der Sprache ihren Niederschlag. Aufmerksamkeit bedingt Verlangsamung oder Unterbrechung des Atemvorgangs, Schreck führt häufig zu Apnoe, Niedergeschlagenheit und Bedrückung zeigen sich in typischer Weise in Form einer Seufzeratmung. Bei der Feststellung von depressiven Zuständen, larvierter oder offensichtlicher Art, spielt die Atmung eine ausschlaggebende Rolle. Die veränderte Stimme eines depressiven Menschen ist nicht selten erstes Zeichen einer beginnenden endogenen-depressiven Phase. Oft ist diese Modifikation der Stimme bereits in der telephonischen Kontaktnahme feststellbar. Auch in den Phänomenen des Weinens und Schluchzens wird der Zusammenhang zwischen Atmung und bedrückt-depressiver Stimmungslage evident. Verschiedene Autoren [1, 4, 9, 10] weisen in diesem Zusammenhang auf die Beziehung von Asthma zu Schreien und Weinen hin. Schwer Depressive und Asthmatiker berichten häufig über ihre Schwierigkeiten, sich durch Weinen emotional ausdrücken zu können. Bei beiden Krankheiten kann plötzlich einsetzendes Weinen zu affektiver Entlastung führen, den Gefühlen wird „Luft gemacht". Von Interesse ist auch die Feststellung, daß kleine Kinder bei der Unterdrückung des Weinens asthmaartige Atembewegungen aufweisen.

Noch offensichtlicher ist die Bedeutung der *Atmung im Zusammenhang mit Angst*. Der Atmungsvorgang ist als eine der wesentlichsten Komponenten in das psychosomatische Gesamtphänomen der Angst integriert. Nicht selten kann diese Angst auch somatisch als Konversionserscheinung fast selektiv durch eine veränderte Atmung ausgedrückt werden. Bewußte Angst, meist in Beziehung zu Konfliktsituationen verschiedener Art (Ehe, Beruf) führen zu Dyspnoe, Husten, Schmerzen im Bereich der Zwerchfellansätze, Erstickungsanfällen, Phänomenen, die auf oft langdauernder Hyperventilation beruhen. In der Praxis werden verhältnismäßig häufig hyperventilationstetanische Anfälle beobachtet, die auf der dekompensierten respiratorischen Alkalose des Bluts und einer Herabsetzung an ionisiertem Kalzium beruhen und das Ergebnis eines Circulus vitiosus zwischen Angst und fehlgesteuerter Atmung darstellen. Bewußte oder unbewußte Angst ist eine häufige Ursache der *Hyperventilation* und dadurch ausgelöster tetanischer Anfälle. Sie verlangen eine sorgfältige Abklärung des allerdings oft nur schwer zu eruierenden emotionalen Hintergrunds. Auch müssen sie von anderen Anfallsarten (Anfälle bei parathyreopriver Tetanie, epileptische Anfälle) abgegrenzt werden, wobei vor allem auch therapeutische Fehlschlüsse vermieden werden müssen (falsche medikamentöse Therapie von hyperventilationstetanischen Anfällen!).

Eine ca. 35jährige Patientin, die in geordneten Verhältnissen aufgewachsen ist, hat einen äußerst ehrgeizigen, nur auf sein Geschäft bedachten Mann geheiratet. Er verlangt zugunsten seines Betriebs weitgehenden Verzicht seiner Frau auf ihre beiden Kinder und die ihr vertrauten hausfraulichen Tätigkeiten. Sie wurde wider Willen zur geschäftlichen Mitarbeiterin des Mannes. Die von jeher sensible und gehemmte Patientin war nicht in der Lage, ihre Zwangssituation gefühlsmäßig auszudrücken und dagegen zu protestieren. Dagegen stellten sich bei ihr neben Durchfall, Schwindel und Libidostörungen wiederholt hyperventilationstetanische Anfälle ein, welche als Äußerung ihrer unerträglichen Lebenssituation angesehen werden mußten.

Hyperventilationsanfälle stehen *hysterisch gefärbten Atmungsstörungen* oft nahe. Erwähnenswert in diesem Zusammenhang sind die respiratorischen Affektkrämpfe kleiner Kinder, die oft auf geringfügige Ursachen hin (Schreck, Verbote,

Verweigerung von Wünschen) entstehen können und auf die Umwelt einen nachhaltigen Eindruck machen. Es kommt zu Atemstillstand, Zyanose, Blickkrämpfen, Zuckungen und Bewußtseinsverlust. Chronische, inadäquate, emotional bedingte Hyperventilation bei muskulärer Arbeit, oft sogar aber in Ruhe, ist die Ursache des sog. Effortsyndroms, das klinisch durch ein Gefühl des Nicht-durchatmen-Könnens (Einengung der Brust und Herzstechen) gekennzeichnet ist.

Eine eigentliche psychosomatische Krankheit stellt das *Asthma bronchiale* dar, bei der leibliche und seelische Krankheitsfaktoren eng miteinander verkoppelt sind. Befallen werden von dieser oft chronischen und zu schwerwiegenden körperlichen Veränderungen führenden Erkrankung in der Mehrzahl sensitiv-ängstliche, depressiv-verschlossene und übermäßig beherrschte zwanghafte Menschen, die oft unfähig sind, ihre tief verborgenen Emotionen auszudrücken. Sie sind übervorsichtig und mißtrauisch eingestellt, insbesondere gegenüber vermeintlichen Giftstoffen, Witterungseinflüssen und gesundheitlichen Beeinträchtigungen; Sauberkeitsideale herrschen vor. Nicht selten äußert sich ihre ängstliche Lebenshaltung in einer übermäßigen Eltern- und Mutterbindung. Ereignisse, die nicht in ein festes Konzept passen, können einen asthmatischen Anfall auslösen. Beispiele sind Geschwistergeburt bei Kindern, Ablehnung durch die Eltern, Lösungsproblematik aus emotional fixierten Lebenslagen und Überforderungssituationen. Häufiger als angenommen finden sich im Rahmen von asthmatischen Erkrankungen auch psychische, zuweilen sogar psychotische Äußerungen. So werden gelegentlich auch Kombination oder Abwechslung mit schizophrenen Symptomen beobachtet. Schizoide und schizophrene Menschen zeigen oft eine den Asthmatikern ebenfalls eigene, ängstlich-sensitive und mißtrauische Lebenseinstellung.

Bei einer unter schwierigsten Familienverhältnissen aufgewachsenen Patientin (Ehescheidung, sexuelle Entgleisung des Stiefvaters usw.) stellte sich schon im 4. Lebensjahr schweres Asthma bronchiale ein, welches unter der entsprechenden Therapie wohl zu gewissen Remissionen führte, sich aber immer wieder bemerkbar machte. Menschlich blieb die Patientin unentwickelt und verkümmert: ängstlich, unselbständig, übermäßig gebunden, aber auch fordernd. Trotz intensiver medikamentöser Therapie und späterer psychotherapeutischer Interventionen ist die Patientin im 20. Lebensjahr ihrem Leiden in einem akuten Status asthmaticus erlegen.

Endlich ist dem *Symptom des Hustens,* einer wichtigen Komponente funktioneller Atmungsstörungen, eine beachtenswerte emotionale Bedeutung beizumessen. Emotional bedingter oder mitbedingter Husten tritt meist am Morgen auf und ist nicht selten mit einer fast anfallsmäßigen Prozedur verbunden, bei der nur wenig Schleim expektoriert wird. Hüsteln findet sich als Ausdruck von Verlegenheit und Unsicherheit, mit Räuspern meldet man sich demonstrativ zu Worte. Ein Hustenanfall in einer Ansammlung von Menschen dient als Mittel, Aufmerksamkeit auf sich zu lenken, oder gar zu aggressiver Beeinträchtigung der Umwelt, die etwa in einem Konzert oder in einer Vortragsveranstaltung unbewußt gestört werden soll. Am Beispiel des Hustens zeigt sich in deutlicher Weise eine schon von Binger [3] und Alexander [1] festgestellte Analogie zwischen dem respiratorischen und digestiven System, die auch genetisch und strukturell mit einander verbunden sind. Beide Organsysteme dienen der Aufnahme von Substanzen aus der Außenwelt und ihrer Weiterleitung an die Körpergewebe einerseits, der Ausscheidung von Schlackenprodukten andererseits. Im übertragenen Sinn bezweckt Husten, ähnlich wie Erbrechen oder Singultus, eine Befreiung von untragbaren Emotionen, Spannungen und

Konflikten, die mit Ärger, Aggression oder Angst verbunden sind. So litt z. B. eine durch ihren alkoholkranken Ehemann dominierte aggressionsgehemmte und durchsetzungsunfähige Frau unter immer wiederkehrenden Schüben einer mit starkem Husten verbundenen chronischen Bronchitis. In diesem Licht sind Menschen zu sehen, die unter chronischen und chronisch rezidivierenden, meist allerdings harmlosen Störungen des Respirationstrakts leiden (Rinitis, Sinusitis, Bronchitis). Es sind Individuen, die in langdauernde, nur schwer lösbare Konfliktsituationen eingezwängt sind und die sich durch das Symptom des Hustens in oft aggressiver Weise „Luft verschaffen" und damit ihrer untragbaren Situation Ausdruck geben. Erbrechen und Husten manifestieren also Protest, Auflehnung und Abscheu.

Um die geschilderten Symptome in ihrer emotionalen Bedeutung zu erfassen, die selbstverständlich einen gleichzeitigen organischen Krankheitsprozeß nicht ausschließt, ist die Anwendung einer *positiven emotionalen Diagnostik* nötig. Dabei sind möglichst zahlreiche Hinweise für ein emotionales Krankheitsgeschehen ausfindig zu machen: psychische und psychosomatische Störungen anderer Art außer dem Grundsymptom Atemstörung (Angst, Depression, Schlaf- und Sexualstörungen, vegetative Symptome verschiedener Organsysteme), Verhaltensstörungen, hintergründig freilich oft nur schwer festzustellende Konfliktsituationen. Das Prinzip einer solchen positiven emotionalen Diagnostik [7, 8] sollte dem Arzt in zunehmendem Maße nahegelegt werden, da erst dadurch Gesamtzusammenhänge erfaßt werden können. Auch das Rauchen im Zusammenhang mit Husten und eine allfällige Abhängigkeit von hustenbekämpfenden Medikamenten müssen unter diesem Gesichtswinkel gesehen werden. Auf diese Weise ergibt sich auch eine sinnvolle Therapie, die im Falle respiratorischer Störungen in besonderer Weise in einer ausgewogenen Kombination somatischer und psychischer Methoden besteht. Solche können, zumindest häufig, auch vom entsprechend geschulten Allgemeinarzt eingesetzt werden und bestehen psychosomatisch gesehen in einer auf die Probleme des Patienten eingehenden Gesprächstherapie, in der Anwendung von Atemgymnastik und von Entspannungsmethoden (autogenes Training, psychosomatisches Training [2]) und in einer richtig dosierten und sinnvoll indizierten Anwendung von Medikamenten, insbesondere von Psychopharmaka (Tranquillizer, Neuroleptika in kleinen Dosen). In jedem Fall von Atemstörung sollte versucht werden, das Einzelsymptom in einen somatischen, psychologischen und sozialen *Gesamtzusammenhang* einzureihen.

Literatur

1. Alexander F (1951) Psychosomatische Medizin. de Gruyter, Berlin
2. Besel K, Luban-Plozza B, Pfistertt (1983) Psychosomatisches Training. Z Allgemeinmed 59: 700
3. Binger C (1973) Ann Intern Med 11: 195
4. Halliday JL (1937) Approach to asthma. Br J Med Psychol 17: 1
5. Herzog H (1968) Psychisch verursachte Störungen der Respiration „Kranksein in seiner organischen und psychischen Dimension". Wissenschaftl. Dienst „Roche", S 131–155
6. Kielholz P (1974) Die Depression in der täglichen Praxis. Huber, Bern Stuttgart Wien, S 150–151
7. Labhardt F (1968/69) Das Erkennen emotionalen Krankheitsgeschehens. Psychosom Med 1/2: 7–12
8. Labhardt F (1975) Psychosomatische Aspekte von Asthma und Husten. Bücherreihe Hommel 4. Buch „Toux-Tussis-Husten". Adliswil
9. Weiss E (1922) Psychoanalyse eines Falles von nervösem Asthma. Int Z Psychoanal 8: 440
10. Weiss E, English Sp (1952) Médecine psychosomatique. Delachaux & Niestlé, Neuchâtel Paris

Funktionelle sexuelle Störungen

W. Pöldinger

Die Sexualmedizin hat sich in den letzten Jahrzehnten stark entwickelt. Es wurden die verschiedensten Methoden zur Behandlung funktioneller sexueller Störungen publiziert, verschiedene Behandlungszentren haben ihre Tätigkeit aufgenommen. Dabei ist interessant, daß diese Zentren sich einerseits von der Psychiatrie her, andererseits aber auch von der Gynäkologie, Andrologie, Urologie her entwickelt haben. Methodisch spielten dabei vor allem die Gesprächspsychotherapie, die Kommunikationstherapie, die Verhaltenstherapie und vor allem praktische Methoden, wie sie von Masters und Johnson [24] vorgeschlagen wurden, eine sehr große Rolle. Wahrscheinlich war dieser Aufschwung der Sexualmedizin auch deswegen möglich, weil es weitgehend zu einer Liberalisierung und Enttabuisierung der Sexualität gekommen ist. Als Folge davon wagten auch die Patienten, mehr darüber zu sprechen, und es ist heute keine Seltenheit mehr, daß Patientinnen und Patienten mit ihren sexuellen Problemen zu ihrem praktischen Arzt oder zu ihrem Gynäkologen, Urologen oder Andrologen kommen. Dies ist auch eine ganz natürliche Entwicklung. Denn selbstverständlich spricht man, wenn man schon über derartige Probleme sprechen muß, wogegen auch heute noch gewisse Hemmungen bestehen, am liebsten mit jenem Arzt, den man am besten kennt und welchem man das größte Vertrauen entgegenbringt. Dies ist vor allem der praktische Arzt, der Hausarzt. Es stellt sich die Frage, ob diese Ärzte durch diese zusätzlichen Bedürfnisse überfordert sind. Ich möchte sie mit einem Nein beantworten, und zwar deswegen, weil ein Teil dieser Fragen schon immer an sie herangetragen wurde, vor allem aber deshalb, weil die Anwendung sexualtherapeutischer Methoden keine größeren Schwierigkeiten bereitet. Voraussetzung ist, daß man sich ein gewisses theoretisches Wissen aneignet, einige Kurse oder Seminare besucht und sich vor allem über die Beziehungen zu seinen Patienten Gedanken macht und Klarheit verschafft. Dafür eignen sich in erster Linie Balint-Gruppen, wie sie heute ja vielerorts angeboten werden.

Es wäre nicht wünschenswert, wenn ein neuer zusätzlicher medizinischer Facharzttitel geschaffen würde. Sicherlich wird man auch weiterhin Zentren für Lehre und Forschung brauchen, aber abgesehen davon sollte die Therapie funktioneller sexueller Störungen vor allem in der Hand der praktischen Ärzte, hier hauptsächlich der Hausärzte bleiben, miteingeschlossen natürlich die Gruppen der Gynäkologen, Urologen, Andrologen und auch weiterhin der Psychiater.

Dies ist auch deswegen von Vorteil, weil die Voraussetzung zur Diagnose einer funktionellen sexuellen Störung und damit die Indikation zur Therapie davon abhängt, daß vorher durch eine gründliche körperliche Untersuchung jene Faktoren ausgeschaltet werden, welche möglicherweise auf organischer Basis zu sexuellen Störungen führen können. All diese Gründe sprechen dafür, daß die Behandlung funktioneller sexueller Störungen vor allem ein Anliegen der Ärzte bleibt und hier speziell jener Ärzte, die einen möglichst guten Kontakt zu ihren Patienten sowie auch möglichst viele Kenntnisse über diese und ihre Familie haben. Der „Hausarzt" in welcher Form auch immer wird hier der geeignetste Therapeut sein.

Funktionelle sexuelle Störungen stellen klassische psychosomatische Störungen dar. Denn bei diesen, welche nach verschiedenen Schätzungen etwa 80% aller sexueller Störungen ausmachen, handelt es sich um Auswirkungen im körperlichen Bereich, die auf seelische Ursachen zurückgehen. Die ganze Sexualität kann wie kein anderes Teilgebiet der Medizin in erster Linie unter psychosomatischen Aspekten betrachtet werden. Denn nicht nur die eigentlichen funktionellen sexuellen Störungen sind dem Bereich der Psychosomatik zuzuordnen, sondern auch die körperlichen Ursachen von sexuellen Störungen führen zu schweren seelischen Beeinträchtigungen. Außerdem sehen wir immer wieder, daß seelische Krankheiten, wie z. B. Depressionen, zu schweren Störungen im Bereich der Sexualität führen. Hier kommt auch die psychosoziale Komponente voll zum Tragen, da es sich ja bei den sexuellen Störungen vor allem um Störungen handelt, welche zwischenmenschliche Beziehungen betreffen. So ist ein Großteil dieser Störungen überhaupt nur im Rahmen einer Partnerschaft feststellbar und erkennbar. Auch hier haben wir wieder die Wechselwirkung zwischen Partnerschaftsbeziehungen einerseits und Sexualität andererseits. Durch gestörte Partnerschaft kann die Sexualität in Mitleidenschaft gezogen werden. Es kann aber auch eine sexuelle Störung oder Problematik zu schweren Partnerschaftsstörungen führen.

Gerade die *Entwicklung der Therapien funktioneller Störungen* in jüngerer Zeit hat darüber hinaus gezeigt, daß hier durchaus verschiedene Modelle der Betrachtungsweise zugrundeliegen können. Dieses Gebiet zeigt also ganz besonders die Multidimensionalität, aber auch Multifaktorialität der Psychosomatik.

Allein schon die Geschichte der Tiefenpsychologie und speziell der *Psychoanalyse* zeigt, wie eng verknüpft Sexualität und *Psychodynamik* sind. Wir brauchen aber nur die Libidotheorien oder die Problematik der Ödipusphase heranzuziehen, um zu zeigen, wie überzeugend, aber auch wie vielschichtig sich die Probleme darstellen. Allerdings muß gesagt werden, daß gerade die tiefenpsychologischen Schulen lange Zeit nicht jene Hilfe für funktionelle sexuelle Störungen bringen konnten, welche möglich gewesen wären. Dies vor allem deshalb, weil lange Zeit die Einzeltherapie derart im Vordergrund stand, daß der Partner nur im subjektiven Erleben des Analysanden in Erscheinung trat und eine Einbeziehung desselben in die Therapie überhaupt nicht zur Debatte stand, sondern abgelehnt wurde. Dies hat sich erst geändert, als psychodynamisches Denken auch in der Paar- und Gruppentherapie Verbreitung fand und zudem neben den großen psychoanalytischen Behandlungen, bei denen es ja nicht um die Beseitigung von Symptomen, sondern um die Veränderung der Menschen ging, auch kürzere und fokale Therapien entwickelt wurden. Es ist in diesem Zusammenhang interessant, daß Sigmund Freud selbst Gustav Mahler in wenigen Sitzungen von einer Impotenz heilte und damit etwas machte, was wir heute als Fokaltherapie bezeichnen würden. Daran knüpfte sich dann das berühmte Gespräch an, das uns überliefert wurde und in dem Freud Mahler, nachdem das Symptom verschwunden war, die Frage stellte, ob jetzt nicht eine Psychoanalyse am Platze wäre. Gustav Mahler gab damals die berühmte Antwort: „Nein Herr Professor, denn ich möchte weiter komponieren." Diese Antwort ist im

Zusammenhang mit der damaligen Diskussion über Sexualität, Neurosen und Kreativität zu sehen, die in einem Ausspruch von Steckel sehr deutlich wurde, der gesagt hat: „Es sind zwar alle Künstler Neurotiker, aber es sind nicht alle Neurotiker Künstler."

Neben psychodynamischen spielen aber auch *denkpsychologische* Ansätze in der modernen Behandlung funktioneller sexueller Störungen eine große Rolle, und zwar in Form der Verhaltenstherapie. Bei der *Verhaltenstherapie* geht es nicht um die Bewußtmachung von unbewußtem Geschehen und auch nicht um die Änderung des Menschen, sondern ausschließlich um die Beeinflussung und Beseitigung von Symptomen. Es muß in diesem Zusammenhang betont werden, daß zwar die moderne Verhaltenstherapie ein Kind unseres Jahrhunderts ist, daß aber Verhaltensmodifikation an und für sich ein uraltes ärztliches Anliegen ist. Denken wir doch nur an das Beispiel, daß wir jemanden auffordern, sein Übergewicht abzubauen, und wie wir ihm dann begegnen, wenn wir ihn wenige Wochen später wieder in unserer Ordination sehen. Je nachdem ob die gewünschte Gewichtsreduktion auch schon äußerlich sichtbar ist oder nicht, werden wir das Verhalten und die Änderung des Patienten entweder wohlwollend im Sinne einer Verstärkerwirkung hervorheben oder mit einer vielleicht drohenden Gebärde und mahnenden sowie beschwörenden Worten, also durch ein mißbilligendes Verhalten versuchen, den Patienten doch noch umzustimmen bzw. ihn zum Abnehmen zu motivieren.

Obwohl es vollkommen einleuchtend ist, daß das Nichtwissen um einen Zusammenhang zwischen Ursache und Wirkung einerseits die Folge einer Verdrängung sein kann, andererseits aber genau so gut die Folge eines Lernprozesses, hatte sich leider eine nun langsam in Überwindung begriffene Spaltung zwischen psychodynamischem Denken einerseits und denkpsychologischen Ansätzen andererseits entwickelt. Dabei ist es doch eigentlich selbstverständlich, daß es letztlich auch den tiefenpsychologischen Schulen darum ging, das Verhalten ihrer Patienten oder Klienten zu modifizieren, und daß es auch bei verhaltenstherapeutisch orientierten Therapien auf Faktoren ankommt, welche wir aus psychodynamischer Sicht mit Übertragung oder Gegenübertragung bezeichnen würden.

In diesem Zusammenhang ist vor allem auf die Arbeit von Schraml und Selg [36 a] zu verweisen, welche bei der Durcharbeitung von Standardwerken der Verhaltenstherapie von Eysenck [9] und Rachman [35] nachgewiesen haben, daß eine erfolgreich praktizierte Verhaltenstherapie zweifellos Elemente der Psychoanalyse enthält, die allerdings von den Verhaltenstherapeuten häufig und zumindest in der Anfangsphase nicht wahrgenommen werden.

Da aber gerade bei den funktionellen sexuellen Störungen die Zusammenhänge zwischen Ursache und Wirkung oft gar nicht so schwer einsehbar oder unbekannt sind, spielt bei ihrer Therapie auch das *gesprächstherapeutische Element* eine große Rolle. Es geht dabei vor allem um ein einfühlendes Verstehen, um das Wissen- und Fühlenlassen, daß man für alle Probleme ein offenes Herz hat und nicht bereit ist, sich in die Rolle des Allmächtigen oder Allwissenden hineinmanöverieren zu lassen. Es muß auch in der Therapie transparent werden, daß man das eigene Wertsystem und die eigenen Sexualtabus oder Geschlechtsrollenklischees dem Patienten bzw. Klienten nicht aufdrängen will. Dieser soll vielmehr sozial verstärkt werden, seine positiven Eigenschaften zu entdecken, und angemessen zu kommunizieren, ohne dadurch in Abhängigkeit zu geraten. Es ist wichtig, daß der Therapeut Überzeugung und Optimismus ausstrahlt und daß es auch in einer chronisch konfliktreichen Beziehung noch möglich ist, erhebliche Verbesserungen durch geeignete soziale Lernprozesse zu erreichen. Dazu ist es auch notwendig, länger anhaltende Ratlosigkeit oder längeres Schweigen zu ertragen, ohne in überstürzte Maßnahmen und Rezeptverordnungen zu verfallen. Vor allem ist es aber wichtig, auch nonverbale Interaktionen wahrzunehmen und zu interpretieren.

Sexualität ist vor allem auch als *Kommunikation* aufzufassen, wobei hier die averbale Kommunikation eine besonders große Rolle spielt. Aber gerade da zeigt sich, wie gefährlich und störungsanfällig sexuelle Beziehung sind, die sich auf das averbale Geschehen beschränken. Der Kommunikationsforschung und damit auch der *Kommunikationstherapie* geht es vor allem darum zu erfassen, wie der kommunizierte Inhalt vom „Sender" gemeint ist und vom „Empfänger" aufgefaßt werden kann. Diese Kommunikation über die Kommunikation wurde von Watzlawick et al. [42] als Metakommunikation bezeichnet. Die metakommunikativen Stimuli einer Aussage können dann als positive oder negative Verstärker wirken. Bei den sog. paradoxen Kommunikationsformen besteht eine Diskrepanz zwischen dem Inhalt und dem Beziehungsaspekt. So werden emotionale Einstellungen und Verhaltensweisen, die sich eigentlich ständig entwickeln müssen und nicht befohlen werden können, gefordert; z.B. „Du mußt mich lieben!" oder „Sei spontan!" oder „Du mußt Vertrauen haben!" Unter diesem Aspekt ist die Doppelbindungstheorie („double bind", Zwickmühle, Beziehungsfalle) am bekanntesten geworden. Darunter versteht man zwei einander widersprechende Botschaften, die einer Person von einer anderen, zu der sie sich in einem intensiven Abhängigkeitsverhältnis befindet, gegeben werden. Die andere Person kann nun in keine Kommunikation darüber eintreten, welcher Anteil der Botschaft verfolgt, welcher vernachlässigt werden soll. Die Folge ist, daß auf jeden Fall einer Anweisung zuwider gehandelt wird. Als ein sehr bekanntes Beispiel für eine solche Beziehungsfalle sei die Geschichte erwähnt, in der eine Frau einem Mann eine blaue und eine rote Krawatte schenkt. Welche Krawatte der Mann auch anzieht, die Frau wird jedesmal vor allem enttäuscht darüber reagieren, daß er nicht die andere genommen hat. Zum Beispiel wird sie sagen: „Du hast die rote Krawatte nicht genommen, also liebst Du mich nicht," oder im gegenteiligen Fall: „Du hast die blaue Krawatte nicht genommen, also legst Du auf Treue keinen Wert."

Schließlich ist es in der Therapie funktioneller sexueller Störungen, bei denen es ja in der Regel so ist, daß ein Symptom auftritt und dann die Angst vor dem Wiederauftreten des Symptoms wieder zum Symptom führt, wichtig, auch Entspannungsmethoden zu verwenden. Es sind daher hier auch die sog. zudeckenden Methoden wie das *autogene Training,* die Hypnose und andere Entspannungsübungen, z.B. die *Entspannungsübungen* nach Jacobson [14] zu erwähnen.

Besonders viel hat in letzter Zeit die *Methode von Masters und Johnson* [24] von sich reden gemacht. Dabei handelt es sich um eine Entwicklung, welche Elemente der Gesprächstherapie, der Kommunikationstherapie und der Verhaltenstherapie vereinigt. In der ursprünglichen Methode steht ein Behandlungspaar einem Therapeutenpaar gegenüber, wobei die Gespräche einerseits zwischen den gleichgeschlechtlichen Klienten und ihren Therapeuten, aber auch gegenseitig erfolgen und zusätzlich gemeinsame Besprechungen stattfinden. Die ursprüngliche Methode ist also an das Vorhandensein mindestens zweier ausgebildeter und aufeinander eingespielter Therapeuten gebunden, desgleichen an ein spezielles Institut. Die Therapie besteht aus täglichen Übungen und vielen Gesprächen sowie ständigen Anleitungen zum praktischen Handeln. Es geht also gewissermaßen darum, daß Therapeut und Kotherapeut zunächst einmal die Situation auf den verschiedenen Ebenen, vor allem auch auf der Verhaltensebene, abklären, den Stand der Aufklärung kontrollieren und wenn nötig ergänzen und dann wird damit begonnen, das zentrale Problem herauszukristallisieren. Ausgehend von dem zentralen Problem und von der Symptomatik, wird dann in einzelnen Schritten versucht, dem Paar zu helfen, Schritt für Schritt die Schwierigkeiten, vor allem die Ängste, zu überwinden, um durch ein Vermeiden angstauslösender Situationen und durch das Erlernen neuer kommunikativer Möglichkeiten zu lernen, zu einem freien und ungestörten Sexualleben zu kommen. Wichtig ist, daß man dabei immer wieder zusammenkommt, die neuen Probleme bespricht und die praktischen Anleitungen sich auch auf Details des sexuellen Handelns beziehen.

Es ist interessant, daß es an verschiedenen Orten, wo Sexualberatung aufgebaut wurde, es zu ähnlichen Settings gekommen ist, unabhängig davon, von welcher medizinischen Teildisziplin (Gynäkologie, Andrologie, Urologie, Psychiatrie) ausgegangen wurde, und auch unabhängig davon, wie weit man sich von Masters und Johnson [24] beeinflussen ließ. Die Entwicklung ist auch von verschiedenen therapeutischen Richtungen ausgegangen, nämlich von tiefenpsychologischen Institutionen, von verhaltenstherapeutischen Kreisen wie auch von Institutionen und Einzelpersönlichkeiten, welche vor allem der Gesprächstherapie und Kommunikationstherapie zuzuordnen sind. Eine besonders wichtige Rolle spielt dabei auch die Paartherapie. Diese entstand aus der Erkenntnis, daß es verschiedene Probleme, vor allem im zwischenmenschlichen Bereich gibt, welche nicht durch die Behandlung einer Person behoben werden können, sondern nur dadurch, daß man beide betroffenen Personen einer Therapie zuführt. Aus dieser Paar- oder Ehetherapie hat sich ebenfalls eine spezielle Form der Therapie funktioneller sexueller Störungen entwickelt, welche dem Therapieansatz von Masters und Johnson sehr ähnlich ist.

Was wir dieser Entwicklung leider auch entnehmen müssen, ist die Tatsache, daß der durchschnittliche Aufklärungsgrad nicht nur der Bevölkerung, sondern auch von Ärzten, Sozialarbeitern, Psychologen und Theologen auf sexuellem Gebiet zu wünschen übrig läßt. Auch die sog. freiere *Aufklärung* in der Schule und im Elternhaus, bezieht sich nach wie vor vorwiegend auf den funktionellen Ablauf des Geschlechtsverkehrs und auf die Probleme der Empfängnisverhütung einschließlich der Überlegungen zum Schwangerschaftsabbruch. Über das Wesen der erotischen Beziehung, über die Probleme der verbalen und averbalen Kommunikation und vor allem über die Vermeidung wie auch über die Behandlungsmöglichkeiten funktioneller sexueller Störungen wird wenig gesprochen. Ich konnte unter anderem an verschiedenen Orten die Beobachtung machen, daß nach einer ersten Fortbildungsveranstaltung auf sexualmedizinischem Gebiete als Folge der Fortbildung vor allem sehr viele Ärzteehepaare selbst mit ihren Problemen zur Beratung kamen. Es ist daher unerläßlich, sich im Rahmen einer Sexualanamnese ein Bild über den Wissensstand in sexuellen und erotischen Dingen zu machen und wenn nötig die erforderlichen aufklärenden Bemühungen nachzuholen. In diesem Zusammenhang müssen im besonderen die unterschiedlichen Erregungsabläufe bei Mann und

Frau, wie sie zunächst von Kafka [zitiert nach 5] sehr deutlich, später, wenn auch nicht so ausgeprägt, von Masters und Johnson [24] aufgezeichnet werden konnten. Es ist für Mann und Frau notwendig zu wissen, daß der Mann bei sexuellen Gedanken relativ rasch zu einer sexuellen Erregung kommt und auch in der Lage ist, nach Anschwellen der Erregung rasch zu einem Höhepunkt zu kommen. Nach diesem sinkt das Bedürfnis nach erotischer Zärtlichkeit sehr rasch ab. Im Unterschied dazu erfolgt die Ausbildung der sexuellen Erregung bei der Frau langsam. Ihr folgt dann eine Plateaubildung, und nach dem Höhepunkt kommt es zu einem langsamen Abklingen der erotischen Bedürfnisse. Es ist daher sehr wichtig, daß dies bei der Zärtlichkeit berücksichtigt wird und dem Vorspiel von seiten des Mannes eine besondere Bedeutung geschenkt wird. Auch nach dem Höhepunkt muß der Mann wissen, daß die Frau Zärtlichkeit will und daß man sie durch nichts stärker frustrieren kann, als wenn man sich unmittelbar nach dem Verkehr eine Zigarette anzündet, aufsteht oder sich umdreht und einschläft. Es ist daher nicht verwunderlich, wenn eine Reihe von leichteren sexuellen Störungen dadurch verschwindet, daß man sie einfach in einem aufklärenden Gespräch bespricht.

Wenn wir uns nun mehr den eigentlichen sexuellen Störungen zuwenden, so muß einleitend betont werden, daß es verschiedene *Einteilungsprinzipien psychogener sexueller Störungen* gibt. Am bekanntesten sind wohl jene Schemata, welche sich an der Phänomenologie orientieren. So können wir beim Mann vor allem Störungen der Erektions-, Ejakulations- und Orgasmusfähigkeit, bei der Frau dagegen Störungen der Erregungs- und Orgasmusfähigkeit einerseits und den normalen Geschlechtsverkehr verhindernden Phänomenen wie Dyspareunie und Vaginismus andererseits unterscheiden. In Tabelle 1 wurde eine systematische Übersicht versucht.

Tabelle 1. Funktionelle bzw. psychosomatische Sexualstörungen. Die Störungen können auch kombiniert als polysymptomatische sexuelle Dysfunktionen auftreten. Die einzelnen Störungen können primär vorhanden sein oder sekundär auftreten, sie können obligatorisch bei jedem Partner oder auch nur fakultativ bei bestimmten Partnern auftreten. Zudem können sie auch in jeder Situation und Umgebung oder auch nur situationsbedingt auftreten

	Beim Mann	Bei der Frau
Störungen der Libido	Fehlende Libido oder Libidoverlust	
Störungen der Funktionen	Fehlende oder gestörte erektive Potenz	Algopareunie
	Fehlende oder gestörte ejakulative Potenz	Dyspareunie
	Ejaculatio ante portas Ejaculatio praecox Ejaculatio retarda	Vaginismus
Störungen des Orgasmus	Gestörter oder fehlender Orgasmus	
	Gestörte oder fehlende orgiastische Potenz	Anorgasmie

Wir wenden uns nun der eigentlichen Therapie funktioneller sexueller Störungen zu. Auf das Problem des ersten orientierenden Gesprächs einschließlich Abklärung des sexuellen Aufklärungsstandes haben wir schon hingewiesen. Im Rahmen der Aufklärungsergänzung ist es wichtig, auf die verschiedenen Arten von Zärtlichkeit und die individuellen Ausprägungen sexueller Aktivitäten einzugehen. Es können dabei eine Reihe von falschen Vorstellungen aus dem Wege geräumt werden. Eine der häufigsten falschen Vorstellungen ist die, alles als Perversion zu bezeichnen, was nicht unbedingt dem Koitus in der üblichen Position entspricht. Es ist wichtig darauf hinzuweisen, daß die Frage der Variationen der Stellungen nicht nur ein Thema der pornographischen Literatur ist, sondern daß sich im Rahmen einer zwischenmenschlichen Beziehung durchaus auch Variationen anbieten, die das erotische Empfinden und das Verbundenheitsgefühl verstärken, ohne Scham und Ekel zu erregen. Es ist in diesem Zusammenhang auch wichtig zu betonen, daß man von Perversion nur dann sprechen soll, wenn diese die ausschließliche Voraussetzung einer sexuellen Befriedigung sind. Solange sie lediglich Ausschmückung des Sexualvorganges sind, der aber schließlich beim normalen Triebobjekt zur normalen Trieberfüllung führt, kann man bestenfalls von Perversitäten, üblicherweise aber von Variationen des Liebesspiels sprechen, wenn sie im Rahmen des lustbetonten gegenseitigen Erlebens bleiben und keine Aversionen hervorrufen. Ein sehr wichtiges initiales therapeutisches Vorgehen, das in einer ganzen Reihe von Fällen schon allein zum Erfolg führt, ist das *Koitusverbot* [41]. Es ist sehr wichtig, daß man Menschen, die in sexualtherapeutischer Behandlung stehen, zunächst einmal mit einem Koitusverbot belegt. Dadurch erreicht man nämlich, daß der „Fokus" plötzlich nicht mehr die sexuelle Störung, sondern der Arzt, der das Verbot ausgesprochen hat, ist. Wenn die beiden dann zärtlich beisammen liegen, dann haben sie oft das Gefühl, daß es eigentlich in sexueller Hinsicht an diesem Tage recht gut weitergehen könnte, ohne sich darüber im klaren zu sein, daß dies deswegen der Fall ist, weil sie unter keinem Leistungsdruck stehen. Dem Bedürfnis folgend sprechen sie dann meist darüber, ob sie nun das Vertrauen mißachten sollen oder nicht, das der Arzt ihnen und sie dem Arzt entgegenbringen und im Rahmen dieses Dialogs kommt es dann sehr oft dazu, daß der Geschlechtsverkehr ohne Schwierigkeiten vollzogen wird. Denn das Problem war ja nicht mehr die Störung, sondern in ablenkender Weise war das Problem jetzt die Frage des Vertrauen zum und vom Arzt. Wenn die beiden dann einerseits froh, andererseits leicht zerknirscht wieder in der Sprechstunde erscheinen, dann ist es oft nur mehr nötig, sie von ihren Schuldgefühlen zu befreien, denn die Störung haben sie meist schon überwunden.

Eine weitere sehr einfache Behandlungsmethode ist auch die sog. *paradoxe Intention,* welche eigentlich dem Bereich der Verhaltenstherapie zuzuweisen ist, jedoch auf den Begründer der Logotherapie Frankl [10] zurückgeht. Unter paradoxer Intention verstehen wir, daß jemand, der z. B. Angst hat zu erröten, bevor er einen Raum mit anderen Menschen betritt, nicht sagt: „Hoffentlich werde ich nicht erröten", sondern sich fest vornimmt: „Heute möchte ich rot werden wie eine Tomate." Wenn ihm dies wirklich gelingt, dann ist er meist überrascht, daß er gerade jetzt, obwohl er das Rotwerden intendiert, nicht rot wird. Das gleiche gilt vor allem auch für die funktionellen sexuellen Störungen, so beispielsweise für die Impotentia coeundi. Man muß die Männer nur dazu bringen, daß sie vor der nächsten Begegnung nicht ständig daran denken: „Hoffentlich wird es nicht wieder ein Versagen", sondern sich z. B. fest vornehmen: „Heute werde ich mich wieder total blamieren", oder „Habe ich jetzt schon so oft versagt, warum soll ich heute nicht wieder versagen." Ein anderer Vorsatz wäre: „Heute nehme ich mir vor, impotent zu sein, und warum auch nicht." Durch dieses Vorgehen wird die Angst vor dem Versagen, die ja in diesen Fällen zum Symptom führt, unterlaufen, und ist dieser Kreisprozeß einmal unterbrochen, dann funktioniert es auch meistens bei den folgenden Begegnungen wieder sehr gut.

Da funktionelle sexuelle Störungen in der Regel mit Angst, insbesondere mit innerer Unruhe und Verkrampfung einhergehen, sind Methoden von besonderer Wichtigkeit, welche wir den übenden Verfahren zurechnen. In diesem Zusammenhang sind das *autogene Training nach Schultz* [38] und die *Entspannungsübungen nach Jacobson [14] zu erwähnen.* Bei letzteren handelt es sich um Übungen, bei welchen die Muskeln stark angespannt werden und die anschließende Muskelrelaxation bewußt erlebt wird. Jacobson hat ein sehr umfangreiches Verzeichnis von einzelnen Muskeln angelegt, welche angespannt und entspannt werden können. Im folgenden soll aber versucht werden ein einfaches Schema wiederzugeben:

Augenlider zusammenpressen,
Mund zusammenpressen,
Kiefer gegen den Oberkörper drücken,
Fäuste ballen,
Bizeps anspannen,
Ellenbogen gegen den Brustkorb drücken,
Bauchpresse,
Beckenbodenmuskulatur zusammenpressen,
Knie zusammenpressen,
Fußspitzen sitzend gegen den Boden stemmen.

Diese Entspannungsübungen spielen auch bei der sog. Desensibilisierung eine sehr große Rolle, eine wichtige Methode der modernen Verhaltenstherapie bei funktionellen sexuellen Störungen. Die Desensibilisierung ist ein Verfahren, welches das Zustandekommen der Symptome auf lerntheoretischem Wege angeht, wobei in diesem Zusammenhang vor allem die klassische Konditionierung, wie sie Pawlow [30] beschrieben hat, eine Rolle spielt. Unter diesem theoretischen Gesichtspunkt wird angenommen, daß irgendwann sexuelle Erregung mit dem Aufkommen von Angst zusammenfiel und in der Folge immer wieder dann, wenn sexuelle Erregung aufkommt, auch Angst in Erscheinung tritt, welche sich dann sehr störend auf die sexuellen Abläufe auswirkt. Bei der Desensibilisierung wird nun so vorgegangen, daß gemeinsam mit dem Patienten eine Hierarchie seiner Ängste aufgestellt wird. Bei einem Mann, der an einer Impotentia coeundi leidet, könnte eine Hierarchie etwa so aussehen, daß schon der Gedanke an Sexualität Angst auslöst. Als nächstes kämen dann die konkrete Vorstellung eines bestimmten Zeitpunktes, wann die Kohabitation stattfinden soll, weiters die Situation, die Person, die Vorbereitung zu Handlungen, das Vorspiel und schließlich das Einführen des Glieds. In dieser Reihenfolge könnte sich zunehmend die Angst vor dem Versagen einstellen. Es ist dann der nächste therapeutische Schritt, daß man dem Patienten die Entspannungsübungen nach Jacobson [14] beibringt und ihn dann im Anschluß an derartige Entspannungsübungen auffordert, sich jenen Punkt seiner Angsthierarchie vorzustellen, der ihm am wenigsten Angst bereitet. Kann er sich für kurze Zeit diese

Situation ohne Angst vorstellen, kann zur nächsten Stufe, d.h. zu der Situation übergegangen werden, die ihm mehr Angst bereitet. Ist ein weiteres Vorgehen stufenweise nicht möglich, so muß man neuerlich Entspannungsübungen machen und mit den Vorstellungen wieder eine Stufe zurückgehen. Der Vorteil dieses Verfahrens ist, daß, wenn man den Patienten einmal die Entspannungsübungen beigebracht hat und eine Angsthierarchie erstellt ist, dieser die Übungen allein ohne Dabeisein des Therapeuten durchführen kann. Diese Desensibilisierung wird zunächst nur einmal mit den Gedankeninhalten, d.h. nur mit den Vorstellungen durchgeführt.

Der nächste Schritt wäre dann der in die Praxis, und damit nähern wir uns bereits der *Methode nach Masters und Johnson* [24]. Bei dieser Methode wird versucht, durch immer erneute Versuche, welche stets durch Sitzungen unterbrochen werden, das Patientenpaar zu entängstigen. Es beginnt damit, daß zunächst einmal jeder Partner getrennt untersucht wird und auch mit jedem der Partner zunächst getrennt ausführlich über seinen Widerstand, seine Probleme und Konflikte auf sexuellem Gebiet gesprochen wird. Auch der Aufklärungsstand ist zu explorieren und zu ergänzen. Im Anschluß daran wird ein erstes gemeinsames Gespräch durchgeführt, bei welchem ganz offen die Probleme besprochen werden, welche bei der sexuellen Begegnung gegenseitig störend wirken. Auch in diesem gemeinsamen Rahmen wird an Aufklärung nachgeholt, was nachgeholt werden muß. Vor allem werden aber die persönlichen Konflikte offen angesprochen und besprochen. In der Folge werden dann praktische Unterweisungen für das nächste Zusammensein gegeben und während die beiden Patienten immer wieder versuchen, sich stufenweise zu nähern, finden laufend Kontrollgespräche statt. Entsprechend den Prinzipien der Verhaltenstherapie wird versucht, in kleinen Schritten vorzugehen, wobei auch Enspannungsübungen und autogenes Training eingebaut werden können. Wichtig ist auch, daß sich während des Zusammenseins die beiden Patienten über ihre Empfindungen voll aussprechen. Das Paar wird dann etwa angewiesen, daß der eine Partner mit Zärtlichkeiten beginnen soll, nach kurzer Zeit abbricht und der andere Partner nun erzählen kann, wie er diese Zärtlichkeiten erlebt hat, was ihn gestört hat und was er bevorzugt hätte. Dann beginnt dieser Partner, den anderen zu liebkosen, nach kurzer Zeit wird wieder unterbrochen und die zwei reden wieder miteinander, jetzt über die Wohl- und Mißempfindungen und eventuellen Ängste des anderen. So wird stufenweise vorgegangen, wobei es als Regel gilt, daß wenn einer zu viel Angst hat um weiterzumachen, er es sagen soll und der Versuch für diesen Tag abgeschlossen wird.

Spezielle praktische Anweisungen, welche ebenfalls zum Angstabbau führen, spielen eine ganz besondere Rolle. So kann z.B. einem impotenten Mann der Leistungsdruck dadurch genommen werden, daß man dem Paar empfiehlt, die Kohabitation in der Position vorzunehmen, daß der Mann auf dem Rücken unter der Frau liegt und diese auf ihm sitzt. Der Mann hat dann das Gefühl, daß er nicht gefordert ist, da ja die Aktivitäten hauptsächlich von der Frau ausgehen. Diese Position, in der der Mann auf dem Rücken liegt und die Frau vor oder auf ihm sitzt, spielt auch bei der von Masters und Johnson [24] für die Ejaculatio praecox angegebene Squeezetechnik eine besondere Rolle. Bei dieser wird vor allem der Mann zur Inaktivität angehalten, während die Frau die Aufgabe hat, den Mann zunächst manuell leicht zu erregen und zwar so lange, bis der Mann die bevorstehende Ejakulation spürt und lernt, diese rechtzeitig zu melden, so daß es der Frau möglich ist, durch einen

Druck am Ende des Penisschafts die Ejakulation zu verhindern. Aufgabe dieses Trainings ist vor allem, daß der Mann lernt, rechtzeitig den bevorstehenden Samenerguß zu spüren und sein sexuelles Engagement zu reduzieren. Wenn dies mehrere Male während eines Zusammenseins hintereinander gelungen ist, wobei die Frau, nachdem sie den Penisschaft vorne zugedrückt hat, immer so lange warten muß, bis die Erregung des männlichen Glieds wieder verschwindet, kann in einer der folgenden Sitzungen die Frau dazu übergehen, diese Erregung nicht mit der Hand durchzuführen, sondern dadurch, daß sie sich auf den Mann setzt. Der Mann bleibt dabei weiter in jener Position, in der die Aktivität bei der Frau liegt und an ihn keine speziellen Anforderungen gestellt werden, womit er auch unter keinem Leistungsdruck steht.

Die Problematik all dieser verhaltenstherapeutischen und kommunikationstherapeutischen Verfahren besteht darin, daß man nie sicher sein kann, ob das Verschwinden eines Symptoms nicht nur einen beginnenden Symptomwandel bedeutet, und die Problematik in einem anderen Bereich neuerlich störend in Erscheinung tritt. Wider Erwarten wurde ein Symptomwandel bei derartigen Behandlungen kaum je gesehen.

Dies dürfte einer der Gründe gewesen sein, daß die verschiedenen verhaltenstherapeutischen Methoden, vor allem aber die Methode nach Masters und Johnson [24] Abwandlungen erfahren haben, bei welchen psychodynamische Gesichtspunkte eine immer größere Rolle spielten. Es muß in diesem Zusammenhang erwähnt werden, daß in den tiefenpsychologischen Schulen ursprünglich sexuelle Störungen in dem Sinne behandelt wurden, daß in großen Einzeltherapien versucht wurde, die Persönlichkeit zu verändern, mit der Hoffnung, daß damit auch das Symptom verschwinden würde. Bei der neuerlichen Zuwendung zu psychoanalytischen und psychodynamischen Ansätzen in der Sexualtherapie, ging man einerseits von der Paartherapie aus, andererseits beschränkte man sich auf psychodynamische Einzelfragen im Sinne der verschiedenen Formen von Fokaltherapien.

Bei diesen neueren Bestrebungen fand vor allem die *Methodik nach Balint* große Anerkennung und Zuspruch, und zwar nicht nur als Ausbildungsmethode im Sinne der Balintgruppen, sondern auch im Sinne der „10-min-Therapie“ nach Balint [3]. Bei diesem neuen Modell einer patientenzentrierten Therapie, sollten vor allem 3 Bedingungen erfüllt sein. So sollte 1. dem Verständnis für die Persönlichkeit des Patienten und für die sich entwickelnde Arzt-Patient-Beziehung besondere Beachtung geschenkt werden. 2. sollte die Methode von einer größeren Anzahl Ärzte entsprechender Begabung und ohne vorherige eigene Analyse anwendbar sein. 3. sollte schließlich diese therapeutische Technik pro Einzelsitzung 10–15 min nicht überschreiten. Im Rahmen dieser Bemühungen entwickelten Balint et al. [3] die sog. Flashtechnik, bei der es nicht mehr um die Aufdeckung von komplexen tiefenpsychologischen Problemfragen, sondern um eine Form des Sicheinstimmens auf den Patienten ging. Auf diesen Hintergrund kommt es dann zu „flash-“, d. h. blitzartigen Erhellungen des konflikthaften Hintergrunds einer Situation, im Sinne der gemeinsamen intensiven Wahrnehmungen eines bedeutsamen gleichzeitigen Erkennens und Erlebens. Diese Technik schafft eine bestimmte Atmosphäre, worin die therapeutische Arbeit mit größerer Zielgenauigkeit und Intensität erfolgen kann, als es sonst möglich ist. Die Erkenntnis kann sowohl im Patienten als auch im Arzt aufblitzen, unter Umständen sogar bei beiden gleichzeitig. Die Flashtechnik ist nur auf dem Boden der Einstimmung, der empathischen Einfühlung und Identifizierung mit dem Patienten möglich. Es handelt sich dabei häufig nur um eine einmalige Arzt-Patient-Interaktion, wobei aber die Intensität des Kontakts zum Patienten und die Disziplin des Therapeuten während des kurzen Interviews von besonderer Bedeutung sind. Die Tatsache, daß der praktische Arzt seine Patienten meist schon längere Zeit kennt und über die häusliche Situation informiert ist, kommt dem entgegen. Entscheidend ist bei dieser Technik nicht so sehr die Rekonstruktion der Vergangenheit oder die Erklärung der beobachteten Reaktionsweisen durch Rekurs auf unbewußte Phantasien, sondern die Eröffnung neuer Möglichkeiten des Verhaltens und Reagierens im Augenblick.

Bezüglich der *psychoanalytischen Ansätze,* welche für die fokale Behandlung von funktionellen sexuellen Störungen wichtig sind, hat Becker [5] einige wesentliche Punkte zusammengefaßt.

So sind für die funktionellen sexuellen Störungen der Frau vor allem die ödipale Phase und das Phänomen des sog. Penisneids, der dann entsteht, wenn das Mädchen entdeckt, daß es sich durch das Fehlen des Penis vom Knaben unterscheidet, von besonderer Bedeutung. In der ödipalen Phase kommt es zu einer Zuwendung zum Vater, der zum Liebesobjekt wird, und zu einer Rivalität zur Mutter. Die ödipale Phase wird schließlich dadurch überwunden, daß durch eine Identifikation mit den Eltern die Gewissensinstanz oder regulative Kontrolle durch das Über-Ich aufgebaut wird. Kommt es nicht zu einer Auflösung dieser ödipalen Situation, können daraus spätere Störungen erwachsen. Eine solche Überwindung kann dann besonders schwer werden, wenn der Vater in einer „verführerischen" Art den ödipalen Bestrebungen seiner Tochter entgegenkommt oder wenn die ödipale Phase eben nicht überwunden wird und der Vater das Liebesobjekt bleibt. Der Vater wird dann auf spätere Liebesobjekte projiziert (solche Frauen wählen z. B. ältere Partner oder väterliche Typen), und da durch diese Projektion auch die Inzestschranke bestehenbleibt, kommt es zu funktionellen sexuellen Störungen, wie Dyspareunie oder Anorgasmie. Es kann auch dazu kommen, daß in der ödipalen Phase ein besonders ängstigender, aggressiver Vater als Liebesobjekt aufgegeben wird und eine Regression in den Bereich der oralen Triebbefriedigung und ihrer Abwehrformen erfolgt.

Besondere Schwierigkeiten können sich in der Liebesfähigkeit einer Frau dann ergeben, wenn die eigene weibliche Identität nicht gegeben ist oder gefährdet erscheint. So kann z. B. aus dem Penisneid heraus auf den Mann eine gewisse phallische Omnipotenz projiziert werden (nämlich all das, was ihr scheinbar fehlt), und der reale Partner ist dann nicht in der Lage, alle die vom Ideal erwarteten Tendenzen zu erfüllen. Die Frau wird darauf mit Frustration und Kohabitationsstörungen reagieren. Auch der weibliche Masochismus kann zu einem wesentlichen Störfaktor für partnerschaftliche und damit für sexuelle Beziehungen werden, indem diese Frauen ihre Partnerschaftsbeziehungen immer wieder torpedieren und dadurch liebesunfähig werden.

Eine ausgeprägte Ich-Schwäche kann dazu führen, daß eine Furcht vor der orgastischen Regression entsteht. Diese Frauen sind nicht in der Lage, sich in den Orgasmus fallen zu lassen, weil sie Angst davor haben, die Kontrolle und die Ichgrenzen zu verlieren. Es sind gewissermaßen Angst und Scham vor der Ekstase, die ängstigend wirken und dazu führen, daß der Orgasmus gar nicht erlebt werden darf und daher auch nicht erlebt werden kann.

Wie für die Frau spielt auch für den Mann die ödipale Phase eine wesentliche Rolle. Von besonderer Bedeutung ist beim Mann in Analogie zum Penisneid die Kastrationsangst. So kann etwa eine sexuelle Handlung nicht voll durchführt bzw. erlebt werden, weil die Kastrationsangst im Sinne einer Angst vor der Vergeltung hemmend wirkt. Andererseits ist es möglich, daß die Angst vor der eigenen aggressiven Komponente der Sexualität dazu führt, daß diese nicht vollzogen werden kann. Eine Fixierung an die ödipale Situation kann so erlebt werden, daß ein Mann, auch wenn keine Nebenbuhler bestehen, ständig mit dem Vater zu rivalisieren hat und sich daher immer dann, wenn er sexuell aktiv werden will, in einer Konkurrenzsituation sieht, die hemmend wirkt. Diese Überlegungen gelten vor allem für die Impotentia coeundi.

Bei der Ejaculatio praecox findet sich vielfach eine ebenfalls auf der ödipalen Situation beruhende idealisierende Haltung der Frau gegenüber. Durch die Hemmung kommt es dazu, daß der Mann unbewußt nicht verletzten will, dabei aber übersieht, daß er dann auch nicht befriedigen kann. Eine andere mögliche analytische Erklärung für die Ejaculatio praecox wäre eine retardierte Entwicklung, indem die Triebentwicklung auf einer frühen Stufe stehen blieb, in der die passive Ausscheidung in eine aktive Regelung im Sinne der Miktionskontrolle überging. Enuresis nocturna und intensive masturbatorische Handlungen begünstigen eine derartige Regression.

Eine Ejakulationsstörung, die vor allem in den letzten Jahren vermehrt beschrieben wurde, ist die Ejaculatio retarda, bei der Männer trotz sexueller Erregung Schwierigkeiten haben, zum Orgasmus und zur Ejakulation zu kommen. Einerseits kann in dieser Störung symbolisch die Unfähigkeit gesehen werden, etwas hergeben zu können. Diese Unfähigkeit wiederum kann auf die Angst vor der Kastration, aber auch auf eine Angst vor dem Ich-Verlust in der orgastischen Regression und damit auf Ich-Ängste bzw. Todesängste zurückgehen. Es können andererseits aber auch Schuldgefühle gegenüber der Partnerin oder gegenüber Projektionen sein, die dazu führen, daß der Mann glaubt, im Sinne einer vorweggenommenen Selbstbestrafung nicht genießen zu dürfen. Dies sind einige spezielle psychoanalytische Überlegungen im Zusammenhang mit derartigen funktionellen sexuellen Störungen.

Für den Phänomenbereich zwischen den tief unbewußten Phantasien und dem manifesten Verhalten der Partnern bei Lust und Liebe, hat Molinski [26] den Begriff *larvierten Sexualstörungen* eingeführt. Unter Anwendung dieses Begriffes entwickelte er das therapeutische Instrument der *fokussierenden Deskription*. Dabei wird im Rahmen der stufenweise übenden Therapien nach Masters und Johnson [24] das Paar konsequent aufgefordert, sein Verhalten während des Übens genau zu beschreiben. Dabei geschieht eine Akzentverschiebung weg von den technischen Aspekten des Übens hin zum handelnden, wahrnehmenden und emotionalen Verhaltens bei der autonomen Entfaltung der Lust. Die subtile Beschreibung des Verfahrens gerade für Übergangsabschnitte, die nicht klappen, fördert das tatsächlich sabotierende Verhalten der Partner in phantasierendem, wahrnehmendem und handelndem Tun zu Tage. Im dem Maß, wie die detaillierte Beschreibung des manifesten Verhaltens zentriert wird, beschreibt das Paar die bisher verborgenen Verhaltensweisen, mit denen es die Dysfunktionen unterhalten hat. Die fokussierende Deskription entschleiert also dasjenige Verhalten, das Molinski [26] larvierte Sexualstörung genannt hat. Der Arzt kann hier nicht vorher wissen und in Verkürzung des Prozesses dem Paar sagen wollen, was nach aller Erfahrung das Fehlverhalten sein mag. Das Paar würde es nicht glauben können, da es die Störung nie so erlebt hat. Erst wenn der Arzt beim Beschreiben des übenden Verhaltens die Mühe des naiven Forschers auf sich nimmt, wird für alle Beteiligten das störende Verhalten erlebbar und evident. Dabei ist ein warmherziges, das Paar und seine Gefühle bejahendes, schwungvolles und mitreißendes, mitunter auch suggestives Verhalten des Arztes hilfreich. Er sollte eine die Liebe bejahende und auf die Fähigkeiten des Paars vertrauende Haltung haben, die nur dann wirkt, wenn sie echt und glaubwürdig ist.

Zusammenfassend kann gesagt werden, daß für die Behandlung der psychosomatischen Störungen der Sexualität in den letzten Jahrzehnten eine Reihe von Methoden entwickelt wurden. Obwohl es sehr heterogene Ansätze waren, hat die Entwicklung doch in den meisten Zentren zu kombinierten Behandlungsmethoden geführt, welche sowohl psychodynamische als auch denkpsychologische, d. h. verhaltenstherapeutische Ansätze enthalten; darüber hinaus spielen paartherapeutische kommunikative Aspekte eine sehr große Rolle. Die sich ergebenden Synthesen führen in die Nähe der bekannten Methoden von Masters und Johnson [24] welche ebenfalls vielfach übernommen und modifiziert wurden. Das für den Fortschritt der Psychosomatik Entscheidende ist aber, daß bei der Therapie psychosomatisch bedingter Sexualbeschwerden deutlich geworden ist, daß sich verschiedene theoretische und praktische therapeutische Ansätze nicht gegenseitig aufheben, sondern sinnvoll ergänzen können.

Literatur

1. Angermann I (1980) Psychodynamik und Psychotherapie der gestörten Sexualität. In Eicher W (Hrsg) Sexualmedizin in der Praxis. Fischer, Stuttgart New York
2. Argentewicz G, Schmitdt G (Hrsg) (1980) Sexuell gestörte Beziehungen. Springer, Berlin Heidelberg New York
3. Balint M, Ornstein PH, Balint E (1973) Fokaltherapie. Suhrkamp, Frankfurt
4. Beck D (1974) Die Kurzpsychotherapie. Huber, Bern Stuttgart Wien
5. Becker N (1975) Psychoanalytische Ansätze bei der Therapie sexueller Funktionsstörungen. In Sigusch V (Hrsg) Therapie sexueller Störungen. Thieme, Stuttgart
6. Bräutigam W (1977) Sexualmedizin im Grundriß. Thieme, Stuttgart
7. Duss von Werdt J, Hauser GA (1970) Das Buch von Liebe und Ehe. Walter, Olten Freiburg
8. Eicher W (Hrsg) (1980) Sexualmedizin in der Praxis. Ein kurzes Handbuch. Fischer, Stuttgart New York
9. Eysenck HJ (1960) Behaviour therapy and the neurosis. Pergamon, Oxford
10. Frankl VE (1975) Theorie und Therapie der Neurosen. Reinhardt, München
11. Fromm E (1965) Die Kunst des Liebens. Ullstein
12. Hertz DG, Molinski H (1979) Psychosomatik der Frau. Entwicklungsstufen der weiblichen Identität in Gesundheit und Krankheit. Springer, Berlin Heidelberg New York
13. Höffken KD (1981) Über die Kombination von analytisch orientierter Psychotherapie und übender Sexualbehandlung. Mitt Ges Prakt Sexualmed 1:-8 (1981)
14. Jacobson E (1938) Progressive relaxation. University of Chicago Press, Chicago
15. Jones E (1962) Leben und Werk von Sigmund Freud, 3 Bde. Huber, Bern Stuttgart Wien

16. Kockott G, Dittmar F (1973) Verhaltenstherapie sexueller Störungen: Diagnostik und Behandlungsmethoden. Nervenarzt 44:173–183
17. Krautschik A (1981) Familiendynamische Aspekte bei funktionellen Sexualstörungen. Mitt Ges Prakt Sexualmed 1:6–7
18. Labhardt F (1980) Balintgruppen als Mittel zur sexualmedizinischen Ausbildung. In Eicher W (Hrsg) Sexualmedizin in der Praxis. Fischer, Stuttgart New York
19. Lazarus AA (1964) The treatment of chronic frigidity by systematic desensitization. In: Eysenck HJ (ed) Experiments in behaviour therapy. Pergamon, Oxford
20. Loch W (1975) Ärztliche Psychotherapie auf psychoanalytischer Grundlage. Psyche 29:383–398
21. Luban-Plozza B, Pöldinger W (1980) Der psychosomatisch Kranke in der Praxis, 4. Aufl Springer, Berlin Heidelberg New York
22. Luban-Plozza B (1983) Praktische Sexualmedizin. In: Eicher W (Hrsg): Für eine neue Beziehung zum Patienten. Medical Tribune, Wiesbaden
23. Mandel A, Mandel KH, Stadter E, Zimmer D (1971) Einübung in Partnerschaft durch Kommunikationstherapie und Verhaltenstherapie. Pfeiffer, München
24. Masters WH, Johnson VE (1970) Die sexuelle Reaktion. Rowohlt, Hamburg
25. Masters WH, Johnson VE (1973) Impotenz und Anorgasmie. Goverts Krüger Stahlberg, Frankfurt
26. Molinski H (1976) Die fokusierende Deskription. Praktische Hinweise für die Behandlung funktioneller Sexualstörungen aus analytischer Sicht. Sexualmedizin 5:712–716
27. Nijs P, Molinski H, Dmoch W, Höffken KD, Bösen L (1981) Modifizierte Masters-Johnson-Sexualtherapie. Mitt Ges Prakt Sexualmed 1:5–6
28. Nikolowski W, Pöldinger W, Spechter HJ (1978) Kompendium der Kohabitations- und Fertilitätsstörungen. Karger, Basel
29. Pasini W (1980) Psychosomatik in der Sexualität und Gynäkologie. Hippokrates, Stuttgart
30. Pawlow I (1955) Ausgewählte Werke. Akademie, Berlin
31. Pöldinger W (1977) Sexuelle Störungen aus psychosomatischer Sicht. Z Allgemeinmed 53:76–91
32. Pöldinger W (1977) Psycho- und Verhaltenstherapie bei funktionellen sexuellen Störungen junger Mädchen. Ther Umsch 34:537–543
33. Pöldinger W (1978) Sexualmedizin in der Praxis. Sexualmedizin 7:399–402
34. Pöldinger W (1981) Die Psychosomatik der sexuellen Störungen des Mannes In: Jores A (Hrsg) Praktische Psychosomatik 2. Aufl Huber, Bern Stuttgart Wien, S 292–297
35. Rachman S (1972) Verhaltenstherapie bei Phobien, 2. Aufl Urban & Schwarzenberg, München Berlin Wien
36. Rogers CR (1972) Die nicht-direkte Therapie. Kindler, München
36 a. Schraml W, Selg H (1966) Verhaltenstherapie und Psychoanalyse. Psyche 20:429–546
37. Schirren C (1971) Praktische Andrologie. Hartmann, Berlin
38. Schultz JH (1966) Das autogene Training. Thieme, Stuttgart
39. Sigusch V (1975) Therapie sexueller Störungen. Thieme, Stuttgart
40. Springer-Kremser M (1982) Fokusierende Beratung und Behandlung – Sexualtherapie auf psychoanalytischer Basis. Sexualmedizin 4:22–25
41. Stekel W (1920) Die Geschlechtskälte der Frau. Urban & Schwarzenberg, München
42. Watzlawick P, Beavin JH, Jackson DD (1969) Menschliche Kommunikationen Formen, Störungen, Paradoxien. Huber, Bern Stuttgart Wien
43. Wesiack W (1980) Psychoanalyse und praktische Medizin. Klett-Cotta, Stuttgart
44. Willi J (1978) Therapie der Zweierbeziehung. Rowohlt, Hamburg
45. Willi J (1980) Methodik der Sexualtherapie und ärztliche Ethik. Schweiz Rundsch Med (Praxis) 69:583–588

Der Alkoholkranke und sein Hausarzt

H. Solms

1 Einleitung

Die Bundesrepublik weist eine der höchsten Alkoholverbrauchsquoten pro Kopf in der Welt auf [12]. Der Alkoholismus ist in diesem Land wie auch in der Schweiz und in anderen westlichen Staaten das größte sozialmedizinische Problem.

Natürlich ist auch heute noch der Alkohol vor allem eine Droge für Männer. Untersuchungen haben ergeben, daß 10% der erwachsenen Männer alkoholgefährdet sind. Die Alkoholkrankheiten nehmen zu. Dabei wird der Anteil der Frauen (etwa 25%) unter den Alkoholkranken zunehmend stärker. Immer jüngere Jahrgänge verfallen dem Alkoholismus. Bei Frauen, besonders aber bei Jugendlichen ist Polytoxikomanie häufig. Doch liegt diesen Suchtformen eine ganz verschiedenartige Kern- und Mißbrauchproblematik zugrunde.

Sucht ist ein selbstschädigendes Verhalten infolge Überwucherns triebhafter und emotionaler Anklammerungsbedürfnisse, die den Betreffenden abhängig werden lassen, d.h. versklaven, wenn er nicht über eine genügende Fähigkeit zu selbstbestimmter Lebensgestaltung verfügt. Gelingt es nicht, den süchtigen Drang nach unmittelbarer Bedürfnisbefriedigung zu kontrollieren, so gerät schließlich die gesamte Persönlichkeit – auch mit ihren Verstandeskräften – in den Sog der Abhängigkeit. Am Ende bestimmt das Suchtverlangen die ganze Lebensführung und führt zu süchtiger Depravation.

Der Hausarzt wird bedenken, daß die Alkoholkrankheit nicht nur ein individuelles Problem des „Symptomträgers" ist, sondern auch als Funktionsstörung der Partnerbeziehung und der Familie erkannt und behandelt werden muß.

2 Entstehungsbedingungen

Die eigentlichen Ursachen der Alkoholerkrankungen sind heute noch nicht eruiert. Man kennt aber die Wechselbeziehungen der vielfältigen pathogenetischen Determinanten recht gut, die für die Entstehung des Alkoholabhängigkeitssyndroms eine wichtige Rolle spielen. Das gleiche gilt auch für die Faktoren, die den Fortgang des Krankheitsprozesses begünstigen. Grundsätzlich ist festzuhalten, daß den Alkoholerkrankungen ein multifaktorielles Bedingungsgefüge zugrunde liegt, welches von Fall zu Fall verschiedene pathogenetische Schwerpunkte aufweist (Abb. 1). Man

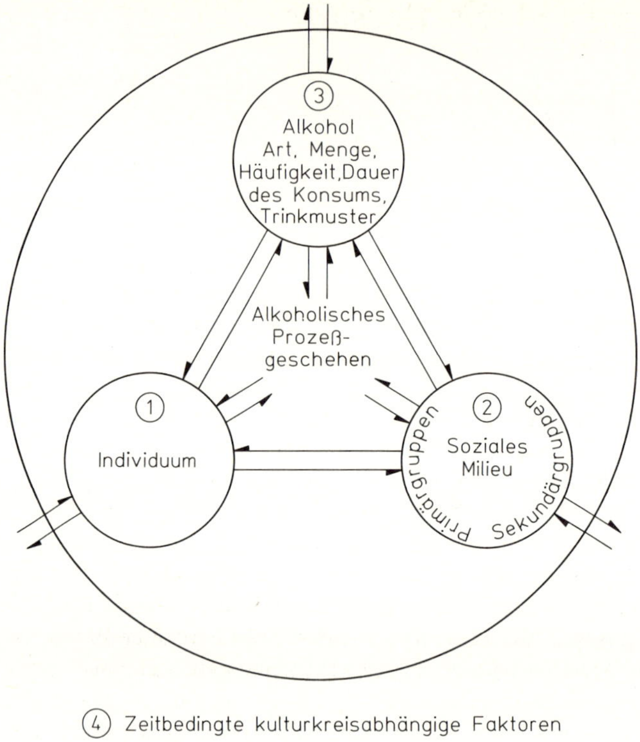

Abb. 1: Entstehungsbedingungen der Alkoholabhängigkeit und Interaktionen, die das Prozeßgeschehen perpetuieren. Das Modell veranschaulicht die Funktionsparameter 1–4, in deren Bereich pathogenetische Faktoren (erbgenetischkonstitutionelle, stoffwechselspezifische, lebensgeschichtliche, pharmakologische, sozioökonomische und kulturkreisabhängige) an der Entstehung des alkoholischen Prozesses mitwirken [37]

spricht daher heute von „alcohol-related disabilities" [8] anstelle von Alkoholismus und man betont, daß es *den* Alkoholismus im Sinne einer klassischen Krankheitseinheit gar nicht gibt.

Im folgenden werden die wichtigsten pathogenetischen Faktoren kurz erörtert. Daß wir hier auch die zwar noch sehr hypothetischen erbgenetischen und biochemischen Parameter streifen, hat seinen Grund lediglich darin, daß die Forschung heute auf diesen Gebieten besonders aktiv ist, ihre Ergebnisse aber kaum bekannt sind.

2.1 Soziokulturelle Faktoren

Das Trinken hat gesellschaftliche, sozialkommunikative Funktionen. Es konstituiert einen gewissen Freiraum scheinbarer Selbstverwirklichung. Innerhalb desselben dürfen sonst nicht ohne weiteres realisierbare Bedürfnisse gelebt werden. So können Umgangsformen vorübergehend gelockert und gewisse emotionale Befindlichkeiten ausgeglichen werden. Dies geschieht im Rahmen eines bestimmten

Trinkstilrituals, das in den Tagesablauf integriert ist. Die Gesellschaft bestimmt, was konformes und was abweichendes Trinkverhalten ist.

Das Risiko des Süchtigwerdens hängt teilweise auch von den soziokulturellen Trinknormen ab. Diese sog. Trinksitten sind in der Bundesrepublik und in der Schweiz äußerst tolerant. Soziologen ordnen die kulturelle Organisation des Trinkverhaltens dieser Länder der sog. permissiv-funktionsgestörten Alkoholkultur zu. Ein derart funktionierendes kulturelles System gewährt dem Individuum unbegrenzte Möglichkeiten, mannigfaltige Trinkmotive und -situationen zu benutzen, um abweichende oder gar krankhafte Bedürfnisse nach Alkohol zu befriedigen. Hoher Alkoholkonsum bleibt deshalb über lange Zeit unauffällig. Daher wird ein physiologisch bereits schädlicher Alkoholgenuß von der Mitwelt lange nicht bemerkt („Grauzone" des Risikos von Organschäden). Außerdem läßt sich der hohe Alkoholkonsum durch vielfältige Vertuschungsmanöver lange Zeit verbergen. So kann der Trinker sein Problem lange herunterspielen und sein konformes Selbstbild bewahren. Mit einer solchen „Trinkerfassade" konfrontiert, hat es die Mitwelt noch schwerer, das Alkoholproblem des Betroffenen frühzeitig zu erfassen.

2.2 Frühkindliche Sozialisationsstörungen

Besonders dem sog. psychiatrischen Trunksuchtsalkoholismus (auch Betäubungs- und Verstimmungsalkoholismus genannt) liegen schwere Sozialisationsstörungen zugrunde, die in der frühen Kindheit (wahrscheinlich im 2. Lebensjahr) wurzeln. Zum besseren Verständnis dieser noch wenig erforschten Zusammenhänge sei daran erinnert, daß das Kleinkind in der 2. Hälfte des 1. Lebensjahres mit der Mutter in einer symbiotischen Zweierbeziehung, d. h. in einer Verschmelzungsabhängigkeit, lebt. Die Mutter wird vom Kind noch nicht als selbständige, abgetrennte Person (als Objekt) wahrgenommen, sondern als Teil seines eigenen Selbst. Auf dieser Stufe besitzt das Kind noch kein eigenes Abwehrsystem. Es ist daher allen Einflüssen wehrlos ausgeliefert und außergewöhnlich stark narzißtisch verwundbar. Deshalb ist es so wichtig, daß die von einer „hinreichend guten" Mutter vermittelten Gewährungen und Versagungen den Entwicklungsbedürfnissen des Kindes entspricht. Im 2. Lebensjahr löst sich das Kind aus der Symbiosebeziehung. Fortan erlebt es seine Mutter als ein vom eigenen Selbst getrenntes Liebesobjekt. Es macht Trennungsängste durch und lernt, „nein" zu sagen. Es kann nun Erinnerungsbilder seiner Erfahrungen, z. B. der abwesenden Mutter, im innerseelischen Bereich erlebnisgemäß hervorrufen und so zwischen seinen leiblichen Triebbedürfnissen und seiner Umwelt eine innere „psychische Realität", ein Phantasieleben aufbauen. Die Verinnerlichung der frühen Beziehungserfahrungen prägen dieses Phantasiepotential, bzw. die spätere Fähigkeit des Kindes, Lust-Unlust-Spannungen und Triebwünsche zu regulieren, sowie partnerbezogene spezifische Bedeutungszusammenhänge herzustellen und entsprechende Verhaltensprogramme aufzubauen. Dieser Internalisierungsprozess geht mit dem Spracherwerb einher, wodurch der affektgeladene, körperlich-präverbale Kommunikationsstil durch differenzierte sprachliche Kommunikationsmuster ersetzt wird. Mit Hilfe der Phantasietätigkeit kann sich das Kind zum Partner öffnen, schützende Abwehrstrategien aufbauen und seine Beziehungen partnerbezogen gestalten.

Man erfährt nun immer wieder, daß die erwähnten Alkoholiker in ihrer Kleinkindzeit eine unangemessene oder unzulängliche Bestätigung und Liebeszuwendung von seiten ihrer Mutter erfuhren. Entweder verlief die Symbiosephase erheblich gestört oder aber, was seltener vorkommt, wurden diese Kinder verwöhnt (überprotektionistische Mutter-Kind-Beziehung), und zwar auch in der symbiotischen Phase. Eine unbeständige, emotional zurückhaltend erlebte oder überbesorgte Liebesbindung in der frühen Kindheit kann zu schweren Störungen der Entwicklung des Selbst führen, wie sie bei diesen Äthylikern vorkommen. In diesen Fällen gelang es der Mutter nicht, die Fähigkeit zur Bewältigung von Unlustgefühlen zu vermitteln. Daher versagt die Lust-Unlust-Regulierung. Solche Menschen leiden an einem Mangelerleben in bezug auf ihre Selbstwertgefühle. Sie sind narzißtisch sehr verletzbar. Denn sie verfügen nicht über wirksame Abwehrstrategien zur Bewältigung von Schmerz, Angst, Wut und Depression. Daher werden sie von diesen Uraffekten immer wieder überschwemmt. Deshalb befinden sich diese Kranken oft schon anläßlich alltäglicher Streßsituationen in einem Zustand der Ohnmacht und Hilflosigkeit. Aggraviert wird diese Streßintoleranz durch die ungenügend entwikkelte Fähigkeit, Affekte zu verbalisieren und Probleme durch die innere Phantasietätigkeit zu bewältigen. Man nimmt an, daß hier eine ich-bedingte Defizienz der Affektabwehr [19] und eine Insuffizienz der Phantasieentwicklung vorliegt. Es ist möglich, daß es sich um eine ähnliche Grundstörung handelt wie bei psychosomatisch Kranken.

Man nimmt nun an, daß diesen Alkoholkranken beim Übergang von der frühkindlichen Symbiosephase zur Individuationsphase der Loslösungsprozeß von den Elternbildern nicht gelungen ist und daß sie deshalb, zwischen Verschmelzungswünschen und Trennungsängsten hin- und hergerissen, in einer andauernden Selbstwert- und Beziehungskrise fixiert geblieben sind. Sie haben die zur Verselbständigung notwendige Trennungstrauerarbeit nie leisten können, weil sie jede Lösung von einem lebenswichtigen Objekt als Selbstvernichtung erleben. Deshalb haben sie ein unersättliches Bedürfnis nach andauernder Selbstbestätigung von außen, nach Anklammerung an Ersatzobjekte zur Abstützung, Stärkung und Auftankung ihres defizitären Selbst. Das Suchtmittel stellt wohl einen Ersatz idealisierter Elternbilder dar, das, wenn einverleibt, die defekte Abwehrorganisation festigt, die unerträglichen Spannungszustände dämpft und im Allmachtgefühl des Rauschs ein grandioses Sebstbild vortäuschen kann; gewissermaßen als Schutz vor einer als feindlich erlebten Umwelt. Jene seelische Wärme, die der Trinker nie erfahren hatte, wird ihm dann durch den Alkoholeffekt von innen her als Ersatzerlebnis erreichbar (sog. Wirkungstrinken). Diese berauschende Alkoholwirkung wird vor allem von den Betäubungs- und Verstimmungstrinkern gesucht, die an schweren psychosozialen Problemen leiden (sog. psychiatrischer Trunksuchtsalkoholismus). Im Gegensatz dazu streben die Gewohnheitsalkoholiker (sog. Milieualkoholismus) in erster Linie eine unmittelbar lustbetonte Triebbefriedigung und eine Abschwächung der körperlichen alkoholtoxischen Beschwerden an.

Die Partnerbeziehung des Betäubungs- und Verstimmungsalkoholikers entspricht häufig einer mißglückten Abhängigkeitsbeziehung vom Symbiosetyp. Da der Trinker seine Partnerin als Teil seines eigenen Selbst wahrnimmt, erlebt er Enttäuschungen und seelische Verletzungen auch als sein eigenes Versagen. Daher kommt es vor, daß er seine Partnerin, von der er sich verraten fühlt, bestraft, indem er sich selbst schädigt. Dies kann bis zur Suizidalität führen. Diese archaischen Kommunikationsweisen prägen die gesamte Beziehungsdynamik der Alkoholikerfamilie, die daher in den Therapieprozeß miteinbezogen werden sollte.

Der Griff zur Flasche erweist sich aber als untauglicher Selbstheilungsversuch. Das selbstschädigende Ertränken von Sorgen und Problemen im Alkohol ist nicht nur ein Suizidersatz. Das chronisch süchtige Exzeßtrinken selbst ist eine Art von Suizid, ein Selbstmord auf Zeit.

2.3 Ist Alkoholismus erblich?

Der chronische Alkoholismus mit und ohne süchtige Abhängigkeit tritt in bestimmten Familien gehäuft auf. Doch kann aus dieser Feststellung noch nicht ermittelt werden, inwieweit erbgenetische und/oder Umweltfaktoren im Spiel sind. In den verflossenen Jahren haben skandinavische Forschungen unseren Wissensbestand erweitert.

Diese an ein- und zweieiigen Zwillingspaaren durchgeführten Untersuchungen, bei denen wenigstens ein Partner Alkoholiker war, machen die Mitwirkung erbgenetischer Faktoren sehr wahrscheinlich. Es wurden signifikant höhere Konkordanzziffern bei eineiigen als bei zweieiigen Paaren gefunden. Es bestehen keine Anhaltspunkte für eine geschlechtsgebundene Vererbung. Nach diesen Zwillingsuntersuchungen liegt eine Bindung an erbgenetische Faktoren beim Alkoholabhängigkeitssyndrom (speziell beim sog. Kontrollverlust) und beim chronischen Alkoholismus vor, nicht aber beim Problemtrinken (Wirkungstrinken) und auch nicht beim einfachen Exzeßtrinken [23].

Eingehende dänische Adoptivkinderstudien ergaben, daß die männlichen Nachkommen von Alkoholikern ungleich mehr alkoholismusgefährdet sind als die Nachkommen von Nichtalkoholikern. Dies war auch dann der Fall, wenn sie nicht bei ihren natürlichen (biologischen) Trinkereltern, sondern nach Adoption im frühesten Kindesalter bei nichtalkoholkranken Adoptiveltern aufwuchsen [16].

Die Möglichkeit einer Vererbung der Alkoholkrankheiten per se muß ausgeschlossen werden. Es wird aber heute vermutet, daß die Entstehung des chronischen Alkoholismus und des Alkoholabhängigkeitssyndroms von spezifischen erbgenetischen Faktoren mitdeterminiert ist. Über deren Natur kann noch nichts ausgesagt werden. Es wird aber angenommen, daß erbgenetische Faktoren (genetisch kodierte Strukturen) die individuell so verschiedenartige Ansprechbarkeit auf die Alkoholwirkung mitbestimmen. Der Alkoholempfindlichkeit liegen ja komplexe biologische Intermediärprozesse zugrunde. Es wäre also möglich, daß deren Ablauf durch pathologische Genaktivitäten beeinflußt werden könnte. In Frage kämen hier Modifikationen der Alkoholabbaugeschwindigkeit sowie alkoholismusbedingte adaptative Veränderungen an den Hirnzellmembranen, die das Abhängigkeitsrisiko mitdeterminieren.

Früher ist die Frage aufgeworfen worden, ob die Daueralkoholisierung bei chronischem Alkoholismus den Genbestand der männlichen und weiblichen Keimzellen schädigen und auf diesem Weg alkoholbedingte Genopathien erzeugen könne. Dies ist nicht erwiesen und scheint eher unwahrscheinlich.

Die alte These vom Heredoalkoholismus muß fallen gelassen werden. An ihre Stelle tritt eine viel komplexere und subtilere Sicht der Problematik. Heute betonen die Genetiker, daß erbgenetische Parameter nur als ein Teil möglicher Entstehungsbedingungen und auch nur in Interaktion mit den Umweltfaktoren wirksam werden können. Die Postulierung einer erbgenetischen Mitdeterminierung bedeutet also nicht, daß man ein genetisch prädeterminiertes Zwangsschicksal anzunehmen habe. Es ist lediglich die Rede von einem erblichen Risikoschicksal. Demnach wäre der spätere Alkoholiker mit dem Risikofaktor einer spezifischen abartigen Vorprogrammierung (genetisch kodierten Struktur) behaftet, die man sich als angeborene Fehlbahnung auf bestimmten Stufen des Alkoholintermediärstoffwechsels vorstellt.

2.4 Biochemische Besonderheiten

2.4.1 Erbgenetisch determinierter Polymorphismus der Alkoholdehydrogenase (ADH)

In der weißen Rasse sind 3–20% der Bevölkerung Träger einer atypischen ADH-Variante in der Leber mit 4mal stärkerer Aktivität als diejenige des üblichen alkoholabbauenden Enzymkomplexes [45, 46]. In Japan kommt diese Variante aber bei 80–90% der Bevölkerung vor. Sie ist bei mongoloiden Rassen offenbar das normale alkoholabbauende Enzym [41]. Träger dieser ADH-Variante weisen nach Alkoholgenuß erhöhte Acetaldehydwerte im Blut auf und zeigen charakteristische Alkoholunverträglichkeitserscheinungen wie Gesichtsrötung (sog. Flushing), Tachykardie, Schwindelgefühl, Nausea, gelegentlich sogar Verstimmungszustände [9]. Man nimmt an, daß erbgenetische Faktoren, d. h. abartig funktionierende genetisch kodierte Strukturen, die Synthesesteuerung der ADH-Enzymkomplexe mitdeterminieren.

Erfahrungsgemäß können die erwähnten Unverträglichkeitssymptome durchaus antialkoholisch aversiv wirken. Man fragt sich daher, ob ihnen evtl. eine Schutzfunktion gegenüber einer Alkoholismusgefährdung zukommen könnte. Andererseits sind aber die Träger des erwähnten Enzympolymorphismus durchaus benachteiligt. Er begünstigt nämlich das Auftreten von Vitamin-B_6-Mangelzuständen und von Organschädigungen und fördert die Bildung von suchtstimulierenden zerebralen Alkaloiden [45].

2.4.2 Die Bedeutung endogen gebildeter morphinähnlicher Alkaloide (Endorphine)

In sog. Selbstreizexperimenten stimulieren sich Labortiere mittels Hirnelektroden, die ins limbische System implantiert worden sind, bis zur Empfindung von Lustreaktionen. Die Selbstreizgebiete, die als Schmerz-Lust-Zentren bezeichnet werden, liegen vor allem im limbischen System, wo auch Opiatrezeptoren gehäuft vorkommen (im Nucleus amygdalae sowie im hinteren periaquädukten Grau der Substantia reticularis). Diese Regionen der Morphinbindung sind die Wirkorte für den Analgesieeffekt von Morphinmikroinjektionen ins Gehirn. Sehr wahrscheinlich greifen die körpereigenen morphinähnlichen Alkaloide auch an den chemischen Rezeptorarealen dieser Hirnstrukturen an. Diese morphinähnlichen Alkaloide leiten sich von Metaboliten des aus Alkohol gebildeten Acetaldehyds her. Sie haben sich mit Neurotransmittoren, d.h. mit zentralen Überträgersubstanzen, verbunden und werden als Endorphine bezeichnet. Ihre euphorisierenden und schmerzlindernden Wirkungen ähneln jenen des Morphins. Nach Injektion solcher Alkaloide in den Hirnliquor trinken Ratten in der freien Wahlsituation wesentlich mehr Alkohol als die Kontrolltiere. Es wird daher vermutet, daß die Opiatrezeptoren dieser Lustzentren und die körpereigene Endorphinproduktion für die Entstehung des Alkoholabhängigkeitssyndroms eine besondere Bedeutung haben könnten [22].

Es ist bemerkenswert, daß der Angriffspunkt der körpereigenen, aus Alkoholmetaboliten produzierten morphinähnlichen Stoffe im limbischen Selbstreizsystem liegt. Dieses ist bekanntlich das zerebrale Substrat, das die Steuerung der Motivations- und Triebsysteme und somit auch der Grundbefindlichkeit des Wohlbefindens und des Schmerzes mitdeterminiert. Aus dieser neurophysiologischen und verhaltenspsychologischen Sicht ließe sich das Suchtverhalten interpretieren als Versuch einer unmittelbaren Aktivierung von Triebbefriedigungsmechanismen.

3 Klinik des Alkoholismus

3.1 Traditionelle Alkoholismusformen

Nach Jellinek [20] unterscheidet man verschiedenartige Alkoholismusformen, die in Tabelle 1 schematisch aufgeführt sind. Beim *Problem- oder Konflikttrinken (α-Alkoholismus)* haben die alkoholischen Getränke die Funktion von psychotropen Medikamenten; sie wirken als Sorgenbrecher, als Angst- und Spannungslinderer, als Euphorisanzien (sog. Wirkungstrinken). Problemtrinker sind lediglich psychisch alkoholabhängig; sie leiden also nicht an dem eigentlichen Abhängigkeitssyndrom,

Tabelle 1. Alkoholismusformen. (Nach Jellinek [20])

Alkoholismustyp		Nur psychisch abhängig	Psychisch und physisch abhängig		Psychische, körperliche und soziale Schädigung
			Kontrollverlust	Unfähigkeit zu Abstinenz	
α	Problem- oder Konflikttrinken	Ja	Nein	Nein	Möglich
β	Soziales oder Geselligkeitstrinken, Berufstrinken	Nein	Nein	Nein	Möglich
γ	Psychiatrischer Trunksuchtsalkoholismus		Ja	Nein	Ja
δ	Gewohnheits- oder Milieualkoholismus		Nein	Ja	Ja
ε	Quartalstrinken	Später ja	Episodisch ja	Nein	Ja

der körperlichen Dependenz (Kontrollverlust oder Unfähigkeit zur Abstinenz). Beim *sozialen oder Geselligkeits- bzw. Berufsalkoholismus (β-Alkoholismus)* sind vor allem somatische Giftschäden infolge der täglichen Daueralkoholisierung möglich; es besteht aber kein Abhängigkeitssyndrom. Dem Alkohol kommt hier die Funktion eines kulturell geförderten Lebens- und Genußmittels, zuweilen auch eines Durstlöschers (bei Hochofenarbeitern) oder eines Kalorienspenders (bei bestimmten unterernährten Bevölkerungsgruppen Portugals) zu. Der *psychiatrische Trunksuchtsalkoholismus (auch Betäubungs- und Verstimmungsalkoholismus, bzw. γ-Alkoholismus)* ist psychopathologisch determiniert. Er ist mit einem schwerwiegenden Abhängigkeitssyndrom behaftet, dem *Kontrollverlust,* einer Form seelischer und körperlicher Versklavung. Der aus dem Genuß-, Geselligkeits- und Berufstrinken hervorgehende *rauscharme Gewohnheits- oder Milieualkoholismus (δ-Alkoholismus)* geht mit gravierenden somatischen und psychoorganischen Giftschäden einher und ist durch ein schweres psychisches und physisches Abhängigkeitssyndrom *(Unfähigkeit zur Abstinenz)* gekennzeichnet. γ- und δ-Alkoholismus kommen auch kombiniert vor [40].

Es gibt Staaten, in denen der δ-Alkoholismus überwiegt und Regionen, in denen die γ-Alkoholiker die δ-Trinker zahlenmäßig übertreffen. In Ländern mit hohem Gesamtalkoholkonsum pro Kopf und Jahr (Frankreich, Italien, Bundesrepublik, Schweiz usw.) überwiegt der rauscharme Gewohnheitsalkoholismus (δ-Alkoholismus) mit seiner somatischen, vor allem viszeralen Alkoholpathologie (Leberzirrhose usw.). In diesen Ländern sind Alkoholproduktion und -verkauf volkswirtschaftlich und soziokulturell relevant. Deshalb wird dort das Vieltrinken weitgehend gebilligt und der Zugang zu alkoholischen Getränken ist außerordentlich leicht. In Staaten, deren Bevölkerung ein allgemeines Vieltrinken nicht begünstigt und daher einen niedrigen Gesamtalkoholkonsum aufweist (Holland, Norwegen, Schweden, Dänemark, England usw.) ist der Alkoholismus weniger häufig, dafür aber mehr sozialpsychiatrischer Natur (γ-Alkoholismus) [39].

3.2 Neue Suchtformen

Die Zunahme polytoxikomaner Abhängigkeitszustände geht aus dem hohen Anteil von Mehrfachkonsumenten hervor, die in die Landeskrankenhäuser aufgenommen werden. Jeder dritte Suchtkranke, der hospitalisiert wird, konsumiert mehrere suchtauslösende Substanzen nebeneinander oder hintereinander. Bei den jugendlichen Toxikomanen ist die Polytoxikomanie zum eigentlichen Problem geworden, nicht etwa die isolierte Opiatabhängigkeit und auch nicht der alleinige Alkoholmißbrauch.

Bei den Mehrfachsüchtigen ist die Alkoholabhängigkeit am häufigsten mit den üblichen psychotropen Arzneimitteln (Analgetika, Hypnotika, Tranquillizer) kombiniert; nur selten mit Drogen (Stimulanzien, Halluzinogene, Opiate). Als Einstiegsdroge für spätere Rauschgiftkarrieren Jugendlicher hat Bier eine gewisse Bedeutung. Dem Alkohol kommt aber auch ein nicht zu unterschätzender Stellenwert für Entwicklungen in Richtung auf spätere polytrope Medikamentensüchtigkeit zu.

Bei der Polytoxikomanie Jugendlicher spielt der Alkoholmißbrauch heute eine immer größere Rolle. Diese Feststellung ist auch für den Praktiker, der von süchtigen Jugendlichen (inklusive Heroinfixern) konsultiert wird, wichtig.

Übrigens ist beim klassischen chronischen Alkoholiker, besonders beim γ-Alkoholiker, ebenfalls eine polyvalente Suchtstruktur anzunehmen. Daher sollte man auch bei ihm die Gefahr einer Suchtverlagerung auf andere Stoffe oder Aktivitäten süchtigen Gepräges immer im Auge behalten.

Der heutige Alkoholkonsumtrend ist nicht nur durch die ständige Verbrauchszunahme charakterisiert, sondern auch durch eine Öffnung des Konsums für früher „trinkungewohnte" Bevölkerungskreise, nämlich für Frauen und Jugendliche.

Die Zunahme des Frauenalkoholismus ist ein Teilsymptom der vielfältigen Angleichungsprozesse zwischen den Geschlechtern und Lebensaltern. Die sich rasch emanzipierende Frau gerät in eine zunehmende Rollenunsicherheit, denn sie gibt ihre traditionelle familiäre Ausrichtung auf und wächst in die männlich geprägte kompetitive Leistungsgesellschaft mit ihren Trinksitten hinein. Sie ist daher alkoholgefährdeter als früher [3]. Die Gesellschaft duldet bei ihr aber keine sichtbaren Trinkexzesse. Deshalb ist der rapide zunehmende Frauenalkoholismus noch immer weniger häufig, dafür aber in viel stärkerem Maß als der Äthylismus des Mannes nicht nur durch die Trinksitten bedingt, sondern durch seelische Schwierigkeiten, familiäre Zerwürfnisse, erschwerten Sozialkontakt, Vereinsamung, depressive Resignation und hohe Suizidgefährdung charakterisiert. Deshalb überwiegt bei Frauen der psychiatrische Trunksuchtsalkoholismus (γ-Alkoholismus) über den δ-Äthylismus. Frauen verfallen dem chronischen Alkoholismus zwar später als die Männer, aber dann gleich in schwerwiegender Weise. Die Frauentrunksucht verläuft kürzer und rascher, weil destruktiver und daher prognostisch ungünstiger.

Die Alkoholprobleme Jugendlicher und Heranwachsender im Alter von 15–25 Jahren nehmen heute in beunruhigender Weise zu [5, 36]. Ähnlich wie die Drogenabhängigkeit Jugendlicher stellen sie uns vor neuartige, bisher unbekannte, sozial sehr schwierige Situationen, die vom Hausarzt nicht allein gelöst werden können. Jugendliche Alkoholiker stehen in psychosozialer Hinsicht den „Dröglern" nahe und unterscheiden sich daher merklich von erwachsenen Alkoholkranken. Besonders erschwerend fällt ins Gewicht, daß jugendliche Alkoholiker ihr Leben noch vor sich haben und daß sie in einer entwicklungspsychologischen Phase sind, in welcher sie wichtige Schritte zu ihrer Selbstfindung und späteren sozialen und beruflichen Integration bewerkstelligen sollten. Jugendliche Alkoholiker suchen Geborgenheit, emotionelle Wärme und Sicherheit. Oft sind sie depressiv, sozialisationsgestört, vereinsamt, ohne echte Partnerschaftsbeziehung, ohne Kontakt zu Familie, Schule oder Lehre, nicht selten berufs- und obdachlos. Der jugendliche Trinker sucht im Alkohol die schnelle massive Berauschung, etwa so wie der „Drögler" im Heroinschuß. Psychopharmakologisch erhält der Alkohol daher den Stellenwert einer Rauschdroge. Deshalb kommt es auch häufig zu strafrechtlichen Folgen, wie Körperverletzungen, Diebstählen, Verschuldung, gefährlichen Verkehrsdelikten. Die Anlaufszeit vom Einstiegsalter bis zur Alkoholabhängigkeit ist auffallend kurz. Es wird täglich, oft schon morgens getrunken, um das Auftreten unangenehmer Entzugsbeschwerden zu unterdrücken. Selbstmordversuche als Hilferuf, aber auch aus ernsthaften Selbstzerstörungsmotiven sind häufig.

4 Folgen des Alkoholismus

Aus der umfangreichen Alkoholismuspathologie greifen wir hier nur einige Aspekte heraus; die einen, weil sie heute leicht übersehen werden, die anderen, weil sie durch neuere Untersuchungen unserem Verständnis nähergebracht worden sind.

4.1 Hirnleistungsschwäche und organisches Psychosyndrom

Als alkoholtoxische Hirnleistungsschwäche bezeichnet man Leistungsdefizite, die während einer enthaltsamkeitsorientierten Behandlung im Verlauf der abstinenten Restitutionsphase klinisch und durch Tests objektiviert werden können: Störungen der Merkfähigkeit, der Aufmerksamkeit, der Reaktionszeit, der Konzentrationsfähigkeit, der Arbeitsdisziplin. Diese Leistungsdefizite bilden sich in der Mehrzahl der Fälle vollständig zurück [7].

Bei schwerstem chronischen Alkoholismus kann es allerdings zum irreversiblen organischen Psychosyndrom kommen, d.h. zu einem chronischen Defektzustand mit Hirnleistungsschwäche, Vergröberung der Persönlichkeitszüge, Orientierungsstörungen, Antriebsdefizit und Affektlabilität (Demenz). Zusätzlich liegen hypovitaminotische Zustände, herabgesetzte Infektionsabwehr sowie internistische und neurologische Befunde vor, alles eingebettet in eine meist desolate Verwahrlosungssituation.

Für den Praktiker ist das Wissen wichtig, daß bei rechtzeitigem Eingreifen alkoholtoxisch bedingte zerebrale Leistungsdefizite, die als organisches Psychosyndrom imponieren können, reversibel sind.

4.2 Leberzirrhoserisiko

Auf Grund eingehender epidemiologischer Untersuchungen in Frankreich unterscheidet Péquignot [31] 3 Alkoholkonsum- bzw. Risikogruppen:

1) unter 80 g reiner Alkohol pro Tag (etwa 1 l Wein): unbedenklicher Bereich,
2) 80–160 g reiner Alkohol pro Tag (etwa 1–2 l Wein): Gefahrenbereich,
3) über 160 g reiner Alkohol pro Tag: hoher Gefahrenbereich.

Andere Autoren setzen den kritischen Schwellenwert bereits bei 60 g pro Tag an [43].

Dies heißt natürlich nicht, daß ein Tagesverbrauch unter 80 g in jedem Fall gefahrlos sei. Bei Frauen liegt der pathogene Grenzwert schon bei 20 g reinem Alkohol pro Tag.

Viele Autoren schlagen als statistischen Schwellenwert für den pathogenen Alkoholüberkonsum von Männern, der bei regelmäßigem langfristigem Verbrauch zum Gewohnheitsalkoholismus führt, einen Tageskonsum von mehr als 150 cm^3 Alcoholus absolutus vor (etwa 1,5 l Wein oder 3 l Bier oder ⅓ l Branntwein o.ä.). Lelbach [24] fand bei einem Tageskonsum von mehr als 160 g Äthanol nach durchschnittlich 20 Jahren bei 50% der Fälle (Männer) Leberzirrhosen vor. Er konnte eine eindeutige Dosis-Wirkung-Beziehung nachweisen. Ausschlaggebend sind

Konsumhöhe, Zeitfaktor, Eliminationskapazität, Organreaktion usw. Erst wenn die Dosis pro Zeiteinheit die Eliminationskapazität überschreitet, tritt die toxische Alkoholwirkung in Erscheinung.

Zahlenwerte, wie die hier berechneten, sind aber fragwürdig, weil sie sich nur auf alkoholbedingte Leberaffektionen beziehen, aber den multifaktoriellen Aspekt des alkoholischen Prozeßgeschehens außer Acht lassen.

4.3 Todesursachen bei Alkoholismus

Schwierig ist die Einordnung der *Suizide* hinsichtlich ihrer kausalen Verknüpfung mit einem Suchtgeschehen. Aber sicher ist, daß die spezifische Suchtproblematik mit ihrer häufigen depressiven Untergrundpathologie zu Selbstmordhandlungen führen kann. Bei chronischen Alkoholikern ist die Suizidmortalität wesentlich höher als in der Durchschnittsbevölkerung.

Am Gesamtkollektiv der *im Straßenverkehr und am Arbeitsplatz tödlich Verunglückten* sind wahrscheinlich Alkoholiker relativ stark beteiligt [18]. Mit dem Begriff *Alkoholismusmortalität* bezeichnet man die tödlichen Verläufe von durch chronischen Alkoholüberkonsum verursachten oder mitbedingten Organschäden. Die chronische Alkoholpathologie produziert kein morphologisch einheitliches Krankheitsbild. Sie löst aber vielfältige pathologische Stoffwechselprozesse aus, die zu Organschädigungen führen können. In Tabelle 2 sind die wichtigsten alkoholbedingten körperlichen Veränderungen und Störungen nach Bode [6] zusammengestellt. Als pathogenetischer Hauptfaktor ist der chronische Alkoholismus nur beim Alkoholdelir, bei der alkoholischen Leberzirrhose [24] und beim Morbus Marchiafava-Bignami eindeutig bestimmbar. Die anderen Affektionen können vielfältige Ursachen haben.

Tabelle 2. Funktionsstörungen und Organschäden bei chronischem Konsum von größeren Mengen Alkohol. (Nach Baekeland et al. [2], Bode [6])

Leber	Alkoholbedingtes Lebersyndrom von der Fettleber bis zur Zirrhose
Magen-Darm	Chronische Gastritis, Gastroduodenalulkus, Karzinom der oberen Verdauungswege, Resorptionsstörungen
Periphere Nerven	Polyneuropathien
ZNS	Delirium tremens, alkoholische Enzephalopathien, Groß- und Kleinhirnatrophien
Pankreas	Chronische Pankreatitis, kalzifizierende Pankreatitis
Herz	Alkoholbedingte Myokardiopathie
Kreislauf	Arteriosklerose (?), Teleangiektasien, Spinnen, Weißfleckung, Palmarerythem
Fettstoffwechsel	Adipositas, Hyperlipämie
Endokrinium	Hodenatrophie, Funktionsstörungen der Nebennierenrinden, Gynäkomastie
Blutsystem	Hämolytische Anämie, Thrombopenie, abnorme Leukozytenreaktionen
Obere Luftwege	Karzinom (besonders bei Kombination mit Tabakmißbrauch)
Muskeln	Myopathien
Parotis	Parotisschwellung

Affektionen, die die Lebenserwartung der Alkoholiker verkürzen, sind vor allem die alkoholische Leberzirrhose, das Alkoholdelir und das Karzinom der oberen Luft- und Verdauungswege. Die Leberzirrhose- und Delirmortalität führt insgesamt zu einer Kürzung der Lebenserwartung von 15% bei den Männern und von 12% bei den Frauen [11]. Träger von Karzinomen der oberen Luft- und Verdauungswege weisen gewöhnlich einen kombinierten Alkohol- und Tabakmißbrauch auf. Dieser erhöht das Krebsrisiko im Bereich der Mundhöhle, des Schlundes, der Speiseröhre und der oberen Luftwege. Es wird angenommen, daß der Alkohol das Eindringen der karzinogenen Tabakrauchbeistoffe in die Schleimhäute erleichtert, sofern ihm nicht auch eine direkte karzinogene Wirkung zukommt [44].

Die Ursachen plötzlicher unerwarteter Todesfälle chronischer Alkoholiker werden oft verkannt. Es kann sich um spontane Komplikationen bei Pankreasaffektionen, bei Fettleber, bei alkoholbedingter Kardiomyopathie und hyperlipämischer Hypoxidose des Herzens, bei kruppöser Pneumonie usw. [18] handeln. Die zum Tode führenden pathogenetischen Mechanismen sind nur mangelhaft geklärt.

Die Übermortalität der chronischen Alkoholiker ist heute einwandfrei statistisch-epidemiologisch nachgewiesen. Die Sterblichkeitsrate von Alkoholkranken ist mehr als doppelt so hoch wie in den vergleichbaren Teilen der Gesamtbevölkerung. Ihre wichtigsten Ursachen sind: Leberzirrhose, Suizid, Unfälle, Krebs der oberen Luft- und Verdauungswege, Kardiomyopathie, Pneumonie. Bei Alkoholikerinnen liegt diese Übersterblichkeit noch höher als bei den männlichen Trinkern.

4.4 Embryofetales Alkoholsyndrom (Alkoholembryopathie)

Die heute häufigste Störung embryofetaler Entwicklung durch eine teratogene Noxe ist die Schädigung der Nachkommen durch mütterlichen Alkoholabusus während der Schwangerschaft [21, 26, 30, 35]. Das embryofetale Alkoholsyndrom ist das dritthäufigste mit Schwachsinn gekoppelte Mißbildungssyndrom nach dem Mongolismus und der Myelomeningozele.

Die Hauptsymtome sind: intrauteriner und postnataler Minderwuchs (verstärkt durch den häufig zusätzlichen Nikotinabusus der Mutter), Untergewicht, Mikrozephalie sowie eine charakteristische kraniofaziale Dysmorphie, die oft eine Blickdiagnose erlaubt (Epikanthus, asymmetrische Ptose der Oberlider, tief eingesunkene Nasenwurzel bei verkürztem Nasenrücken mit nach vorn weisenden Narinen ähnlich der Stupsnase, verstärkte Nasolabialfalte, zurückweichendes Kinn, dysplastische Ohren).

Schwerste Schädigungen gehen außerdem mit neurologischen Auffälligkeiten und mit Hirnschäden sowie mit weiteren Mißbildungen, z. B. am Herzen, an den Genitalien und an den Extremitäten, einher. Die Mortalitätsrate ist überdurchschnittlich erhöht.

Im Wachstumsalter tritt eine statomotorische und geistige Entwicklungsretardierung auf, die je nach dem Ausmaß der Schädigung mehr oder minder stark ausgeprägt ist. In der Mehrzahl der Fälle erfordert sie eine Sonderschulförderung.

Die schwerwiegenden Auswirkungen des embryofetalen Alkoholsyndroms sind heute eindeutig belegt. Die Angaben über seine Häufigkeit sind unterschiedlich. Nach neueren Untersuchungen sind 43% der Nachkommen von chronischen Alkoholikerinnen geschädigt [26]. Nicht nur die Trinkmenge, sondern vor allem der Schweregrad des mütterlichen Alkoholismus scheint pathogenetisch von Bedeutung zu sein, und zwar sowohl für die Häufigkeit als auch für die Schwere der Alkoholembryofetopathie.

Die Pathogenese ist noch unklar. Es ist erwiesen, daß der Alkohol die Plazentarschranke ungehindert passiert. Da der menschliche Embryo noch keine aktive Alkoholdehydrogenase besitzt, ist er bei chronischem Alkoholismus der Mutter während der ganzen Intrauterinperiode dem Alkohol schutzlos ausgesetzt.

Eine Prophylaxe ist schwierig, weil die Schwangerschaft meist erst im 4.–5. Monat festgestellt wird, zu einem Zeitpunkt also, wo die embryonale Schädigung bereits ausgeprägt ist. Zur Zeit besteht nur die Möglichkeit der Interruptio.

Über die Folgen mäßigen Alkoholgenusses schwangerer Frauen sind die Ansichten geteilt, weil die einschlägigen Studien ergänzungsbedürftig sind. Möglicherweise besteht aber ein Zusammenhang zwischen einer erhöhten Rate von Fehl- und Frühgeburten und mäßigem Alkoholgenuß während der Gravidität, besonders wenn dieser mit Tabakkonsum kombiniert ist. Deshalb ist die einzig richtige Antwort auf die Frage schwangerer Frauen nach der noch zulässigen risikofreien Konsummenge: in der Schwangerschaft ist jedes Glas und jede Zigarette zuviel.

Angesichts der heute generalisierten und wirksamen Antikonzeption wird die Frage nach dem Schicksal der im Rausch gezeugten Kinder, der sog. Rauschkinder (auch Samstags- oder Zahltagskinder) weniger gestellt. Man dachte früher vor allem an schwere akute Zeugungsräusche der Männer mit nachfolgender Kindsschädigung. Es ist nun aber bekannt, daß der im Rausch ejakulierte befruchtende Spermatozoid zuvor bereits während ungefähr 70 Tagen im Nebenhoden, im Vas deferens und in den Samenblasen geschützt deponiert war. Man ist heute der Ansicht, daß weder eine tägliche langdauernde, noch eine massive akute Alkoholisierung den Chromosomenbestand dieser Keimzellen schädigen kann.

4.5 Alkohol, Verkehrssicherheit und Fahrtauglichkeit

Der Alkoholunfall ist ein sehr gefährlicher Unfalltyp. Er ist nachts häufiger als tags. Bei gleichzeitiger Übermüdung und Einnahme von psychotropen Medikamenten mit zentral-depressorischer Wirkung erhöht sich das Unfallrisiko. Von allen Unfällen mit Verletzungen waren etwa 30% durch Alkoholkonsum verursacht oder mitbedingt. Jeder dritte in einen Unfall verwickelte Mann mit Schädel-Hirn-Trauma stand unter Alkoholeinfluß [17]. Deshalb betrifft das Problem der Fahrtauglichkeit jedermann und nicht nur Kranke.

Zwischen der Höhe der Blutalkoholkonzentration und der Anzahl von Unfällen besteht eine statistisch signifikante Korrelation. Deutlich nachweisbare Leistungseinbußen sowie psychische und Charakterveränderungen, welche die Fahrtauglichkeit einschränken, treten bereits bei Blutalkoholwerten unter 0,5‰ auf. Deshalb sollte auch für Privatkraftfahrer eine vollständige Alkoholabstinenz am Steuer gelten. Diese medizinisch und psychologisch berechtigte Empfehlung ist aber aus politischen und wirtschaftlichen Erwägungen schwer durchzusetzen. Daher bezeichnet die Weltgesundheitsorganisation einen Blutalkoholspiegel von 0,5‰ als maximal zulässigen Grenzwert.

Bei Alkoholkranken ist die Unfallhäufigkeit im Vergleich zu Durchschnittslenkern um 50% erhöht [17]. Verschiedenste Ermittlungen machen es wahrscheinlich, daß hohe Blutalkoholmittelwerte bei Verkehrsdelikten dem „harten Kern“ alkoholabhängiger Fahrzeuglenker anzulasten sind. Die Zahl Alkoholgestörter unter den Verursachern alkoholbedingter Verkehrsunfälle wird auf etwa 50% geschätzt [15]. Bei dieser Risikogruppe ist demnach die Früherfassung sehr wichtig. Zusätzlich zur üblichen diagnostischen Abklärung sollte man auch die folgenden Kriterien beachten: mehrmaliges Fahren im angetrunkenen Zustand, besonders bei Nachweis von hohen Promillekonzentrationen, dauernde Streitereien, nächtliches Lärmen, häufiger Arbeitsplatzwechsel, sozialer Abstieg.

Alkoholiker sind nicht fahrtauglich. Bei alkoholkranken Verkehrsdelinquenten sollten ärztlich-therapeutische Maßnahmen mit Führerscheinentzug und Abstinenzauflagen, nicht aber strafrechtliche Sanktionen im Mittelpunkt stehen.

Da heute jeder dritte Erwachsene aktiv am Straßenverkehr teilnimmt, muß auch bei Nichtalkoholikern die gleichzeitige Einnahme von Alkohol und psychotropen Medikamenten beachtet werden [17]. In Frage kommen vor allem Analgetika, Tranquillizer, Sedativa, Hypnotika, gewisse Antiallergika, aber auch Weckamine. Die Interaktionen zwischen Alkohol und Pharmaka führen zu einer additiven oder sogar potenzierenden Wirkungsverstärkung mit Abnahme der Alkoholtoleranz.

Zu den Medikamenten mit sog. Antabuseffekt gehören, außer Disulfiram (Antabus) und Kalziumkarbimid (Dipsan), die Pyrazole, Sulfonylharnstoffe und INH-Derivate.

Besonders gefährlich sind Verschreibungen von Medikamenten, mit deren Wirkung der Patient und dessen Arzt noch nicht vertraut sind. Bei jungen Verkehrsteilnehmern spielt auch die Gefährdung der Fahrtauglichkeit durch Drogen bzw. Rauschmittel eine Rolle, wobei nicht selten Alkohol zusätzlich konsumiert wird.

Chronische Alkoholiker weisen gegenüber der Wirkung von Barbituraten und anderen durch das mikrosomale Enzymsystem metabolisierten Medikamenten eine gewisse Resistenz auf.

5 Diagnose des Alkoholismus

5.1 Soziale Merkmale zur Früherfassung

Eine Reihe auffälliger Verhaltensparameter lassen sich in allen Lebensbereichen der Alkoholiker teilweise mühelos, zuweilen aber nur mit großen Schwierigkeiten ermitteln. Sie betreffen den Familienbereich, den Arbeitsbereich, den öffentlichen Bereich und den Gesundheitsbereich. Die Grundfrage lautet: Von wann an und wodurch wird jemand als sog. Alkoholiker objektiv sozial auffällig? In den meisten Fällen sind es Familienmitglieder, die als erste am alkoholischen Verhalten Anstoß nehmen. Die Familie funktioniert daher häufig als erste Sanktionierungsinstanz.

Im folgenden sollen die charakteristischen Auffälligkeiten und Umweltreaktionen in den erwähnten Lebensbereichen kurz besprochen werden.

Im Familienbereich: Der werdende Alkoholiker macht im Familienkreis zunehmende Schwierigkeiten, welche die Familie nach einer gewissen Zeit nicht mehr erträgt. Sie stempelt das abgelehnte Verhalten als Abweichung und weist dem Trinker eine Randsituation im Familienverband zu. Zunächst versucht sie, familieninterne Lösungen zu finden. Daher wird fachliche Hilfe von außen noch nicht angefordert, wohl aus Angst vor einer öffentlichen Stigmatisierung des problematischen Familienmitglieds als Alkoholiker und vor einer Etikettierung der Familie als Trinkerfamilie. In dieser ersten Phase, die sich über Jahre hinziehen kann, versucht die Familie ihr Problem nach außen zu verbergen oder wenigstens zu minimisieren. Daher wünschen Familienmitglieder eine Behandlung des Alkoholkranken gewöhnlich nur in akuten Krisen, wenn sie befürchten, die Kontrolle über den Alkoholismus und über die emotionale Homöostase des dysfunktionalen Familiensystems zu verlieren. Der Arzt muß dann den Hilferuf als paradoxe Botschaft eines kranken Familienverbandes zu entziffern wissen, der unbewußt die Sucht an das alkoholkranke Mitglied delegiert hat. Der Familie geht es aber vor allem um die Wiederherstellung des Familiengleichgewichtes. Sie kann auf die Sündenbockfunktion des alkoholischen Mitgliedes nicht verzichten [42].

Im Arbeitsbereich: Da am Arbeitsplatz nicht der Alkoholkonsum interessiert, sondern das Leistungsverhalten, wird eine alkoholische Fehlentwicklung oft erst in einem fortgeschrittenen Stadium als solche problematisiert, und zwar als Folge einer nicht mehr tragbaren Beeinträchtigung der Leistungsfähigkeit. Als besonders „alkoholfreundliche" Arbeitszweige gelten das Baugewerbe, die Metallverarbeitungsbranche und das Gastgewerbe; dort werden Alkoholiker äußerst permissiv behandelt und lange als Arbeiter oder Angestellte beschäftigt. Störend wirken dann schließlich der Absentismus, die sinkende Leistungskapazität, die häufigen Stellenwechsel. Heute wirkt sich die Arbeitslosigkeit natürlich erschwerend aus.

Im öffentlichen Bereich: Viele Trinker konsumieren Alkohol, um ihre Soziabilität zu bessern. Dies gelingt oft so gut, daß sie während Jahren, gerade außerhalb der Familie, besonders in gewissen Wirtschaften des „alkoholischen Milieus" sozial recht gut integriert sind. Die Umwelt sanktioniert dann eigentlich nur bei Aggressivität (Nachtruhestörung, Streitereien, Tätlichkeiten). Ansonsten wirkt hier die Verschlimmerung des Alkoholismus erst spät anstößig. Sie führt dann vor allem zu sozialer Isolierung.

Im Gesundheitsbereich. Sucht der Alkoholiker seinen Hausarzt relativ früh auf, so wegen körperlicher Beschwerden, die er los werden will. Aber er verschweigt den Alkoholüberkonsum als mögliche Ursache. Oft scheut sich dann der Arzt, die Diagnose des Grundübels mit dem Patienten zu erarbeiten, weil die Alkoholismusetikette in der Gesellschaft negativ bewertet wird. So entsteht dann eine Art Komplizenschaft des Verschweigens, und der Arzt behandelt lediglich die Symptome, die der Patient ihm anbietet. In solchen Situationen verschreiben die Ärzte häufig übermäßig Psychopharmaka. Dadurch verpassen sie aber die Chancen einer Früherfassung und Frühbehandlung des Grundleidens. Tatsächlich werden in der Sprechstunde viel weniger Alkoholiker diagnostiziert als dies der Häufigkeit des Leidens entspricht [27]. Dabei hätte es der Hausarzt in der Hand, sachgemäß vorzugehen und durchzugreifen. Dazu werden später einige Hinweise gegeben.

5.2 Diagnosestellung

Die Diagnosestellung ist oft recht schwierig, weil es in der Alkoholismuspathologie kein pathognomonisches Symptom oder Syndrom gibt und weil sich der chronische Alkoholiker hinter einer Abwehr- und Verteidigungsstrategie verschanzt. Er verleugnet oder bagatellisiert die Höhe seines Alkoholkonsums und die Schwere seiner alkoholbedingten Beschwerden und Schädigungen. Und er will nicht wahrhaben, daß zwischen beiden Tatbeständen ein Zusammenhang besteht. Das Eingeständnis, alkoholkrank und der Sucht gegenüber machtlos zu sein, bedeutet eine so schwere Kränkung des Selbstwertgefühls, daß der Alkoholkranke der Wahrheit nicht ins Auge sehen will und kann. Daher ist es nicht möglich, Alkoholismus jederzeit auf Anhieb zu diagnostizieren. Durchgemachte stationäre Entziehungskuren und ambulante Antabus- oder Dipsanstützbehandlungen sind natürlich Beweise.

Beim Hausarzt klagt der Patient gewöhnlich über *unklare, vor allem körperliche Beschwerden* [27, 28]: reduzierter Allgemeinzustand, Inappetenz, Magen- und Darmbeschwerden, Leistungseinbuße, Übermüdbarkeit, Durchschlafstörungen, quälende Träume, Schwitzen beim Erwachen, morgendlicher Tremor, unklare Schwindelzustände, Schwäche in den Beinen, Taubheitsgefühl in den Extremitäten, neurovegetative Labilität, synkopale Reaktionen, Störungen der Partnerbeziehung und der sexuellen Potenz und Libido, Konzentrationsschwäche, Vergeßlichkeit, Vereinsamung, gehäufte Stellenwechsel.

Werden derartige Beschwerden vorgebracht (besonders von Männern mittleren Alters), wird der Hausarzt immer daran denken, daß ihnen auch eine chronische Vergiftung, die ja gewöhnlich alkoholbedingt ist, zugrundeliegen kann.

Der Arzt orientiert sich dann in einem zweiten Schritt an *Leitsymptomen* [13], von denen hier die wichtigsten aufgeführt werden (Tabelle 3).

Die *definitive Diagnose* kann schließlich nur durch progressive Abklärungen, die im Sozialbereich besonders zeitaufwendig sind, erschlossen werden. Der von Feuerlein vorgeschlagene „Münchner Alkoholismus-Test“ kann dem Praktiker eine willkommene Hilfe sein [13].

Die Bedeutung der vermehrten γ-GT-Aktivität für die Diagnose des Alkohol-

Tabelle 3. Leitsymptome für die Alkoholismusdiagnose. (Nach Feuerlein et al. [13])

Lebererkrankung	Vermehrte Konsistenz, Vergrößerung, Druckdolenz, mindestens ein Laborwert pathologisch: GOT GPT γ-GT.
Polyneuropathie	
Delirium tremens	Hic et nunc oder in der Vorgeschichte.
Entzugserscheinungen	Morgendliches Erbrechen, Tremor (durch Alkohol gebessert).
Zunehmend abweichendes Trinkverhalten	Wechsel von schwachen auf konzentrierte Alcoholika, Trinken zur Unzeit, heimliches Trinken, Wirkungstrinken, Abhängigkeitssyndrom
Alkoholbedingte Verhaltensauffälligkeiten am Arbeitsplatz	Absentismus, Zuspätkommen, Unregelmäßigkeit und Absinken der Arbeitsleistung, vermehrte Stellenwechsel, wiederholte Stellenverluste
Alkoholfahne bei der ärztlichen Untersuchung	

mißbrauchs darf nicht überschätzt werden. Der Anstieg der γ-GT-Werte ist auf eine chronische Alkoholerkrankung verdächtig; er kann aber auch andere Ursachen haben. Die γ-GT-Bestimmung leistet vor allem gute Dienste bei der Evaluation eventueller Abstinenzbemühungen des Patienten. Bei Wiederaufnahme des Mißbrauchtrinkens steigen die γ-GT-Werte rasch an.

6 Planung und Durchführung von Therapie und Rehabilitation

Aus dem Gebiet der Behandlungsprobleme greifen wir jene Aspekte heraus, die aktuell, kontrovers oder zu wenig bekannt sind. Es wird also keine Vollständigkeit angestrebt.

Die sozialmedizinische Versorgung Alkoholkranker ist heute immer noch unzureichend. Es sollten mehr Versorgungsnetze, sog. Therapie- und Rehabilitationsketten, erstellt und bestehende Einrichtungen für Alkoholkranke ausgebaut werden [37].

Eine gleichzeitige therapeutische Erfassung von Alkoholikern zusammen mit Drogenkranken (z. B. Heroinfixern) durch dieselbe Einrichtung und dasselbe Team gelingt in den allermeisten Fällen nicht. Es wird deshalb davon abgeraten.

6.1 Die wichtige Funktion des Hausarztes

Schwierigkeiten bestehen nicht nur auf seiten der alkoholkranken Patienten, sondern auch auf seiten des Hausarztes.

Die Schwierigkeiten auf seiten des Alkoholikers liegen in seiner mangelhaften Krankheitseinsicht und Behandlungsbereitschaft, in seiner oft mißtrauischen Abwehrhaltung, in seiner Anspruchshaltung, in seinem Imponiergehabe sowie in seiner Verheimlichungsstrategie zur Vermeidung von Selbstwertkränkungen durch die gesellschaftliche Stigmatisierung als Trinker. Diese Erschwerungen werden aber vom Arzt häufig überbewertet und fälschlich als Beweis dafür verwendet, daß dem Alkoholkranken nicht zu helfen sei. Daraus kann dann der von Schulte [34] aufgezeigte Teufelskreis entstehen, wonach sich Patient und Arzt schließlich gegenseitig aus dem Wege gehen. Es hat sich aber gezeigt, daß die Behandlungsbereitschaft der Trinker zunimmt, wenn bei länger dauerndem schwerem Alkoholismus und wiederholten kränkenden Fehlschlägen im Familien- und Berufsbereich die Verheimlichungsstrategie (das Erklärungssystem) versagt und der Leidensdruck unerträglich wird. Solche Situationen sind optimale Zeitpunkte für ein therapeutisches Eingreifen; sie bieten große Interventionschancen.

Die Schwierigkeiten auf seiten des Arztes werden nicht gern zugegeben. Es handelt sich hier um die ungenügende Ausbildung auf diesem Gebiet, die geringe Hilfsbereitschaft, die fehlende Motivierung zur Reflexion und Kontrolle der eigenen Gefühle, die häufige Resignation und Ablehnung, das zu späte Eingreifen.

Die oft zwiespältige Einstellung des Arztes gegenüber Suchtkranken entspricht weitgehend der Ablehnungshaltung der Gesellschaft, die das Trinken ermutigt, den

„Säufer“ aber fallen läßt. Es mag aber auch die Angst vor der eigenen Suchtgefährdung im Arzt eine antitherapeutische Abwehrhaltung aufkommen lassen.

Es kommt vor, daß Ärzte den Leidens- und Krankheitscharakter des Alkoholismus verneinen, daß sie über den Umfang der Behandlungskostenübernahme durch die Krankenkassen nicht informiert sind und daß sie ihren Patienten empfehlen, einfach ihre Trinkgewohnheiten zu ändern, obwohl hinreichend bekannt ist, daß mit solchen guten Ratschlägen den Süchtigen nicht geholfen werden kann. Im übrigen halten viele niedergelassene Ärzte die Alkoholikerbehandlung für erfolglos. Daher versuchen solche Kollegen, ihre Alkoholpatienten los zu werden. Dies kann dann der eigentliche Grund für die Zuweisung an Spezialkliniken, Heilstätten oder Beratungsstellen sein.

Trotz dieser Schwierigkeiten auf seiten des Therapeuten kann man aber heute feststellen, daß sich die Haltung des niedergelassenen Arztes in positivem Sinne wandelt. Der Hausarzt wird sich seiner Schlüsselposition zunehmend bewußt. Die Praxis zeigt übrigens, daß das Verhältnis der Alkoholikerpatienten zu ihrem Arzt über lange Zeiträume auffallend konstant bleibt [25]. Sie gehen immer wieder zu „ihrem“ Arzt zurück [1]. Der Hausarzt ist denn auch am ehesten in der Lage, seinen Patienten genau zu kennen. Außerdem hat er Kontakt mit der Familie, weil andere Familienmitglieder ebenfalls von ihm behandelt werden. Gerade bei Alkoholikern ist das Einbeziehen der Familie therapeutisch unumgänglich.

Somit kommt dem Hausarzt eine *diagnostisch-therapeutische Schlüsselfunktion* zu für die Früherfassung und Frühbehandlung (Initialzündung) sowie für die mit den regionalen Versorgungseinrichtungen gemeinsam vorzunehmende Planung des Gesamtbehandlungsprogramms. Je nach der besonderen Lage des Falls kann der Hausarzt also als Frühwarninstanz, Mitplaner, Hauptbetreuer, Koordinator, Nebentherapeut oder Eckpfeiler der Versorgungskontinuität fungieren.

Heute wird die *Dynamik der therapeutischen Beziehung* des Arztes zu seinem Alkoholpatienten besser verstanden und mehr als früher beachtet. Hier vollzieht sich ein erfreulicher Wandel. Man ist bemüht, den Patienten als gleichberechtigten Partner zu verstehen. Man hat auch erkannt, wie sehr die Therapieprognose von der Fähigkeit des Arztes abhängt, seine eigenen Gefühlsreaktionen wahrzunehmen, zu reflektieren und mit ihnen situationsbezogen umzugehen. Schließlich hat die Erfahrung gezeigt, wie wichtig ein sachgemäßes persönliches Engagement des Arztes ist. Seiner verstehenden und akzeptierenden Haltung kommt für den Behandlungsverlauf sogar ein größeres Gewicht zu als der angewandten Technik. Auch Schmidt [33] unterstreicht die Bedeutung des „effektiven Therapieklimas“. In einer von Verbot, Sanktion und Ablehnung geprägten Therapieatmosphäre können sich keine Gesundungsprozesse entfalten. Der Arzt sollte also nicht zu „hart“, aber auch nicht zu „weich“ sein. Er sollte dem seelisch leidenden Trinker keine Vorhaltungen machen, weil er dadurch die ohnehin vorhandenen Schuldgefühle verstärkt und damit die Trinkgefahr erhöht. Der Therapeut sollte nicht verurteilen, sondern helfen, aber standfest sein, konsequent handeln und vom Kranken als unzerstörbar erlebt werden können. Nicht nur, was der Therapeut tut, sondern auch, was er ist und welchem Menschenbild er sich verpflichtet fühlt, erweist sich für den Suchtkranken als etwas grundlegend Wichtiges. Nur dann kann der Patient allmählich jenes Vertrauen und jene Zuversicht entwickeln, die er für seine Gesundung braucht.

Früher wurde in der *problematischen Behandlungsbereitschaft des Patienten* die eigentliche Schwierigkeit der Alkoholikerbetreuung gesehen. Neu ist heute die Einsicht in die grundlegende Bedeutung der *Motivierung, d.h. der Hilfsbereitschaft des Therapeuten* für das Gelingen der Behandlung. Beide Arten von Bereitschaft haben ihre eigene Problematik. Sie bedingen sich aber wechselseitig, weil sie Teile eines systemischen Kreisprozesses sind.

6.2 Bildung von therapeutisch-rehabilitativen Schwerpunkten

Eine differenzierte Diagnostik ist unerläßlich. Nur sie erlaubt, den von Fall zu Fall verschiedenen individuellen Stellenwert der seelischen, körperlichen, familiären und sozialen Parameter im Krankheitsgeschehen zu erfassen und dementsprechend Therapieprioritäten und -schwerpunkte im Gesamtbehandlungsprogramm einzuplanen. Dies ist auch von Bedeutung für die Frage, ob eine stationäre Einleitungsbehandlung angezeigt ist oder im Gegenteil vermieden werden könnte. Wie sehr die Behandlungsprogramme den je verschieden gelagerten Fallsituationen individuell angepaßt sein sollten, sei hier zunächst illustriert.

Ein Hausarzt macht anläßlich des Erstkontakts mit einer komplizierten Krisensituation die folgenden Feststellungen: der alkoholkranke Familienvater am Rande eines seelisch-körperlichen Zusammenbruchs, die Familie dekompensiert, der Arbeitsvorgesetzte drauf und dran, seinen Angestellten fallen zu lassen. Hier liegt die Priorität auf einer Krisenintervention zwecks Entlastung der allseits überforderten Beteiligten und einer stationären Einleitung der Behandlung. Die stationäre Therapie legt in diesem Fall die Grundlage für das anschließende ambulante Behandlungs- und Rehabilitationsprogramm, das langfristig und zeitlich unbegrenzt konzipiert sein sollte.

In zahlreichen anderen Fällen sind Hospitalisierungen nicht notwendig, sofern wirksame ambulante und privatärztliche Therapieangebote mobilisiert werden können. So brauchen Konflikttrinker, die zur Linderung von Spannungs- und Angstzuständen Alkohol mißbrauchen, ein Behandlungsprogramm mit fachpsychotherapeutischer Schwerpunktbildung.

Demgegenüber benötigen Alkoholiker mit schweren chronischen Depressionszuständen, erheblicher Suizidalität, Hirnschädigungen und Sozialisationsdefiziten ein sozialpsychiatrisch und antialkoholisch ausgerichtetes Hilfsprogramm in Zusammenarbeit mit dem multidisziplinären Team einer Beratungsstelle.

Anders liegen die Verhältnisse bei chronischen Gewohnheitstrinkern ohne grobe Schwierigkeiten im Familien- und Berufsbereich, aber mit erheblichen alkoholtoxischen Organschädigungen. Sie brauchen ein Behandlungsprogramm, dessen Schwerpunkt auf der somatischen Sanierung und auf einer engen Zusammenarbeit mit dem Hausarzt liegt. Wird jedoch die soziale Wiedereingliederung in das Familien- und Arbeitsmilieu zum Hauptproblem, so ist der Hausarzt auf die Mithilfe von Sozialarbeitern angewiesen.

Riskiert ein chronischer Trinker infolge alkoholischer Leistungseinbuße, einen für ihn lebenswichtigen Arbeitsplatz zu verlieren, so kann es im Interesse des Patienten unter Umständen wichtiger sein, alles zu versuchen, um die Behandlung ambulant durchzuführen und schwerpunktmäßig zunächst der Aufrechterhaltung seiner Arbeitsleistung im Betrieb eine größere Beachtung zu schenken als darauf zu bestehen, eine radikale Alkoholentziehung mit der Auflage eines Alkoholverbots durchzuführen.

In anderen Fällen kann aber gerade das Abstinenzgebot zum Erfolg einer medizinischen und sozialpsychiatrischen Rehabilitation beitragen und zur Erreichung dieses Ziels die Zusammenarbeit mit einer Selbsthilfegemeinschaft indizieren (z. B. mit den Anonymen Alkoholikern).

Immer aber sollte der Hausarzt in dieser oder jener Weise verfügbar sein; auch dann, wenn der Schwerpunkt der Behandlung nicht im hausärztlichen Bereich liegt. Seine Mitwirkung bei der Planung und Durchführung eines individuell zugeschnittenen Gesamtbehandlungs- und Rehabilitationsprogramms ist unerläßlich. Gerät die Betreuung zu ausschließlich in die Hände von nicht genügend ausgebildetem Personal oder von Nichtärzten, so können bedauerliche Versorgungslücken entstehen.

6.3 Wann stationäre und wann ambulante Behandlung?

Angesichts der multifaktoriellen Bedingtheit der Alkoholabhängigkeit und der komplexen Verflechtung seelischer, somatischer, familiärer und sozialer Parameter ist ein allgemeingültiges Therapieschema undenkbar.

Am besten wird stufenweise vorgegangen. Eine erste Phase dient den Modalitäten des Erstkontakts, der Problemidentifikation, der Diagnosenstellung, der Kontaktnahme mit den Angehörigen und dem Arbeitgeber, der Information und der Behandlung dringlicher Parameter, wie z. B. der Entziehung und Entgiftung. Es gibt andere, z. B. konfliktpsychologische Tiefenprobleme, deren diagnostische Klärung nur im Verlauf eines therapeutischen Arbeitsprozesses allmählich vorgenommen werden kann. Außerdem muß eine therapeutisch-rehabilitative Gesamtplanung und eine entsprechende Motivierung des Patienten vorgenommen werden. Dann erst beginnt die Phase der eigentlichen Therapie und Rehabilitation.

Das Ziel der Erstetappe ist die Entgiftung und Entziehung, d. h. die Bekämpfung der Entzugserscheinungen, die Korrektur alkoholtoxischer Stoffwechselstörungen, die Linderung von Angst-, Spannungs- und Verstimmungszuständen, die Hebung des Allgemeinbefindens, die Herstellung einer therapeutischen Beziehung. In mittelschweren Fällen kann diese Etappe kurzfristig stationär durchgeführt werden, z. B. in der internen Abteilung eines Allgemeinkrankenhauses oder in der Auffangstation einer Suchtfachklinik, sofern diese nicht nur auf Langzeitkuren eingestellt ist. Bei toxisch geschädigten chronischen Alkoholikern ist eine initiale Entgiftung immer notwendig, schon allein um das Auftreten schwerer Entzugserscheinungen zu verhindern, und zwar besonders bei Polytoxikomanen, die auch schlaf- und schmerzmittelabhängig sind. Dabei ist zu beachten, daß hypnotika-, analgetika- und tranquillizerabhängige Alkoholiker nur sukzessive innerhalb von 8–10 Tagen entzogen werden dürfen, um Abstinenzpsychosen und Konvulsionen zu vermeiden. Diese Gefahr ist bei nur Alkoholabhängigen weniger groß. Eine stationäre Entziehung ist angezeigt bei allen schweren Fällen, sowie bei Trinkern mit heftigen Angst- und Spannungszuständen und erheblichen Schlafstörungen und psychosomatischen Affektionen, außerdem bei Alkoholikern mit prädeliriösen Episoden oder mit ausgeprägtem Alkoholdelir und schließlich bei Alkoholkranken, für die eine vorübergehende Entfernung aus ihrer familiären und sozialen Umwelt ratsam ist.

Schwer chronisch kranke Alkoholabhängige, besonders γ-Alkoholiker, benötigen eine mehrmonatige stationäre Behandlung in Spezialabteilungen oder Fachkliniken für Suchtkranke oder in psychosomatischen Kurkliniken. Psychiatrische Krankenhäuser sind für diese Aufgabe gewöhnlich nicht geeignet. Bei der anschließenden ambulanten Weiterbetreuung, die Jahre dauern kann, hat der Hausarzt allein oder in Zusammenarbeit mit einer Beratungsstelle (evtl. als Teilzeitmitarbeiter in ihrem Team) wieder eine wichtige Rolle zu spielen (Tabelle 4).

In Einzugsgebieten, in denen kein ambulantes Versorgungsnetz existiert, riskiert der Hausarzt, überfordert zu werden. Dadurch läuft der klinikentlassene Patient Gefahr, sich ohne Betreuung in einem psychosozialen Vakuum zu befinden und gleich wieder rückfällig zu werden. Dies kann eine erneute Hospitalisierung nach sich ziehen und schließlich in einen Circulus vitiosus von wiederholten Zwangshospitalisierungen und Rückfällen einmünden; eine Situation, die als Drehtürphänomen bekannt ist und die Prognose ungemein verschlechtert. Das Drehtürphänomen ist aber nicht Symptom des alkoholischen Prozeßgeschehens, sondern ein Symptom dafür, daß erhebliche ambulante Versorgungslücken bestehen.

In vielen Fällen ist eine alleinige ambulante Behandlung und Rehabilitation möglich, wenn die Alkoholkranken gut motiviert sind, in leidlichen familiären, beruflichen und sozialen Verhältnissen leben und körperlich nicht zu stark geschädigt sind. Sie können vom Hausarzt allein betreut werden oder unter Mithilfe eines ambulanten Versorgungsnetzes (Beratungsstelle, Übergangsheim, Nachtklinik, Freizeitzentrum usw.).

Tabelle 4. Behandlungs- und Wiedereingliederungsmöglichkeiten

Behandlungsphase	Dauer	Hausarzt	Beratungsstelle	Übergangsheim, therapeutische Wohngemeinschaft, Nachtklinik, usw.	Selbsthilfeorganisationen	Allgemeinkrankenhaus	Suchtfachklinik oder Psychosomatische Kurklinik	Psychiatrisches Krankenhaus
Vorbereitung: Erstkontakt usw.	Beliebig	++	++	–	++	+	–	(+)
Entgiftung, Entziehung	2–4 Wochen	+	–	–	–	++	(+)	++
Stationäre Entwöhnung	2–24 Monate	–	–	–	–	–	++	(+)
Ambulante Rehabilitation	Beliebig	++	++	++	++	–	–	–

6.4 Ambulante Behandlung durch den Hausarzt

Für die ambulante Entgiftung und Entziehung sind sedierend-anxiolytische Neuroleptika in kleinen peroralen Dosen den Tranquillizern vorzuziehen, weil bei ihnen keine Suchtgefahr besteht. Tranquillizer sind rascher wirksam und sehr gut verträglich, doch dürfen sie wegen ihres Abhängigkeitspotentials nicht über längere Zeit verordnet werden. Dies gilt besonders für das zur Entzugsbehandlung gut geeignete Clomethiazol, aber auch für die Benzodiazepine. Wichtig ist die Verabreichung hoher Dosen des Vitamin-B-Komplexes sowie die Mitbehandlung der alkoholtoxischen Stoffwechselstörungen, der Leberparenchymschäden, der Folgen eines Malnutritionssyndroms usw. Auch sollten die Möglichkeiten der Restitutionstherapie einer alkoholbedingten Hirnleistungsschwäche mit Regulatoren des Hirnstoffwechsels (Pyrithioxin oder Piracetam) genutzt werden.

Die Sucht ist aber in erster Linie kein biochemisch-pharmakologisches Problem. Alkoholkranke suchen bei ihrem Arzt eine dauerhafte Beziehung und einen Ort des Verständnisses, der Solidarität und der Zuversicht, einen Ort, wo sie sich nicht hinter Trinkerausreden und Beschönigungen zu verbergen brauchen, sondern wo sie so sein können, wie ihnen wirklich zumute ist: vereinsamt, verängstigt, schuldbeladen, gedemütigt, voll ohnmächtiger Wut und ohne Lebenskraft. Der Arzt sollte bereit sein, sich von dieser großen Not erschüttern zu lassen. Dann wird er auch nicht moralisieren. Es nützt auch nichts, die Androhung gesundheitlicher Giftschäden als therapeutische Einschüchterungswaffe einzusetzen. Trinker wollen nicht auf ihr Versagen angesprochen werden, sondern auf das, was sie trotz aller Fehlschläge noch sind und sein könnten. Und wenn dies auch nicht viel ist, so braucht dieses Wenige doch Anerkennung und Vertrauen in der Hoffnung auf eine Überwindung der Selbstwertkrise. Der Arzt sollte auch die Störbezirke in der Partnerbeziehung, in der Familie und im Arbeitsbereich mit seinem Patienten klärend durcharbeiten mit dem Ziel, andere Lösungen zu ermöglichen oder die seelische Belastbarkeit zu stärken, um das, was nicht mehr zu ändern ist, verkraften und ertragen zu können.

Dazu ist die Zusammenarbeit mit den Angehörigen, ganz besonders aber mit dem Ehegatten unerläßlich.

Die Überweisung Alkoholkranker an Fachpsychotherapeuten ist nur dann angezeigt, wenn es sich um besonders motivierte, differenzierte und introspektionsfähige Patienten handelt.

Wenn möglich sollte eine zusätzliche Gruppentherapie (z. B. in einer Beratungsstelle) oder eine Eingliederung in eine Selbsthilfegemeinschaft in Betracht gezogen werden.

Schließlich sei darauf hingewiesen, daß die Stützbehandlung mit dem alkoholsensibilisierenden Medikament Disulfiram (Antabus) auch heute noch ihre Bedeutung hat, und zwar als Adjuvans zu den übrigen therapeutischen Maßnahmen, sofern der Alkoholkranke auf Totalabstinenz eingestellt und kooperativ ist und sofern eine regelmäßige Tabletteneinnahme unter Mithilfe einer Bezugsperson über 6–12 Monate gewährleistet ist [37]. Disulfiram erzeugt keine Aversion gegen Aklohol. Oft können sogar kleine Alkoholmengen ohne Beschwerden konsumiert werden. Exzeßtrinken ist aber unter Disulfiram nicht mehr möglich. Die Gegenanzeigen sind: schwere Leber- und Herzschäden, Apoplexiegefahr, floride Magen-Darm-Ulzera, schwere Depravation, undiszipliniertes Verhalten. Vorsicht ist geboten bei Epilepsien, Enzephalopathien und Psychosen. Die Disulfiramerhaltungsdosis darf 0,2 g täglich nicht überschreiten. Eine Implantation von Disulfiram unter die Bauchhaut hat sich als therapeutische Variante nicht durchgesetzt. Mit der Disulfiram-Entwöhnungshilfe wird die Abstinenz chemisch untermauert: eine absichernde Kontrolle ist in den Erlebnisraum des Patienten eingebaut. Sie sollte aber keine punitive Überwachungsmaßnahme sein, sondern durch Gewährung erhöhter Sicherheit ein befreiteres Behandlungsklima schaffen. Sollte sich Disulfiram in gewissen Fällen als zu toxisch erweisen, kann an seiner Stelle Kalziumkarbimid (Dipsan) verordnet werden, welches gleichartig, aber schwächer wirkt.

6.5 Hausarzt und Rückfall

Das traditionelle Therapiekonzept stand im Banne des apodiktischen Abstinenzdenkens. Dementsprechend bezweckte früher der erste therapeutische Schritt, den Trinker „trocken zu legen“, d.h. zur Totalabstinenz zu bewegen. Darin wurde die einzig mögliche und generell gültige Voraussetzung für die Behandlung von Suchtgifterkrankungen gesehen.

Heute werden die therapeutischen Zielsetzungen in differenzierter Weise den je verschiedenen Behandlungsbedürfnissen angepaßt. Selbstverständlich wird auch jetzt noch die Totalabstinenz als Therapiebestandteil angestrebt, wenn das Abhängigkeitssyndrom für den Betroffenen verheerende alkoholtoxische Folgen zeitigt.

Man erlebt immer wieder, daß gemäß einem verbreiteten Vorurteil der alkoholische Rückfall als Zeichen der Unheilbarkeit bewertet wird. Therapeuten, die mit solchen Forderungen und Vorurteilen einen Alkoholiker in Behandlung nehmen, werden entweder mit Resignation oder Ablehnung reagieren.

Die Wirklichkeit sieht aber anders aus. Der Rückfall ist ein Symptom der Grundkrankheit des Süchtigen, gerade so wie bei anderen chronisch Kranken, die der praktizierende Arzt dennoch jahrzehntelang betreut (Rheumatiker, Diabetiker u.a.m.). Rückfälle bedeuten nicht generell, daß die Behandlung gescheitert ist. In der Dynamik des Rehabilitationsverlaufs sind Rückfälle als Marksteine zu bewerten, als nützliche Anlässe, das Behandlungsprogramm und die Lebenssituation des Patienten mit ihm und seinen Angehörigen einer erneuten Revision zu unterziehen.

Wird die Totalabstinenzforderung zu einer apodiktischen These hochgespielt, so werden die Behandlungsbereitschaft und die Helferschaft überfordert. Um so schwieriger ist es dann, moralisierende Einstellungen zu vermeiden. Und der Therapeut leidet darunter, in die Rolle eines „strafenden Wächters“ gedrängt zu werden, wo er doch dem Kranken zur Verselbständigung verhelfen wollte. Dieses Dilemma wird heute als besonders belastend empfunden, weil die moderne Konsumgesellschaft hedonistische Orientierungen fördert. Verlangt also der Therapeut vom Alkoholkranken ein radikales Befolgen der Abstinenzregel, dann erwartet er eigentlich von ihm, daß er mehr Triebverzicht leistet, als die Gesellschaft fordert.

Woran kann sich der Hausarzt angesichts dieses Dilemmas orientieren? Er wird gut beraten sein, wenn er sich bei der Programmplanung und Behandlung das zentrale Leidenserlebnis seines Patienten immer vor Augen hält: der Alkoholiker leidet darunter, daß er von seinen Angehörigen und von der Gesellschaft zum Abweichler gestempelt wird, weil er nicht kontrolliert trinken kann. Macht dann der Arzt die Totalabstinenz zur wichtigsten Bedingung und Zielsetzung, so wird die Devianz des Trinkers erst recht stigmatisiert und für die Umwelt auffällig.

6.6 Der Hausarzt und die Selbsthilfegemeinschaft der Anonymen Alkoholiker

In der Bundesrepublik und in der Schweiz gibt es außer den Anonymen Alkoholikern (A.A.) verschiedene Enthaltsamkeitsvereinigungen, die Selbsthilfeprinzipien, Abstinenzideale oder karitative Bestrebungen vertreten.

Praktizierende Ärzte, die für bestimmt gelagerte Fälle mit Selbsthilfegruppen [29] zusammenarbeiten wollen, sind zweifellos gut beraten. Selbsthilfegemeinschaften sollten aber nicht als Nothelfer betrachtet und nur in ausweglosen Situationen als „letzte Hoffnung" kontaktiert werden. Dann können sie nämlich ihre optimale Funktion nicht entfalten.

Damit eine Zusammenarbeit zwischen dem Arzt und den A.A. im Bedarfsfall praktisch wirksam werden kann, bedarf es eines kooperativen Arbeitsbündnisses zwischen beiden, welches auf der Basis von persönlichen Kontakten geplant und aufgebaut werden sollte. Dabei empfiehlt es sich, die nachfolgenden Feststellungen und Erfahrungen zu berücksichtigen [38].

Für das Rehabilitationsprogramm der A.A. sind motivierte, selbstkritische, depressiv-phobische Alkoholikerpersönlichkeiten besonders dann geeignet, wenn sie infolge ihrer langjährigen schweren Trunksucht bereits empfindliche Prestigeverluste und Selbstwertkränkungen erlitten haben und sich in einer psychisch entlastenden Gruppensituation geborgen fühlen können.

Trinker, die im A.A.-Programm Hilfe finden und daraus Nutzen ziehen, sind i.allg. krankheitseinsichtiger und behandlungsbereiter als der durchschnittliche Patiententyp in Beratungsstellen. Außerdem entspricht die hierarchisch geordnete, fordernde und Halt gebende Gruppenatmosphäre der A.A.-Gemeinschaft den Bedürfnissen der A.A.-Mitglieder, die auch bereit sind, die A.A.-spezifische Alkoholikeridentität in ihr Selbstbild einzubauen. Demgegenüber begegnet der praktizierende Arzt in seiner Klientel vorwiegend anderen Alkoholikertypen, z. B. Patienten, die mehr über die Folgen somatischer Schädigungen klagen und deshalb medizinische Behandlungshilfen akzeptieren. Auch suchen diese Alkoholikerpersönlichkeiten ein mehr permissiv geprägtes, therapeutisches Arbeitsbündnis.

Gelingt es einem Alkoholkranken, der vorwiegend von den A.A. betreut wird, nicht, sich die A.A.-Philosophie zu eigen zu machen, so ist ein solcher Mißerfolg nicht ohne weiteres als Symptom einer an sich schlechten Prognose zu bewerten. Es könnte sein, daß er eine Persönlichkeitsstruktur aufweist, auf deren Bedürfnisse das A.A.-Programm nicht zugeschnitten ist.

Weder ist also die A.A.-Strategie die wirksamste Behandlungsmethode, noch ist sie generell für alle Trinkerpersönlichkeiten, Alkoholismusformen oder Suchtstadien indiziert. Übrigens zeigt die Erfahrung, daß die A.A. in der Früherfassung und Problemidentifizierung bestimmter Alkoholsituationen erfolgreicher sind als in der langfristigen Eingliederung der Schützlinge in ihr Rehabilitationsprogramm.

6.7 Wandlungen in der Einstellung zum helfenden Zwang (therapeutischer Maßnahmenvollzug)

Starke gesellschaftliche Kräfte nehmen heute zur Frage des helfenden Zwangs eine widersprüchliche Haltung ein. Einerseits werden geschlossene Einrichtungen als repressiv etikettiert und bekämpft, weil sie geschlossen sind. Andererseits fordert aber die gleiche Öffentlichkeit Sicherungsmaßnahmen, wenn sie gewisse Verhaltensparameter der Suchtkranken als lästig oder gefährlich empfindet. Dieser Ambivalenz ist sich die Gesellschaft kaum bewußt.

Nun zeigt aber die Erfahrung, daß uneinsichtige, nicht behandlungsbereite Alkoholiker mit sehr schlechter Gesamtprognose gelegentlich doch aus einer zwangsweise eingeleiteten Behandlung Nutzen ziehen können, sofern diese, z. B. auf Veranlassung des Sozialdienstes des betreffenden Betriebs, umsichtig und ohne Entlassungsdrohung organisiert wird. Die Behauptung, daß solche Behandlungen generell zum Scheitern verurteilt seien, widerspricht der Erfahrung. Eine solche Ansicht klingt manchmal wie eine apodiktisch-ideologische These, wenn sie z. B. das verfassungsmäßige Grundrecht auf freiheitliche Selbstbestimmung „auch für Alkoholiker" anruft.

Es sei daher hier eine psychopathologische Tatsache in Erinnerung gerufen. Schwerst alkoholtoxisch geschädigte, uneinsichtige, chronisch-depravierte Trunksüchtige haben ihre Selbstbestimmungsfähigkeit durch den destruierenden Krankheitsprozeß wenigstens vorübergehend verloren. Der Freiheitsverlust, d. h. die Unfähigkeit, den Alkoholkonsum zu kontrollieren, ist ein Krankheitssymptom. Die zwangsweise Einleitung der Behandlung kann daher für diese Patienten die letzte Chance sein, ihre verlorene Freiheit zurückzugewinnen.

6.8 Für den Behandlungserfolg relevante Merkmale

Von Bedeutung ist zunächst die Definition des therapeutisch-rehabilitativen Ziels. Die Totalabstinenz ist zwar eine grundlegende Variable des Behandlungserfolgs, aber als einziges oder hauptsächliches Kriterium ist sie nicht ausreichend. Wichtiger sind die psychosozialen und beruflichen Merkmale [14].

Vorausgeschickt sei, daß es auch bei süchtigen Alkoholkranken nach Jahrzehnten Spontanbesserungen, d. h. eine Rückkehr zu einem unauffälligen und unschädlichen Trinkverhalten gibt. Man hat bei unbehandelten Alkoholkranken insgesamt etwa 11% Spontanbesserungen gefunden [2]. Es ist dies aber nur eine statistische Feststellung. Wir besitzen also keine Kriterien, die im Einzelfall ermöglichen, aus einem Patientenkollektiv die „selbstheilenden" Kandidaten herauszusortieren.

Wer die für den Rehabilitationserfolg verantwortlichen Kriterien bzw. Variablen untersucht, steht auch vor der Frage nach der Effizienz der stationären im Vergleich zur ambulanten Behandlung im Rahmen des Gesamtbehandlungsprogramms. Es hat sich gezeigt, daß ein kurzer stationärer Aufenthalt mit anschließender intensiver ambulanter Nachbetreuung genauso wirksam sein kann, wie eine längere stationäre Behandlung ohne Nachbetreuung [32]. Außerdem wurde festgestellt, daß alleinige langfristige Heilstätten- oder Krankenhausbehandlungen die Langzeitprognose nicht verbessern. Daher sollte der Schwerpunkt des therapeutischen und rehabilitativen Angebots auf der ambulanten Betreuung liegen.

Für die ambulante Behandlung und Rehabilitation hat es sich gezeigt, daß weder die Art der angewandten therapeutischen Technik, noch die zugrundeliegenden Konzeptionen des Alkoholismus (medizinisches Modell, soziologisches Modell u. a. m.) prognostisch relevante Parameter sind [2, 4, 10]. Dagegen scheint die Länge der Behandlung von Bedeutung zu sein.

Im folgenden werden *die für den Rehabilitationserfolg letztlich relevanten Merkmale* dargestellt. Sie sind in verschiedenen nordamerikanischen und westeuropäischen Untersuchungen gleich herausgearbeitet worden. Sie gelten natürlich nur für die heute üblichen Betreuungsformen, die alle durch ihre fehlende Spezifizität und durch die Vielfalt der therapeutischen Verfahren und Grundkonzepte des Alkoholismus gekennzeichnet sind [2, 10].

Lebensalter. Über 30 Jahre alte Alkoholkranke haben eine bessere Behandlungsprognose, weil sie infolge ihrer wiederholten selbstwertkränkenden Mißerfolge, Familienkrisen und Liebesenttäuschungen eher krankheitseinsichtig und behandlungsbereit werden.

Soziale, insbesondere berufliche Stabilität. Die Güte der Eingliederung ins Arbeitsmilieu ist noch relevanter als die Stabilität der Partnerbeziehung, der Familiensituation und des Wohnsitzes.

Soziale Kompetenz. Freizeitverhalten, Durchsetzungskraft, Kontakt- und Beziehungsfähigkeit, Problemlösungsverhalten, Frustrationstoleranz, Selbstkontrolle und Entscheidungsfähigkeit gehören zu den relevanten Faktoren.

Güte der Motivierung zur Besserung des Trinkverhaltens oder gar zur Enthaltsamkeit. Sie ist besonders dann ein positiver Faktor, wenn der Alkoholkranke kooperativ ist und die Behandlung für sich selbst wünscht (und z. B. nicht aus Angst vor Sanktionen der Familie oder des Arbeitgebers).

Qualität des therapeutischen Arbeitsbündnisses (das therapeutische Klima). Dieses Merkmal hängt ab von der Effizienz des Behandlungsprogramms, von der Qualität der bestehenden Therapie- und Rehabilitationseinrichtungen, von der Güte der Zusammenarbeit mit dem Hausarzt, sowie von der Erfahrung, der Persönlichkeit und der Motivierung des Therapeuten. Behandlungsbereitschaft entwickelt sich, wenn sie einer Hilfsbereitschaft begegnet. Beide bedingen sich wechselseitig, wie bereits erörtert wurde. Bereitschaft (Motivierung, Hoffnung) braucht es also nicht nur auf seiten des Kranken, sondern genau so auch auf seiten des Therapeuten. Diese Bereitschaften sind aber keine vorgegebenen Größen. Meistens sind sie das Ergebnis eines gemeinsamen Arbeitsprozesses und damit auch das Gütezeichen des therapeutischen Arbeitsbündnisses. Die Effektivität des therapeutisch-rehabilitativen Prozesses wird auch durch diese Parameter nachhaltig beeinflußt.

Abschließend kann heute festgestellt werden, daß besonders wichtige, wenn nicht ausschlaggebende Prädikatoren des Behandlungs- und Rehabilitationsergebnisses *patientenbezogene Merkmale* sind, nämlich der soziale Hintergrund und die

Trinkvariablen. Dazu kommt die Qualität des therapeutisch-rehabilitativen Arbeitsbündnisses.

Daß bestimmten Therapiemethoden kein entscheidender Einfluß auf das Behandlungsresultat zukommt, liegt daran, daß es auf dem Alkoholismusgebiet immer noch keinen radikalen kausalen Behandlungsansatz gibt. Dies erklärt wohl auch die Feststellung, daß mit verschiedensten Therapieprogrammen ⅔ der Behandelten sozial stabilisiert werden können.

Niedergelassene Ärzte und Regionalplaner von Versorgungseinrichtungen für Alkoholkranke werden mit Gewinn von den erwähnten Effizienzparametern Kenntnis nehmen, denn sie helfen den Verantwortlichen, die Therapie- und Rehabilitationsprogramme wirksamer zu gestalten.

Literatur

1. Akkerman G, Matakas F (1980) Zur Behandlung von Alkoholkranken in der hausärztlichen Praxis. In: Berger H, Legnaro A, Reuband KH (Hrsg) Alkoholkonsum und Alkoholabhängigkeit. Kohlhammer, Stuttgart
2. Baekeland F, Lundwall L, Kissin B (1975) Methods for the treatment of chronic alcoholism: a critical appraisal. In: Gibbins RJ, Israel Y, Kalant H, Popham RE, Schmidt W, Smart R (eds) Research advances in alcohol and drug problems, vol 2. Wiley, New York
3. Battegay R, Bergdoll A-M, Raillard U (1980) Frauenalkoholismus. In: Ladewig D (Hrsg) Drogen und Alkohol. Karger, Basel
4. Berger H (1980) Entwicklungsverläufe nach stationärer Therapie: Ergebnisse einer katamnestischen Untersuchung. In: H Berger (Hrsg) Alkoholkonsum und Alkoholabhängigkeit. Kohlhammer, Stuttgart
5. Berger H, Legnaro A, Reuband K-H (1980) Jugend und Alkohol. Kohlhammer, Stuttgart
6. Bode JC (1976) Leberschäden bei chronischen Alkoholikern und ihre sozialmedizinische Bedeutung. In: Wannagat L (Hrsg) 8. Lebertagung der Sozialmediziner in Bad Mergentheim. Thieme, Stuttgart
7. Burian W, Feselmayer S (1980) Restitution bei alkoholkranken und polytoxikomanen Frauen – insbesondere zum „Residualsyndrom". In: Keup W (Hrsg) Folgen der Sucht. Thieme, Stuttgart
8. Edwards G, Gross MM, Keller M, Moser J, Room R (eds) (1977) WHO Offset Publication No. 32: Alcohol-related disabilities. World Health Organization, Geneva
9. Ewing JA, Rouse BA, Pellizzari ED (1974) Alcohol sensitivity and ethnic background. Am J Psychiatr 131: 206–210
10. Feuerlein W (1980) Auswertungen und Ergebnisse von Behandlungsprogrammen bei Alkoholismus. In: Ladewig D (Hrsg) Drogen und Alkohol. Karger, Basel
11. Feuerlein W, Busch H (1973) Über die Lebenserwartung der Alkoholiker. Lebensversicherungsmedizin 25:49–54
12. Feuerlein W, Küfner H (1977) Alkoholkonsum, Alkoholmißbrauch und subjektives Befinden: eine Repräsentativerhebung in der BRD. Arch Psychiatr Nervenkr 224: 89–106
13. Feuerlein W, Ringer Ch, Küfner H, Antons K (1977) Diagnose des Alkoholismus. Münch Med Wochenschr 40:1275–1282
14. Fleischhacker W, Hackenberg B, Kryspin-Exner K, Moser Ch, Schubert H (1980) Ergebnisse einer Nachuntersuchung von stationär und ambulant behandelten Alkoholkranken. In: Ladewig D (Hrsg) Drogen und Alkohol. Karger, Basel
15. Gerchow J (1980) Zur Null-Promille-Forderung im Straßenverkehr. In: Keup W (Hrsg) Folgen der Sucht. Thieme, Stuttgart
16. Goodwin DW (1979) Alcoholism and heredity. Arch Gen Psychiatr 36:57–61
17. Hartmann HP (1980) Der Kranke als Fahrzeuglenker. Springer, Berlin Heidelberg New York
18. Heberle B, Gerchow J (1980) Todesursachen bei Suchtkranken. In: Keup W (Hrsg) Folgen der Sucht. Thieme, Stuttgart

19. Heigl-Evers A, Standke G, Wienen G (1981) Sozialisationsstörungen und Sucht – psychoanalytische Aspekte. In: Feuerlein W (ed) Sozialisationsstörungen und Sucht. Akadem. Verlagsges. Wiesbaden
20. Jellinek EM (1960) The disease concept of alcoholism. Hillhouse, New York
21. Jones KL, Smith DW (1975) The fetal alcohol syndrome. Teratology 12:1–10
22. Jürgens U (1978) Intrakranielle Selbstreizung – ein Modell zum Suchtverhalten? In: Keup W (Hrsg) Sucht als Symptom. Thieme, Stuttgart
23. Kaij L, McNeil TF (1979) Genetic aspects of alcoholism. In: Mendlewicz, J Praag HM van (eds) Alcoholism, a multidisciplinary approach. Karger, Basel
24. Lelbach WK (1974) Organic pathology related to volume and pattern of alcohol use. In: Gibbins RJ, Israel Y, Kalant H, Popham RE, Schmidt W, Smart RG (eds) Research advances in alcohol and drug problems vol 1. Wiley, New York
25. Lohse U (1975) Aspekte der Behandlung Alkoholkranker durch niedergelassene Ärzte. Neuland, Hamburg
26. Majewski F (1980) Alkohol als teratogene Noxe: Untersuchungen zur Klinik, Prognose, Häufigkeit und Pathogenese der Alkoholembryopathie. In: Keup W (Hrsg) Folgen der Sucht. Thieme, Stuttgart
27. Meyer RL (1982) Alkoholismus I. Die Diagnostik – hausärztliche Aspekte. Der Inform Arzt 20: 22–30
28. Meyer RL (1983) Alkoholismus II. Die Therapie – hausärztliche Aspekte. Der Inform Arzt 1: 14–19
29. Moeller ML (1981) Anders helfen. Selbsthilfegruppen und Fachleute arbeiten zusammen. Klett-Cotta. Stuttgart
30. Nestler V, Spohr HL, Steinhausen H-Ch (1981) Alkoholismus und Schwangerschaft. Enke, Stuttgart
31. Péquignot G, Tuyns A (1975) Rations d'alcool consommées „déclarées" et risques pathologiques. Symposium franco-britannique sur l'alcoolisme. Inst Nat Santé Rech Méd Paris
32. Pokorny AD, Miller BA, Kanas T, Valles J (1973) Effectiveness of extended after-care in the treatment of alcoholism. Q J Stud Alc 435–443
33. Schmidt L (1976) Alkoholismus – ein Problem für uns alle? Cassella-Riedel Pharmaka, Frankfurt
34. Schulte W (1975) Mißbrauch und Sucht als therapeutisches Problem für den praktischen Arzt. In: Steinbrecher W, Solms H (Hrsg) Sucht und Mißbrauch. Thieme, Stuttgart
35. Seidenberg J, Majewski F (1978) Zur Häufigkeit der Alkoholembryopathie in den verschiedenen Phasen der mütterlichen Alkoholkrankheit. Suchtgefahren 24:63–75
36. Soer J von (1980) Jugend-Alkoholismus. Beltz. Weinheim/Basel
37. Solms H (1975) Grundprinzipien und aktuelle Sonderprobleme der Behandlung des chronischen Alkoholismus. In: Steinbrecher W, Solms H (Hrsg) Sucht und Mißbrauch. Thieme, Stuttgart
38. Solms H (1975) Selbsthilfegemeinschaften von Alkoholikern und Drogenabhängigen. In: Steinbrecher W, Solms H (Hrsg) Sucht und Mißbrauch. Thieme, Stuttgart
39. Solms H (1976) Alkoholüberkonsum als Bestandteil der Ernährungsgewohnheiten. In: Somogyi, JC (Hrsg) Ernährung und Alkoholismus. Bibl Nutr Dieta 24:59–68
40. Solms H (1979) Risikofaktoren bei Alkoholismus. In: Risikofaktoren. CIBA-Revue, Basel
41. Stamatoyannopoulos G, Chen SH, Fukui M (1975) Liver alcohol dehydrogenase in Japanese: high population frequency of atypical form and its possible role in alcohol sensitivity. Am J Hum Genet 27:789–796
42. Steinglass P (1976) Experimenting with family treatment approaches to alcoholism 1950–1975: a review. Fam Proc 15: 97–123
43. Thaler H (1977) Voraussetzungen für den alkoholischen Leberschaden. Therapiewoche 27: 6580–6585
44. Tuyns AJ (1979) Association tabac et alcool dans le cancer. Bull Schweiz Akad Med Wiss 35:151–158
45. Wartburg v JP, Ris MM (1979) Biochemische Aspekte des Alkoholismus. In: Battegay R, Wieser M (Hrsg) Prophylaxe des Alkoholismus. Huber, Bern
46. Wartburg v JP, Schürch PM (1968) Atypical human liver alcohol dehydrogenase. Ann NY Acad Sci 151:936

Psychosomatik bei Kindern

W. Kruse

Während Infekte und Kinderkrankheiten deutlich zurückgehen, nehmen bei Kindern diejenigen Störungen zu, die wir nicht exakt organisch einordnen können. Wir wissen jedoch von dem Einfluß, den Umwelt und Umgebung auf die gesunde seelische Entwicklung des Kindes haben, und kennen die psychosozialen Einflüsse, die bei funktionellen Störungen im Kindes- und Jugendalter mitbestimmend sein können. Diese lassen sich nur verstehen, wenn sie im Zusammenhang mit entwicklungs-, sozial- und tiefenpsychologischen Aspekten beachtet werden.

Allerdings müssen wir uns immer wieder vergegenwärtigen, daß eine sinnvolle Therapie erst dann einsetzen kann, wenn die Situation der Eltern-Kind-Beziehung bzw. Verhaltensmuster, wie sie die Familie bietet, entsprechend ihrem Stellenwert eingeordnet werden. Schon der junge Säugling und das Kleinkind kann als „psychosomatische Einheit“ reagieren. Eine Overprotectionhaltung der Mutter, aber auch ihre Ablehnung dem Kind gegenüber können zu „psychotoxischen Störungen“ führen. Die Reaktion der Mutter auf die gestörte Entwicklung des Kindes oder auch prägende Erfahrungen, die das Kind durch psychosomatische Erkrankungen innerhalb der Familie erlebt, führen zu Wechselwirkungen, die das psychosomatisch kranke Kind zunehmend belasten und einer normalen Ablösung von der Mutter im Wege stehen. Das Kind ist nicht in der Lage, seine Konflikte sprachlich zu symbolisieren; es nimmt die „Organsprache“ zu Hilfe, um seine Beschwerden „klagbar“ zu machen [1]. Ausschlaggebend für psychosomatische Erkrankungen im Kindesalter sind neben den Störungen, die von außen an das Kind herangetragen werden, diejenigen, welche durch Probleme verursacht werden, die das Kind mit sich selbst hat. Unsere Aufmerksamkeit gilt jedoch nicht nur diesen Störungen, sondern ebenso einer sorgfältigen Diagnostik, die auch Teilleistungsstörungen und Behinderungen berücksichtigt und auf konstitutionell-genetische Faktoren eingeht.

Die vorliegende Erörterung muß sich deshalb mit 3 Fragenkomplexen befassen.

- Welche Störungen sind es, die – psychogenen Ursprungs – dem Hausarzt am häufigsten begegnen?
- Welche diagnostischen Möglichkeiten können eingesetzt werden?
- Wie kann der Allgemeinarzt therapeutisch vorgehen?

1 Psychogene Störungen im Kindesalter

Unter den psychosomatischen Störungen des Kindesalters verstehen wir zunächst einmal diejenigen Krankheitsbilder, die organische Veränderungen hervorrufen, wie Asthma bronchiale, Ulcus ventriculi und Ulcus duodeni, Colitis ulcerosa, Neurodermitis, Ekzeme, Fett- und Magersucht u. a.

Häufiger begegnet uns aber auch eine Vielzahl funktioneller Störungen, als da sind Nabelkoliken, vegetative Herz- und Kreislaufstörungen, vasomotorische Kopfschmerzen, Schlafstörungen.

Das rechtzeitige Erfassen und Einordnen der Störung ist gerade im Kindesalter von entscheidender Bedeutung, um psychogene Ursachen nicht als organische fehlzudeuten und damit ursachengerechte therapeutische Hilfen zu versäumen. Allzu leicht kommt es zu einer Somatisierung des Konflikts, zumal dann, wenn damit die neurotische Struktur der Eltern-Kind-Beziehung entlastet wird. So kennen wir alle die psychosomatischen Auffälligkeiten, die 6–8 Monate alte Säuglinge zeigen, denen plötzlich die affektive Beziehung zur Mutter entzogen wird. Diese Kinder fallen durch ihr traurig-resigniertes Verhalten auf, sind weinerlich und appetitlos, infektanfällig und unruhig [2].

Ähnliche Merkmale zeigen Kinder, die zeitweise in Kinderheimen oder bei Tagesmüttern in Pflege gegeben werden. Nicht nur ältere Säuglinge, sondern auch Kleinkinder reagieren ähnlich, wenn sie Ängste zeigen, die durch Trennung von der Mutter ausgelöst werden.

Der Hausarzt hat hier die verantwortungsvolle Aufgabe, entsprechend zu beraten und einzugreifen, wenn es z. B. darum geht, Entscheidungen bezüglich Pflege der Säuglinge und Kleinkinder bei Klinikaufenthalt und Kuren der Mutter zu treffen.

Nur so lassen sich psychische Traumatisierungen vermeiden, die u. U. Spätfolgen hinterlassen, welche im Erwachsenenalter nur noch durch eine aufwendige Psychotherapie angegangen werden können. Hier sind auch die Ängste einzuordnen, die Kinder zeigen, denen es noch an sozialer Reife mangelt, wenn es um Kindergarten und Einschulung geht. Sie äußern sich z. B. in respiratorischen Affektkrämpfen, Ein- und Durchschlafstörungen sowie Jaktationen und Nabelkoliken.

Bei der Anamneseerhebung fällt in solchen Familien u. U. auch auf, daß schon die Mutter dazu neigt, in unbekannten Situationen ängstlich zu reagieren bzw. aus ihrer eigenen Kindheit ähnliche Vorfälle berichtet. Diese Symptome begegnen uns heute um so mehr, da wir wissen, daß in der Kleinfamilie z. T. eine sehr enge Mutter-Kind-Bindung besteht. Wenn bei den unter 6jährigen Kindern 62,9% als Einzelkind, 31,4% mit einem Geschwister und nur 5,7% mit zwei und mehr Geschwistern aufwachsen [7], hat in vielen Fällen das Kind keine Möglichkeit zum sozialen Lernen innerhalb der Familie.

Alle Trennungsängste von der Mutter, die ein pathologisches Ausmaß annehmen und sich bis in die Säuglingszeit zurückverfolgen lassen, sind oft auch später noch symptombildend, sei es für Umweltängste mannigfaltiger Art, ebenso aber auch bei Reifungsängsten (z. B. Pubertätsmagersucht) bis hin zu Existenzängsten im Erwachsenenalter.

Besonders häufig äußern sich psychosomatische Störungen bei Kindern als Asthma bronchiale, eine Erkrankung psychogenen Ursprungs, die Haus- und Kinderärzte immer wieder vor besondere Probleme stellt. Neben der psychischen Komponente spielen die körperliche Konstitution des Kindes, seine Infektanfälligkeit und Allergiebereitschaft sowie die „Symptomtradition" der Familie, insbesondere die Mutter-Kind-Beziehung, eine entscheidende Rolle.

Seit Jahren beansprucht Frau R. (47 Jahre) immer wieder hausärztliche Hilfe, wenn es um die Behandlung ihrer schweren Asthmaanfälle geht. Die Biographie der Patientin zeigt auf, daß immer wieder in ihrem Leben besondere Angstsituationen für das Auslösen der Anfälle verantwortlich gemacht werden konnten.

Der Ehemann – ganz auf eine intensive Betreuung der Ehefrau eingestellt – ersetzt die symbiotische Mutter-Kind-Beziehung, die Frau R. als Kind erfahren hatte.

Die 11jährige Tochter **Gaby** schläft immer noch im elterlichen Schlafzimmer. Nur durch einen Vorhang vom Ehebett der Eltern getrennt, erlebt sie nicht nur die sexuellen Beziehungen ihrer Eltern, sondern ist immer Zeugin dramatischer Situationen nächtlicher Asthmaanfälle.

Gaby, die bisher nur durch eine besondere Infektanfälligkeit aufgefallen ist, bekommt mit Einsetzen der Menarche die ersten schweren Asthmaanfälle.

Von nun an muß der Vater auch für Gaby jederzeit als „Helfer in der Not" bereit sein, wenn es darum geht, ärztliche oder medikamentöse Hilfe herbeizuholen.

Gaby rivalisiert mit der Mutter um die Gunst des Vaters. Dieser wird in die Schule gerufen, wenn Gaby – in ihr ausweglos erscheinenden Situationen – ihre Asthmaanfälle demonstriert, bis hin zu „Hilferufen" an die Bushaltestellen, wenn dem Mädchen die Wartezeit zu lang erscheint bzw. die Witterungsverhältnisse eine besondere Fürsorge erforderlich machen.

Während Frau R. für keinerlei psychotherapeutische Bemühungen zugänglich erscheint, konnte Gaby mit autogenem Training und Kindergruppentherapie geholfen werden. Gespräche mit dem Vater, die diesem sein Fehlverhalten aufzeigten, die Entfernung der Tochter aus dem elterlichen Schlafzimmer und eine psychologische Betreuung der Familie besserten die Symptomatik der Tochter entscheidend.

Die 10jährige **Monika** litt seit ihrem 6. Lebensjahr an Asthma bronchiale. Häufige Klinikaufenthalte, Klimakuren, medikamentöse Behandlung und Desensibilisierungstherapien führten nicht zum Erfolg. Die psychosomatische Erkrankung wurde durch eine Mutter-Kind-Symbiose verursacht. Mit Eintritt in die Schule verstärkte sich die Krankheit. Immer dann, wenn die Eltern nicht verfügbar waren (im Urlaub oder bei kurzfristiger Entfernung von der Wohnung), kam es zu schweren dyspnoischen Anfällen, so daß man sich scheute, das Kind allein zu lassen. Nach somatischer Abklärung und einem Kontaktgespräch, in dem die Eltern auf den psychischen Hintergrund der Erkrankung und ihr Fehlverhalten gegenüber der Tochter hingewiesen wurden, erlernte Monika das autogene Training in einer Kindergruppe. Allerdings wurde das therapeutische Vorgehen anfangs dadurch erschwert, daß die Mutter unbedingt mit dem Kind an den Gruppensitzungen teilnehmen wollte. Nach Überbrückung dieser Anfangsschwierigkeiten gelang Monika die Ablösung von ihrer Mutter, sie zeigte sich zusehends freier und selbständiger. Monika lernte, den chronischen Medikamentenverbrauch einzuschränken und mit Hilfe der Übungen und einem auf ihre Symptomatik ausgerichteten „formelhaften Vorsatz" einem Asthmaanfall zu begegnen.

Die symbiotische Beziehung, die vordergründig auf die Mutter gerichtet war, zeigte sich aber auch in der Interaktion zum Vater. Als dieser – nachdem Monika erstmals wieder Speiseeis zu sich genommen hatte (in der vorhergehenden Therapie war ein absolutes Verbot gegenüber Süßspeisen, Milchprodukten und Speiseeis ausgesprochen worden!) – sich telefonisch von seinem Arbeitsplatz aus nach dem Befinden seiner Tochter erkundigte, reagierte das Mädchen mit einem schweren Asthmaanfall. Dieser Zwischenfall ereignete sich, obwohl Monika seit 6 Monaten über keine Beschwerden mehr geklagt hatte. Das Ereignis liegt nun 3 Jahre zurück, und Monika ist seither symptomfrei.

2 Diagnostische Möglichkeiten des Hausarztes

Eine ursachengerechte Therapie kann nicht erfolgen, ohne die Hintergründe der psychischen Störungen zu erfragen. Oftmals ist die Familie auf den „Symptomträger" angewiesen und läßt aus diesem Grunde eine Therapie bzw. eine Gesundung des Kindes gar nicht zu [2].

So dienen Kinder ihren Eltern dazu, sich von eigenen Spannungen und Konflikten zu befreien, indem sie als Symptomträger ausgewählt werden [9]. Vielleicht offenbaren sich im kindlichen Verhalten Störungen, die bei Vater und Mutter Erinnerungen an ihre eigenen Eltern und Geschwister wachrufen. Unerläßlich für eine gezielte Diagnostik psychosomatischer Störungen sind also die wichtigsten biographischen Daten und einzelne psychodiagnostische Testverfahren, die auch dem Hausarzt geläufig sein müssen bzw. die er in Absprache mit einem klinisch tätigen Psychologen veranlassen sollte. Der Sinn der biographischen Anamnese liegt darin, daß Kind in seinem unmittelbaren Lebensraum zu erfassen und das Bedingungsgefüge seiner Probleme zu verstehen. Hier bieten sich als Hilfsmittel verschiedene psychologische Testverfahren an, deren Aussagekraft natürlich nicht überschätzt werden darf. Wie der Arzt, der mit Hilfe von Laboruntersuchungen und Einzelfunktionsprüfungen eine Reihe von Informationen über seinen Patienten gewonnen hat, aber damit allein keine Diagnose stellen kann, wird der Psychologe die Einzelinformationen der Testergebnisse erst in einem bestimmten Zueinander für die Diagnose verwerten können. So wie es unerläßlich ist, vor jede diagnostische Abklärung das ärztliche Gespräch zu stellen, so sollte auch auf dem psychologischen Sektor jeder Testuntersuchung ein Gespräch mit den Eltern oder dem Kind vorausgeschickt werden. Erst der Vergleich der einzelnen Untersuchungen, kombiniert mit dem Eindruck, den wir durch das Gespräch mit dem Kind und seiner Familie gewonnen haben, ermöglicht eine umfassende Diagnose. „Der Test ersetzt aber ebenso wenig wie das beste Handwerkszeug den Meister, der eine ganze Arbeit plant, durchführt und ein umfassendes Ziel erreicht" [8].

Man muß sich mit den Grundfragen psychotherapeutischen Vorgehens auseinandergesetzt haben. Hierzu gehört selbstverständlich die Psychodiagnostik, die ähnlich wie das „kleine Labor" eine bedeutende Stellung im Therapieverlauf einnimmt. Ich möchte hier nur einige Testverfahren nennen, die von jedem Arzt, der mit Kindern arbeitet, beherrscht werden sollten:
- „Die verzauberte Familie" (Familienzeichentest von Kos u. Biermann),
- Mannzeichentest,
- Sceno-Test,
- AFS (Angstfragebogen für Schüler).

2.1 Der Familienzeichentest „Die verzauberte Familie" [6]

Bei diesem Test handelt es sich um ein projektives Testverfahren, das zur diagnostischen Abklärung der persönlichen Problematik herangezogen wird. Das Kind wird mit folgenden Worten zum Zeichnen aufgefordert [4]: „Stell dir vor, es kommt ein Zauberer und verzaubert eine Familie, und zwar alle Menschen in dieser Familie, große und kleine ... Da hast du ein Blatt Papier und einen Bleistift und nun zeichne, was da geschehen ist!"

Nach Fertigstellung der Zeichnung wird das Kind gebeten, „die Geschichte der Verzauberung zu erzählen". Dadurch, daß wir dem Kind die Möglichkeit geben, die Verkleidung der dargestellten Familienmitglieder in Form eines Zaubermärchens zu deuten, sind ihm weitere Projektionsmöglichkeiten gegeben, in der Wahl der Symbolik anscheinend unauffällig für den Untersucher vorzugehen. Für alle die Fälle, bei denen das Kind als Symptomträger einer gestörten Familienbeziehung in Erscheinung tritt, bietet sich dieser Test, der sich auf die Psychodiagnostik der Familie bezieht, in besonderer Weise an.

Der 6jährige Frank, der bereits zuverlässig sauber und trocken war, beginnt wieder einzunässen, nachdem seine kleine Schwester Anke geboren ist. Der Zauberer verzaubert die Familie und Frank erzählt dazu folgende Geschichte: „Zuerst wird die Mutter ganz groß verzaubert. Sie hat keine Augen und kleine Babyarme. Papa soll daneben auf dem Boden kopfstehen – Anke hat der Zauberer in einen Würfel verwandelt. Daneben steht der Zauberer und hat mich verzaubert: ganz groß, ich kann fliegen und habe dicke Boxhandschuhe an den Händen" (Abb. 1a).

Markus, 9 Jahre, ist Bettnässer und leidet sehr unter seiner Krankheit, weil er sich in der Familie ausgestoßen und zurückgesetzt fühlt. Er berichtet über die Verzauberung: „Die Mutter wird zuerst in einen Zauberer verwandelt und kann uns alle verzaubern; zuerst meine kleinste Schwester in eine Königin, die auf einem ‚Thron' sitzt – daneben steht meine große Schwester Susanne (12 Jahre), die nicht verzaubert werden soll. Mein Bruder (10 Jahre) soll ein Schwein werden, weil er sich immer wie ein Schwein benimmt. Ganz vorne geht mein Vater als winziges Vögelchen, damit er nichts zu sagen hat. Hinter dem Zauberer gehe ich und bin in ein schwarzes Schaf verwandelt" (Abb. 1b).

Der 11jährige Dirk steht unter sehr starkem Leistungsdruck und fällt wegen seiner mangelnden Konzentrationsfähigkeit und Schulunlust auf. Zur Verzauberung seiner Familie erzählt er folgende Geschichte: „Mutter ist ein großer Teufel, der Sohn eine Uhr, die an der Wand hängt (das soll mein Bruder Peter sein); meine Schwester ist ein spitzer Bleistift und mein Vater soll eine Rotweinflasche werden. Ich selber werde in eine Blume verwandelt." Zu der Geschichte der Verzauberung erzählt er, daß der Vater in eine Rotweinflasche verzaubert werden soll, weil er so gerne Rotwein trinkt (Abb. 1c).

Die 10jährige Barbara erklärt zu ihrer Zeichnung: „Der Vater wird in einen Engel verzaubert, der kleine Junge aus der Familie in ein kleines Kind ohne Körper, aber mit einem Hahnenkamm. Die Mutter soll in einen Teufel mit Pferdefüßen verwandelt werden – der Opa wird ein Baum, die Oma ein kleines Haus. Das große Mädchen (damit bezeichnet Barbara sich selbst) ‚ist am besten verzaubert', weil sie nicht so schlimm ist, sie wird in ein Haus verzaubert und kann sich nicht mehr bewegen. Die alte Tante aus der Familie soll in einen ‚ollen' Ball verwandelt werden." Zu der Verzauberung erzählt das Mädchen folgende Geschichte: Der Zauberer – der nur Gutes will – soll von der Familie vernichtet werden. Die Familie will gegen den Zauberer angehen, aber der ist stärker und verwandelt sie, daß sie sich blamieren: sie gehen nicht mehr auf die Straße (Abb. 1d).

2.2 Der Mannzeichentest

Dieser Test wurde 1926 erstmals als Intelligenztest in Amerika vorgestellt und 1963 von Ziler [11] auf unsere Verhältnisse adaptiert. In Anlehnung an die amerikanische Originalfassung, die ein „Intelligenzalter" und einen „Intelligenzquotienten" bestimmt, werden hier die Begriffe „Zeichenalter" und „Zeichenquotient" bevorzugt. Der Mannzeichentest zeigt hohe Korrelationen mit den Ergebnissen anderer Intel-

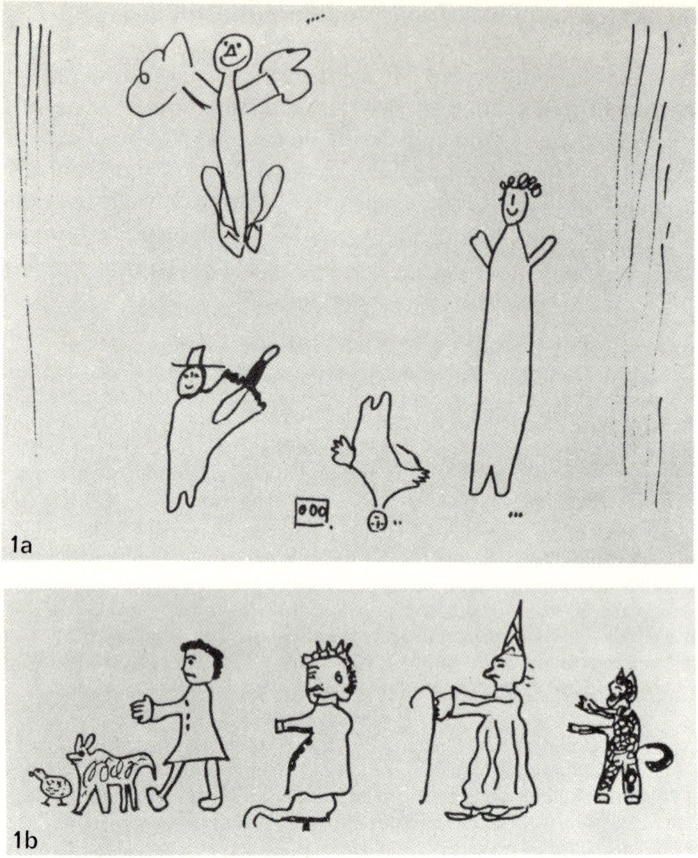

Abb. 1 a–d. Familienzeichentest. **a** Frank, 6 Jahre. **b** Markus, 9 Jahre.

ligenztests. Das Kind wird aufgefordert, einen Mann zu zeichnen, so gut es dies kann. Erfahrungsgemäß benötigen Kinder etwa 10–15 min, um diese Aufgabe zu erfüllen; es sollte aber kein zeitliches Limit gesetzt, sondern dem Kind genügend Ruhe und Zeit gegeben werden. Die Auswertung erfolgt dann nach den in Tabelle 1 aufgeführten Kriterien; Zeichenbeispiele zeigt Abb. 2 a–h.

Selbstverständlich ist zu einer differenzierten Beurteilung eine Kombination mehrerer Testverfahren erforderlich. Der Mannzeichentest dient lediglich der Orientierung und Überlegung, welche weiteren diagnostischen Verfahren im einen oder anderen Falle anzuwenden sind.

2.3 Der Sceno-Test

Dieser wurde von Frau von Staabs als Untersuchungs- und Behandlungsmethode im Jahre 1938 entwickelt [10].

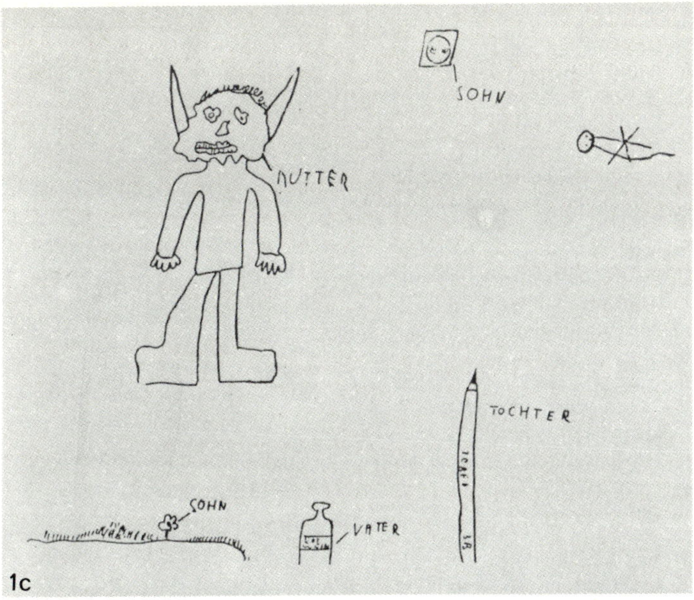

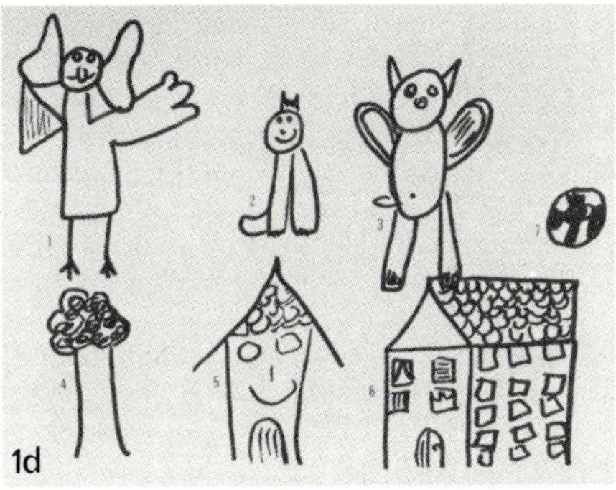

Abb. 1 c, d. **c** Dirk, 11 Jahre. **d** Barbara, 10 Jahre

Kinder können durchaus ab dem 3. Lebensjahr mit dem Spieltestmaterial umgehen. Dieses hat Aufforderungscharakter und gibt dem Kind die Möglichkeit, sich mit den Bezugspersonen seiner unmittelbar zugänglichen Welt in einer Miniaturausgabe in Form von lebendig wirkenden und biegbaren Puppen auseinanderzusetzen. Wir finden in einem Baukasten eine bestimmte Anzahl dieser Puppen, die nach tiefenpsychologischen und dynamischen Gesichtspunkten ausgewählt sind, ähnlich wie das Zubehör, Tiere, Bäume, Symbolfiguren (Schneemann, Affe, Zwerg) und andere Dinge, die für das tägliche Leben des Kindes von Bedeutung sind. Insbesondere regen die biegbaren Puppen das Kind an, zwischen diesen einen Handlungszusammenhang herzustellen; hiermit wird dem Kind die Möglichkeit gegeben, sich im Spiel unbefangen zu äußern. Da die Puppen Bezugspersonen verkörpern sollen, kann mit diesem Test die Problematik der menschlichen Beziehungen und die Grundproblematik des Lebens überhaupt zur Darstellung gebracht werden. Mit

Tabelle 1. Bewertungskriterien für den Mannzeichentest

1. Kopf vorhanden
2. Beine vorhanden
3. Arme vorhanden
4. Rumpf vorhanden
5. Rumpf länger als breit
6. Schultern definitiv angegeben
7. Verbindung von Armen und Beinen
8. Arme an der richtigen Stelle verbunden
9. Hals vorhanden
10. Umriß des Halses, eine Fortsetzung von Kopf, Rumpf oder beiden
11. Augen vorhanden
12. Nase vorhanden
13. Mund vorhanden
14. Nase und Mund zweidimensional
15. Nasenlöcher vorhanden
16. Haare vorhanden
17. Haare nicht nur an der Peripherie des Kopfes, besser als Kritzelei, nicht transparent
18. Kleider vorhanden
19. Zwei Kleidungsstücke nicht transparent
20. Zwei Ärmel und Hosenbeine und ganze Zeichnung ohne Transparenzen
21. Vier Kleidungsstücke definitiv erkenntlich
22. Kostüm komplett ohne Widersprüche, wenigstens Ärmel, Hosen, Schuhe
23. Finger vorhanden
24. Zahl der Finger richtig an beiden Händen, falls beide vorhanden
25. Finger zweidimensional, länger als breit, Spreizung bis 180°
26. Gegenüberstellung von Daumen, deutlicher Unterschied zu den Fingern (strenge Beurteilung)
27. Hand deutlich von Fingern und Armen zu unterscheiden
28. Gelenk von Arm angedeutet (Ellenbogen, Schultern oder beide)
29. Gelenk von Bein angedeutet (Knie, Hüfte oder beide)
30. Proportion des Kopfes ½ bis ⅒ der Rumpffläche
31. Arme so lang oder etwas länger als der Rumpf, aber nicht bis zum Knie, wenig breiter als der Rumpf
32. Füße länger als hoch, kein Klumpfuß, deutlich von Bein zu unterscheiden
33. Länge der Beine 1- bis 2mal Rumpflänge, schmaler als der Rumpf
34. Arme und Beine beide zweidimensional
35. Absatz vorhanden
36. Alle Linien fest und sich sauber treffend
37. Alle Linien fest und sich sehr korrekt treffend
38. Kopf als Ellipse und frei von unbeabsichtigten Unregelmäßigkeiten
39. Rumpf als Ellipse und frei von unbeabsichtigten Unregelmäßigkeiten
40. Arme und Beine ohne unbeabsichtigte Unregelmäßigkeiten
41. Gesichtszüge in jeder Beziehung streng symmetrisch
42. Ohren vorhanden
43. Ohren in richtiger Proportion und Position
44. Ohren weiter als hoch
45. Augen weiter als hoch
46. Blickrichtung im Profil, Pupille angedeutet
47. Kinn und Stirn angedeutet
48. Kinn steht im Profil heraus, von der Unterlippe deutlich zu unterscheiden
49. Profil bis auf einen Fehler richtig gezeichnet
50. Profil fehlerfrei außer Auge

Jedes der aufgeführten Merkmale, die das Kind in seiner Zeichnung berücksichtigt hat, wird mit 1 Punkt bewertet.

(Entnommen aus: Ziler H (1977) Der Mann-Zeichen-Test in detailstatistischer Auswertung. MZT det, 6. Aufl.; mit freundlicher Genehmigung des Schattauer-Verlages)

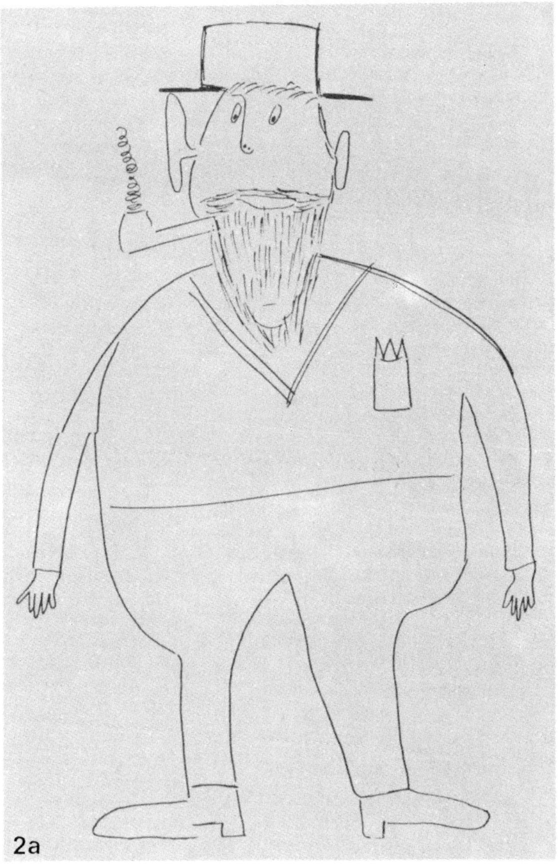

Abb. 2 a–h. Mannzeichentest **a** Andreas, 11 Jahre

Hilfe dieser Szenen ist das Kind in der Lage, seine Umwelt so zu zeigen, wie es sie erlebt, bzw. zu zeigen, welcher Art seine Konflikte sind. In dem Test soll in erster Linie eine Spielsituation gesehen werden, in deren Verlauf wichtige Hinweise auf die Entwicklungsstruktur eines Kindes und seine Ansprechbarkeit gegeben werden. Daneben findet dieser Test aber auch Anwendung in der Psychotherapie, wo er eine wertvolle Hilfe für eine tiefenpsychologisch orientierte Behandlung darstellt [10].

Selbstverständlich sollte der in der Tiefenpsychologie Unerfahrene bei der Anwendung wie auch bei der Diagnosestellung mittels Sceno-Test vorsichtig sein und in einer Balint-Gruppe oder unter Supervision das notwendige Fachwissen erarbeiten.

2.4 Angstfragebogen für Schüler

Zur Klärung der Schulsituation hat sich der Angstfragebogen für Schüler (AFS) bewährt. Hier finden wir eine Gliederung in Teilbereiche: Prüfungsangst, manifeste Angst, Schulangst und „soziale Erwünschtheit".

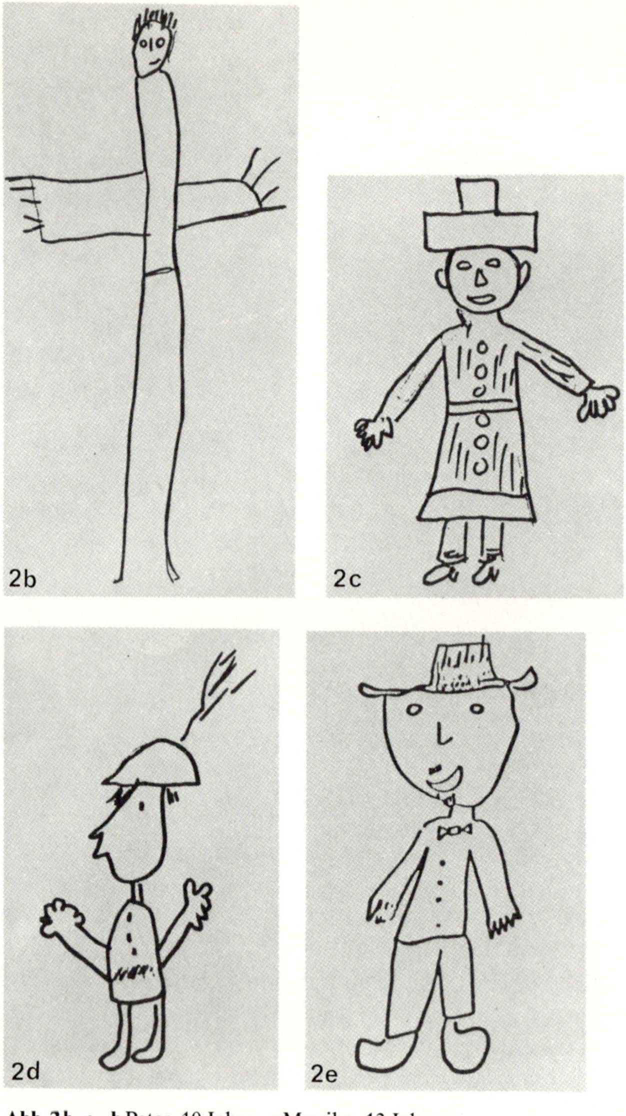

Abb. 2 b–e. **b** Peter, 10 Jahre. **c** Monika, 13 Jahre. **d** Barbara, 9 Jahre. **e** Frank, 6 Jahre

Jeder Arzt muß entsprechend seinen psychologischen Vorkenntnissen selbst entscheiden, welche sonstigen Leistungs- oder Schulreifetests durchgeführt werden. Dabei ist es erfahrungsgemäß für den praktizierenden Arzt von Nutzen, Kontakt mit einem klinisch tätigen Psychologen oder mit einer Erziehungsberatungsstelle aufzunehmen, um sich mit psychologischen Fragen nicht zu überfordern. Bei der diagnostischen Abklärung der Familiensituation ist der Hausarzt im Vorteil, da ihm i. allg. die häusliche Situation des Kindes bekannt ist. Oftmals ist es aber so, daß er seinen eigenen Anteil nicht objektiv in die Therapie einbringen kann, so daß sich

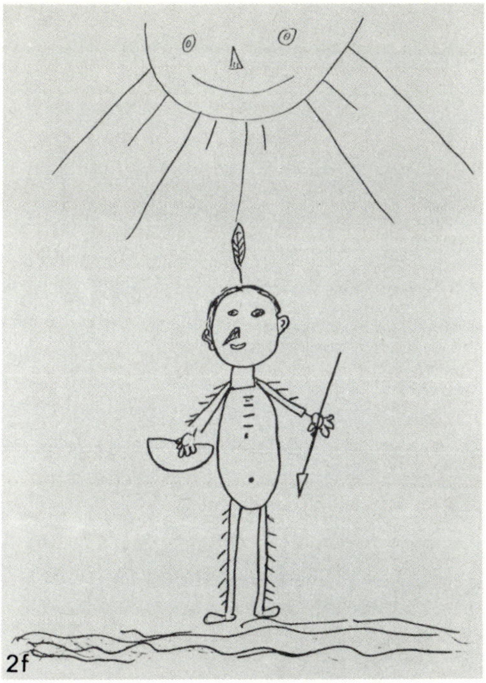

Abb. 2f. Dirk, 9 Jahre

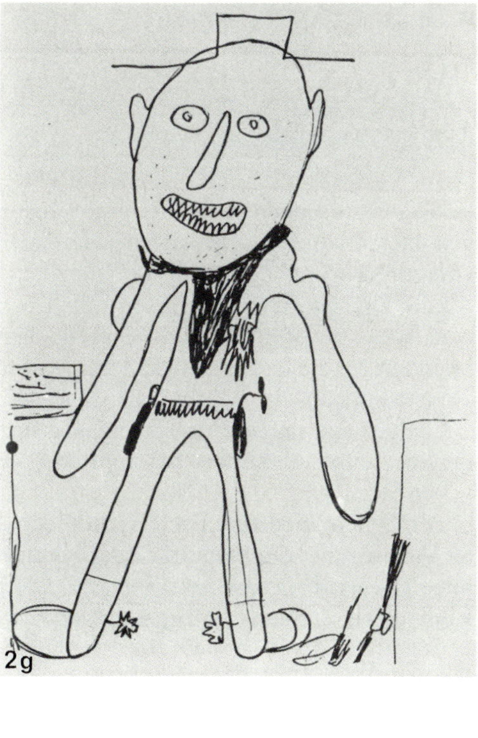

Abb. 2g. Peter, 8 Jahre

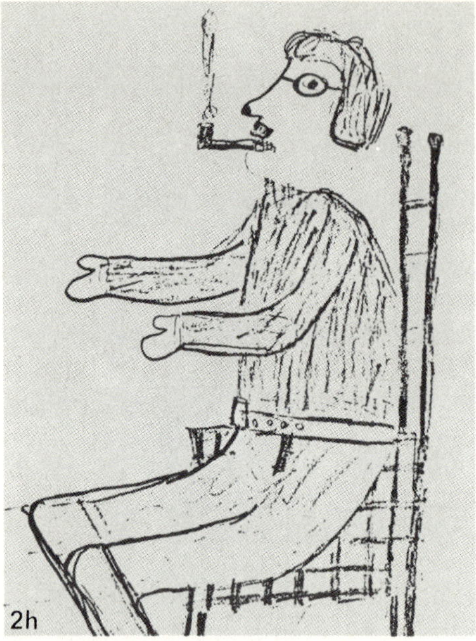

Abb. 2h. Susanne, 11 Jahre

für jeden Arzt, der sich psychotherapeutisch engagieren will, die Supervision durch eine Balint-Gruppe empfiehlt [1].

2.5 Das diagnostische Gespräch

Verhaltensstörungen bei Kindern und Jugendlichen, wie sie sich dem Hausarzt zeigen, bieten häufig psychosomatische Reaktionen, d.h. sie sind von funktionellen Organstörungen begleitet, z.B. Nabelkoliken, Enuresis, Fett- und Magersucht, Schulkrankheit, Schlafstörungen u.a. Um diese entsprechend einordnen zu können, ist es unerläßlich, daß der Familienarzt über diejenigen kindlichen Störungen orientiert ist, die häufig entwicklungsphasenbedingt sind, das soll heißen, die auch ohne therapeutische oder erzieherische Maßnahmen abklingen.

Jedes Kind reagiert „nach seinem Muster“ [3] auf seine Umgebung. Das zeigt uns, wie unerläßlich die biographische Anamnese für die Einordnung der kindlichen Störung ist.

Im Unterschied zum Fachpsychotherapeuten und Psychologen ist der Hausarzt im Vorteil, da er die Biographie des Kindes miterlebt hat und oftmals so in die Familie integriert ist, daß er die pathologischen Zusammenhänge besser erkennen kann als ein einmalig hinzugezogener Fachtherapeut. Besonderen Wert sollte der Hausarzt auf die Anamnese der Kindheit der Mutter legen [2], da viele Störungen, die das Kind zeigt, aus Konflikten der Mutter zu erklären sind, die diese auf ihr Kind projizieren kann. Der Hausarzt macht immer wieder die Feststellung, daß die intensive Beratung der Mutter häufig schon die ersten Behandlungserfolge für das

Kind bringt. Das Kind merkt sehr gut, daß es mit seinem störenden Verhalten die Umwelt beeinträchtigt, bzw. es lernt, wenn diese nicht entsprechend reagiert, seine Konflikte zu somatisieren, sei es durch Kopfweh oder Bauchschmerzen, durch Hautreaktionen oder massive Schlafstörungen. Es ist also notwendig, daß der Familienarzt aufzudecken lernt, wie die Symptomatik in der Beziehung zwischen dem Kind, seinen Eltern und Geschwistern einzuordnen ist.

Oliver, ein 6jähriger Junge, wird von seiner Mutter wegen zunehmender schwerer Einschlafstörungen in die Praxis gebracht. Die Anamnese deckt auf, daß die Eltern mit großer Sorge der Einschulung des Jungen entgegensehen und sich Gedanken machen, daß – bei mangelndem Schlaf – sicherlich der Lernerfolg des Kindes beeinträchtigt sein wird.

Der Vater, der wissenschaftlich tätig ist, hat die Angewohnheit, die Nachtstunden für seine Forschertätigkeit zu nutzen, um ungestört seiner Arbeit nachgehen zu können.

Ein Gespräch mit dem kleinen Oliver bringt zum Ausdruck, daß er auch ein „Nachtmensch" wie sein Vater ist und gerne abends sieht, wie Vater seine Arbeiten erledigt.

Die Schlafstörung des Jungen ist deshalb dahingehend einzuordnen, daß er sich sehr stark mit seinem Vater identifiziert, zumal er als Einzelkind aufwächst.

Dieses Beispiel soll zeigen, daß gerade bei psychosomatischen Reaktionen der Klärung des Symptoms eine große Bedeutung zukommt.

Keinesfalls dürfen bei den geklagten Beschwerden die Eltern damit beruhigt werden, daß ein Medikament – symptom- und nicht ursachengerecht eingesetzt – Linderung verschaffen soll.

Bei psychischen Störungen kommt den Symptomen eine ähnliche Bedeutung zu wie bei organischen Erkrankungen! Wenn ein Patient mit Kopfschmerzen zum Arzt kommt, ist es seine erste Aufgabe zu untersuchen, was diesen Schmerz veranlaßt. Symptome sind also der erste Hinweis, eine gründliche Untersuchung folgen zu lassen. Ähnlich ist es bei den psychosomatischen Erkrankungen: Keinesfalls darf eine kritiklose Verordnung von Medikamenten einer intensiven Psychodiagnostik im Wege stehen.

3 Therapeutische Möglichkeiten des Hausarztes

Zunehmend mehr wird der Hausarzt gefordert, wenn es um die Behandlung von Verhaltensauffälligkeiten und daraus resultierenden psychosomatischen Reaktionen bei Kindern geht.

Eltern fühlen sich heute – zumal durch das große Angebot entsprechender Fachlektüre – verunsichert und versuchen, kompetente Ratschläge zu bekommen, wie sie vorübergehenden psychosomatischen Reaktionen entgegentreten können.

Alle Kinder erleben im Laufe ihres Lebens Streßsituationen, die entsprechende vorübergehende Verhaltensauffälligkeiten zur Folge haben: Unfälle und Krankheiten in der Familie, Milieuwechsel im Wohn- und schulischen Bereich, Verlust von Freunden und Angehörigen. Die Belastung der Industriegesellschaft bringen wesentlich mehr Konflikte in die Kleingruppe „Familie", als es zu früheren Zeiten der Fall war. So sind Eltern heute sehr viel mehr mit sich selbst beschäftigt und dadurch häufig nicht in der Lage, die Hilferufe ihrer Kinder entsprechend wahrzunehmen und auch einzuordnen. Für die therapeutischen Interventionen, wie sie bei psychosomatischen Reaktionen und Fehlverhalten im Kindesalter notwendig sind, gilt Eriksons Satz: „Daß jede Phase der Kindheit in einzigartiger Weise die künftige Persönlichkeit prägt. Die Erfahrungen der Kindheit gehen nicht verloren. Sind sie günstig, so erreicht das Individuum seine Reife, ohne an Liebes-, Glücks- und Arbeitsfähigkeit Schaden genommen zu haben; es reagiert realitätsgerecht auf seine Umwelt und ist imstande, sich veränderten Umständen anzupassen. Ist hingegen die Kindheit reich an übermäßigen Belastungen, so kann die Persönlichkeitsentwicklung gebremst werden: Ein Muster unangepaßten Verhaltens wird geprägt und so beharrlich wiederholt, daß es gleich einem Verhängnis den Erwachsenen an der vollen Entfaltung seiner Möglichkeiten hindert" [4].

Vom heutigen Familienarzt wird gefordert, daß er nicht nur über ein Basiswissen an psychodiagnostischen Möglichkeiten verfügt, sondern selbst im psychologischen Bereich Eltern eine entsprechende Stütze geben kann.

Hierzu ist unbedingte Voraussetzung, die eigene Einstellung zur Familie, zur Partnerschaft, zur Erziehung junger Menschen zu kennen. Ohne konsequente Teilnahme an einer Balint-Gruppe ist es nicht möglich, die Vielzahl psychischer Reaktionen, wie sie die entsprechende Familienproblematik an den Arzt heranträgt, einzuordnen. Der Hausarzt muß sich immer wieder vergegenwärtigen, daß er selbst in das System seiner Patientenfamilien eingebaut ist, d.h. daß er mehr oder weniger die verschiedenen Rollen verstärkt bzw. einnimmt. Intuition und gesunder Menschenverstand sind nicht ausreichend, um Psychotherapie bei Kindern und Jugendlichen zu praktizieren. Sehr häufig ist eine gezielte Psychodiagnostik bereits der erste Schritt zur Therapie; ein Aufdecken des Fehlverhaltens im Familienverband kann sehr gut eine erste Hilfe für das psychisch gestörte Kind sein. Eine Methode, welche die Selbstheilungstendenzen des Kindes und des Jugendlichen fördert, ist das autogene Training, das von jedem Hausarzt erlernt werden sollte, um bei beginnenden psychosomatischen Reaktionen – kombiniert mit Elterngruppengesprächen – Kindern eine entsprechende Hilfe zu geben.

Gerade bei der Zunahme vegetativer Fehlregulationen und funktioneller Störungen im Kindesalter werden Hausärzte immer häufiger als Therapeuten angesprochen. Mit dem autogenen Training wird ihnen eine Methode an die Hand gegeben, durch die Kinder lernen, prophylaktische Ruhepausen zu finden und damit eine psychophysische Balance herzustellen. Außerdem bietet sich diese Methode schon aus ökonomischen Gründen an.

Besonders bei psychosomatischen Störungen und Krankheiten muß sich der Hausarzt über die Beziehungen zwischen sich, den Eltern und dem Kind im klaren sein. Er muß immer wieder die Rolle der Eltern in der Therapie berücksichtigen. Durch die Vielzahl der Kontakte zu den einzelnen Familienmitgliedern hat er eine Möglichkeit, die Eltern über die familiäre Situation aufzuklären und sich anbahnende psychosomatische Reaktionen nicht durch eine organisch orientierte Therapie zu fixieren.

„Je mehr Eltern unter dem Druck eigener, ungelöster Konflikte leiden, um so eher pflegen sie – wenn auch unbewußt – danach zu streben, dem Kind eine Rolle vorzuschreiben, die vorzugsweise ihrer eigenen Konfliktentlastung dient" [9].

In jeder therapeutischen Situation muß dem Familienarzt bewußt sein, daß die psychosomatische Erkrankung von mehreren Determinanten bestimmt wird: von der genetischen Konstitution, der biologischen Entwicklung und dem psychosozialen Rahmen, in den das Kind eingebettet ist. Bringt der Hausarzt dieses Wissen mit, wird er ein kompetenter Helfer sein, psychosomatischen Störungen im Kindesalter zeitig und ursachengerecht zu begegnen. Er muß wissen, daß – je jünger das Kind ist – um so mehr eine Beratung und Therapie der Mutter im Vordergrund zu stehen hat, daß familienneurotische Zusammenhänge in einer Familientherapie behandelt werden müssen und in sehr vielen Fällen der „Patient Familie“ als ganzer [9] ärztliche Hilfe braucht.

Nur derjenige Arzt, der sich systematisch ein psychotherapeutisches Wissen angeeignet hat, ist in der Lage, verantwortungsvoll zu intervenieren und für seine Patienten aus der Vielzahl der therapeutischen Möglichkeiten die ihm angemessene zu suchen.

Literatur

1. Balint M (1976) Der Arzt, sein Patient und die Krankheit. 4. Aufl. Klett, Stuttgart
2. Biermann G (1979) Kinderpsychotherapie in der ärztlichen Praxis. Reinhardt, München Basel (Handbuch der Kinderpsychotherapie, Bd II, S 1021–1030)
3. Dührssen A (1973) Psychogene Erkrankungen bei Kindern und Jugendlichen. 10. Aufl. Verlag für Medizinische Psychologie, Göttingen
4. Erikson EH (1974) Jugend und Krise. 2. Aufl. Klett, Stuttgart
5. Hiltmann H (1977) Kompendium der psychodiagnostischen Tests. 3. Aufl. Huber, Bern Stuttgart Wien
6. Kos M, Biermann G (1973) Die verzauberte Familie. Reinhardt, München Basel
7. Kruse W (1975) Entspannung – Autogenes Training für Kinder. 1.–3. Aufl. Deutscher Ärzteverlag, Köln
8. Kruse W (1980) Einführung in das autogene Training mit Kindern – Ein Leitfaden für die Praxis. Deutscher Ärzteverlag, Köln
9. Richter HE (1972) Eltern, Kind und Neurose. 3. Aufl. Klett, Stuttgart
10. Staabs G von (o. J.) Der Scenotest. Beitrag zur Erfassung unbewußter Problematik und charakterologischer Struktur in Diagnostik und Therapie. 4. Aufl. Huber, Bern Stuttgart Wien
11. Ziler H (1977) Der Mann-Zeichen-Test. 6. Aufl. Aschendorff, Münster

Gastroenterologie*

J. Schönborn

1 Einführung

Es gehört zu den anerkannten Bedürfnissen des Patienten, nicht nur in seinen körperlichen sondern auch in seinen seelischen und sozialen Bedürfnissen vom Arzt verstanden zu werden. Körperliche Erkrankungen haben immer auch seelische und soziale Aspekte [142]. Bei emotional belastenden Lebensereignissen wird ein Kranker seinen Hausarzt häufig mit Funktionsstörungen gastroenterologischer Art aufsuchen. Die integrierte Diagnostik gastroenterologisch Kranker darf sich daher nicht auf internistische und chirurgische Aspekte beschränken, sondern sie muß von vornherein die psychosozialen Bedürfnisse des Kranken miteinschließen, wenn der Arzt seine Aufgabe psychosomatisch begreift.

Die Notwendigkeit einer so verstandenen gastroenterologischen Berufspraxis ist mit einer Reihe allgemein anerkannter Bedingungen zu begründen:

1) Patienten suchen ihren Hausarzt häufig mit Symptomen wie Abdominalbeschwerden, Appetitlosigkeit, Gewichtsverlust, Übelkeit, Erbrechen, Durchfall, Verstopfung, Dysphagie, Meteorismus, Aerophagie, Aufstoßen und Sodbrennen auf. Diese beklagten Änderungen des Körperempfindens sind der Ausgangspunkt der ärztlichen Untersuchung. In der Gastroenterologie bilden funktionelle Syndrome die häufigste Diagnose [129, Schönborn 1978, unveröffentlicht], weil psychische Belastungen von vielen Menschen körperlich empfunden werden und weil die Entwicklungspsychologie dem Magen-Darm-Trakt unter den bestehenden sozialen und kulturellen Bedingungen eine Schlüsselrolle zuweist. Als Ausschlußdiagnose sind „funktionelle Abdominalbeschwerden" ein leerer Begriff vergleichbar der „funktionellen Hyperlakrimation" beim Weinen [58]. Der Arzt, der darauf abzielt, eine Diagnose zu stellen, die Behandlungsgrundlage ist, wird sich nicht mit einer somatischen Abklärung der Symptome begnügen dürfen. Die Erweiterung der Diagnostik durch die biographische Anamnese [100] wird es dem Arzt ermöglichen, die psychosoziale Situation zu verstehen. Wegen der Gefahr der Chronifizierung ist die integrierte Diagnostik und Therapie funktioneller Syndrome notwendig – ihre Unterlassung muß die Frage des Kunstfehlers aufwerfen [133].

2) Bei einer Vielzahl gastroenterologischer Erkrankungen gelten direkt oder indirekt wirksame psychische Faktoren ätiologisch als gesichert. So sind verhaltensab-

---

* Meinen Eltern in Dankbarkeit

hängige Fehlernährungen wie Fettsucht und Alkoholabusus für die Mehrzahl der Galle-, Leber- und Pankreaserkrankungen verantwortlich. Trotzdem hat die Berücksichtigung psychosozialer Bedingungen bei der Therapie dieser Erkrankungen nicht die notwendige Verbreitung gefunden, die symptomatisch orientierte Behandlung überwiegt.

Für das Ulcus duodeni [119, 136] und die Colitis ulcerosa [39, 137] sind direkt wirksame psychische Auslöser diskutiert und psychosomatische Konzepte entwikkelt worden. Diese Konzepte haben in der inneren Medizin bisher keine breite Anerkennung gefunden und sind in den Lehrbüchern wenig oder nicht repräsentiert [69]. Obwohl die Diskussion psychosomatischer Konzepte bei gastroenterologischen Erkrankungen keineswegs abgeschlossen ist, bestehen mit dem Krankheitserleben und dem Krankheitsverhalten für den Arzt klar definierte psychosomatische Behandlungsziele [83].

3) Operative Behandlungen sind in der Gastroenterologie häufig und bei zahlreichen Erkrankungen Methoden der ersten Wahl. Die Berücksichtigung psychosomatischer Gesichtspunkte ist bereits bei der Indikationsstellung erforderlich, wenn die Prognose der operativen Behandlung verbessert und postoperative Störungen reduziert werden sollen (s. Abschn. 5). Weitere psychosomatische Aufgaben bestehen in der präoperativen Betreuung: Hilfe bei der Auseinandersetzung mit der Todesangst, der Verarbeitung körperverändernder Operationen und Einbeziehung der Familie in die Krankheitsverarbeitung [53].

4) Dieses Aufgabenspektrum macht deutlich, daß der psychosomatisch tätige Arzt nicht nur bei den klassischen psychosomatischen Krankheiten gefordert ist. Der Arzt, der auch die psychosozialen Bedingungen des Kranken und der Krankheit bewußt wahrzunehmen lernt, wird patientenorientiert handeln, entsprechend den somatischen, psychischen und sozialen Problemen des Kranken.

2 Allgemeine therapeutische Strategie bei gastroenterologischen Erkrankungen

Gastroenterologische Erkrankungen stellen für den Arzt therapeutisch eine Herausforderung dar. Ihre Ätiologie und Pathogenese ist häufig nur unvollkommen bekannt; sie neigen zur Chronizität und Rezidiven; spezifische therapeutische Verfahren stehen nur teilweise zur Verfügung.

Ziel des vorliegenden Abschnitts ist es nicht, die anerkannten spezifischen diätetischen, physikalischen und medikamentösen Maßnahmen bei gastroenterologischen Krankheiten zu schildern. Vielmehr soll hier eine allgemeine therapeutische Strategie vorgestellt werden, in deren Mittelpunkt die Begegnung von Arzt und Patient steht und die überwiegend auf persönlicher – wissenschaftlich nicht überprüfter – Erfahrung beruht.

2.1 Die Arzt-Patient-Beziehung

Mit der Erwartung von Hilfe begibt sich der Patient zum Arzt seiner Wahl. Er ist bereit, den Arzt als Fachmann zu akzeptieren und seinem Rat zu folgen. In dem angestrebten Arbeitsbündnis sind Arzt und Patient nicht nur in ihren spezifischen Rollen als Fachmann und Hilfesuchender vertreten. Arzt und Patient bleiben auch in diesem Arbeitsbündnis Subjekt – beide geformt durch individuelle Erfahrungen, die auch in das angestrebte Arbeitsbündnis hineinwirken. Die Qualität der Arzt-Patient-Beziehung entscheidet, ob ein Patient in seinen psychosozialen Bedürfnissen berücksichigt, verstanden und gefördert werden kann. Sie hat wesentlichen Einfluß auf den Krankheitsverlauf. Die Beziehung zum Patienten kann vom Arzt gestaltet werden, wenn er sich der eigenen Subjektivität und der Subjektivität des Patienten bewußt ist, wenn er für Übertragung und Gegenübertragung sensibel geworden ist [140]. Die Entwicklung der eigenen Sensibilität durch Selbsterfahrung steht am Anfang einer bewußten Arzt-Patient-Beziehung. Auch der nicht geschulte Arzt wird Beziehungsangebote intuitiv erfassen und intuitiv wissen, wie tragfähig seine Beziehung zu dem Patienten ist. Um aber den Beziehungsrahmen zu erweitern und die Beziehung aktiv zu gestalten, wird der Arzt lernen müssen, intuitiv Erfaßtes bewußt zu verstehen [1].

Eine allgemeine therapeutische Strategie gastroenterologischer Erkrankungen muß berücksichtigen, daß der Patient seinen Hausarzt oder Spezialisten wegen Beschwerden aufsucht, die Folge einer Organläsion sind oder aber – und zwar häufiger – psychosoziale Ursachen haben. Eine Schwächung der Arzt-Patienten-Beziehung ist vorauszusehen, wenn der Arzt nach dem Prinzip handelt: Vor Abklärung psychosozialer Bedingungen Organisches ausschließen! Ein so starr festgelegtes Vorgehen wird den Arzt Angebote des Patienten übergehen lassen und dem Patienten den Eindruck vermitteln, daß der Arzt somatische Diagnostik und Therapie und somatisch Kranke bevorzugt. Gleichzeitig verzichtet der Arzt mit einem so starr festgelegten Vorgehen auf die Gestaltung der Arzt-Patient-Beziehung. Eine Überweisung zum Nervenarzt nach Ausschluß einer Organerkrankung erlebt der Patient als Zurückweisung und Zerstörung der Beziehung durch den Arzt.

Eine tragfähige Arzt-Patient-Beziehung wird möglich, wenn der Arzt den Patienten als Subjekt wahrnimmt und ihm in der Begegnung den erforderlichen Raum gibt. Offene Fragen, wie „Was führt Sie zu mir?", „Wie kann ich Ihnen helfen?", „Erzählen Sie mir alles über Ihre Beschwerden!", können die Begegnung einleiten. Dabei ist es wichtig, dem Kranken auch zeitlich Raum zu geben und Pausen zuzulassen, die es ihm ermöglichen, sich neu zu ordnen. Diagnostisches Ziel während der Beziehungsaufnahme ist es, eine Vorstellung von der psychischen Situation des Patienten zu entwickeln, körperliche Symptome mit zeitlicher Zuordnung zu Lebensereignissen zu erfassen, und ggf. durch die biographische Anamnese einen übergeordneten Zusammenhang herzustellen. Direkte Fragen des Arztes stören die Entwicklung der Beziehung und sollten daher zeitlich nachgeordnet werden. Internist, Gastroenterologe und Allgemeinarzt können nicht bei jedem Patienten eine biographische Anamnese erheben. Entscheidend für ein patientenorientiertes Vorgehen ist eine Arzt-Patient-Beziehung, die für psychosoziale Bedürfnisse des Patienten geöffnet ist.

2.2 Weitere therapeutische Schritte

Die ersten therapeutischen Schritte kann der Arzt mit der Aufforderung, „Erzählen Sie mir alles über Ihre Beschwerden!", einleiten und während der biographischen Anamnese und der körperlichen Untersuchung fortsetzen, wenn der Arzt diese diagnostischen Maßnahmen therapeutisch zu nutzen versteht. Dabei kann der Arzt die Geborgenheitswünsche des Patienten berücksichtigen und ihm Gelegenheit geben, sich von emotionalen Spannungen zu entlasten. In der allgemeinärztlichen und internistischen Praxis ist es wichtig, den Patienten über die Ziele weiterführender Gespräche zu informieren: „Ich kann Ihnen weiterhelfen, wenn ich Sie besser kenne und die Entwicklung der Beschwerden verstehe". Zu den ersten therapeutisch nutzbaren Schritten gehört auch die Information über die geplante Diagnostik. Die Mitteilung der Diagnose und die Vorschläge zur weiteren Behandlung leiten zu den spezifischen Maßnahmen über.

3 Funktionelle Syndrome in der Gastroenterologie

3.1 Symptomatologie und Begriffsbestimmung

Symptomatologie. Funktionelle Syndrome sind von organischen Erkrankungen und funktionellen Störungen anderer Organsysteme oft nur sehr schwer abgrenzbar. Besonders deutlich ist das für das Colon irritabile dargestellt worden [50]: Übelkeit und/oder Erbrechen, Dysphagie und Dyspepsie, Kanzerophobie, urologische Symptome, gynäkologische Symptome, Migräne und Kopfschmerz und psychische Störungen wie Erschöpfung, gedrückte Stimmung, Weinen, Schlaf- und Appetitstörung bilden neben Abdominalbeschwerden, Stuhlunregelmäßigkeiten und Meteorismus das weite Spektrum begleitender Symptome. Ihre Vielzahl und ihre Wandlungsfähigkeit bildet eine der Schwierigkeiten, die der Arzt bei der Abgrenzung organisch bedingter Symptome hat.

Wegen der gleichzeitig bestehenden Randsymptome [133] wird der erfahrene Arzt die Verdachtsdiagnose einer psychisch bedingten, funktionellen Störung oft recht bald stellen. Diese Verdachtsdiagnose gilt es, gezielt zu verfolgen, indem der Arzt die Beziehung zu seinem Patienten so gestaltet, daß sie für psychosoziale Bedürfnisse des Patienten geöffnet ist (s. 2.1 und 2.2).

Wenn die subjektive Ebene der Beschwerden nicht weiterbeachtet wird, sondern durch zahlreiche diagnostische Maßnahmen in den Hintergrund tritt (Organisches ausschließen, erst dann Psychosoziales abklären), wird die Beziehungsebene vernachlässigt und es werden – auf der Suche nach der organischen Repräsentanz der Beschwerden – Teilbefunde überbewertet. Ein Colon irritabile mit dem histologischen Korrelat einer hypersekretorischen Colitis wird dann zur Colitis und funktionelle Oberbauchbeschwerden zur Gastritis.

Die iatrogene Gefährdung des Patienten mit funktionellen Störungen stellt sich an dem Beispiel von Macy u. Allen (zit. n. [141]) besonders eindrucksvoll dar. Die Autoren berichten über eine Nachuntersuchung an 235 Patienten, bei denen die

Mayo-Klinik 6 Jahre vorher die Diagnose „nervöser Erschöpfungszustand" gestellt hat. Die Nachuntersuchung sollte klären, ob das Beschwerdebild der Beginn eines damals noch nicht erkannten organischen Leidens war. Die Nachuntersuchung bestätigte bei 94% das Fehlen organischer Schäden, ergab aber, daß im Verlauf der 6 Jahre an 200 Patienten 289 verschiedene Operationen durchgeführt worden waren. Diese Zahlen zeigen, daß die Bewertung von Teilbefunden bei funktionellen Störungen ebenso große Bedeutung gewinnt wie der Ausschluß organischer Erkrankungen.

Begriffsbestimmung. Der Begriff des funktionellen Syndroms hat 3 Hypothesen als Grundlage [133]:

1. Das Beschwerdebild soll das Resultat von Funktionsstörungen sein,
2. diese sollen nicht auf organischen Veränderungen beruhen,
3. sondern durch seelische Vorgänge ausgelöst und unterhalten werden.

Von Uexküll [133] hat sich mit der Problematik dieser Hypothesen auseinandergesetzt und sie durch Fragestellungen transparent gemacht: Wann und aufgrund welcher Kriterien darf der Arzt mit dem Suchen nach organischen Schäden aufhören (s. 3.5)? Wie verschafft sich der Arzt die notwendige Zeit zur Exploration, wie verschafft er sich Erfahrung und Zeit zur Behandlung? Wie gelingt es dem Arzt, den Patienten mit seinen Beschwerden anzunehmen, deren Behandlung nach dem bestehenden somatisch-labormedizinischen (naturwissenschaftlichen) Medizinkonzept offensichtlich auf so große Schwierigkeiten stößt (s. 2.1)?

Akzeptanz oder wohlwollende Neutralität des Arztes sind einem Patienten durchaus nicht von Anfang an sicher, aber es ist die Aufgabe des Arztes, diese Akzeptanz zu entwickeln, indem er seinen Patienten verstehen lernt, seine innere Wirklichkeit und Subjektivität wahrnimmt und den Zusammenhang des funktionellen Syndroms mit der psychosozialen Situation zu erkennen sucht.

3.2 Epidemiologie

Funktionelle Syndrome sind häufig, möglicherweise häufiger als alle anderen Krankheitsgruppen zusammen [129] und dürften bei gastroenterologischen Patienten zwischen 40 und 60% liegen [42, 67]. Die differierenden Angaben lassen sich verstehen, wenn die Gruppeneinteilung von Weiss und Englisch [141] Anwendung findet. Diese Autoren unterschieden neben den rein funktionellen Syndromen, Beschwerden mit organischer und funktioneller Natur und schließlich Beschwerden durch rein organische Erkrankungen.

In der gastroenterologischen Ambulanz des Ulmer Departments für Innere Medizin hatten 25% der Patienten rein funktionelle Beschwerden (Schönborn, unveröffentl. Ergebnisse). Bei dem sehr viel größeren Krankengut der Gießener Medizinischen Poliklinik lag der Anteil rein funktioneller Syndrome bei einem Patientenkollektiv von 7825 mit 25,5% im gleichen Größenbereich [133].

Funktionelle Syndrome zeigen zwischen dem 20. und 40. Lebensjahr einen Häufigkeitsgipfel. Ihre Abnahme im Alter wurde damit erklärt, daß funktionelle Syndrome ihren subjektiven Krankheitswert verlieren, wenn Patienten im höheren Lebensalter an organischen Leiden erkranken [133]. Dagegen zeigen neuere epidemiologische Untersuchungen, daß die Häufigkeit funktioneller Abdominalbeschwerden im höheren Alter der Häufigkeit in jüngeren Altersabschnitten vergleichbar ist [124].

3.3 Ätiologie und Pathogenese

Genetische Faktoren sind bei funktionellen Syndromen nicht gesichert. Als disponierende Faktoren werden kohäsive und rigide Familienstrukturen [63], spezielle Formen familiärer Einflüsse auf die Angstverarbeitung sowie unbewußte, auf das Kind gerichtete elterliche Erwartungen [78] genannt. Patienten mit funktionellen Abdominalbeschwerden haben keine einheitlichen Persönlichkeitsmerkmale oder neurotische Strukturen [119]. Bei entsprechender Belastung, vor allem durch Verlusterlebnisse oder psychosoziale Veränderungen, können alle Menschen funktionelle Störungen entwickeln. So fand Chester [24], bei einer epidemiologischen Untersuchung geschiedener Frauen bei 85% nach der Scheidung Gesundheitsstörungen, die 75% zum Arzt führten. Fast immer bestand die Therapie in der Verabreichung von Psychopharmaka. Die Behandlungsdauer lag nur bei 25% unter 6 Monaten, bei 25% über 2 Jahren.

3.4 Psychodynamik, Lebensgeschichte und soziale Interaktion

Nach dem psychoanalytischen Konzept lassen sich für funktionelle Oberbauch- und Unterbauchsyndrome Unterschiede in der Psychdynamik beschreiben [120]: Bei funktionellen Oberbauchbeschwerden soll ein überhöhter Wunsch nach Geborgenheit (orale Problematik) im Mittelpunkt stehen. Vor Ausbruch der Beschwerden bestand ein labiles Gleichgewicht zwischen Trieb (überhöhter Geborgenheitswunsch) und Triebbefriedigung. Dieses labile Gleichgewicht bricht zusammen, wenn die Triebbefriedigung unzureichend und die Abhängigkeit von dem versorgenden Objekt deutlich wird. Abhängigkeit ruft mit dem Gefühl des Ausgeliefertseins Angst hervor und wird als Kränkung erlebt. Angst vor Abhängigkeit und Kränkung führen zu Aggressionen, die abgewehrt werden müssen, um den Verlust des versorgenden Objekts zu vermeiden [120].

Bei funktionellen Unterbauchbeschwerden sollen die Wünsche nach überhöhter Geborgenheit bereits durch Abwehrmechanismen differenziert sein. Deshalb stellen sich bei diesen Patienten auch keine Reaktionsbildungen auf unbefriedigte Versorgungswünsche ein. Unbewußt empfinden sie sich als diejenigen, die zuviel geben. Ihre Abwehr bricht zusammen, wenn sie nicht mehr ausreichend geben können oder nicht ausreichend empfangen [120]. Entsprechend dem klassischen psychoanalytischen Konzept bringen funktionelle Syndrome emotionale Konflikte zum Ausdruck, die verdrängt geblieben sind und denen versagt ist, sich auf psychologischem Wege zu äußern [143].

In der Lebensgeschichte werden häufig die Auslöser funktioneller Syndrome deutlich: Es sind Lebensereignisse, die das Gleichgewicht zwischen überhöhtem Geborgenheitswunsch und seiner Befriedigung zerstören. Sie beinhalten Änderungen des sozialpsychologischen Beziehungsfeldes und soziale Umstellungen.

Dem Patienten mit funktionellen Beschwerden droht häufig ein Circulus vitiosus, der ihn vom Hausarzt zum Spezialisten und vom Spezialisten zum Krankenhaus führt und dem Patienten durch die iatrogene Fixierung an ein Symptom gefährdet [133]. Dieser Circulus vitiosus entspringt möglicherweise nicht nur der Hilflosigkeit des Arztes im Umgang mit dem schwer abgrenzbaren Beschwerdebild des Patienten und damit zusammenhängenden, für den Arzt schwierigen Entscheidungen (s. 3.1), sondern kann Folge eines bestimmten Interaktionsstils des Patienten sein. Mit den Klagen, der gleichzeitigen affektiven Verschlossenheit und der Unerreichbarkeit für den Arzt drückt der Patient seine früheren Erfahrungen mit der Unzuverlässigkeit von Personen aus, die Schutz und Hilfe leisten sollten. Der Arzt reagiert mit Überweisung (= Zurückweisung) des Patienten, weil es ihm nicht möglich erscheint, sich zeitlich belastend für einen Patienten zu engagieren, der nicht erreichbar ist.

Nach Schüffel u. von Uexküll [120] spielen der Protest des Patienten und die Bestrafung des Protests durch die Gesellschaft in der Interaktion eine wichtige Rolle: Der Patient protestiert mit seinen Beschwerden gegen die Ablehnung seiner Wünsche durch die Gesellschaft. Die Gesellschaft (Arzt) reagiert mit Bestrafung (Simulant, Überweisung).

3.5 Therapie

Bei der Strategie zur Therapie funktioneller Syndrome sollen 3 Gesichtspunkte gesondert hervorgehoben werden:

1. Der Patient muß gründlich untersucht sein, damit in genaues Bild von seinem körperlichen Zustand entsteht [133].
2. Mit gleicher Gründlichkeit müssen die seelischen Bedingungen abgeklärt werden, da funktionelle Störungen nicht als Ausschlußdiagnose angenommen werden dürfen [133].
3. Die Arzt-Patient-Beziehung muß von Beginn an so gestaltet werden, daß sie für psychosoziale Fragen geöffnet ist.

Unter dem Gesichtspunkt der therapeutischen Strategie sollen 2 extreme Modellsituationen geschildert werden. Sie betreffen die reaktive funktionelle Störung als Folge akuter seelischer Belastung und chronisch funktionelle Syndrome bei neurotischen Störungen oder Patienten, die einen Zusammenhang mit auslösenden emotionalen Erlebnissen nicht erfahren können.

Akutes funktionelles Syndrom. Unter der Voraussetzung, daß der Patient über eine gute Anpassungsfähigkeit verfügt, sich auseinandersetzen und Konflikte bewältigen kann, steht die Mitteilung der Diagnose im Mittelpunkt des therapeutischen Vorgehens.

Der Patient wird darüber aufgeklärt, daß die körperlichen Symptome als Folge emotionaler Spannungen zu verstehen sind und sich nicht auf direktem Wege beeinflussen lassen. Als Beispiel kann das Erröten dienen. In weiteren Gesprächen geht es um die Beziehung von funktionellen Störungen und auslösenden Ereignissen. Dabei darf der Arzt den Patienten nicht mit dem auslösenden Ereignis konfrontieren, weil nur der Patient bestimmen kann, was auslösend ist. Der Arzt hat die

Möglichkeit, seinen Patienten an dieses Lebensereignis heranzuführen: „Sie erwähnten im letzten Gespräch den künstlichen Ausgang ihres Bruders“. Das therapeutische Element des Gesprächs gibt dem Patienten die Möglichkeit, schrittweise den Rahmen seiner subjektiven Wirklichkeit zu erweitern, um Lebensereignisse als auslösende Bedingungen zu erkennen.

Chronifiziertes funktionelles Syndrom. Bei diesen Patienten sollte der Psychiater/Psychotherapeut zur Frage der Psychotherapie konsultiert werden. Dabei sollten mit dem Patienten der Vorgang der Überweisung und ihr therapeutisches und diagnostisches Ziel besprochen werden, damit er die Vorstellung beim Psychiater/Psychotherapeuten nicht als Abweisung erlebt.

Wenn der Psychotherapeut eine Psychotherapie für nicht indiziert hält, bleiben Patienten mit chronifizierten funktionellen Beschwerden eine besondere Herausforderung für den Allgemeinarzt und Internisten aber auch für den Orthopäden, Gynäkologen und HNO-Arzt. Die Mitteilung der Diagnose in informativer Art, dürfte bei den meisten Patienten mit einem chronischen Syndrom keine Erleichterung bringen. Im therapeutischen Prozeß kann es darum gehen, daß der Patient diese Beschwerden in ihrer subjektiven Bedeutung erfährt. In den Vordergrund stellen kann man ein Ziel: mit den Beschwerden besser umgehen lernen – so wie jemand, der den rechten Arm verloren hat, lernen kann, den Verlust mit dem linken Arm auszugleichen.

Für Patienten mit Anpassungsschwierigkeiten, die Verantwortung meiden, weil sie interaktionelle und intrapsychische Konflikte nicht bewältigen können, ist Krankheit oft die bestmögliche Form der Lebensbewältigung (chronisches Krankheitsverhalten). Eine langfristige therapeutische Strategie wird sich an Maßnahmen orientieren müssen, die die Anpassungsfähigkeit (Lebensbewältigung) verbessern. Psychopharmaka können diese Strategie nicht ersetzen. Sie können aber hilfreich sein, wenn sie wegen psychischer Symptome wie Angst, Schlaflosigkeit und quälender Unruhezustände eingesetzt werden. Sie sollten bei körperlichen Symptomen nur unter Hinweis auf psychische Effekte verordnet werden.

4 Gastroenterologische Erkrankungen

Hier soll auf das Ulcus duodeni und die chronisch entzündlichen Darmerkrankungen – die Colitis ulcerosa und den Morbus Crohn – eingegangen werden. Diese Erkrankungen sind nicht „psychosomatischer“ als andere Krankheiten in der Gastroenterologie, aber die Beziehungen zwischen sozialen, psychischen und somatischen Bedingungen sind in den letzten Jahrzehnten bei diesen Krankheiten besonders intensiv bearbeitet worden.

4.1 Ulcus duodeni

Definition. Das Ulcus pepticum duodeni ist ein scharf begrenzter Gewebsdefekt, der von der Schleimhaut seitens des Duodenums in die Intestinalwand vordringt. Peptische Ulzera finden sich auch im Ösophagus und im Magen. Zahlreiche Beobachtungen sprechen jedoch dafür, daß es sich beim Ulcus ventriculi und Ulcus duodeni um unterschiedliche Grundkrankheiten handelt (s. 4.1.1 und 4.1.2).

4.1.1 Epidemiologie

Häufigkeit. Nach Sektionsbefunden ist das Ulcus duodeni mit 9% sehr häufig. Diese Zahl vermittelt jedoch kein gültiges Bild. Da klinische Symptome bei Ulkuskranken fehlen können, ist die wahre Häufigkeit der Ulkuskrankheit unbekannt. Nach einer neueren Studie, die auf klinischen und radiologischen Befunden basiert, zeigten 7% der arbeitenden männlichen Bevölkerung Englands ein Ulcus duodeni [95]. Aus diesen Zahlen kann geschätzt werden, daß 1–2% der Gesamtbevölkerung an einem floriden Ulcus duodeni leiden und 10–20% aller Menschen in ihrem Leben ein- oder mehrmals an einem Ulkus erkranken.

Seit etwa 2 Jahrzehnten wird eine Abnahme der Ulcus-duodeni-Häufigkeit beobachtet, während die chronisch entzündlichen Darmerkrankungen und das Colon irritabile zunehmen [95].

Altersabhängigkeit. Das Ulcus duodeni zeigt eine Häufigkeitszunahme bei Männern nach dem 20. Lebensjahr und einen Häufigkeitsgipfel zwischen dem 45. und 50. Lebensjahr. Bei Frauen setzt eine Zunahme der Häufigkeit erst nach der Menopause ein. Das Ulcus duodeni ist etwa 5mal häufiger als das Ulcus ventriculi und kommt bei Männern etwa 4mal häufiger vor als bei Frauen, während die Geschlechtsverteilung bei Ulcus ventriculi 1:1 beträgt. Während amerikanische Autoren keinen Einfluß des sozioökonomischen Status auf Prävalenz und Inzidenz feststellen [76, 109] findet Pflanz [107] eine Häufung bei den untersten Sozialschichten. Vorläufige Befunde, daß Gastarbeiter überproportional häufig am Ulcus duodeni erkranken, lassen sich möglicherweise auch auf den sozioökonomischen Status zurückführen, obwohl andere Faktoren wie die soziale Interaktion hier ebenfalls wirksam sein dürften (s. 4.1.3).

4.1.2 Genetik

Ein familiär gehäuftes Auftreten des Ulcus duodeni und Ulcus ventriculi [134] ist ebenso gesichert wie eine familiär gesteigerte histamininduzierte Säureproduktion bei Ulcus duodeni. Angehörige von Ulkuskranken haben eine 2- bis 3fach höhere Disposition zum Ulcus duodeni [7]. Zwillingsuntersuchungen zeigen eine Konkordanz der Ulkuskrankheit von 54% bei eineiigen Zwillingen und von 17% bei zweieiigen Zwillingen [35]. Die Anlagen zum Ulcus duodeni und Ulcus ventriculi scheinen unabhängig voneinander vererbt zu werden. So haben Träger der Blutgruppe 0 ein höheres Risiko, an einem Ulcus duodeni zu erkranken; bei gleichzeitiger Nonsekretion der Blutgruppensubstanz H im Speichel und Magensaft ist es etwa 30% häufiger als bei Trägern anderer Blutgruppen [65]. Nach neueren Untersuchungen ist die Prädisposition für das Ulcus duodeni bei Trägern des HLA-Antigens B 5 um den Faktor 2,9 größer als bei Nonsekretoren mit der Blutgruppe 0 [116].

Verschiedene Befunde weisen daraufhin, daß das Ulcus duodeni als Symptom und nicht als einheitliches Krankheitsbild anzusehen ist. So gibt es das Ulcus duodeni ohne familiäre Disposition, ohne Zugehörigkeit zu einer bestimmten Blutgruppe [86] und ohne vermehrte basale oder stimulierte Produktion von Salzsäure [64].

4.1.3 Psychologie, Biographie und soziale Interaktion

Psychologie. Ehrgeiz und Erfolgsstreben [59], Effizienz und Aktivität [8] werden als typische Persönlichkeitsmerkmale genannt. Diese Merkmale gelten nur für bestimmte Ulkuskranke, die Gruppe der Pseudounabhängigen (s. 4.1.4). Bisher ist es nicht gelungen, eine charakteristische Persönlichkeitsstruktur des Ulkuskranken zu beschreiben.

Biographie. In der Vorgeschichte finden sich häufig relevante Veränderungen, die vom Ulkuskranken als Trennungen erlebt werden. Dazu gehören die Trennung vom Elternhaus, Heirat, Kinder, Scheidung, Eintritt in das Berufsleben, Berufswechsel.

Soziale Interaktion. Als auslösender Faktor für die Erkrankung an einem Ulcus duodeni wurde von verschiedenen Autoren der Verlust der Zugehörigkeit zu einer Gruppe genannt, die Anerkennung, Schutz und Verwöhnung gab. Die überproportionale Häufigkeit, mit der Gastarbeiter an einem Ulcus duodeni erkranken, dürfte diesen auslösenden Faktor bestätigen, der durch biographische und epidemiologische Untersuchungen festgestellt wurde [107].

Schüffel u. v. Uexküll [120] stellen die Frage, warum die Zugehörigkeit zu einer Schutz und Verwöhnung gebenden Gruppe für diese Patienten so wichtig ist, und zitieren unter anderem Goldberg [60], der eine der ersten Familienuntersuchungen bei der Ulkuskrankheit durchgeführt hat: Junge Männer die an einem Ulkus erkranken, stammen aus Familien mit besonders engen, aber auch rigiden Beziehungen zwischen den Mitgliedern. Die Mütter neigen zu Dominanz und überstarker Bindung an den Sohn, während der Vater mehr die Rolle eines älteren Bruders spielt. Mutter und Vater bemühen sich, ein braves (angepaßtes) Kind zu erziehen, das seine Aggressionen unterdrückt. In der Diskussion dieser Befunde führt Goldberg [60] aus, daß die typischen Beziehungsmuster in den Familien von Ulcus-duodeni-Patienten eine besondere prononcierte Antwort auf Forderungen der modernen Industriegesellschaft sein könnten. In ihr würde gefordert, daß Mütter sich besonders intensiv um ihre Kinder kümmern und daß der Vater verständnisvoll und kameradschaftlich, aber nicht autoritär sein dürfe. Übergroßes Interesse und Sorge um das kindliche Wohl könnten zu einer wachsenden Ängstlichkeit der Eltern und damit zu einer Verfestigung der emotionalen Bindungen zwischen Eltern und Kindern führen, die schließlich eine größere Unfreiheit erzeugt als Bindungen, die frühere Generationen durch Zwang und äußere Kontrolle erreicht haben.

4.1.4 Ätiologie und Pathogenese

Der Ätiologie und Pathogenese des Ulcus duodeni wird im Rahmen dieses Beitrags besondere Aufmerksamkeit geschenkt, weil die pathogenetischen Konzepte unser Handeln bestimmen. Es ist gesagt worden, daß unsere gegenwärtige Therapie die

Säurelastigkeit unseres heutigen Ulkuskonzepts widerspiegelt [10]: die Reduktion der Säure durch Sekretionshemmer, Neutralisation und Resektion haben das oberste Primat. Nach Vorbemerkungen zu pathophysiologischen und psychosoziologischen Konzepten soll ein psychosomatisches Modell [119] vorgestellt werden, das somatische, psychische und soziale Aspekte berücksichigt und dazu beitragen kann, die Säurelastigkeit unserer Ulkustherapie zu überwinden.

Pathophysiologie. Im Mittelpunkt der pathophysiologischen Überlegungen steht die *Hypersekretion von Säure und Pepsin.* Sie wurde nie ernsthaft in Frage gestellt und spiegelt sich in dem Axiom: „ohne sauren Magensaft kein peptisches Geschwür" [121]. Tatsächlich finden sich beim Ulcus duodeni nachts eine erhöhte Säureproduktion [33] und im 12-h-Test eine erhöhte stimulierte Säureabgabe [13], die postprandial den intraduodenalen pH-Wert stärker [11] und länger [91] senkt als bei Kontrollpersonen. Die Bedeutung der Hypersekretion konnte in prospektiven Studien an Medizinstudenten gezeigt werden, bei denen die Höhe der stimulierten Säuresekretion mit dem Ulkusrisiko korrelierte [12, 49]. Ulcus-duodeni-Kranke haben eine größere Parietalzellmasse [28], deren halbmaximale Stimulation signifikant niedrigere Pentagastrindosen erfordert als beim Magengesunden [71]. Trotz der Säurehypersekretion liegen die Serumgastrinspiegel im Normalbereich oder sind erhöht [131], was als fehlerhaftes Feedback zwischen Säure und Gastrin gedeutet wird. Die größere Parietalzellmasse des Ulkuskranken wird also wegen ihrer erhöhten Empfindlichkeit gegen Gastrin bereits durch normale Gastrinspiegel zu einer höheren Säureproduktion stimuliert. Für die gesteigerte Säureproduktion wird auch ein erhöhter Vagotonus verantwortlich gemacht, der bei Ulkuskranken durch erhöhte Säuresekretion während einer Scheinfütterung dokumentiert ist [103]. Ein morphologisches Korrelat des erhöhten Vagotonus wird in dem vergrößerten Nervus-vagus-Durchmesser vermutet, der bei akuten und chronischen Ulzera als Sektionsergebnis gefunden wurde [62].

Eine erhöhte Säure-Pepsin-Konzentration im Bulbus duodeni setzt keine Hypersekretion voraus. Denkbar wäre auch eine *beschleunigte Entleerung des Mageninhalts.* Tatsächlich ist es Malagelada et al. [91] gelungen, eine beschleunigte Entleerung von Mageninhalt bei Ulcus-duodeni-Patienten nachzuweisen und zu zeigen, daß der pH-Wert postprandial länger im sauren Bereich bleibt.

Die *Resistenzschwäche der Duodenalschleimhaut* ist ein weiteres pathogenetisches Prinzip, das erklären könnte, warum bei der Ulkuskrankheit Rezidive häufig an der gleichen Stelle entstehen. Der verminderten Mukosaresistenz können eine ungenügende Schleimhautdurchblutung, eine verminderte oder fehlerhafte Regeneration des Schleimhautepithels und eine verminderte oder fehlerhafte Schleimsekretion zugrundeliegen, die damit die Schleimhaut des Bulbus duodeni nicht mehr ausreichend gegen die aggressiven Faktoren Säure und Pepsin schützen. Eine Gewichtung dieser Defensivmechanismen bei der Pathogenese des Ulkus ist wegen unzureichender Kenntnisse bisher nicht möglich.

Der Stellenwert des *zentralen Nervensystems* in der Ulkuspathogenese wurde tierexperimentell durch Stimulation des Hypothalmus untersucht. Beim Affen führt die chronische Reizung des hinteren Hypothalmus zu peptischen Erosionen von Magen und Duodenum [51], und bei Hunden steigert die Läsion des vorderen Hypothalmus die basale Säuresekretion, während die maximale histamininduzierte

Säuresekretion unverändert blieb [30]. Möglicherweise wird die Säuresekretion kortikal gehemmt: Beim Menschen [144] und tierexperimentell beim Hund [20] steigert die Dekortikation die basale Magensekretion. Wahrscheinlich wird die gesteigerte Stimulation über den Nervus vagus an die Peripherie vermittelt. Dieser ist nach Sektionsergebnissen beim akuten und chronischen Ulkus in seinem Durchmesser vergrößert, was Korrelat eines gesteigerten Vagotonus sein könnte [62].

Die eindrucksvollen Fortschritte, die insbesondere in bezug auf das pathogenetische Prinzip der Hypersekretion von Säure und Pepsin erreicht wurden, können nicht darüber hinwegtäuschen, daß damit nur einer der disponierenden Faktoren bisher bekannt geworden ist. Denn nicht alle Menschen, die vermehrt Magensäure und Pepsin produzieren, erkranken an einem Ulkus, und Ulkuspatienten mit Hypersekretion behalten diese auch in beschwerdefreien Intervallen. Zur Erhaltung des Gleichgewichts zwischen Mukosaresistenz und Säure-Pepsin-Sekretion müssen die Teilfunktionen Sekretion, Durchblutung und Motilität eng miteinander koordiniert sein. Eine Dissoziation dieser Teilfaktoren wird bei bestimmten Formen des Streßulkus beobachtet, wo besonders bei Sepsis und Polytrauma eine Hemmung der basalen Säuresekretion beobachtet wird [89]. Auch tierexperimentell ist nach Stimulation des Hypothalmus eine solche Dissoziation zwischen Säureverhalten und Ulkusentstehung dargestellt worden [16].

Psychophysiologie. Eine koordinierte Beobachtung der Teilfunktion Durchblutung, Sekretion und Motilität wurde an Patienten mit Magenfisteln durchgeführt [136]. Bekannt geworden sind die Untersuchungen von Beaumont 1833 an dem Kanadier Alexis St. Martin und die Beobachtungen von Wolf u. Wolff [145] an dem Laborassistenten Tom. Engel et al. [40] zeigten an dem 15 Monate alten Kleinkind Monika mit einer Magenfistel vom 4. Lebenstag an, daß Wut, Angst, Verunsicherung, Zorn und Freude die Säureproduktion steigern und Hilflosigkeit, Rückzug und Depression die Säureproduktion vermindern. Die enge Beziehung zwischen Säuresekretion und Affekten lockerte sich bei Monika mit zunehmender geistiger Entwicklung, weil Gefühle, die offen ausgedrückt wurden, einen anderen Effekt hatten als Gefühle, die unterdrückt wurden. Dagegen steht die Hypothese [90], daß Angst, gleichgültig, ob durch unbewußte oder bewußt erlebte Konflikte ausgelöst, die Ulkusentstehung fördert.

Psychodynamischer Konflikt. Ulcus-duodeni-Kranke sind nach Alexander [2] keinem bestimmten Persönlichkeitstyp zuzuordnen. Charakteristisch für sie ist vielmehr ein *spezifischer Konflikt.* Grundlagen des Konflikts bestehen in der Abhängigkeit von Belohnung und Zuwendung einer schutzgebenden Instanz, die mit dem Streben nach Unabhängigkeit und Erfolg in Widerspruch gerät. Ausgelöst von diesem Grundkonflikt lassen sich 2 Gruppen mit unterschiedlichen Konfigurationen des Konflikts erkennen: Zur Gruppe der *Pseudounabhängigen* gehören Patienten, die ihre Abhängigkeitswünsche nicht akzeptieren sondern abwehren und durch betontes Streben nach Selbständigkeit überkompensieren. Zur Gruppe der *offen Abhängigen* gehören Patienten, die ihren unbewußten Abhängigkeitswünschen nachgeben und fordernd und unzufrieden erscheinen, weil keine schutzgebende Instanz dem Wunsch, geliebt und verwöhnt zu werden ausreichend entsprechen kann.

Alexanders These vom *„spezifischen Konflikt"* (Abhängigkeits- und Unabhängigkeitskonflikt) ist durch zahlreiche Untersuchungen mit unterschiedlichen Methoden belegt worden [136]. Auslösend für die Erkrankung an einem Ulkus oder an einem Rezidiv ist – wie bereits erwähnt – häufig der Verlust der Zugehörigkeit zu einer Gruppe, die Anerkennung, Schutz und Verwöhnung gewährt [108], mit den Folgen eines gesteigerten Vagotonus und einer Hypersekretion von Säure und Pepsin [2]. In einer Kontrolluntersuchung haben Alexander u. Mitarb. [3] die These vom Abhängigkeits-Unabhängigkeits-Konflikt selbst überprüft, indem Interviews aus 7 verschiedenen Krankheitsgruppen Internisten und Psychoanalytiker vorgelegt wurden, die selbst die Kranken nicht kannten. Dabei konnten Internisten und Psychoanalytiker die Diagnose Ulcus duodeni mit einer Häufigkeit von 40 bzw. 49% bei Männern stellen, obwohl somatische Krankheitshinweise aus den Interviews entfernt worden waren. In einer prospektiven Studie haben Weiner et al. [139] und Mirsky [97] die modifizierte These Alexanders geprüft, daß die Ulkuserkrankung bei gegebener psychophysiologischer Disposition ausgelöst wird, wenn die Wünsche nach Versorgung und Zuwendung nicht erfüllt werden: Aus einem Kollektiv von 2073 zur Armee einberufenen US-Rekruten selektierten die Autoren eine Gruppe von 63 Personen mit besonders hoher Pepsinogenkonzentration im Serum (Hypersekretoren) und eine Gruppe von 57 Personen mit niedriger Pepsinogenkonzentration im Serum (Hyposekretoren). Die Gesamtgruppe der 120 Probanden wurde vor und 8–16 Wochen nach Beginn der militärischen Ausbildung testpsychologisch und röntgenologisch untersucht. Durch testpsychologische Verfahren konnten die Autoren [139] 71% der Hyper- und 51% der Hyposekretoren identifizieren.

Weiterhin gelang es Weiner et al. [139], allein durch psychologische Testverfahren mit hoher Treffsicherheit die Erkrankung an einem Ulcus duodeni vorherzusagen: Von 10 Personen, die testpsychologisch als besonders gefährdet gekennzeichnet waren, erkrankten 7 an einem Ulcus duodeni. Von den 3 nicht identifizierten gehörten 2 Männer der Gruppe der Hypersekretoren und einer der Gruppe der Hyposekretoren an.

Auf der Grundlage der bekannten genetischen Faktoren (s. 4.1.2) des Ulcus duodeni und der Beobachtung, daß sich Hypersekretoren bereits durch die erhöhte Pepsinogenkonzentration des Nabelschnurbluts erfassen lassen [97], stellte Mirsky die Hypothese einer *somatopsychischen Disposition* auf. Die Hypersekretion von Säure und Pepsin führt schon beim Säugling zu einem vermehrten Nahrungsverlangen und einer frühen Belastung der Mutter-Kind-Beziehung: Auch die großzügigste Mutter wird auf einen unersättlichen Säugling mit Zurückweisung reagieren, so daß eine frühe Kränkung bei Nahrungsverlangen (orale Frustration) fast unvermeidlich ist. Unter Berücksichtigung dieser somatopsychischen Disposition läßt sich das psychosomatische Konzept Alexanders zu einem somatopsychisch-psychosomatischen Modell erweitern [119]. „Das ‚Weiner-Mirsky-Modell' unterstellt angeborene Programme, welche die Magensekretion mit Deutungs- und Verhaltensanweisungen für die Umgebung des Säuglings koppeln. Nach diesen Programmen baut bereits der Säugling eine subjektive Situation auf, in der die Umgebung als Potential zur Befriedigung seiner oralen Bedürfnisse gedeutet wird. Nach diesen angeborenen Programmen kann die Problemsituation jedoch nicht vom Säugling selbst gelöst werden. Er ist auf die Mutter angewiesen. Ein Erwachsener, der nicht gelernt hat, diese primären Programme so zu modifizieren, daß er seine Bedürfnisse selber befriedigen kann, wird immer wieder in Situationen gestellt, die unter besonders günstigen Bedingungen – durch eine sehr entgegenkommende Umgebung – mit Hilfe der ihm verfügbaren Verhaltensprogramme gelöst werden können. Er wird also sehr leicht in eine ‚Streßsituation' geraten. Unter diesen Gesichtspunkten läßt sich das Modell, das Weiner und Mirsky entwickelt haben, als spezifische Variante eines allgemeinen (unspezifischen) psychosomatischen Modells verstehen".

4.1.5 Krankheitsbild und Diagnostik

Anamnese. Die Leidensgeschichte weist durch jahreszeitliche Periodik, die Nahrungsabhängigkeit des Schmerzes und den nächtlichen Spät- und Nüchternschmerz bei manchen Patienten auf das Ulcus duodeni hin. Da die jahreszeitliche Periodik häufig fehlt und typische Beschwerden häufig nicht angegeben werden, sollte bei dyspeptischen Beschwerden und Obstipation auch nach Teerstühlen, Hämatemesis, ulzerogenen Medikamenten und Noxen gefragt werden.

Untersuchungen. Bei der körperlichen Untersuchung wird ein Druck- und Klopfschmerz im Oberbauch von vielen Patienten angegeben, der sich schärfer lokalisieren läßt, wenn der palpierende Finger den Ulkusbereich erfassen kann. Ein fehlender Tastbefund schließt ein Ulkus keineswegs aus.

Endoskopie. Da anamnestisch zwischen funktionellen Beschwerden, Ulcus ventriculi und Ulcus duodeni nicht mit Sicherheit unterschieden werden kann und das Ulcus ventriculi einer endoskopisch-bioptischen Sicherung bedarf, führen wir allgemein zur Abklärung eine Ösophagogastroduodenoskopie durch. An Laboruntersuchungen sind die BSG und ein großes Blutbild erforderlich. Während der Gastroskopie empfiehlt sich die Messung des pH-Werts des Nüchternsekrets.

4.1.6 Therapie

Bei der Behandlung des Ulcus duodeni kommt der Arzt-Patient-Beziehung eine besondere Bedeutung zu. Die allgemeine therapeutische Strategie dazu findet sich in Abschn. 2. Nach Mitteilung der Diagnose wird der Arzt seinen Patienten über ulzerogene Medikamente und die verzögerte Ulkusheilung unter Rauchen informieren. Diätetische Einschränkungen (mit Ausnahme von Mahlzeiten am späten Abend) mit Verzicht auf Kaffee und maßvollen Alkoholgenuß, sollten nicht mehr zu den Empfehlungen gehören [41].

Interaktion und Psychotherapie. Grundsätzlich ist wichtig, daß der Arzt bei seinen therapeutischen Empfehlungen nicht nur die Krankheit, sondern vor allem den Kranken berücksichtigt. Dazu ist es unerläßlich, die Lebensereignisse zu kennen, die mit dem Beginn der Krankheit verknüpft sind. Wie schon erwähnt, tritt das Ulcus duodeni häufig dann auf, wenn der Wunsch nach Anerkennung, Schutz und Verwöhnung durch eine schutzgebende Instanz nicht mehr erfüllt wird (4.1.4). Auslösende Lebensereignisse werden oft durch einfache, eher allgemein gehaltene Fragen deutlich: „Gab es im Beruf oder in der Familie etwas Besonderes, als sie krank wurden?", „Gab es oder gibt es etwas, das sie belastet?", „Gab es in ihrem Leben Veränderungen, als sie krank wurden?" Oft wird der Patient darauf antworten:

„Nein, nichts Besonderes". Trotzdem wird der Arzt – oft am Rande erwähnt – Erlebtes erfahren, was auslösendes Lebensereignis gewesen sein kann, ohne vom Patienten mit der Krankheit im Zusammenhang gesehen zu werden.

In dieser Phase der Therapie kann der Arzt seinem Patienten dieses auslösende Ereignis durch einfaches Wiederholen widerspiegeln. Vor Konfrontationen sollte sich der Arzt jedoch hüten, wenn er die Beziehung zu dem Patienten nicht gefährden will, und er sollte immer berücksichtigen, daß nur der Patient entscheidet, was für ihn auslösendes Ereignis ist.

Wenn in diesen nondirektiv geführten Gesprächen [115] eine persönliche Motivation zu einer Psychotherapie sichtbar wird, kann sich eine psychoanalytische Behandlung in Lang- [52] oder Kurzanalyse [52] oder eine Gesprächspsychotherapie nach Rogers anschließen [115]. Primäres Anliegen der Psychotherapie kann dabei nicht die Beschwerdefreiheit und Heilung von der Ulkuskrankheit sein, sondern ein besseres Verstehen von sich selbst, den eigenen Gefühlen und Wünschen, dem eigenen Verhalten und der Interaktion mit anderen. Tatsächlich ist bei psychotherapeutischer Behandlung auch über einen Frequenzrückgang und ein Nachlassen der Krankheitsmanifestation berichtet worden [52], aber die psychotherapeutische Arbeit darf nicht primär mit diesem Ziel befrachtet werden. In der Arzt-Patient-Beziehung gilt es, die Besonderheit in der Interaktion zu berücksichtigen, die sich aus dem Abhängigkeits- und Unabhängigkeitskonflikt [2] ergeben (s. 4.1.5).

Wenn die Erkrankung an einem Ulcus duodeni durch den Verlust von Anerkennung und Verwöhnung einer schutzgebenden Instanz ausgelöst wurde, dann wird die Arzt-Patient-Beziehung für den Ulkuskranken sehr bedeutsam, weil er in ihr Befriedigung seiner bewußten oder unbewußten Abhängigkeitswünsche erlangen kann [102]. In dieser Phase der Regression wird auch der pseudounabhängige Patient Ratschläge und Gebote des Arztes befolgen. Mit wachsendem Abstand von dem auslösenden psychischen Konflikt und der Besserung des körperlichen Befindens werden die Abhängigkeitswünsche zunehmend abgewehrt und die Unabhängigkeitswünsche in die Arzt-Patient-Beziehung hineingetragen. Der pseudounabhängige Patient wird sich dann gegen Gebote und Verordnungen auflehnen, der offen abhängige Patient dagegen wird eher zu einem fordernden und ständig unzufriedenen Verhalten neigen.

In dieser Situation ist es für den Arzt wichtig, seine eigene Betroffenheit zu erkennen, zu klären und sich der Gegenübertragung bewußt zu werden. Gefühle der mangelnden Akzeptanz und der Überforderung, die sich beim Arzt einstellen, führen andernfalls zu einer Störung der Arzt-Patient-Beziehung.

Eine integrierte psychosomatische Therapie ist nur dann möglich, wenn der Arzt die Interaktion seines Patienten auf der Basis ihrer individuellen Wirklichkeit (hier: Abhängigkeits-Unabhängigkeits-Konflikt) versteht und akzeptiert. Die Kenntnis der individuellen Wirklichkeit und die Achtung der Subjektivität des Patienten bilden die Grundlage einer gezielten therapeutischen Strategie, die nur krankenspezifisch sein kann, aber krankheitsspezifische Maßnahmen berücksichtigen muß.

Medikamentöse Therapie. Neben den allgemeinen Maßnahmen sollte das Ulcus duodeni auch immer spezifisch medikamentös behandelt werden. Antacida stellen unverändert die Basistherapie des peptischen Ulcus dar. Neben ihrer symptomatischen Wirkung sind Antacida - ausreichende Dosierung vorausgesetzt - auch therapeutisch wirksam. Die Kombination von Antacida mit dem H_2-Antagonisten Cimetidin wird von uns beim unkomplizierten Duodenalulkus nicht primär eingesetzt. Wenn Antacida jedoch innerhalb von einer Woche keine Besserung bringen oder das Ulcus nach 4 Wochen nicht abgeheilt ist, wenden wir zusätzlich Cimetidin an. Zur Anwendung der Anticholinergika, des Pirenzepin, des Carbenoxolons und des Metoclopramids wird auf entsprechende Literatur verwiesen [54].

Operative Therapie. Durchschnittlich 39% der Patienten mit Ulcus duodeni wurden bei Untersuchungsperioden zwischen 15 und 25 Jahren wegen Versagens der medikamentösen Therapie operiert [68]. Bei 11% der Ulkuskranken ist die Ulkuserkrankung die primäre Todessache, die zu 50% nach chirurgischer Behandlung auftritt, welche wegen Komplikationen bei Versagen medikamentöser Therapien notwendig wurde.

Absolute Operationsindikationen bestehen bei der Ulkusperforation, der dekompensierten Narbenstenose und der großen Ulkusblutung. Der behandelnde Arzt muß in seiner Entscheidung - operative oder konservative Behandlung - die Gefährdung des Patienten durch Komplikationen und Rezidivneigung miterwägen. Er muß aber auch den Gesichtspunkt berücksichtigen, daß eine Operation zwar vor einer neuen Geschwürentstehung aber nicht vor anderer Manifestation der zugrundeliegenden psychosomatischen Krankheit schützt.

In Abschn. 5 soll auf diese Gesichtspunkte weiter eingegangen werden.

4.2 Colitis ulcerosa

Definition. Die Colitis ulcerosa ist eine chronische, kontinuierlich oder schubweise verlaufende Dickdarmerkrankung mit Beteiligung der Mukosa und Submukosa. Entsprechend der Ausdehnung lassen sich eine idiopathische Proktitis (Rektum), eine distale Proktokolitis (Rektum und Colon sigmoideum), eine segmentale Kolitis und der Befall des gesamten Kolons unterschieden.

4.2.1 Epidemiologie

Bei der Colitis ulcerosa ist eine weltweite Verbreitung nachgewiesen [138]. Männer und Frauen werden durch die Erkrankung gleich häufig betroffen [96]. Sie tritt bei städtischer Bevölkerung häufiger auf als bei ländlicher, bei Juden häufiger als bei Nichtjuden und bei Kaukasiern häufiger als bei Farbigen. Epidemiologisch verhält sich der Morbus Crohn entsprechend.

Häufigkeit. In den westlichen Industrieländern wird die Inzidenz der ulzerösen Proktokolitis zwischen 3,7 und 7,3 und ihre Prävalenz zwischen 37,4 und 87 pro 100000 angegeben [96]. Zusammen sollen die chronisch entzündlichen Dickdarmerkrankungen einen Prävalenzbereich von 90–300 pro 100000 haben [96].

Familiäre Häufung. Ein familiäres Auftreten der Colitis ulcerosa wurde mit 5,7% gegen 0,7% bei einem Kontrollkollektiv angegeben [15]. Neuere Familienuntersuchungen [46] an 838 Patienten mit chronisch entzündlichen Dickdarmerkrankungen mit Erkrankungsbeginn vor dem 21. Lebensjahr zeigen ein familiäres Auftreten bei Colitis-ulcerosa-Kranken von 20% (93 von 316) und bei M. Crohn von 35% (187 von 522).

Genetische Faktoren. Die familiäre Häufung der Colitis ulcerosa könnte durch genetische Faktoren mitbedingt sein. Ein polygenetischer [93] und auch ein dominanter Vererbungsmodus [118] wurde postuliert, da die Assoziation mit der Spondylitis ankylosa gesteigert ist.

4.2.2 Psychologie, Interaktion und Biographie

Persönlichkeitsmerkmale. Anale Eigenschaften mit teilweise zwanghafter Ausprägung werden beim Colitis-ulcerosa-Patienten häufig beobachtet. Er gilt als ordentlich, pünktlich, gewissenhaft, hartnäckig, unentschlossen und überangepaßt [39]. Sein Ehrgeiz entsteht nicht aus dem Bedürfnis zur Auseinandersetzung, sondern auf dem Boden eines überhöhten Geborgenheitswunsches und Sicherheitsbedürfnisses. Die oft beobachtete extreme Feinfühligkeit stellt der Colitis-ulcerosa-Patient oft in den Dienst seines Vermeidungsverhaltens, das ihm ermöglicht, Konfliktsituationen mit Zurückweisung aus dem Weg zu gehen. Die überdurchschnittliche Intelligenz Colitis-ulcerosa-Kranker (IQ 120; Wechsler-Bellevue-Test) steht möglicherweise mit dem epidemiologisch beschriebenen höheren sozioökonomischen Status [82] in Zusammenhang.

Bisher vorliegende Untersuchungen lassen keine endgültige Aussage darüber zu, ob diese Persönlichkeitsstrukturen Auslöser oder Folge der Colitis ulcerosa sind. Wenn man die nicht kontrollierbaren Krankheitssymptome einer Colitis ulcerosa vor Augen hat, ist auch eine krankheitsreaktive Entwicklung regressiver Tendenzen vorstellbar.

Psychodynamik. Bei Colitis-ulcerosa-Kranken ist eine psychische Reifungsstörung wiederholt beschrieben worden. Nach dem analytischen Konzept besteht bei Kolitispatienten ein labiles Selbstgefühl [66]. Wenn eine real drohende oder phantasierte Unterbrechung einer Schlüsselbeziehung eintritt und der Objektverlust nicht verarbeitet werden kann, treten depressive Gefühle und Ängste auf. Dabei wird der Stellenwert des Objektverlusts nicht durch äußere objektive Kriterien definiert, sondern durch die subjektive Fehlverarbeitung, die die innere Wahrheit des Patienten bestimmt. Dem Objektverlust geht eine narzißtische Kränkung unmittelbar voraus, die bei dem Patienten eine aggressive Gestimmtheit hervorruft. Diese anale Aggressivität vermag der Kolitispatient nicht anzunehmen und auszudrücken, sondern er muß sie sofort abwehren. Diese Aggressionsabwehr ist das psychodynamische Prinzip der Depressivität, die dem Objektverlust folgt.

Eine weitgehende Inaktivierung der aggressiven Triebwünsche und damit die Abwehr der Depression erfolgt dann, wenn der Wunsch nach Geborgenheit und Umsorgtwerden befriedigt wird. Für Patienten mit oral aggressiven Zügen ist daher der Aufbau von Abhängigkeitsbeziehungen zu psychisch stabileren Objekten – Schlüsselfiguren – charakteristisch.

Wird diesen regressiven Wünschen eine Befriedigung versagt, entstehen als Folge der wahrgenommenen Versagensfrustration Aggressionen, die nicht bewußt akzeptiert werden können und sich gegen die eigene Person richten. Depressiv getönte Abhängigkeitswünsche, Zustände von Hilf- und Hoffnungslosigkeit [39] treten auf.

Diese psychodynamischen Abläufe begünstigen das Auftreten von Kolitisschüben. Objektverlusterlebnisse stellen damit eine wichtige auslösende Situation für Erstmanifestation und Rezidive dar [38]. Dagegen führt die Befriedigung der oral aggressiven Wünsche zur Stabilisierung der kontraaggressiven Abwehrformation. Im Hinblick auf den Darmprozeß stellt sich gehäuft Symptomfreiheit ein [52].

Soziale Interaktion. Der Kolitispatient zeigt ein konstantes Beziehungsmuster, das durch die Mutter-Kind-Beziehung geprägt ist. Das Beziehungsmuster spiegelt eine Fixierung auf einem symbiotischen Niveau der Objektbeziehung wieder. Die Qualität der in die Schlüsselfigur gesetzten Erwartungen ist magisch, absolut und omnipotent. Eine genauere Betrachtung zeigt, daß der Patient durch die Schlüsselfigur lebt, die gleichzeitig auch durch ihn lebt. Gewöhnlich ist die Schlüsselfigur die Mutter oder ein Muttersatz. In der Schlüsselfigur sucht der Patient Erfahrung, Rat und Unterstützung. Er vermeidet es, selbst die Initiative zu ergreifen oder Handlungen durchzuführen, und neigt dazu, die bewußten und unbewußten Wünsche der Schlüsselfigur auszuleben. Die Ambivalenz dieser Beziehungen entsteht, weil aggressive Wünsche aus Angst vor Zurückweisung nicht ausgedrückt werden. Wegen der Fixierung auf einem symbiotischen Niveau der Objektbeziehung könnte die Zurückweisung als realer, phantasierter oder drohender Verlust einer Schlüsselfigur empfunden werden [88].

Biographie. In der Vorgeschichte von Kolitispatienten finden sich häufig Verlusterlebnisse wie Tod eines Elternteils, Abort oder psychosoziale Veränderungen mit dem Verlust der physischen Nähe einer Schlüsselfigur [80, 81]. Dem auslösenden Ereignis kann der Krankheitsbeginn nach einem Zeitintervall von 1–2 Tagen folgen, aber auch ein subakuter Krankheitsbeginn ist bekannt [39].

4.2.3 Ätiologie und Pathogenese

Trotz erheblicher Anstrengungen sind Ätiologie und Pathogenese der chronisch entzündlichen Darmerkrankungen nicht geklärt. Zum gegenwärtigen Zeitpunkt bleibt offen, ob immunologische, mikrobiologische, diätetische oder psychosomatische Konzepte die erfolgversprechenden Wege sind, die Ätiologie dieser Erkrankungen aufzuklären. Die wissenschaftliche Erforschung der chronisch entzündlichen Darmerkrankungen stößt auf eine Reihe von Schwierigkeiten: Colitis ulcerosa und M. Crohn können nicht in jedem Erkrankungsfall zu einem gegebenen Zeitpunkt unter somatischen oder psychologischen Gesichtspunkten unterschieden werden. Außerdem entsteht unter somatischen und psychologischen Gesichtspunkten die Schwierigkeit, Ursachen und Krankheitsfolgen zu unterscheiden.

Wegen dieser konzeptionellen Unsicherheiten entstehen für den Patienten zusätzliche Probleme. Während des Krankheitsverlaufs wird er mit stark divergierenden Krankheitsinformationen konfrontiert, die ihm die Unsicherheit des Arztes im Umgang mit dem chronischen Krankheitsprozeß deutlich machen. Daher sollen auch in diesem Rahmen ätiologische und pathogenetische Konzepte ausführlich dargestellt werden, weil sie die kognitive Basis ärztlichen Handelns sind.

Pathophysiologie

Immunologische Faktoren. Mit dem Nachweis humoraler Antikörper gegen Kolonepithelien bei Colitis ulcerosa [19] entstand die Vorstellung einer Schädigung der Kolonepithelien durch zirkulierende Antikörper. Die Kreuzreaktion von zirkulierenden Kolonantikörpern mit dem Lipopolysaccharidantigen von E. coli begründete die Vorstellung, daß zirkulierende Antikörper gegen E. coli-Antigen mit intestinalen Epithelzellen kreuzreagieren [18].

Diese populäre Vorstellung der chronisch entzündlichen Darmerkrankungen als Autoimmunprozeß wurde jedoch dadurch in Frage gestellt, daß zwischen dem Titer der zirkulierenden Kolonantikörper und der Aktivität, der Dauer und dem Ausmaß der Erkrankung keine Korrelation besteht [84] und daß sich Kolonantikörper auch vermehrt bei Leberzirrhose, Polyposis coli, Salmonellose und Colon irritabile finden [55].

Zirkulierende Lymphozyten mit spezifischer Zytotoxizität gegen Kolonepithelien sind in der Gewebekultur bekannt. Die Zytotoxizität läßt sich bei normalen Lymphozyten auch durch Inkubation mit der IgM-Fraktion von Kolitiskranken oder durch Inkubation mit einem Extrakt von E.-coli-Lipopolysaccharid induzieren [123]. Eine genaue Analyse der von Shorter et al. durchgeführten Untersuchungen mit zytotoxischen Lymphozyten läßt es als möglich erscheinen, daß die Effektoren der Zytotoxizität Z-Zellen mit Fc-Rezeptoren sind [128]. K-Zellen stellen eine Lymphozytenform dar, die auf ihrer Oberfläche Fc-Rezeptoren tragen, sich mit Fc-Rezeptoren von Antikörpern verbinden und so die Zielzelle abtöten können. Gegen eine primär ätiologische Bedeutung der K-Zellen in der Pathogenese chronisch entzündlicher Darmerkrankungen spricht die Beobachtung, daß sich zytotoxische Lymphozyten und die serologische Übertragbarkeit der Zytotoxizität innerhalb von 2–10 Tagen nach der Darmresektion nicht mehr nachweisen lassen [122]. Möglicherweise stellt eine erhöhte K-Zellenzahl ein ganz unspezifisches Phänomen dar [36].

Zusammenfassend ist damit eine primäre ätiologische Funktion immunologischer Faktoren in der Pathogenese chronisch entzündlicher Darmerkrankungen unbewiesen. Die Untersuchungen belegen jedoch, daß durch die chronisch entzündlichen Darmerkrankungen selbst Immunphänomene induziert werden können, und es erscheint möglich, daß der Entzündungsprozeß zum Teil über immunologische Prozesse unterhalten wird.

Infektiöse Faktoren. Klinisch und histologisch zeigt die Colitis ulcerosa Parallelen zur Shigellendysenterie [48, 79], während beim M. Crohn auffällige Gemeinsamkeiten mit der Darmtuberkulose bestehen [29].

Durch Übertragungsversuche auf das Tier wurde infektiösen Faktoren nachgegangen. So wurde homogenisiertes M.-Crohn-Gewebe nach Aufbereitung – wie sie bei Isolation von Mycobacterium leprae angewandt wird – auf die Mausepfote übertragen. Dabei entsteht eine granulomatöse Entzündung [98].

Eine systemische Ausbreitung der Granulome findet sich nach Übertragung von homogenisiertem M.-Crohn-Gewebe, das einen 0,2-μ m-Filter passiert hat [99]. Andere Untersucher haben die Übertragung eines granulomerzeugenden Agens auf Ratte, Meerschweinchen oder Maus nicht bestätigen können [17] oder beschreiben eine geringe Frequenz bei der Granulomübertragung [22].

Die Transmissionsuntersuchungen machen wahrscheinlich, daß beim Morbus Crohn ein übertragbares Agens vorliegt. Seine Spezifität und ätiologische Bedeutung bleiben jedoch gegenwärtig offen.

Viren. Zahlreiche Autoren haben zytopathogene Agenzien aus homogenisiertem Gewebe chronisch entzündlicher Dickdarmresektate beschrieben. Kontrovers bleibt dabei die Spezifität und die Virusnatur des pathogenen Agens. Serologische Untersuchungen erlauben bisher keine Zuordnung der Viren, und virale Partikel wurden bisher nicht überzeugend durch direkte Elektronenmikroskopie von erkranktem Gewebe gezeigt [27, 44, 117].

Bei der Gewebskulturimpfung mit 0,2-μ m-Filtraten von 21 M.-Crohn-, 12 Colitis-ulcerosa- und 20 Kontrollresektaten ergaben sich bei 32 von 33 M.-Crohn- und Colitis-ulcerosa-Resektaten aber nur bei 4 Kontrollresektaten zytopathogene Effekte [57]. Mit Meerschweinchenantiserum gegen M.-Crohn- und Colitis-ulcerosa-Gewebskulturen ließ sich der zytopathogene Effekt aufheben. Darüber hinaus bestand keine Kreuzreaktion zwischen M.-Crohn-, Colitis-ulcerosa- und Kontrollseren. Eine Standardisierung des Neutralisationstests ließ sich wegen des niedrigen Titers jedoch nicht erreichen.

Diätetische Faktoren. In verschiedene Konzepte zur Ätiologie der chronisch entzündlichen Dickdarmerkrankungen sind diätetische Faktoren eingegangen. Bereits 1942 vermutete Anderson [9] in der Colitis ulcerosa eine allergische Erkrankung mit Kuhmilch als Antigen. Tatsächlich gelang es durch Expositionsversuche mit Milch die Exazerbation von Colitis ulcerosa nachzuweisen [132]. Da in der Folgezeit keine Korrelation zwischen Milchproteinantikörpern und Milchexposition gefunden wurde [73], wurde die erhöhte Inzidenz von Milchantikörpern bei Colitis-ulcerosa-Patienten auf eine beschädigte Mukosabarriere zurückgeführt.

Die milchinduzierten Nebenwirkungen wurden in der Folgezeit zum Teil mit dem Lactasemangel bei Colitis ulcerosa erklärt [23].

Es ist nicht auszuschließen, daß die Zunahme des M. Crohn Folge diätetischer Veränderungen ist [147]. So wird das Algenprodukt Carrageenan, das bei Labortieren ulzeröse Läsionen induziert, als Stabilisator vielen Nahrungsmitteln zugesetzt [94]. Auffällig ist bei M.-Crohn-Patienten auch der erhöhte Verbrauch von Cornflakes [72] und raffinierten Kohlenhydraten vor Krankheitsbeginn.

Vaskuläre Faktoren. Klinische und pathologische Gemeinsamkeiten bestehen zwischen der ischämischen und der chronisch entzündlichen Darmerkrankung. So sind nach Gefäßverschlüssen ulzeröse, obstruktive und granulomatöse Entzündungen beschrieben worden [56], und autoptische Befunde ergaben bei 11% der Colitis-ulcerosa-Kranken Zeichen einer lokalen Vaskulitis [135]. Im Zusammenhang mit chronisch entzündlichen Darmerkrankungen sind eine vermehrte Perfusion in Phasen akuter Entzündung und eine reduzierte Perfusion im Spätstadium der weitgehenden Fibrosierung beschrieben [70]. Eine Reduktion der Mikrozirkulation könnte auch die Folge von Motilitätsstörungen sein, die bei Colitis ulcerosa in Form von verlängerten Kolonkontraktionen beschrieben werden [43].

Psychophysiologie. An der durch Stomabildung zugänglichen Darmmukosa Colitis-ulcerosa-Kranker wurden direkte Beobachtungen über die Wirkung von Emotionen auf die Motilität, die Durchblutung und die Vulnerabilität der Schleimhaut durchgeführt [61]. Eine abnorme Motilität mit verlängerten Kolonkontraktionen ist bei Colitis ulcerosa beschrieben [6] und bestätigt worden [43]. Fairburn [43] hat die auffällig verlängerten Kolonkontraktionen in den Mittelpunkt eines pathogenetischen Konzepts gestellt und eine Reduktion der Mikrozirkulation und der Mukosaperfusion mit der Bildung von Ulzera postuliert.

Bereits 1930 hat Murray *psychogene Faktoren* in der Ätiologie der Colitis ulcerosa benannt [101]. Die besonderen Persönlichkeits- und Beziehungsmerkmale Colitis-ulcerosa-Kranker sind an anderer Stelle dargestellt (4.2.2). Wie bereits erwähnt, wird der Colitis-ulcerosa-Kranke als ordentlich, pünktlich, gewissenhaft, hartnäkkig, unentschlossen und überangepaßt beschrieben [39]. Sein Beziehungsmuster spiegelt das symbiotische Niveau einer Objektbeziehung wieder. Wenn in dieser Beziehung die Wünsche nach Abhängigkeit befriedigt werden, erfolgt eine weitgehende Inaktivierung der aggressiven Triebwünsche. Falls aber diese regressiven Wünsche keine Befriedigung erfahren, werden die aggressiven Triebwünsche aktualisiert: es entstehen Frustrationsaggressionen mit der Folge depressiv getönter Abhängigkeitswünsche und Zustände von Hilfs- und Hoffnungslosigkeit.

Die reale, drohende oder phantasierte Unterbrechung einer Schlüsselbeziehung sind als auslösende Ereignisse der Colitis ulcerosa bekannt geworden [88]. Auch bei Rezidiven findet sich bei 24 von 30 Colitis-ulcerosa-Patienten eine Verlustproblematik als auslösendes Ereignis [38]. Zu dem psychisch bedeutsamen Erlebnis, das eine Colitis ulcerosa auslösen kann, gehört auch das Verfolgen von Aufgaben ohne Hoffnung auf Erfolg, vor allem dann, wenn Verhaltensweisen verlangt werden, die der Kolitiskranke selbst mißbilligt [2]. Auch eine überwältigende Bedrohung oder Mißbilligung durch eine elterliche Person wird zu den psychisch bedeutsamen Erlebnissen gerechnet, in deren Folge eine Colitis ulcerosa auftreten kann. Solange der Colitis-ulcerosa-Kranke versucht, belastende Situationen aktiv zu bewältigen, wird er weniger bedroht sein. Wenn er aber diese Versuche in dem Gefühl der Hilf- und Hoffnungslosigkeit aufgibt [38, 137], ist er stärker gefährdet. Das Zeitintervall zwischen auslösendem Ereignis und Krankheitsbeginn wird mit 1–2 Tagen angegeben. In der Adoleszenz findet sich jedoch häufig ein subakuter Beginn ohne akut belastendes Ereignis mit allmählicher Änderung der psychischen Situation [39].

Ein auslösendes Ereignis wird zwischen 90% [88] und 2% [125] schwankender Häufigkeit angegeben.

Das Konzept vom bedeutsamen psychischen Lebensereignis als Auslöser der Colitis ulcerosa wurde in der kontrollierten Studie von Feldman et al. [47] geprüft. In dieser Studie, bei der 34 Colitis-ulcerosa-Patienten 74 Kontrollpatienten mit M. Crohn und anderen gastrointestinalen Erkrankungen gegenübergestellt wurden, ergaben sich keine Unterschiede zwischen den Gruppen. Insbesondere fand sich weder eine gesteigerte Inzidenz abnormer Persönlichkeiten noch eine psychische Häufung bedeutsamer Lebensereignisse, welche die Colitis ulcerosa ausgelöst haben könnten.

4.2.4 Krankheitsbild und Diagnostik

Anamnestisch stehen bei Colitis ulcerosa zu Beginn der Erkrankung Blutungen im Vordergrund. Abdominale Schmerzen, Durchfälle und eine allgemeine Körperschwäche treten etwa bei der Hälfte der Erkrankten auf. Eine Verstopfung findet sich als initiales Symptom bei 20% der Patienten.

Im Krankheitsverlauf bleiben Blutstühle das häufigste Symptom der Colitis ulcerosa. Mit dem Krankheitsverlauf nehmen Diarrhöen zu. Sie können auch wechselnd mit Obstipation auftreten.

Gewichtsverlust und Fieber sind häufige Allgemeinsymptome der Erkrankung. Neben der chronisch kontinuierlich und chronisch intermittierend verlaufenden Form der Erkrankung gibt es eine fulminant toxische Form, die durch schwere Durchfälle, Blut- und Eiterabgang und ein aufgetriebenes druckempfindliches Abdomen charakterisiert ist.

Die Symptome der Colitis ulcerosa sind abhängig von der Aktivität und Ausdehnung der Erkrankung. Bei einer Proktitis finden sich keine allgemeinen Symptome. Der Kranke klagt über rektale Blutungen und Schmerzen bei der Stuhlentleerung, die durch Unterdrückung des rektokolischen Reflexes zur Obstipation führen können. Bei einer Proktokolitis bestehen neben Blut- und Schleimabgang auch Diarrhöen und allgemeine Symptome wie Gewichtsverlust, Fieber und Anämie. Diese allgemeinen Krankheitszeichen nehmen an Schwere zu, wenn das gesamte Kolon befallen ist. Die häufigen Diarrhöen führen zu Gewichtsverlust, Fieber, Anämie, Wasser- und Elektrolytverlust mit ihren möglichen Folgen für die Kreislaufregulation sowie die zerebrale und renale Funktion. Diagnostische Schwierigkeiten können bei der segmentalen Kolitis auftreten, wenn die Colitis ulcerosa z. B. nur auf das Colon ascendens beschränkt ist und nur ein okkulter Blutabgang besteht.

Diagnostik. Bei der körperlichen Untersuchung wird häufig ein Druckschmerz im Bereich der betroffenen Kolonloge angegeben. Laborchemische Veränderungen können bei der Proktitis und bei der segmentalen Kolitis fehlen. Bei größerer Ausdehnung der Erkrankung und/oder hoher Floridität der Entzündung finden sich Anämie, Hypoproteinämie, Elektrolytverluste, gesteigerte BSG und eine Linksverschiebung. Da die Colitis ulcerosa bei 98% der Erkrankten das Rektum befällt, ist die Diagnose endoskopisch und bioptisch zu sichern. Bei Krankheitsbeginn und leichten Formen können jegliche Röntgenzeichen fehlen. Zur Frage der Ausdehnung wird eine koloskopische Untersuchung durchgeführt, die gegebenenfalls zur Abgrenzung gegen die Ileocolitis granulomatosa Crohn durch eine röntgenologische Darstellung des Dünndarms mittels Doppelkontrastverfahren ergänzt wird.

Bei der fulminant toxischen Verlaufsform der Colitis ulcerosa sind eine Koloskopie und ein Kolonkontrasteinlauf kontraindiziert. Auch bei der rektoskopischen Untersuchung bestehen in dieser Situation erhebliche Blutungs- und Perforationsgefahren.

Mit der Colitis ulcerosa finden sich gehäuft *darmferne Komplikationen,* zu denen Arthritiden der großen Gelenke, die Spondylosis ankylopoetica sowie autoimmunologisch bedingte Erkrankung der Augen, der Leber, der Haut, der Gefäße und autoimmunhämolytische Anämien gehören.

An *darmeigenen Komplikationen* sind anorektale Erkrankungen bei Befall des gesamten Kolons besonders häufig. Dazu zählen Analfissuren, Analfisteln und Analeiterungen. Als Langzeitkomplikation sind das Kolonkarzinom und Kolonstrikturen gefürchtet. Akute Komplikationen sind das toxische Megakolon, die Perforation des Kolons und massive unstillbare Blutungen.

4.2.5 Therapie

Bei der integrierten internistisch-psychosomatischen Behandlung kommt der Arzt-Patient-Beziehung auch bei chronisch entzündlichen Darmerkrankungen eine besondere Bedeutung zu. Die allgemeine therapeutische Strategie dazu findet sich in Abschn. 2.

Ein Patient, bei dem eine chronisch entzündliche Darmerkrankung zum ersten Mal auftritt, wird wegen der vergleichsweise geringen Prävalenz vom Wesen der Erkrankung keine Vorstellung haben. Die Krankheitsinformation ist deshalb nach der Beziehungsaufnahme eine wichtige Aufgabe des Arztes. Dabei muß die Information über die Krankheit schrittweise erfolgen. Sie darf den Patienten nicht überfahren und muß der intrapsychischen Verarbeitung des Patienten angepaßt sein.

Zur Krankheitsinformation gehört auch, daß der Arzt den Patienten darüber unterrichtet, daß die chronisch entzündlichen Darmerkrankungen in ihrer Ätiologie nicht „psychosomatischer" sind als andere Erkrankungen auch. Das scheint mir deshalb besonders wichtig, weil sich der Patient durch das Etikett „Psychosomatik" körperlich und seelisch außerhalb der Norm gestellt sieht und sich in letzter Konsequenz für die Krankheit selbst verantwortlich fühlt.

Zur Krankheitsinformation gehört auch die Darstellung medikamentöser Maßnahmen. Dabei ist es besonders wichtig, auf die verbesserte Prognose der Colitis ulcerosa unter der Anwendung medikamentöser Maßnahmen hinzuweisen. Diätetische Einschränkungen werden nur bei Unverträglichkeitserscheinungen empfohlen. Bei einer akuten Exazerbation der Erkrankung kann eine parenterale Ernährung oder der Einsatz von Elementardiäten den Patienten in einem guten Ernährungszustand halten.

Darüber hinaus ist es wichtig, den Patienten über darmferne und darmeigene Komplikationen und über die Möglichkeiten einer chirurgischen Therapie zu unterrichten. Ebenso wird die Notwendigkeit engmaschiger Kontrolluntersuchungen erläutert.

Interaktion und Psychotherapie. Grundsätzlich ist es für den Arzt, der die Betreuung eines Colitis-ulcerosa-Patienten übernimmt, wichtig, seinen Patienten kennenzulernen. Dabei wird er häufig Lebensereignisse erfahren, die als auslösende Ereignisse mit dem Krankheitsbeginn verknüpft werden können. Auch wenn für den Arzt die auslösende Natur eines Lebensereignisses ganz offensichtlich ist, muß hervorgehoben werden, daß nur der Patient entscheiden kann, ob einem Ereignis der Stellenwert einer überwältigenden Belastung oder einer nichtssagenden Veränderung zukommt.

Der Arzt, der eine Beziehung zu einem Colitis-ulcerosa-Patienten aufbaut, kann aus der Lebensgeschichte ableiten, welche therapeutische Bedeutung er selbst für den Patienten haben wird. So kann er beim Verlust einer Bezugsperson zur Wiederherstellung des Gleichgewichts seines Patienten beitragen.

An dieser Stelle ist es wichtig, sich daran zu erinnern, daß der Colitis-ulcerosa-Patient einem symbiotischen Beziehungsniveau verhaftet ist und seine Bezugsperson mit omnipotenten Fähigkeiten ausstattet. Ein Beziehungsabbruch durch den Arzt, der schon bei Nichterreichbarkeit des Arztes erlebt werden kann, kann zu einer Exazerbation der Erkrankung führen.

Wie bereits erwähnt (s. 4.2.2) lassen die bisher vorliegenden Untersuchungen keine Aussage darüber zu, ob die besonderen Persönlichkeitsstrukturen Auslöser oder Folge der Colitis ulcerosa sind. Wenn man die nicht kontrollierbaren Krankheitssymptome einer Colitis ulcerosa vor Augen hat, ist auch eine krankheitsreaktive Entwicklung regressiver Tendenzen vorstellbar. Daher kommt nach meiner Erfahrung dem Krankheitserleben des Patienten in der Therapie eine entscheidende Bedeutung zu. Dazu gehören die Verarbeitung akut traumatisierender Körpererfahrungen, wie sie der Blutverlust oder der Verlust der Stuhlkontinenz darstellen können. Dazu gehört aber auch die Auseinandersetzung mit dem Begriff chronisch. Trotz des Attributs chronisch verläuft der Krankheitsprozeß sehr unterschiedlich, und Patient und Arzt können deshalb bezüglich der erreichbaren Prognose optimistisch sein.

Wenn in einer Arzt-Patient-Beziehung diese Aufgaben nicht geleistet werden können und/oder beim Patienten eine Motivation zur Selbsterfahrung entwickelt werden kann, sollten psychotherapeutische Maßnahmen als Ergänzung, nicht aber als Ersatz der Arzt-Patient-Beziehung durchgeführt werden. Dabei ist es wichtig, daß die Überweisung an den Psychotherapeuten nicht als Zurückweisung durch die Bezugsperson empfunden wird.

Unabhängig von der Ätiologie und Pathogenese der Colitis ulcerosa stellt sich die Frage, welchen Effekt eine Psychotherapie hat. O'Connor et al. [104, 137] behandelten 57 Kolitispatienten mit einer analytisch orientierten Psychotherapie über 7 Jahre und verglichen die Ergebnisse mit 57 Patienten, die rein internistisch therapiert wurden. Es war sichergestellt, daß die Gruppen bezüglich Alter, Geschlecht, Schweregrad der Erkrankung und Steroidtherapie vergleichbar waren.

Mortalität und Häufigkeit der Kolektomie waren in beiden Gruppen gleich. Gegen Ende der 8jährigen Beobachtungszeit schien der Zustand in der psychotherapeutisch behandelten Gruppe bezüglich der klinischen Symptomatik und der endoskopischen Ergebnisse jedoch besser. In dieser Gruppe konnte eine Verlängerung der Remission zwischen den Kolitisschüben, eine Verkürzung der Kolitisschübe und eine Minderung des Leidensdrucks gegenüber den Patienten der nicht psychotherapeutisch behandelten Gruppe erreicht werden. O'Connor et al. empfehlen daher Patienten mit schwerem Kolitisverlauf ergänzend zu internistischen Therapie eine supportive Psychotherapie [104].

Karush et al. [80] haben Kriterien erarbeitet, die als günstige Voraussetzungen für die Psychotherapie eines Kolitiskranken gelten können. Dazu gehören das Vorliegen eines auslösenden Ereignisses, eine reaktive Depression durch den Verlust einer Bezugsperson, Durchfall als Ausdruck von Wut und der Wunsch nach Unabhängigkeit. Psychotherapie darf eine geschaffene Arzt-Patient-Beziehung nie ersetzen wollen, sondern sie muß sie ergänzen. Da die Colitis ulcerosa eine chronische somatische Erkrankung ist, ist eine lebenslange Betreuung durch einen Arzt schon aus somatischen Gründen erforderlich.

Schon am Beginn einer therapeutischen Beziehung sollte der Kolitiskranke erfahren, daß durch die Psychotherapie keine Ausheilung der somatischen Störung erreicht werden kann. Es sollte aber auch darauf hingewiesen werden, daß mit der Psychotherapie eine größere Chance besteht, symptomfrei zu bleiben. Durch das Verstehen des eigenen Leidens und der eigenen Lebensgeschichte, durch Aufbau anderer zwischenmenschlicher Beziehungen, durch das Lernen, Verluste zu ertragen, durch Auseinandersetzungen mit Bezugspersonen kann eine geringere Verletzbarkeit durch auslösende Ereignisse erzielt werden. Vom Arzt und Psychotherapeuten fordert der Kolitiskranke die Fähigkeit, symbiotische Beziehungen ertragen zu können und durch die wechselnden Abhängigkeitsbedürfnisse nicht irritiert zu werden.

In der Arzt-Patient-Beziehung oder auch in der Psychotherapie sollte das Problem der Kolektomie und der Ileostomie nicht ausgeklammert bleiben. Ein Grundproblem des Kolitiskranken ist das Bedürfnis nach Kontrolle seines Körpers. Eine unvollständige Kontrolle seiner somatischen Situation wird von ihm als Versagen empfunden. Unkontrollierbare Symptome wie Blutungen, Durchfälle und Krämpfe geben ihm das Gefühl, versagt zu haben und zu versagen. Die Ileostomie kann daher Aspekte der Entlastung beinhalten [39].

Wenn ambulante psychotherapeutische Möglichkeiten fehlen oder sich der Patient in einem reduzierten körperlichen Zustand befindet, der eine integrierte internistische und psychosomatische Behandlung wünschenswert macht, empfiehlt sich die Behandlung in einer Fachklinik. Wir selbst führen mit stationären Colitis-ulcerosa-Patienten krankheitszentrierte Interaktionsgruppen durch. Diese Gruppen haben das Ziel der Krankheitsinformation und der intrapsychischen Auseinandersetzung mit der Krankheit. Sie bieten darüber hinaus die Gelegenheit zur Identifikation mit anderen Gruppenmitgliedern und ermöglichen die Auseinandersetzung mit der ärztlichen Bezugsperson, die die Gruppe leitet.

Medikamentöse Therapie. Neben den allgemeinen Maßnahmen, in deren Mittelpunkt die Arzt-Patient-Beziehung steht, muß die Colitis ulcerosa immer auch medikamentös behandelt werden. Durch kontrollierte Studien war bis 1980 die Wirksamkeit von Prednisolon und Sulfosalazin gesichert, während Immunsuppressiva, Natriumchromoglycicum, Metronidazol und diätetische Maßnahmen in ihrer Wirksamkeit durch kontrollierte Studien nicht abgesichert sind [85, 110].

Zur Frage der Sulfosalazinbehandlung im Intervall liegen unterschiedliche Ergebnisse kontrollierter Langzeitstudien vor. Während Riis et al. [111] eine Unterbrechung der Sulfosalazintherapie nach einem 12monatigen beschwerdefreien Intervall empfehlen, wird von Dissanayake u. Truelove [32] die unbegrenzte Fortsetzung der Dauertherapie mit Sulfosalazin empfohlen.

Die medikamentös-therapeutischen Probleme sind beim M. Crohn noch größer als bei der Colitis ulcerosa. Prednisolon und Sulfosalazin sind in akuten Krankheitsphasen wirksam, ihre therapeutische Wertigkeit bei der Langzeitbehandlung ist jedoch zweifelhaft. Immunsuppressiva sollten bei der Behandlung des M. Crohn nur Anwendung finden, wenn eine weitere operative Therapie durch die Patienten nicht toleriert wird. Der therapeutische Gewinn der Immunsuppressiva muß gegen die schweren Nebenwirkungen abgewogen werden. Natriumchromoglycicum, Metronidazol und Levanisol sind in ihrer Wirksamkeit nicht gesichert [110].

Operative Behandlung. Grundsätzlich muß darauf hingewiesen werden, daß der Colitis-ulcerosa-Patient durch die Kolektomie von dem entzündlich befallenen Organ befreit wird, dagegen werden beim M. Crohn postoperativ Rezidive beobachtet. Farmer et al. [45] beobachteten bei Befall des Ileums und Kolons eine Rezidivquote von 27%, bei alleinigem Dünndarmbefall eine Rezidivquote von 21% und bei alleinigem Befall des Dickdarms eine Rezidivquote von 16% während einer postoperativen Beobachtungsdauer von 3 Jahren.

Hinsichtlich der Indikation zur Ileostomie und Proktokolektomie bei Colitis ulcerosa und zur Resektion bei M. Crohn wird auf entsprechende Literatur verwiesen [113].

5 Postoperative Störungen

5.1 Ileo- und Kolostomie

Über 100000 Stomaträger leben in der Bundesrepublik Deutschland [148]. Ihre Zahl wächst ständig, weil die Morbidität an kolorektalen Neoplasien [31] und an chronisch entzündlichen Darmerkrankungen [95] ansteigt.

5.1.1 Somatische Probleme

Während Ischämien und Ödembildungen vorwiegend als postoperative Frühkomplikationen auftreten und daher vom zuständigen Chirurgen behandelt werden, treten bei Ileo- und Kolostomie eine Reihe von Spätkomplikationen auf, mit denen der niedergelassene Arzt konfrontiert wird. Besonders bei Ileostomie, aber auch bei Kolostomie, wenn die Kolonresektion sehr weitgehend war, treten Durchfälle auf, die den Patienten besonders unter warmen klimatischen Bedingungen durch Dehydratation gefährden. Für den Patienten ist es wichtig, stopfende Kost wie Weißbrot, Kartoffeln und Kakao zu kennen und stuhlfördernde, schlackenreiche Kost wie frisches Obst und Gemüse, aber auch Gewürze zu meiden. Der Arzt kann darüber hinaus durch Antidiarrhöika versuchen, die Stuhlkonsistenz zu beeinflussen. Besondere Probleme kann die Retraktion der Ileo- oder Kolostomie mit sich bringen. Oft gelingt es nicht, die umgebende Haut vor Berührung mit Darminhalt zu schützen, so daß schmerzhafte Hautirritationen die Folge sind. Abdichtungsschwierigkeiten ergeben sich dabei vorwiegend in Rückenlage. Bei dieser Komplikation kann nur eine operative Behandlung helfen. Dagegen führt ein Dünndarm- oder Dickdarmprolaps nur bei starker Ausprägung zu Versorgungsproblemen. Zur besseren Abdichtung empfiehlt sich die Versorgung der Ileo- oder Kolostomie im Liegen. Auch subkutane Hernien machen bei geringgradiger Ausprägung eine operative Behandlung nicht erforderlich. Stenosen, die sich im Ileo- oder Kolostomiebereich ausbilden, lassen sich durch wiederholtes touchieren mit dem Finger aufdehnen.

Darmferne Komplikationen der Ileostomie sind die Dehydratation [25], eine gesteigerte Inzidenz der Nephrolithiasis [114] und Cholezystolithiasis [77]. Wegen Komplikationen müssen etwa 25% der Ileostomiepatienten stationär behandelt werden, wie prospektive Studien ergeben haben [112, 113]. Zu den Komplikationen gehören die intestinale Obstruktion, die Ileostomiediarrhö und die Notwendigkeit der Ileostomierevision.

5.1.2 Psychosoziale Probleme

Bei Patienten mit Ileostomie besteht häufig ein großer Gegensatz zwischen der guten postoperativen sozialen Adaptation und den erheblichen psychischen Problemen [87].

Bei einer Untersuchung von 1425 Patienten mittels Fragebogen schätzten 81% ihre Gesundheit als ausgezeichnet oder gut ein. Dabei ist zu berücksichtigen, daß etwa die Hälfte dieser Patienten von der Kolektomie länger als 5 Jahre ernsthaft krank waren [87]. In der gleichen Untersuchung wurden mit 14 Männern und 13 Frauen Interviews durchgeführt. Dabei wurde ein erheblicher Gegensatz zwischen dem guten funktionellen Ergebnis und dem psychischen Befinden deutlich. Während 13 der 14 Männer ganztags arbeiteten, hatten 10 von ihnen pathogene Abwehrmechanismen gegenüber ileostomiebedingten Konflikten entwickelt. Ein Teil der Männer sah sich durch die Stoma benachteiligt. Von den 13 Frauen fühlten sich 12 bei guter Gesundheit, sie arbeiteten ganztägig als Hausfrauen, als Studentinnen oder als Angestellte. Bei ihnen war der Gegensatz zwischen somatischem und psychischem Befinden weniger deutlich, so daß die Autoren eine bessere Adaptationsfähigkeit bei Frauen diskutierten [87].

Sexuelle Probleme können durch die Ileostomie entstehen, weil der Betroffene sich selbst als weniger attraktiv empfindet [21]. Da die Ileostomie häufig mit einer Rektumexzision verbunden ist, muß immer auch mit somatisch bedingten Störungen der Sexualfunktion gerechnet werden. Das betrifft vor allem Patienten, bei denen die Rektumexzision wegen kolorektaler Neoplasien erfolgte. Von diesen haben durchschnittlich 76% postoperativ sexuelle Funktionsstörungen [14]. Wurde die Rektumexzision wegen chronisch entzündlicher Darmerkrankungen durchgeführt, waren Störungen der Sexualfunktion deutlich seltener. Stahlgren u. Ferguson berichten bei 5 von 25 Männern und bei 2 von 26 Frauen über eine Verschlechterung der Sexualfunktion nach Ileostomie [126].

Das körperliche und seelische Wohlbefinden wird wesentlich durch die Stomaversorgungsmöglichkeiten beeinflußt. 40% von 1425 befragten Ileostomiepatienten gaben an, daß sie vorübergehende Schwierigkeiten mit der Stomaversorgungstechnik hatten. Als Schwierigkeiten wurden vor allem Hautirritationen, Geruchsprobleme und Darmgase angegeben [87].

Die Operation selbst führt zu einem Organverlust und zu einem Gefühl der Verstümmelung, das bei den Patienten einen Zustand reaktiver Depression erzeugte [105]. Darüber hinaus ist auch der erste Anblick der Ileo- oder Kolostomie selbst sehr belastend, auch wenn die Betroffenen vorher gut informiert worden waren. Durch die Operation fühlen sich Männer und Frauen schwächer, verletzbarer und weniger attraktiv. Wegen der Abhängigkeit vom Chirurgen hatten sie das Gefühl, ihren Ärger unterdrücken zu müssen, was die depressive Grundhaltung weiter förderte. Weiterhin wurde die depressive Reaktion von der Vorstellung ausgelöst, die etablierten Vorstellungen von Sauberkeit nicht erfüllen zu können. Postoperativ werden besonders in den ersten 2 Wochen nach Ileostomie Stuhldrang und Völlegefühl angegeben. Diese Empfindungen spiegeln den Wunsch, die körperliche Integrität zu erhalten.

Zwar treten postoperativ Empfindungen auf wie Phantomdarm, das Gefühl des Organverlusts, der Verlust der Sphinkterkontrolle und der verminderten körperlichen Attraktivität, aber Frauen empfinden in der Ileostomie auch vereinzelt einen Gewinn, indem die Stoma Phallusphantasien fördert [34].

Wegen der offensichtlich zahlreichen psychosozialen Komplikationen kann ein Stomapatient erst dann als rehabilitiert gelten, wenn er gelernt hat, die körperliche Beeinträchtigung zu akzeptieren und mit ihr zu leben [87]. Dabei wird vorgeschlagen, den Rehabilitationsprozeß verschiedenen Phasen zuzuordnen [87]:

In der präoperativen Phase ist es wichtig, die Auseinandersetzung mit den körperlichen Veränderungen zu beginnen. Diese Information wird bei den Patienten zwar Angst auslösen, aber die postoperativen Schwierigkeiten werden ihn nicht unvorbereitet treffen. Gleichzeitig ist es wichtig, den Patienten darauf hinzuweisen, daß ihn die Ileo- oder Kolostomie von einer bestehenden Krankheit befreit. Der Besuch eines erfolgreich behandelten Patienten, der die Ileostomiefolgeprobleme verarbeitet hat, wirkt besonders ermutigend.

Zur Krisenphase der Rehabilitation werden die ersten 10–14 postoperativen Tage gerechnet. In dieser Zeit fühlt sich der Patient krank und mit dem Organverlust, dem Verlust der Sphinkterkontrolle und dem Gefühl der Verstümmelung konfrontiert. In dieser Situation ist es besonders wichtig, Hautirritationen und belästigende Gerüche durch eine gute Stomaversorgungstechnik einzugrenzen, um die Belastung des Patienten auf das Notwendige zu beschränken. Zur Bewältigung dieser Krisenphase scheint es wichtig, den Patienten möglichst frühzeitig mit der Stomaversorgung vertraut zu machen.

Mit der Besserung des körperlichen Befindens und nach einer kritischen Phase der psychischen Auseinandersetzung kann der Patient selbst die Verantwortung für die Stomaversorgung übernehmen. Der Zeitpunkt der eigenen Versorgung sollte so gewählt sein, daß der Patient mit seinen psychischen Möglichkeiten nicht überfordert wird. In dieser Phase kann der Patient aber auch deutlich bemerken, daß die präoperativen körperlichen Probleme überwunden sind und daß damit die Chance eines Neuanfangs besteht.

In der Übergangsphase der Rehabilitation, die etwa mit der Festlegung des Entlassungstermins beginnt, wird der Patient auf die Notwendigkeiten des künftigen Lebens vorbereitet. Dazu dient die Zusammenstellung von Hilfsmitteln für die Stomaversorgung. Hilfreich kann für den Patienten das Angebot sein, bei Schwierigkeiten erreichbar zu sein. Außerdem ist der Besuch der lokalen Selbsthilfegruppe der ILCO noch während des stationären Aufenthalts hilfreich.

Nach der Entlassung geht für den Patienten die Auseinandersetzung mit der Realität weiter. Er wird sich darum bemühen müssen, unter seinen besonderen Lebensbedingungen die Stoma effizient zu versorgen. In dieser Situation kann die Familie des Patienten wesentliche Hilfe leisten. Die Familienangehörigen sollten daher über die Probleme der Ileo- oder Kolostomie von kompetenter Seite unterrichtet sein [87].

5.2 Psychische Störungen nach Magenoperationen

Aus der Literatur ist bekannt, daß die operative Behandlung des Ulcus duodeni bei über 90% der Patienten zu einem Behandlungserfolg führt, wenn Perforationen, Blutung oder Stenosierung des Magens zur Indikationsstellung führten [106]. Wird die Operation eines Ulcus duodeni dagegen wegen unbeeinflußbarer Duodenalschmerzen durchgeführt, dann ergibt sich nur noch bei etwa 60% der operativ behandelten ein Erfolg [130]. Durch weitere Untersuchungen ist bekannt, daß eine gute soziale Adaptationsfähigkeit die Prognose der operativen Behandlung verbessert [106].

Die Störungen nach operativer Behandlung peptischer Magenulzera sind 3 Untergruppen zugeordnet worden. Bei einem Drittel der Patienten stehen technische Gesichtspunkte des Operationsverfahrens im Vordergrund, die sich durch eine Revagotomie und die Resektion des Rezidivulkus behandeln lassen [127]. Ein weiteres Drittel der Patienten leidet an Erbrechen, Dumpingsymptomatik oder Diarrhö, die durch rekonstruktive Magenoperationen beeinflußt werden können [4]. Dagegen werden bei der Restgruppe keine organischen Gründe gefunden, welche die Symptomatik erklären könnten. Johnstone et al. [75] haben von Patienten mit psychischen Störungen berichtet, die postoperativ an nicht beeinflußbaren körperlichen Symptomen gelitten haben. Bei einigen von ihnen bestand gleichzeitig ein chronischer Arzneimittelabusus. Weil diese Patienten der Nachsorgeklinik ständig folgen, haben die Autoren den Begriff des „Albatros-Syndroms" geprägt.

Ein großer Anteil der Patienten, die nach einer Magenteilresektion Symptome angibt, hat psychosoziale Probleme, die eine Hauptursache für das Versagen der operativen Behandlung darstellen [37]. Auch wenn diese psychosozialen Probleme erkannt sind, ist ihre Behandlung schwierig. Dabei ist es wichtig festzuhalten, daß durch chirurgische Maßnahmen keine Erleichterung erzielt wird, dagegen wurden wesentliche Besserungen der Symptome unter Antidepressiva beschrieben [5].

Eine präoperative Untersuchung muß, wenn sie die Wirksamkeit operativer Maßnahmen verbessern will, auch die psychosoziale Situation des Patienten berücksichtigen. Angst und Depression können Schmerzen auslösen, die von körperlich bedingten abdominellen Beschwerden nur schwer zu unterscheiden sind. Die Notwendigkeit einer psychosomatischen Untersuchung gilt insbesondere auch für Patienten mit Symptomen nach Magenresektion. Durch die Anwendung von psychometrischen Testverfahren und ein Interview kann die Wirksamkeit der operativen Behandlung vorausgesagt werden [92].

Bei schweren psychischen Störungen sollte eine operative Behandlung nur unter sehr dringenden Bedingungen durchgeführt werden, und der depressive Patient sollte erst dann operiert werden, wenn es klar ist, daß sich diese Depressivität reaktiv wegen seines körperlichen Zustandes entwickelt hat [5].

5.3 Funktionelle Störungen nach Cholezystektomie

Funktionelle Störungen nach Cholezystektomie sind auch als Postcholezystektomiesyndrom bekannt. Diese Beschwerden treten häufig bei Patienten auf, bei denen eine Cholezystektomie ohne Nachweis von Steinen durchgeführt wurde. Prognostisch sehr viel besser ist dagegen der postoperative Verlauf bei Patienten mit anamnestisch typischer Gallenkolik und Symptomen wie Übelkeit, Erbrechen und Dyspepsie [146].

Wenn sich daher ein Patient nach durchgeführter Cholezystektomie mit retrosternalen Schmerzen, Meteorismus, abdominellem Spannungsgefühl oder Schmerzen im rechten Oberbauch vorstellt, und eine eingehende Diagnostik kein organisches Korrelat ergibt, sollten 2 Gruppen unterschieden werden [26]: Eine Gruppe, die präoperativ Beschwerden hatte, die eher auf ein Colon irritabile als auf eine Gallenkolik hinweisen und bei denen operativ keine Steine in der Gallenblase oder in den Gallenwegen gefunden wurde.

Von dieser Gruppe ist eine zweite abzugrenzen, bei der präoperativ typische Gallenkoliken bestanden und bei der Steine oder andere pathologische Befunde der Gallenwege intraoperativ gefunden wurden. Bei dieser zweiten Gruppe besteht die Notwendigkeit, die Suche nach einem organischen Auslöser der Beschwerden fortzusetzen.

Die funktionellen Beschwerden nach Cholezystektomie können daher lediglich die Fortsetzung der Symptome bedeuten, die bereits präoperativ bestanden, ohne durch die Operation selbst beeinflußt zu sein.

Funktionelle Beschwerden können aber auch durch die Cholezystektomie selbst ausgelöst werden. Es ist nämlich bekannt, daß die Cholezystokininkonzentration im Plasma nach Cholezystektomie ansteigt [74].

Cholezystokinin steigert die motorische Aktivität der glatten Muskulatur des Magen-Darm-Trakts, so daß eine hormonale Ursache den postoperativ aufgetretenen Symptomen zugrundeliegen kann.

Literatur

1. Adler R (1979) Anamneseerhebung in der psychosomatischen Medizin. In: Uexküll TV (Hrsg) Lehrbuch der psychosomatischen Medizin. Urban & Schwarzenberg, München Wien Baltimore, S 329–348
2. Alexander F (1950/1951) Psychosomatic medicine. Norton, New York Deutsch: Berlin
3. Alexander F (1968) Psychosomatic specifity. University Press, Chicago
4. Alexander-Williams J (1973) Gastric reconstructive surgery. Ann R Coll Surg Engl 52: 1–17
5. Alexander-Williams J, Betta TA, Pidd S (1977) Psychiatric disturbance and the effect of gastric operation. Clin Gastroenterol 6: 694–699
6. Almy, TP (1961) Observations on the pathologic physiology of ulcerative colitis. Gastroenterology 40: 299–306
7. Alstedt G (1953) The indicence of peptic ulcer in Denmark. Danisch Science Press, Kopenhagen
8. Alvarez WC (1943) Nervous indigestion and pain. Hoeber, New York
9. Anderson AFR (1942) Ulcerative colitis – an allergic phenomenon. Am J Dig Dis 9: 91–98
10. Arnold R, Creutzfeldt W, Ebert R, Becker HD, Börger HW, Schafmeyer A (1978) Serum gastric inhibitory polypeptide (GIP) in duodenal ulcer disease: relationship to glucose tolerance, insulin and gastrin release. Scand J Gastroenterol 13: 41–49
11. Atkinson M, Henley KS (1955) Levels of intragastric and intraduodenal acidity. Clin Sci 14: 1–14
12. Baron JH (1962) Gastric secretion in relation to subsequent duodenal ulcer and family history. Gut 3: 158
13. Baron JH (1970) The clinical use of gastric function tests. Scand J Gastroenterol [Suppl] 6: 9
14. Bernstein WC (1972) Sexual dysfunction following radical surgery for cancer of rectum and sigmoid colon. Med Aspects Hum Sex 3: 156–163
15. Binder JH, Spiro MH, Thayer WR Jr (1966) Delayed hypersensitivity in regional enteritis and ulcerative colitis. Am J Dig Dis 11: 572
16. Birnbaum D (1963) Peptic ulcer and the central nervous system-aetiology and management. Clin Gastroenterol 2: 245–257

17. Bolton PM, Owen E, Heatley RV, Williams W, Hughes LE (1973) Negative findings in laboratory animals for a transmissible agent in Crohn's disease. Lancet II: 1122–1123
18. Broberger O (1964) Immunologic studies in ulcerative colitis. Gastroenterology 47: 229–240
19. Broberger O, Perlmann P (1959) Autoantibodies in human ulcerative colitis. J Exp Med 110: 657–674
20. Brooks FP (1967) Central neural control of acid secretion. In: Alimentary canal, vol 2. Williams & Wilkins, Baltimore (Handbook of physiology, section VI)
21. Burnham WR, Lennard-Jones JE, Brooke BN (to be published) Sexual problems among married ileostomists. Gut
22. Cave DR, Mitchell DN, Brooke BN (1978) Induction of granulomas in mice by Crohn's disease. Gastroenterology 75: 632–637
23. Cady AB, Rhodes JB, Littman A, Crane R (1967) Significance of lactose deficit in ulcerative colitis. J Lab Clin Med 70: 279–286
24. Chester R (1973) Health and marital break down. J Psychosom Res 17: 317
25. Clarke AM, Chirnside A, Hill GL, Pope G, Stewart MK (1967) Chronic dehydration and sodium depletion in patients with established ileostomies. Lancet II: 740–743
26. Collins PC (1977) Postsurgical disorders. Clin Gastroenterol 6: 689–693
27. Cooper HS, Raffensperger EC, Jonas L, Fitts WT (1977) Cytomegalovirus inclusions in patients with ulcerative colitis and toxic dilation requiring colonic resection. Gastroenterology 72: 1253–1256
28. Cox AJ (1952) Stomach size and its relation to chronic peptic ulcer. Arch Pathol 54: 407–422
29. Crohn BB, Ginzburg L, Oppenheimer GD (1932) Regional ileitis. A pathologic and clinical entity. JAMA 99: 1323–1329
30. Davis RA, Brooks FP, Steckel DC (1968) Gastric secretory changes after anterior hypothalamic lesions. Am J Physiol 215: 600
31. Deyhle P (1975) Dickdarmkarzinom. Schweiz Apoth Z 113: 49
32. Dissanayake AS, Truelove SC (1973) A controlles therapeutic trial of long-term maintenance treatment with sulphasalazine. Gut 14: 923–926
33. Dragstedt LR (1967) Gastric secretion and duodenal ulcer. In: Shnitka TK, Gilbert JA, Harrison RC (eds) Gastric secretion: Mechanisms and control. Pergamon, New York
34. Druss RG, O'Conner JF, Stern LO (1969) Psychologic response to colectomy. II. Adjustment to a permanent colostomy. Arch Gen Psychiatry 20: 419
35. Eberhard G (1968) Personality and peptic ulcer. In: Preliminary report of a twin study. Acta Psychiatr Scand 203: 131
36. Eckhardt R, Kloos P, Dierich M, Meyer KH, zum Buschenfelde (1977) K-lymphocytes (killer-cells) in Crohn's disease and acute virus B-hepatitis. Gut 18: 1010–1016
37. Eldh J, Kewenter J, Lock NG, Olson P (1974) Long-term result of surgical treatment for dumping after partial gastrectomy. Br J Surg 61: 90–93
38. Engel GL (1955) Studies of ulcerative colitis. III. The nature of the psychologic process. Am J Med 19: 231
39. Engel GL (1979) Colitis ulcerosa. In: Uexküll Th v (Hrsg) Lehrbuch der psychosomatischen Medizin. Urban & Schwarzenberg, München Wien Baltimore, S 646–657
40. Engel GL, Reichsmann HL, Segal (1956) Study of an infant with a gastric fistula. I. Behavior and the rate of total hydrochloric acid secretion. Psychosom Med 18: 374
41. Ewe K (1978) Allgemeine Maßnahmen. In: Blum AL, Siewert JR (Hrsg) Ulcustherapie. Springer, Berlin Heidelberg New York, S 75–95
42. Fahrländer H (1972) Funktionelle Beschwerden des Magen-Darm-Kanals. Dtsch Med J 23: 162–167
43. Fairburn RA (1973) On the etiology of ulverative colitis: a vascular hypothesis. Lancet I: 697–699
44. Farmer GW, Vincent MD, Funcillo DA, Horta-Barbosa L, Ritman S, Seven JL, Gitnick GL (1973) Viral investigations of ulcerative colitis and regional enteritis. Gastroenterology 65: 8–18
45. Farmer RG, Hawk WA, Turnbull RB (1975) Clinical patterns in Crohn's disease: a statistical study of 615 cases. Gastroenterology 68: 627–635
46. Farmer RG, Michener WM, Mortiner EM (1980) Studies of family history among patients with inflammatory bowel disease. Clin Gastroenterol 9: 271–278

47. Feldman F, Cantor D, Soll S, Bachrach W (1967) Psychiatric study of a consecutive series of 34 patients with ulcerative colitis. Br Med J III: 14
48. Felsen J (1936) The relationship of bacillary dysentery to distal ileitis, chronic ulcerative colitis and non-specific intestinal granuloma. Annu Rev Med 10: 645–669
49. Fiddian-Green RG, Bank S, Marks IN, Jouw JH (1976) Maximum acid output and risk of peptic ulcer. Lancet II: 1367–1369
50. Fielding JF (1977) The irritable bowel syndrome. part I. Clinical spectrum. Clin Gastroenterol 6: 607–622
51. French JD, Porter RW, Cavanaugh EB, Longmire RL (1957) Experimental gastroduodenal lesions induced by stimulation of the brain. Psychosom Med 19: 209
52. Freyberger H (1974) Aufgabenbereiche des Psychosomatikers in der Gastroenterologie. Leber Magen Darm 4: 85–92
53. Freyberger H (ed) (1980) Psychotherapeutic interventions in life-threatening illness. Adv Psychosom Med 10: 217–231
54. Fritsch WP (1978) Andere Sekretionshemmer und Medikamente zur Förderung der Schleimhautresistenz. In: Blum AL, Siewert JR (Hrsg) Ulcustherapie. Springer, Berlin Heidelberg New York, S 137–154
55. Garlsson HE, Lagercrantz R, Perlmann P (1977) Immunological studies in ulcerative colitis. VIII. Antibodies to colon antigen in patients with ulcerative colitis, Crohn's disease and other diseases. Scand J Gastroenterol 12: 707–714
56. Ginzburg L, Oppenheimer GD (1933) Non-specific granulomata of the intestines. Ann Surg 98: 1046–1062
57. Gitnick GL, Rosen VJ, Arthur MS, Hertweck SA (1919) Evidence for the isolation of a new virus from ulcerative colitis patients: Comparison with virus derived from Crohn's disease. Dig Dis Sci 24: 609–619
58. Glaser JP, Engel GL (1977) Psychodynamics, psychophysiology and gastrointestinal symptomatology. Clin Gastroenterol 6: 507–531
59. Glatzel H (1947) Ulcuspersönlichkeit und Ulcuserlebnis. Klin Wochenschr 24/25: 257
60. Goldberg EM (1958) Family influences in psychosomatic illness. Tavistock, London
61. Grace WJ, Wolf S, Wolff HG (1959) Life situation, emotions and chronic ulcerative colitis. JAMA 142: 1044–1048
62. Graväard E (1968) A study of the vagus nerves at the lower end of the esophagus, with special reference to duodenal ulcer and acute gastroduodenal ulcerations. Scand J Gastroenterol 3: 327
63. Grollnick L (1972) A family perspective of psychosomatic factors in illness. Fam Proc 11: 457–486
64. Gundry RK, Donaldson RK, Pinderhughes CA, Barrabee E (1967) Patterns of gastric acid secretion in patients with duodenal ulcer: Correlations with clinical and personality features. Gastroenterology 52: 176
65. Hanley WB (1964) Hereditary aspects of duodenal ulceration. Serum pepsinogen level in relation to AB0 blood group and salivary ABH secretor status. Br Med J I: 936
66. Henseler H (1970) Die Bedeutung narzißtischer Objektbeziehungen für Verständnis und Betreuung von Suizidpatienten. ZFA (Stuttgart) 46: 505
67. Hill OW, Blendis L (1967) Physical and psychological evaluation of „non-organic" abdominal pain. Gut 8: 221–229
68. Holtemüller KH (1978) Natürlicher Verlauf der Ulcuskrankheit. In: Blum AL, Siewert JR (Hrsg) Ulcustherapie. Springer, Berlin Heidelberg New York, S 63–70
69. Hornbostel H, Kaufmann W, Siegenthaler W (1978) Innere Medizin in Praxis und Klinik, 2. Aufl, Bd IV. Thieme, Stuttgart
70. Hulten L, Lindhagen J, Lundgren O, Fasth S, Ahren C (1977) Regional intestinal blood flow in ulcerative colitis and Crohn's disease. Gastroenterology 72: 388–396
71. Isenberg J, Grossmann M, Maxwell V, Walsh J (1975) Increased sensitivity to simulation of acid secretion by pentagastrin in duodenal ulcer. J Clin Invest 55: 330–337
72. James AH (1977) Breakfast and Crohn's disease. Br Med J I: 943–945
73. Jewell DP, Truelove SC (1972) Circulating antibodies to cow's milk proteins in ulceratice colitis. Gut 13: 796–801
74. Johnson AG, Marshall CE (1976) The effect of cholecystectomy on serum cholecystokinin bio activity. Br J Surg 63: 153–154

75. Johnstone FRC. Holubitsky IB, Debos HT (1967) Post-gastrectomy problems in patients with personality defects: the ‚albatross syndrome'. Can Med Assoc J 96: 1559
76. Jones FA (1956) The problem of peptic ulcer. Ann Intern Med 44: 63
77. Jones MR, Gregory D, Evans KT, Rhodes J (1976) The prevalence of gallbladder disease in patients with ileostomy. Clin Radiol 27: 561–562
78. Jores A (1973) Der Kranke mit psychovegetativen Störungen. Verlag für med. Psychologie, Göttingen
79. Kagnott MF, Campbell S (1976) Functional characteristics of Peyer's patch lymphoid cells: I. Induction of humoral antibody and cell-mediated allograft reactions. J Exp Med 139: 398–406
80. Karush A, Daniels GE, O'Conner JF, Stern IO (1968) The response to psychotherapy in chronic ulcerative colitis. I. Pretreatment factors. Psychosom Med 30: 255
81. Karush A, Daniels GE, O'Conner JF, Stern IO (1969) The response to psychotherapy in chronic ulcerative colitis. II. Factors arising from the therapeutic situation. Psychosom Med 31: 201
82. Kirsner JB (1970) Ulcerative colitis: „Puzzle within puzzle". N Engl J Med 282: 625
83. Köhle K, Joraschky J (1979) Die Institutionalisierung der psychosomatischen Medizin im klinischen Bereich. In: Uexküll T v (Hrsg) Lehrbuch der psychosomatischen Medizin. Urban & Schwarzenberg, München Wien Baltimore, S 263–326
84. Koffler D, Minkowitz S, Rothmann W, Garlock J (1962) Immuno-cytochemical studies in ulcerative colitis and regional ileitis. Am J Pathol 41: 733–740
85. Korrelitz BI (1980) Therapy of inflammatory bowel disease, including use of immunosuppressive agents. Clin Gastroenterol 9: 331–349
86. Kubickova Z, Vesley KT (1972) The value of investigation of the incidence of peptic ulcer in families of patients with duodenal ulcer. J Med Genet 9: 38–42
87. Lenneberg E, Rowbotham JL (1970) The ileostomy patient. A discriptive study of 1425 persons. Charles, Springfield
88. Lindemann E (1945) Psychiatric problems on conservative treatment of ulcerative colitis. Am Neurol Psychiatry 53: 322
89. Lorenz W, Reizmann HJ, Fischer M (1978) Pathogenese der akuten gastroduodenalen Läsion. In: Blum AL, Siewert JR (Hrsg) Ulcustherapie. Springer, Berlin Heidelberg New York, S 50–62
90. Mahl, GF (1950) Anxiety, HCl-secretion and peptic ulcer etiology. Psychosom Med 12: 158
91. Malagelada JR, Longstreth GF, Deering TB, Summerskill HJ, Go VLW (1977) Gastric secretion and emptying after ordinary meals in duodenal ulcer. Gastroenterology 73: 989–994
92. McColl I, Drinkwater JE, Hulme-Moir I, Donnan SPB (1971) Prediction of success of failure of gastric surgery. Br J Surg 58: 768–771
93. McConnell RB (1965) Genetics and gastroenterology. In: Badenoch J, Brooke BN (eds) Recent advances in gastroenterology. Little, Brown Boston
94. Melnyk CS (1975) Experimental colitis. In: Kirsner JB, Shorter RG (eds) Inflammatory bowel disease. Lea & Febiger, Philadelphia, pp 23–26
95. Mendeloff AI (1974) What has been happening to duodenal ulcer. Gastroenterology 67: 1020–1022
96. Mendeloff AJ (1980) The epidemiology of inflammatory bowel disease. Clin Gastroenterol 9: 259–270
97. Mirsky IA (1958) Physiologic, psychologic and social determinants in the etiology of duodenal ulcer. Am J Dig Dis 3: 285
98. Mitchell DN, Rees RJ (1970) Agent transmissible from Crohn's disease tissue. Lancet II: 168–171
99. Mitchell DN, Rees RJW (1976) Further observations on the transmissibility of Crohn's disease. Ann NY Acad Sci 278: 546–558
100. Morgan WL Jr, Engel GL (1969) The clinical approach to the patient. Saunders, Philadelphia
101. Murray CB (1930) Psychologenic factors in the etiology of ulcerative colitis and bloody diarrhea. Am J Med Sci 180: 239–248
102. Nemiah J (1971) The psychological management and treatment of patients with peptic ulcer. In: Weiner H (Hrsg) Duodenal ulcer. Karger, Basel
103. Noring O (1951) Studies on the cephalic phase of gastric secretion in normal subjects and ulcer patients. Gastroenterology 18: 413–418

104. O'Conner JF, Daniels G, Flood C, Karush A, Moses L, Steorn LO (1964) An evoluation of the effectiveness of psychotherapy in the treatment of ulcerative colitis. Ann Intern Med 60: 587
105. Orbach EC, Bard M, Sutherland AM (1957) Fear and defensive adaptation to the loss of anal sphincter control. Psychoanal Rev 44: 121–175
106. Pascal GR, Thoroughman JC, Jarvis RJ, Jenkins WO (1966) Early history variables in predicting surgical success for intractable duodenal ulcer patients. Psychosom Med 78: 207
107. Pflanz M (1962) Sozialer Wandel und Krankheit. Thieme, Stuttgart
108. Pflanz M, Rosenstein E, Uexküll Th v (1956) Socio-psychological aspects of peptic ulcer. J Psychosom Res 1: 68
109. Rennie TAC, Srole L (1956) Social class prevalence and distribution of psychosomatic conditions in an urban population. Psychosom Med 18: 449
110. Riis P (1980) A critical survey of controlled studies in the treatment of ulcerative colitis and Crohn's disease. Clin Gastroenterol 9: 351–369
111. Riis R, Anthonisen P, Wolff HR, Folkenberg O, Bonnevie O, Binder V (1973) The prophylactic effect of salazosulfapyridine in ulcerative colitis during longterm treatment. A double-blind trial of patients asymptomatic for one year. Scand J Gastroenterol 8: 71–74
112. Ritchie JK (1972) Ulcerative colitis treated by ileostomy and excisional surgery. Br J Surg 59: 345–351
113. Ritchie JK (1974) Results of surgery for inflammatory bowel disease. A further survey of one hospital region. Br Med J I: 264–268
114. Ritchie JK (1971) Ileostomy and excisional surgery for chronic inflammatory disease of the colon: A survey of one hospital region, vol II. Gut 12: 536–540
115. Rogers CR (1972) Die klientenzentrierte Gesprächspsychotherapie. Kindler, München
116. Rotter JI, Rimoin DL, Gursky JM, Terasaki P, Sturdevant RAL (1977) HLA-B 5 associated with duodenal ulcer. Gastroenterol 73: 438–440
117. Sachar DB, Auslander MO, Walfish JS (1980) Aetiological theories of inflammatory bowel disease. Clin Gastroenterol 9: 231–257
118. Sanford GE (1971) Genetic implications in ulcerative colitis. Am Surg 37: 512
119. Schüffel W, Uexküll Th v (1979) Ulcus duodeni. In: Uexküll Th v (Hrsg) Lehrbuch der Psychosomatischen Medizin. Urban & Schwarzenberg, München Wien Baltimore, S 626–648
120. Schüffel W, Uexküll T v (1979) Funktionelle Syndrome im gastrointestinalen Bereich. In: Uexküll T v (Hrsg) Lehrbuch der psychosomatischen Medizin. Urban & Schwarzenberg, München Wien Baltimore, S 476–484
121. Schwartz K (1910) Über penetrierende Magen- und Jejunalgeschwüre. Bruns Beitr Klin Chir 67: 96–128
122. Shorter RG, Cardoza M, Spencer RJ, Huizenga A (1969) Further studies of an in vitro cytotoxicity of lymphocytes from patients with ulcerative and granulomatous colitis for allogeneic colonic epithelial cells, including the effect of colectomy. Gastroenterology 56: 304–309
123. Shorter RG, Huizenga KA, Spencer RJ, Guy SK (1972) Inflammatory bowel disease: the role of lymphotoxin in the cytotoxicity of lymphocytes for colon epithelial cells. Am J Dig Dis 17: 689–696
124. Sklar M (1970) Functional gastrointestinal disease in the aged. J Am Gastroenterol 53: 570
125. Sloan WP Jr, Bargen JA, Gage RP (1950) Life histories of patients with chronic ulcerative colitis; a review of 2000 cases. Gastroenterology 16: 25
126. Stahlgren LH, Ferguson LK (1970) Influence on sexual function of abdominoperineal resection for ulcerative colitis. N Engl J Med 259: 873–875
127. Steinberg DM, Masselink BA, Alexander-Williams J (1975) Assessment and treatment of recurrent peptic ulceration. Ann R Coll Surg Engl 56: 135–140
128. Stobo JD, Tomasi TB, Huizenga KA, Spencer RJ, Shorter RG (1976) In vitro studies of inflammatory bowel disease. Surface receptors of the mononuclear cell required to lyse allogenic epithelial cells. Gastroenterology 70: 171–176
129. Switz J (1976) What the gastroenterologist does all day. Gastroenterology 70: 1048–1050
130. Thoroughman JC, Jarvis JR, Crutcher JC (1967) A study of psychological factors in patients with surgically intractable duodenal ulcer and those with other intractable disorders. Psychosom Med 29: 273
131. Trudeau WL, McGurgan (1971) Relations between serum gastrin levels and rates of gastric hydrochloric acid secretion. N Engl J Med 284: 408

132. Truelove SC (1961) Ulcerative colitis provoked by milk. Br Med J I: 154–160
133. Uexküll T v (1979) Funktionelle Syndrome in der inneren Medizin. In: Uexküll T v (Hrsg) Lehrbuch der psychosomatischen Medizin. Urban & Schwarzenberg, München Wien Baltimore, S 453–475
134. Vesley KT, Kubickova KT, Dvorakova M (1968) Clinical data and characteristics differentiating types of peptic ulcer. Gut 9: 57
135. Warren S, Sommer SC (1949) Pathogenesis of ulcerative colitis. Am J Pathol 25: 657–674
136. Weiner H (1977) Peptic ulcer. In: Weiner H (ed) Peptic ulcer and human disease. Elsevier, New York, pp 29–101
137. Weiner H (1977) Ulcerative colitis with a note on Crohn's disease. In: Weiner H (ed) Psychobiology and human disease. Elsevier, New York, pp 495–574
138. Weiner H, Lewis CM (1960) Some notes on the epidemiology of non-specific ulcerative colitis an apparent increase in incidence in jews. Am J Dig Dis 5: 406
139. Weiner H, Thaler M, Reiser MF, Mirsky IA (1957) Etiology of duodenal ulcer. Relation of specific psychological characteristics to rate gastric secretion (serum pepsinogen). Psychosom Med 19: 1
140. Wesiack W (1979) Psychoanalyse und psychoanalytisch orientierte Therapieverfahren. In: Uexküll T v (Hrsg) Lehrbuch der psychosomatischen Medizin. Urban & Schwarzenberg, München Wien Baltimore, S 349–360
141. Weiss E, English OS (1954) Psychosomatic medicine. Saunders, Philadelphia London
142. Weizsäcker V v (1940/1950/1968) Der Gestaltkreis (Theorie der Einheit vom Wahrnehmen). Thieme, Leipzig (4. Auflage 1950, 2. unveränderter Nachdruck 1968)
143. Wolff HH (1965) Why do emotional conflicts express themselves in physical symptoms? In: Wisdown JO, Wolff HH (eds) The role of psychosomatic disorder in adult life. Pergamon, London, p 48
144. Wolf S (1965) The stomach. Oxford New York
145. Wolf S, Wolff HG (1947) Human gastric function. Oxford New York
146. Womack NA, Crider RL (1974) The persistence of symtoms following cholecystectomy. Ann Surg 126: 31–55
147. Chasing the cause of Crohn's disease (editorial) (1977) Br Med J I: 929–930
148. Sie sind nicht allein. (1977) Deutsche ILCO, Freising

Kreislaufstörungen

K. Jork

1 Begriffsbestimmung und Definitionen

Unter *Kreislauf* wird die durch die Triebkraft des Herzens unterhaltene Strömung von Blut in einem geschlossenen Röhrengefüge, den Gefäßen, beim Menschen und höheren Tier verstanden [47]. *Kreislaufstörungen* bezeichnen eine Kreislaufschwäche mit Neigung zu Schwindel- und Ohnmachtsanfällen, Herzbeschwerden und wechselndem Blutdruck, ohne daß organische Erkrankungen der Kreislauforgane vorliegen oder äußere Einwirkungen stattfinden. Die Komplexität der Kreislaufregulation über physikalische, psychische und physiologisch-chemische Mechanismen am Herzen und Gefäßsystem sind Ursache dafür, daß eine Vielzahl oft nur beschreibender Begriffe, Diagnosen und Syndrome in der medizinischen Literatur gebräuchlich sind. Die Symptomatik überschneidet sich häufig. Andererseits können gleiche Noxen bei abweichender individueller Konstitution differente klinische Krankheitsbilder bewirken. Die unterschiedliche Gewichtung der einzelnen pathogenetischen Faktoren hat zur teilweise verwirrenden Vielfalt von Definitionen geführt. „Herzphobie" und „Herzneurose" sind Beispiele irreführender Bezeichnungen. „Der Tierphobiker kann die betreffenden Tiere meiden, aber der Herzneurotiker kann um sein Herz keinen Bogen machen [28]." Zwar kann ein Patient neurotisch sein, nicht aber sein Herz [8]. Insofern erscheint der unspezifische Sammelbegriff *vegetative Neurose* berechtigt. Er klassifiziert die psychogene Dysfunktion eines vegetativen Organs, das nicht unter der Kontrolle des willkürlich innervierten neuromuskulären Systems steht [1].

Delius [17] schlägt die Einteilung psychovegetativer Herz-Kreislauf-Störungen in vegetative Herzanfälle, parakardiale Dysästhesien, kardiorespiratorisches Syndrom, Hyper- und Hypozirkulation sowie vasodynamische System- und Lokalreaktion vor. Diese Definitionen konnten sich bisher allgemein ebensowenig durchsetzen wie international empfohlene Bezeichnungen [14].

Pseudoangina pectoris ist eine Sammelbezeichnung aller funktioneller Herzbeschwerden ohne organische Ursache und damit als negative Definition eine Ausschlußdiagnose [31]. Davon abgrenzen läßt sich das *Syndrom funktioneller kardiovaskulärer Störungen* [68]. Vasoregulative Asthenie bzw. hyperkinetisches Herzsyndrom, Neurasthenie, neurozirkulatorische Asthenie, Effortsyndrom, Da-Costa-Syndrom bzw. „soldiers heart", vasomotorische Neurose, funktionelle Herz-Kreislauf-Störungen und vegetative Dystonie sind andere gebräuchliche Begriffe.

Freud differenziert in den Jahren 1909–1913 zwischen den Aktualneurosen Neurasthenie und Angstneurose. Bereits 1892–1899 beschreibt er Formen des

Angstanfalls „mit Störungen der Herztätigkeit, Herzklopfen, mit kurzer Arrhythmie, mit länger anhaltender Tachycardie bis zu schweren Schwächezuständen des Herzens; Pseudoangina pectoris. Der Schwindelanfall ist nicht selten von der schlimmsten Art von Angst begleitet, häufig mit Herz- und Atemstörungen kombiniert.“ [27]. Freud verweist damit auf den Zusammenhang zwischen Angst und funktionellen Herz-Kreislauf-Störungen. Gut 10% der Patienten einer ärztlichen Praxis leiden nach Richter [59] und Delius [18] unter funktionellen Herz- und Atembeschwerden als Folge von Angstneurosen. Einen umfassenden historischen Abriß über die Entwicklung und den Stand psychosomatischer Kreislaufforschung in England und den USA seit dem ersten Weltkrieg bis zum Jahre 1951 gibt Wyss [82].

2 Patientenbeispiel

Im Jahre 1973 klagt Erwin S., ein heute 25jähriger Verwaltungsbeamter, erstmals über Minderwertigkeitsgefühle. Unter einer Vielzahl von Ängsten dominieren solche im Kontaktbereich. Nach der mittleren Reife und der Ausbildung ist er noch heute an ein und demselben Arbeitsplatz tätig. Erwin fühlt sich schwerwiegend verunsichert, hat erhebliche Bedenken, unter Menschen zu gehen, und hat bisher jeden partnerschaftlichen Kontakt gemieden. Hingegen ist er als Einzelkind stark in den familiären Bereich mit einer dominierenden Mutter eingebunden und wohnt noch immer bei den Eltern. Im Vordergrund seiner Beschwerden stehen Kreislaufstörungen mit stark schwankenden Blutdruckwerten zwischen 90/60 und 160/70, Schwindelgefühle besonders morgens bei Wetterumschwung und in zu warmen Zimmern. In letzter Zeit entwickeln sich Schlafstörungen, die Erwin S. neurologisch abzuklären wünscht. Kopfschmerzen, Übelkeit, Brechreiz und Beklemmungsgefühle sind andere vorgetragene Befindensstörungen. Neurologisch finden sich keine von der Norm abweichenden Befunde. Die Reflexe des vegetativ leicht erregbaren Patienten sind seitengleich lebhaft auslösbar. Bei geringfügigen Belastungen und Veränderungen in seiner Umgebung reagiert der Mann mit Angst- und Panikattacken. Allein der Gedanke, mit anderen Menschen in einem Saal schlafen zu müssen, ruft schwerwiegende psychosomatische Symptome hervor. Nach den Ergebnissen von Persönlichkeitstests handelt es sich um einen ungeselligen, innerlich gespannten, gehemmten, zur Ausbildung psychosomatischer Störungen neigenden und mit geringer Frustrationstoleranz ausgestatteten, introvertierten Menschen.

Statistische Untersuchungen einer Poliklinik in Gießen berichten bei annähernd 30% der Patienten von undifferenzierten Gesundheitsstörungen [52]. Nach Vogler [80] entfallen 35,1% des ärztlichen Gesamtklientels auf funktionelle Störungen bzw. psychovegetative Syndrome. Aufgrund von Erhebungen in westlichen Ländern gibt Uexküll [79] an, daß 30–40% der Patienten, die einen Kardiologen aufsuchen, an nervösen Herzbeschwerden leiden. Frauen sind häufiger als Männer betroffen. Die Zahlen liegen in Wirklichkeit wahrscheinlich wesentlich höher, da funktionelle Beschwerden nicht selten kombiniert mit organischen Herz- und Kreislauferkrankungen auftreten. Göbel [29] findet ganz allgemein bei jedem 5. Patienten einer Stadtrandpraxis ein psychovegetatives Syndrom. Sozial höher gestellte Menschen haben danach ein größeres Krankheitsrisiko; Angestellte, Studenten, Hausfrauen und Selbständige überwiegen.

3 Ätiologie und Pathophysiologie der Kreislaufstörungen

3.1 Zentrale und periphere Kreislaufregulation

Es existieren eine Vielzahl von Schemata, welche die verschiedenen Regulationsmechanismen des Kreislaufs erklären. Je nach Fachzugehörigkeit des Autors überwiegt die Betonung somatischer, psychischer oder neurophysiologischer Faktoren in den Regelkreisen. Dies erklärt die Schwierigkeit, die Vielzahl der möglichen Interaktionsmechanismen bei der Kreislaufregulation umfassend darzustellen.

Der *Blutdruck* des normalen Kreislaufsystems kann durch Veränderungen der Förderleistung des Herzens, durch eine Änderung des Gefäßtonus oder durch beide Größen beeinflußt werden. Die Regulation kardialer Faktoren und des Blutvolumens erfolgt durch das bulbäre Kreislaufzentrum, das Renin-Angiotensin-Aldosteron-System, die Hypothalamus-Hypophyse-Nebennieren-Achse sowie Elektrolyte und Katabolite [70]. Neuere Untersuchungen der elektrischen Reizung limbischer, hypothalamischer und mesenzephaler Kerngebiete zeigen, daß als Ursache für arteriellen Druckanstieg sympathisch-adrenerge Vasokonstriktion, Tachykardie und Bradykardie, unterschiedliche Grade emotionaler Beteiligung während psychomotorischen Verhaltens anzunehmen sind [73]. Neurale und humorale Regulationsmechanismen wiederum ermöglichen eine zentrale Kreislaufsteuerung. Während Kortex und *bulbäres Vasomotorenzentrum* die Blutverteilung steuern (soweit sie zentral integriert und nicht durch *lokale Faktoren* geregelt sind), beeinflussen Presso- und Chemorezeptoren, O_2 und CO_2 das Vasomotorenzentrum [7].

Wie die meisten Hohlorgane werden auch Herz und Gefäße von den antagonistisch wirkenden sympathischen und parasympathischen Fasern des *vegetativen Nervensystems* mit den Überträgerstoffen Noradrenalin und Acetylcholin innerviert [35]. Es ist nachgewiesen worden, daß in der Formatio reticularis des unteren Hirnstamms kardiovaskuläre und respiratorische Neurone funktionell eng gekoppelt und lokalisatorisch nicht trennbar sind [45]. Übersichtlich können die *Strukturen psychovegetativer Organisation* in 3 eng verzahnte Bereiche unterteilt werden [67]:

1. Integrierende Regulationsstellen des ZNS:
   - Hypothalamus als Knotenpunkt mehrerer Regelkreise;
   - Formatio reticularis, die durch Afferenzen aus dem Sensorium, dem Kortex und dem limbischen System aktiviert wird;
   - limbisches System, das als Moderator affektiver Resonanz eine zentrale Rolle bei der Entstehung von Angst spielt;
   - Neokortex, der die Verbindung zum Bewußtsein und damit die Möglichkeit einer intellektuellen Kontrolle schafft.
2. Vegetative Regulationszentren im Bereich von Medulla oblongata, Dienzephalon und Hypophyse.
3. Peripheres vegetativ-nervöses System mit Sympathikus und Parasympathikus, Ganglien und Rezeptoren.

3.2 Psychosomatisches Verkettungssyndrom

Delius [19] hat am Beispiel des Extrakardialschmerzes 4 Faktoren in eine psychologisch-physiologische Beziehung gesetzt. Erhöhte emotionale Erregungsneigung (z. B. bei Angst, psychosozialem Streß), Sympathikushyperaktivität (Tachykardie, Blutdrucksteigerung) und niedere zentrale Schmerzschwelle bei spondylogenen Wurzelreizerscheinungen älterer Menschen können mitbeteiligt sein am Entstehen kardial bezogener Angstsyndrome. In einem modifizierten Schema stellt Delius emotionell-vegetative Regulationsstörungen, extramedulläre Nervenirritationen und koronare Herzkrankheiten als „Verkettungssyndrom" in den verschiedenen Mischformen klinischer Erscheinungsbilder dar (Abb. 1). Besonders deutlich wird daran die vom niedergelassenen Arzt beklagte Problematik, die dem jeweiligen Syndrom gerechtwerdende Entscheidung bei Diagnostik und Therapie zu finden. Bei rein somatischer Orientierung ist ärztliches Handeln eindimensional ausgerichtet. Bei psychosomatischer Betrachtung von Kreislaufstörungen müssen emotional-psychische, psychophysiologische und somatische Aspekte gleichzeitig in Diagnostik und Therapie berücksichtigt und in ihrer Bedeutung gewichtet werden. Uexküll [79] formuliert deswegen, daß man es zur Deutung psychophysischer Prozesse und ihrer Störungen bei somatischen Reglermodellen und psychoanalytischen Theorien mit zwei Fachsprachen zu tun habe. Das wahre Modell zur Interpretation psychosomatischer Kreislaufstörungen müsse seine Terminologie einer über den Fachsprachen stehenden Begrifflichkeit entnehmen [62].

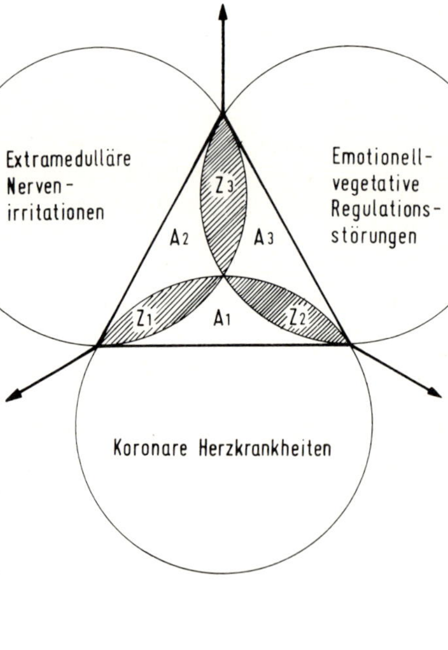

Abb. 1. Verkettungsschmerzsyndrom der Herz- und Brustgegend. *A* „Reine" Syndrome, A_1 Angina pectoris vera, A_2 pseudoanginöses Wurzelsyndrom, A_3 Angina pectoris vasomotorea; *Z* „Zwitter"-Syndrome, Z_1 Verkettungsangina I („intrication vertebrocoronarienne" bzw. „coronarienne-digestive") Z_2 Verkettungsangina II („intrication neurocoronarienne"), Z_3 vegetatives Reizsyndrom des linken oberen Körperviertels (Quadrantensyndrom). (Nach Delius [19])

3.3 Psychophysiologische Aspekte abnormer Kreislaufregulation

Jede Bemühung um eine psychosomatische Theorie von Kreislaufstörungen bleibt wegen der methodischen Situation spekulativ, wenn Modelle angestrebt werden [62]. Zahlreiche Phänomene sind geeignet, somatische Kreislaufprozesse psychisch auszulösen. Vor allem extreme Verhältnisse bilden den Rahmen des psychophysischen Interpretierens. In der Regel ist es methodisch definierbar, ob eine psychosomatische Wirkungskette im Psychischen oder Somatischen beginnt.

Auf der Suche nach bioelektrischen Veränderungen im EEG bei Patienten mit dynamisch-labiler Blutdruckregelung können eine deutliche Dysrhythmie und Frequenzlabilität, eine sog. „hyperexcitabilité neuronique" im Sinne von Gastaut, und Hypersynchronien (ungebremste Entladungen bzw. abnorme episodische Verlangsamung) im Hyperventilationstest nachgewiesen werden. Das gehäufte Auftreten vagovasaler Synkopen bei Kranken mit dynamisch-labiler Blutdruckregelung wird mit einer krisenartigen Änderung des zentralen Erregungsniveaus erklärt bzw. mit einer „Führungsgrößenaufschaltung" durch höhere Zentren [51].

Der Begriff des *psychosomatischen Funktionskreises* bezeichnet modellhaft Bezüge zwischen zentralnervösen Erregungsprozessen und dem Erlebnisgeschehen, also zwischen Physiodynamik und Psychodynamik. „In der Erbmasse vorgeprägte, von der somatischen und seelischen Lebensgeschichte unterschiedlich ausdifferenzierte Instabilitäten schaffen eine Anfälligkeit in der psychovegetativen Organisation." [17]. In Anlehnung an Eysenck ist die Bezeichnung *Dysthymie* gebräuchlich und läßt sich testpsychologisch objektivieren [20]. Im psychophysiologischen Bereich werden 3 Mechanismen mit provokativ-pathogener Einwirkung für die *Ausbildung manifester Störungen* verantwortlich gemacht [17]:

1. Entstehung zusätzlicher vegetativer Reflexe;
2. Entregelung oder Umprogrammierung physiologischer Rückkopplungs- und Steuerungsvorgänge;
3. Entwicklung atypischer Regulationsmuster höherer Ordnung oder entsprechender Verhaltensweisen.

3.4 Psychosozialer Streß und Herz-Kreislauf-Störungen

Die Zunahme koronarer Herzkrankheiten seit Kriegsende wird vorwiegend auf Stressoren psychosozialer Art in unserer Umwelt zurückgeführt. Bisherige sog. Risikofaktoren (Stoffwechselstörungen, körperliche Inaktivität, Hypertonie usw.) sind nur ein Aspekt endogener und exogener Komponenten der Theorie vom psychosozialen Streß [63]. Abbildung 2 faßt einige Faktoren auf dem Weg zur psychosomatisch bedingten Herz-Kreislauf-Störung zusammen [63]. Ergebnisse des „life changes scaling experiment" [57] zeigen Lebensereignisse, bei denen der Eintritt einer Krankheit mit hoher Wahrscheinlichkeit vorauszusagen ist. Besonders bedeutsame Ereignisse hierfür sind:

- Tod des Ehepartners,
- Ehescheidung,
- Trennung vom Ehepartner,
- Gefängnisaufenthalt,

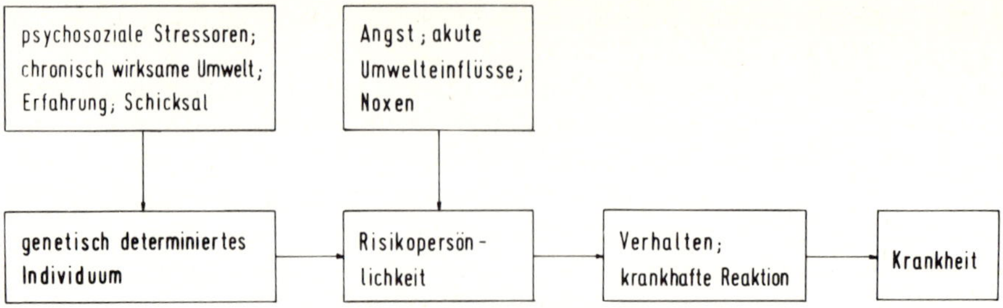

Abb. 2. Faktoren für die Entstehung psychosomatischer Kreislaufstörungen. (Nach Schäfer [63])

- Tod eines nahen Familienangehörigen,
- eigene Verletzung oder Krankheit
- Verlust des Arbeitsplatzes,
- Pensionierung.

Streß als letztlich emotinale Reaktion auf eine gesellschaftliche Umwelt bedingt physiologische Reaktionen des limbischen Systems, des Hypothalamus und bewirkt über die Hypophyse die Ausschüttung von adrenokortikotropem Hormon (ACTH). Gesellschaftliche Schadfaktoren werden damit physiologisch, also naturwissenschaftlich erklärbar [63]. Unter psychischen Belastungen führt die Noradrenalin- und Adrenalinfreisetzung zur Steigerung kardiozirkulatorischer und metabolischer Prozesse, deren energetische Umsetzung in der entwicklungsgeschichtlichen Bedeutung (Flucht, Kampf) verlorengegangen ist. Die im Organismus eingeleiteten Vorgänge werden nicht genutzt und können sich unter Umständen negativ, krankheitsauslösend auswirken [38]. So ist es möglich, daß Streß durch zentralnervöse Reize und sofortiges Reagieren der Kranzgefäße zur spastisch ausgelösten Erhöhung des Koronarwiderstands mit einem Sauerstoffdefizit am Herzmuskel führt [50].

4 Testpsychologische Untersuchungen und Persönlichkeitsmerkmale bei psychosomatischen Kreislaufstörungen

4.1 Testpsychologische Symptomatologie

Ebenso vielfältig wie das Erscheinungsbild psychosomatisch bedingter Kreislaufstörungen ist die Möglichkeit ihrer Ursachen und Erklärungen. Untersuchungen zur Persönlichkeitsstruktur gewinnen in den letzten beiden Jahrzehnten durch differenzierte testpsychologische Möglichkeiten an Bedeutung. Eine Zusammenstellung der gebräuchlichsten Meßverfahren in der Psychopathologie informiert über Anwendbarkeit, Aufbau und Gütewerte der einzelnen Tests [23]. Das gemeinsame Auftreten von gefäßbedingten Anfällen („vasomotorische Anfälle") mit Todesängsten, feministisch-dysplastischen Zügen, Stottersymptomatik und erhöhtem Fleiß bei gesteigertem Anpassungsbemühen veranlaßt Schraml [69] zur Veröffentlichung der Kasuistik eines 12- und 19-jährigen Patienten. Tränkle [78] findet bei Vasolabilen eine überzufällige Folge von nervös Erschöpften. Sie arbeiten in gehobenen Berufen „leistungsmäßig" an der Spitze.

Über ausführliche testpsychologische Untersuchungen und Exploration an 50 männlichen Herzinfarktpatienten mit Hilfe eines „vertieften ärztlichen Gespräches" berichtet Hahn [30]. Bei der testpsychologischen und verhaltenspsychologischen Analyse persönlichkeitsstruktureller Merkmale werden unterschiedliche Grade von *Zwanghaftigkeit* nach einer siebenstufigen Skala von Jouve (zit. nach [30]) registriert. Merkmale wie übermäßig gewissenhaft, pedantisch und ordentlich stimmen dabei auch mit Ergebnissen anderer Autoren überein. Die äußerlich gut angepaßten und realitätsorientierten Zwangsmechanismen werden dahingehend interpretiert, daß sie überwiegend der Abwehr eines früher liegenden depressiven Ambivalenzkonflikts dienen.

Mechelke u. Christian [51] erkennen in Patienten mit dynamisch-labiler Blutdruckregelung „Überforderer". Diese Menschen sind häufig in Situationen verwikkelt, deren Grundzug ein chronisches Mißverhältnis zwischen Wollen und Können ist. „Je intensiver die Kraft, mit der sich die Person mit ihrem Vorhaben identifiziert, um so intensiver reagiert sie auch emotional auf Erfolg und Mißerfolg."

Rosenman u. Friedman schildern den Verhaltenstyp A mit überstarker Aktivität, andauerndem Antrieb zum Erfolg, Bemühen um Bestlösungen, Gefühl von Zeitdruck, ausgeprägtem Pflichtgefühl und Angespanntheit als prädisponiert für Herzinfarkte [61]. Stocksmeier [74] dagegen legt, im Gegensatz auch zu Hahn [30], in einer großangelegten Studie dar, daß es eine „Herzinfarktpersönlichkeit" mit an Sicherheit grenzender Wahrscheinlichkeit nicht gibt. In einer methodisch sehr differenzierten Untersuchung mit zum Teil veränderten psychologischen Testverfahren weist Stocksmeier [75] später nach, daß Herzinfarktpatienten und Patienten mit vegetativem Syndrom sich im gleichen Maße von gesunden Menschen unterscheiden. Sie sind leichter erregbar, nervöser und konzentrationsgestörter, weniger extravertiert, depressiver und emotional labiler als diese.

Bei den bisherigen objektiven Untersuchungen zur Klärung von Kreislaufstörungen erscheinen die Ergebnisse von Engelhard [22] bedeutsam. Die Beschreibung und Untersuchung geht von der psychosomatischen Grundannahme aus, daß Krankheit ausschlaggebend erlebnisbedingt ist. Die Untersuchung weist bei Kindern zwischen 7 und 15 Jahren mit Kreislaufstörungen eine hohe *leistungsbezogene Grundmotivation* nach. Die *Furcht vor Mißerfolg* überwiegt die Hoffnung auf Erfolg und ist bei ihnen stärker ausgeprägt als bei Vergleichskindern. Die innere Leistungssituation wird dabei als ein Spannungsfeld zwischen Selbsteinschätzung und Anspruchsniveau erläutert. Zur Klärung der kausalen Psychodynamik bietet sich die psychoanalytische Narzißmustheorie an. Aus den Untersuchungen werden bei kreislaufgestörten Kindern folgende Hypothesen abgeleitet:

1. Unsicheres Selbstwertgefühl bedingt ein Schwanken zwischen irreal überhöhten Anspruchserwartungen und Minderwertigkeitsgefühlen.
2. Kränkungen kann nur in unreifer, d.h. regressiver Form begegnet werden.
3. Den drei Phasen der Ich-Entwicklung entsprechen verschiedene Stufen des Selbstwertgefühls:

orale Phase – Akzeptiertwerden;
anale Phase – Macht und Größe;
ödipale Phase – psychosexuelle Identität als Hauptanliegen des Selbstwertgefühls.

Unter Hinweis auf Kierkegaard und Jaspers führt Engelhard [22] aus, daß Sich-zu-sich-selbst-Verhalten eine „Standpunktverschieblichkeit“ ermöglicht, die grundlegend unsicher macht. In unserer Zeit findet eine besondere Verunsicherung durch Bedeutungsveränderung der Quellen des Selbstwertgefühls statt. Die Familie als Instanz der Vermittlung von Akzeptiertsein und Gesichertsein, von Autorität, Macht und Größe sowie von psychosexueller Identität ist in Frage gestellt, Leistungs- und Konsumgesellschaft geraten in Mißkredit. Als Folge dieser Konflikte können Menschen an orthostatischen Kreislaufstörungen leiden. „Das Selbstwertgefühl hat seine selbstverständliche Orientierung verloren und neue Wege des Zu-sich-selbst-Findens sind noch nicht gefunden.“ Diese Ergebnisse und ihre Interpretation dürften dem niedergelassenen Arzt bei der Exploration kreislaufgestörter Patienten und auf der Suche nach psychodynamischen Zusammenhängen hilfreich sein.

Die Bedeutung psychologischer Faktoren wird unterstrichen durch Ergebnisse von Myrtek [53], der bei 700 Herz-Kreislauf-Patienten mit überwiegend somatisch orientierten Untersuchungsmethoden kein globales physiologisches Konzept für Labilität und Sympathikotonie-Vagotonie finden konnte. Auch sind Art und Ausmaß der geklagten Beschwerden von den somatischen Befunden weitgehend unabhängig. In einer Übersichtsarbeit weisen Lehr u. Thomae [46] darauf hin, daß *psychosozialen Stressoren* und der *Angst als situationsspezifischer Primärreaktion* eine zentrale Bedeutung bei Herz-Kreislauf-Erkrankungen zukommen. Allgemeine Unzufriedenheit im familiären und beruflichen Bereich (wie Zeitdruck, Lärm, Hitze, häufige unnötige Unterbrechungen) sowie unrealistische Einschätzungen von Belastungssituationen (wie zu niedrige Einschätzung von Gefahr, zu hohe Einschätzung der eigenen Kompetenz oder umgekehrt) sind nach Siegrist [71] Diskrepanzerlebnisse, die den kritischen „chronischen Streß“ bedingen können (s. Abb. 2).

4.2 Psychoanalytische Konstrukte

Richter zählt die Angstneurose nicht wie Freud zu den Aktualneurosen, sondern versteht sie als einwandfrei konfliktbedingte Neurose [60]. Als Gefühl hat Angst soziologische, psychologische und physiologische Komponenten, einen affektivmotorischen, verhaltensmäßigen und neurologisch-endokrinologischen Aspekt [37]. So stellt König [43] fest, daß die Blutdruckamplitude ängstlich-agitierter depressiver Patienten signifikant höher ist als die nicht depressiver Kontrollpersonen. Bei Patienten mit Herzsensationen als Folge konfliktbedingter Neurosen findet sich eine ausgeprägte Fixierung auf die Phase unvollständiger Abgrenzung von Ich und Außenwelt, von der Mutter [60, 72]. Diese Kranken mit Trennungsangst fürchten in Wirklichkeit nicht die Herzkrankheit, sondern suchen sie, um ihren Konflikt an einem greifbaren Partner austragen zu können, anstatt dem ungreifbaren Selbsthaß der Depression anheimzufallen. Es läßt sich die Hypothese formulieren, daß die sog. Herzneurose repräsentativ für das Mutterintrojekt besteht. Kreislaufreaktionen bei der Symptomatologie des Cor nervosum mit Herzklopfen, Tachykardie, Rhythmusstörungen und Beklemmungen sind dabei besonders häufig kombiniert mit Atembeschwerden wie Nicht-durchatmen-Können [49]. Gleichzeitig jedoch muß darauf hingewiesen werden, daß die neurotische, organische und psychotische Manifestation solcher Persönlichkeitskonflikte von Faktoren abhängig sind, die heute noch nicht wissenschaftlich beschrieben werden können [9]. Langenmayr [44] schlägt zur Klärung unbewußter Motivationen für eine Vielzahl von Verhaltensweisen die Untersuchung von Faktoren der Familienkonstellation in der psychosomatischen Forschung vor.

5 Diagnostik des niedergelassenen Arztes bei psychosomatischen Kreislaufstörungen

Die situationsbezogene Kommunikation mit dem Erfassen der Gesamtpersönlichkeit des Patienten bildet die Grundlage der Diagnostik psychosomatischer Erkrankungen und damit auch der Herz-Kreislauf-Störungen. Auch wenn Patienten mit Kreislaufstörungen bei der ersten Konsultation die psychische Problematik sozusagen auf den Tisch legen (z. B. eine 43jährige Frau: „Ich habe immer wieder so mit dem Kreislauf zu tun, seit unser Junge aus dem Haus gegangen ist.“), wird jedoch nur selten auf die gleichzeitige somatische Diagnostik verzichtet werden können. Dem Elektrokardiogramm und wiederholten Blutdruckmessungen wird eine zentrale Bedeutung zuerkannt. Ist der Kranke hingegen auf die rein somatische Komponente seiner Befindensstörungen fixiert, muß meist bei symptomatischer Therapie und abwartendem Offenlassen die erneute Konsultation abgewartet werden. Beim Persistieren der Kreislaufstörungen hat die weiterführende Diagnostik *somatische und psychologisch-psychoanalytisch orientierte Methoden,* evtl. auch Meßverfahren der Psychopathologie, zu berücksichtigen.

5.1 Elektrokardiographische Untersuchungen bei der Diagnostik psychosomatischer Kreislaufstörungen

5.1.1 Ergotamin- und Atropintest

Einflüsse des vegetativen und zentralen Nervensystems können primär extrakardial verursachte Erregungsrückbildungsstörungen bedingen [32]. Ausgeprägte *Sympathikotonie* (bei hypertoner Regulationsstörung mit dynamischer Labilität, Erregungszuständen, aber auch bei leichten Funktionssteigerungen der Schilddrüse) ist an Sinustachykardie, spitz hohen P in II, III und aVF erkennbar. Bei der Ermüdungsform findet sich T in Ableitungen mit hohen R oft abgeflacht oder präterminal negativ, nicht selten gesenktes ST. Zur Differenzierung von organisch bedingten Veränderungen dient der *Ergotamintest.* Mit diesem kommt es durch subkutane oder intramuskuläre Gabe des Sympathikolytikums Ergotamintartrat (Gynergen 1 ml = 0,5 mg) bei vegetativ bedingten Erregungsrückbildungsstörungen in 20–40 min zur völligen EKG-Normalisierung. *Parasympathikotonie* (z. B. auch bei hypotonen Asthenikern) bedingt Sinusbradykardie und evtl. das Einspringen des AV-Knotens als Schrittmacher. P ist häufig klein, PQ verlängert. Durch den *Atropintest* (i.v. Gabe von 1 mg Atropinumsulfuricum) bei bradykarden Herzrhythmusstörungen können funktionell reversible Formen einer Reizbildungs- oder Erregungsleitungsstörung von organisch unbeeinflußbaren Formen anhand der direkt dämpfenden Wirkung auf den Vagus differenziert werden [32].

5.1.2 Steh-EKG

Auch bei Gesunden findet sich als Aufstehreaktion im Steh-EKG (Orthostaseversuch), deutlicher nach 10–20 min Stehen (Spätreaktion), eine Rechtsrotation von QRS, höhere P in II und III sowie ein mäßiger Frequenzanstieg [32]. Die abnorme Stehreaktion als Folge einer schweren orthostatischen Regulationsstörung ist durch deutliche ST-Senkung und T-Abflachung gekennzeichnet. Diese Veränderungen müssen nicht regelmäßig zu finden sein, sind jedoch am häufigsten in den Morgenstunden.

5.1.3 Belastungs-EKG

Zur objektiven Differentialdiagnose der organischen Angina pectoris mit pathologischen ST-Veränderungen als Ausdruck echter Belastungsischämie gegenüber funktionellen stenokardischen Beschwerden dient das Belastungs-EKG. Bei den funktionellen Beschwerden verändert sich das Ruhe-EKG durch Belastung nicht; Erregungsrückbildung und Herzrhythmus bleiben unbeeinflußt [66]. Die Belastung kann abgestuft mit dem Fahrradergometer oder der Kletterstufe erfolgen. Kriterien ischämischer Reaktion können sein:
- horizontale ST-Senkung;
- deszendierende oder muldenförmige ST-Senkung,
- gehobener ST-Abgang vom absteigenden R-Schenkel oder steil aszendierender ST-Anstieg bei vertieftem Beginn,
- Auftreten von Arrhythmien (am häufigsten als Extrasystolen; mehr als 6 je Minute), Schenkelblockbildern oder QRS-Verbreiterung.

5.1.4 β-Rezeptorenblocker-Test bei sympathikotoner Herzstörung

Dieser Test [66] ist zeitlich aufwendiger. Es lassen sich damit funktionell-sympathikotone Störungen von der organischen Myokarditis oder anderen organisch bedingten pathologischen Veränderungen der Erregungsrückbildungsstörung abgrenzen.

5.2 Andere Tests bei der Diagnostik psychosomatischer Kreislaufstörungen

5.2.1 Orthostatischer Test nach Schellong

Zentrale Bedeutung bei der Diagnostik funktioneller kardiovaskulärer Allgemeinbeschwerden mit Schwindel, Ohnmachtsneigung, Abfall der Leistungsfähigkeit und funktionellen Herzbeschwerden hat der orthostatische Kreislauftest nach Schellong [66]. Dabei werden Blutdruck und Puls gemessen:

1. am rechten Arm im Liegen,
2. nach 10minütigem freiem Stehen ohne psychische Ablenkung,
3. erneute Messung nach weiteren 10 min Stehen.

Die Auswertung differenziert *3 Grundtypen* orthostatischer Kreislaufregulationsstörungen:

1) *hypersympathikoton-tachykarde Form* mit Verkleinerung der Blutdruckamplitude bei mäßigem Abfall des systolischen und deutlichem Anstieg des diastolischen Drucks und Frequenzbeschleunigung im Stehen;
2) *hyposympathikoton-normokarde Form* mit Amplitudeneinengung des Blutdrucks durch Abfall des systolischen ohne deutliche Veränderung des diastolischen Drucks bei Pulsfrequenzkonstanz;
3) *asympathikoton-bradykarde Form* mit Abfall der systolischen und diastolischen Blutdruckwerte bei konstant langsamem Puls.

5.2.2 Steh-Auskultationstest

Der Steh-Auskultationstest bei akzidentellem Herzgeräusch [66] untersucht im Liegen und Stehen Geräuschveränderungen zur Unterscheidung funktionell-akzidenteller von organischen Herzgeräuschen. Letztere ändern ihre Intensität bei Orthostase nicht und bleiben in ihrer Lautstärke und dem Klangcharakter durch Änderung der Körperlage vom Liegen zum Stehen in der Regel unbeeinflußt.

5.2.3 β-Rezeptorenblocker-Test bei Hypertonien

In diesem Test erfolgt die therapeutisch bedeutsame Abgrenzung situativ-labiler Erregungshypertonie *bei Hypersympathikotonie* von anderen Formen primärer und sekundärer Hypertensionen [66]. Blutdruck und Ruhepulsmessung zeigen vor und 60 bzw. 120 min nach oraler Gabe eines β-Rezeptorenblockers bei sympathikotoner Erregungshypertonie einen Abfall des systolischen und diastolischen Blutdrucks.

5.3 Meßverfahren der Psychopathologie

Messung und Meßverfahren in der Psychopathologie [23] zur Untersuchung von Persönlichkeitsmerkmalen sowie testpsychologische und verhaltenspsychologische Analysen sind von besonderem Interesse für die Beantwortung wissenschaftlicher Fragestellungen, weniger bedeutsam hingegen für Diagnostik und Therapie des niedergelassenen Arztes. Es wird jedoch darauf hingewiesen, daß sich einige Tests auch zur Untersuchung von Kollektiven einer bestimmten Grundgesamtheit mit psychosomatischen Kreislaufstörungen bewährt haben [21, 22, 24, 25, 30].

5.4 Psychoanalytisch orientierte Methoden

Bei der Diagnostik psychosomatischer Kreislaufstörungen sollten stets dann psychoanalytisch orientierte Methoden zur Anwendung kommen, wenn organbedingte Störungen ausgeschlossen werden können und die Kreislaufstörungen von mehr als episodenhafter Dauer sind. Diagnostische und therapeutische Verfahren gehen oft ineinander über. Aus der Vielzahl der Literatur zur Einführung in psychoanalytische Methoden kann nur eine willkürliche Auswahl erfolgen. Deren Anwendung wiederum ist nicht auf psychosomatisch bedingte Kreislaufstörungen beschränkt, sondern bei den meisten psychosomatischen Krankheitsbildern anwendbar.

Das Erstinterview in der Psychotherapie beschreibt anschaulich Argelander [2]. Die Information über Grundlagen der Psychoanalyse [81] leitet zur Technik der Psychoanalyse [3] über. Die Diagnostik schließt ab mit der Wahl einer geeigneten psychotherapeutischen Methode [65]. Zur Einführung in die Beziehungsdiagnostik in der Achtung und im Verständnis zum Patienten kann die Teilnahme an einer Balint-Gruppe [48] hilfreich sein.

6 Differentialdiagnose psychosomatischer Kreislaufstörungen

Unter dem Begriff *Syndrom funktioneller kardiovaskulärer Kreislaufstörungen* wird eine Vielzahl von Definitionen unterschiedlicher Krankheitsbilder zusammengefaßt. Bei der oft wechselnden Symptomatik und der Verschiedenartigkeit der Befindensstörungen und Befunde fällt eine klare Abgrenzung teilweise schwer. Ganz allgemein charakterisiert eine *vegetative Neurose* [1] die psychogene Dysfunktion eines vegetativ gesteuerten Organs oder Organsystems, das also nicht unter der Kontrolle des willkürlich innervierten neuromuskulären Systems steht. Für den niedergelassenen Arzt ist das Erkennen funktioneller kardiovaskulärer Kreislaufstörungen wichtig. Subjektives Beschwerdebild des Patienten und klinische Befunde sind dabei gleichermaßen bedeutsam.

6.1 Subjektives Beschwerdebild

Bei psychosomatischen Kreislaufstörungen ist nach Registrieren der Befindensstörungen des Patienten ein *Ordnen der Symptome* sinnvoll [33–39] in:

1. *unspezifische Allgemeinsymptome* wie Mattigkeit, Müdigkeit, Leistungsschwäche, Vergeßlichkeit, Konzentrationsschwäche, Verstimmung, Lustlosigkeit, Reizbarkeit, Ungeduld, Unausgeglichenheit, Schlafstörungen;
2. *Symptome kardiogener Prägung,* die jedoch auch bei psychovegetativer Dysregulation beobachtet werden, wie verschiedenartig definierte Sensationen in der Herzgegend, Herzklopfen, Herzunruhe, Absterben des linken Armes, Unverträglichkeit der linken Seitenlage, anfallsartige Kurzatmigkeit.

Symptome, die gleichzeitig bei organischen Herzkrankheiten und psychovegetativer Dysregulation auftreten können, müssen weiter differenziert werden. Besonders bei *Stauung im kleinen Kreislauf* sind zu beobachten: Dyspnoe in Ruhe, bei Belastung und nachts, Husten, Auswurf, Schlafstörungen, Herzdruck bei Linkslage und Flachliegen. Abendliche Ödeme, Nykturie, Meteorismus, Verdauungs- und Appetitstörungen hingegen treten häufig bei *Stauung im großen Kreislauf* auf. Auch bei *Angstneurosen* finden sich Herzschmerzen, Herzstolpern und Herzklopfen. Schwindel, Durst, Schweißbildung, Regelstörungen und Tremor sind andere bei organischen Herzkrankheiten *und* funktionellen Störungen zu beobachtende Symptome. Verschiedene unspezifische Allgemeinsymptome sollten eine larvierte *Depression* ausschließen lassen.

Die Einteilung der folgenden Krankheitsbilder geschieht nach dominierenden Symptomen unter Berücksichtigung von Besonderheiten für den niedergelassenen Arzt. Entsprechend der Bedeutung bei der ambulanten Krankenversorgung werden deshalb hypertone und hypotone Kreislaufregulationsstörungen, Kollaps und kreislaufbedingte Bewußtlosigkeit, Angstsyndrom mit Herzsensationen und Herzrhythmusstörungen bevorzugt abgehandelt.

Über Fragestellungen von mehr differentieller Abgrenzung im klinischen Sinne und Definitionen des angloamerikanischen Schrifttums informiert Fachliteratur [31, 58].

6.2 Syndrome funktioneller kardiovaskulärer Kreislaufstörungen

6.2.1 Hypertone Regulationsstörung mit dynamischer Labilität

(Hypertensives Syndrom; Syndrom hypertensiver Regulationsstörung; kardiovaskuläre Hypertonie; hyperkinetisches Herzsyndrom; vasoregulative Asthenie)

Empirisch ermittelten Christian et al. [12, 13] subjektive Standards des Beschwerdeprofils bei den beiden Grundformen der Regulationsstörungen. Bei der hypertonen Form finden sich in rangmäßiger Folge:

1. Nervosität
2. verringertes Leistungsvermögen
3. Schwindelgefühl
4. Schlafstörungen
5. Spannungsgefühl
6. Herzbeklemmungen
7. Herzangstgefühle
8. Herzklopfen
9. Herzbeschwerden bei Erregung
10. Herzstiche
11. Kopfdruck und -schmerz
12. Herzbeschwerden bei Anstrengung
13. „Gespannte Erschöpfung"
14. Kalte Hände und Füße
15. Herzstolpern, -klopfen, -jagen
16. Vermehrtes Schwitzen

Insgesamt 24 verschiedene Angaben, die *allein* von geringem diagnostischem Wert sind, werden angegeben. *Mehrere* der Befindensstörungen geben Hinweise und führen bei sinnvoll sich daraus ableitender Untersuchung zur Sicherung der Diagnose.

Eine Hypertonie liegt nach Definition der WHO dann vor, wenn der systolische Blutdruckwert über 160 mmHg und der diastolische über 95 mmHg liegt. Tachykardie, Erhöhung des systolischen Blutdrucks und labile Blutdruckregulation im Stehversuch bei kalten, feuchten Akren, Tremor, Gesichtsrötung und sympathikotone Veränderungen im Steh- und Belastungs-EKG sind Befunde bei hypertoner Regulationsstörung mit dynamischer Labilität [76]. Kardiovaskuläre Hypertonien bedingen 1,5–2% aller Hypertonien.

6.2.2 Hypotone Regulationsstörung mit statischer Labilität

(Orthostatisches Syndrom; konstitutionelle Hypotonie; kardiovaskuläre Hypotonie; orthostatische Hypotension)

Von Hypotonie spricht man bei systolischen Blutdruckwerten von weniger als 100 mmHg. Bei hypotoner Regulationsstörung und statischer Labilität ist das Blutdruckverhalten die Folge der Abnahme des Minutenvolumens infolge vermindertem Venomotorentonus [51]. Unter den Standards subjektiver Symptomatik bei hypotoner Regulationsstörung finden sich [12, 13]:

1. Müdigkeit
2. Schwindelgefühl
3. Verringertes Leistungsvermögen
4. Magen-Darm-Beschwerden
5. Nervosität
6. Luftnot
7. Kopfsensationen
8. Herzklopfen
9. Angstgefühle
10. Kalte Hände und Füße
11. Obstipation
12. Appetitstörungen
13. Ungenügende Entspannung
14. Schlafstörungen
15. Ohnmachtsneigung
16. Herzstiche

Acht weitere Symptome bezeichnen überwiegend Herzsensationen. Beim Zusammentreffen von 14 Befindensstörungen kann mit hoher Wahrscheinlichkeit [99%] auf das Syndrom geschlossen werden [12]. Zur Abgrenzung gegenuber der *neurogenen Positionshypotonie* spricht die hypodyname Regulationsstörung im Stehversuch nach Schellong mit systolischem *und* diastolischem Blutdruckabfall für letzteres Krankheitsbild. Außerdem *fehlen* Symptome einer sympathikotonen Gegenregulation wie Schwitzen und Tachykardie [31]. Das Steh-EKG ist auch bei der Diagnostik dieses Krankheitsbilds bedeutsam [32].

6.2.3 Kardiovaskulär bedingte Bewußtseinsverluste

(Synkopale Zustände bei vasovagalem Syndrom oder Synkope; Faint; psychasthenische Ohnmacht; Schreck- oder Schocksynkope; sympathikovasale Krise)

Krisenhafte Regulationsstörungen mit synkopalen Zuständen können bedingt sein [31]:

1. *kardial* durch eine Verminderung des Herzminutenvolumens mit und ohne Ventrikelstillstand bei Rhythmusstörungen, Herzinsuffizienz oder anderen die Förderleistung des Herzens einschränkenden Erkrankungen;
2. durch *Verminderung des venösen Rückflusses* zum Herzen durch periphere Gefäßdilatation (vagovasaler Kollaps), Verminderung des Blutvolumens oder gestörten Rückfluß des Bluts;
3. durch kurzdauernde *zerebral bedingte Bewußtseinsverluste*.

Psychische Faktoren sind vor allem beim *Vasomotorenkollaps* als Folge peripherer Gefäßdilatation im Rahmen psychosomatischer Kreislaufstörungen bedeutsam. Schreck- und Unfallsituationen, Venenpunktion oder unangenehme Nachrichten setzen Reflexe in Gang, die den situationsbedingten Kollaps sensitiver Patienten bewirken können. Im Gegensatz zum hysterischen Kollaps ist der Blutdruck erniedrigt. Vom Vasomotorenkollaps ist der *orthostatische Kollaps* abzugrenzen, der in aufrechter Körperhaltung bei aufgeschossenen Jugendlichen oder nach langem Stehen an gleicher Stelle auftritt. Auch Antihypertensiva, Saluretika, Laxanzien und Nahrungskarenz bei Abmagerungskuren können auslösend wirken.

6.3 Angstneurose

(„Herzneurose"; Cor nervosum; Kardialgie; „Herzphobie"; „cardiac neurosis"; soldiers heart; Effortsyndrom; Da-Costa-Syndrom)

Da Costa grenzte 1871 ein Krankheitsbild der *Pseudoangina pectoris* gegen die Angina pectoris vera ab. Der dumpfe Präkordialdruck mit zum Teil sekundenlangem Stechen kann wie bei der Angina pectoris vera in den linken Arm ausstrahlen, jedoch treten die Beschwerden bei der Pseudoangina pectoris gelegentlich *nach, nie während* körperlicher Belastung auf und werden durch körperliche Arbeit eher gebessert. Aufregung und Angst sind in der Anamnese bei ⅔ der Patienten zu eruieren. Parade [56] nennt Herzklopfen, Tachykardie, Rhythmusstörungen, Stenokardie, Angst, Beklemmungen, Unruhe und in der Selbstbeobachtung Trennungsangst, nervöse Dyspnoe, Hyperventilation, Seufzeratmung, Erstickungsangst und Parästhesien als Symptome bei Cor nervosum. Die sog. Herzphobie entwickelt sich häufig im Anschluß an einen sympathikovasalen Anfall [11]. Die hartnäckigen Anklammerungsängste können sich zu einer Raum- und Platzangst (Klaustrophobie) ausweiten.

6.4 Herzrhythmusstörungen

Psychosomatische Herzrhythmusstörungen beschränken sich *nur* auf *Reizbildungsstörungen* (Sinus- und supraventrikuläre Tachykardien, seltener Kammertachykardien, Anfälle von Vorhofflimmern, mono- und heterotope Extrasystolien). Störungen der *Erregungsleitung* sind *nicht* in psychosomatischem Zusammenhang zu interpretieren [10]. Das Herzjagen ist häufig von ängstlichen Erregungs- und Spannungszuständen begleitet. Während die Extrasystolen oft weniger stören, wird der besonders kräftige Herzschlag nach der kompensatorischen Pause meist deutlich gespürt („Herzstolpern"). Von praktischer Bedeutung ist, daß sich bei Patienten mit harmlosen Extrasystolen durch ärztliche Hinlenkung nicht selten eine schwere „Herzneurose" entwickelt. In Kenntnis dieser Gefahr sollte der Arzt versuchen, den Patienten auf die Bedeutungslosigkeit der als „Herzstolpern" empfundenen Sensationen hinzuweisen [42].

7 Therapie psychosomatischer Kreislaufstörungen

7.1 Problematik

Längere Zeit hat in der Psychosomatik die nahezu ausschließliche Orientierung an der psychoanalytischen Theorie eine Fortentwicklung und Ausweitung dieses Fachgebiets verhindert sowie berechtigte Skepsis bei konservativen Wissenschaftlern erzeugt [6]. „Die Auffassung von der Kausalrelation Psychisches verursacht Psychosomatisches ist der Sicht von der Multikausalität physischer Störungen der Korrelation und der Interdependenz von Variablen verschiedener Beschreibungs-

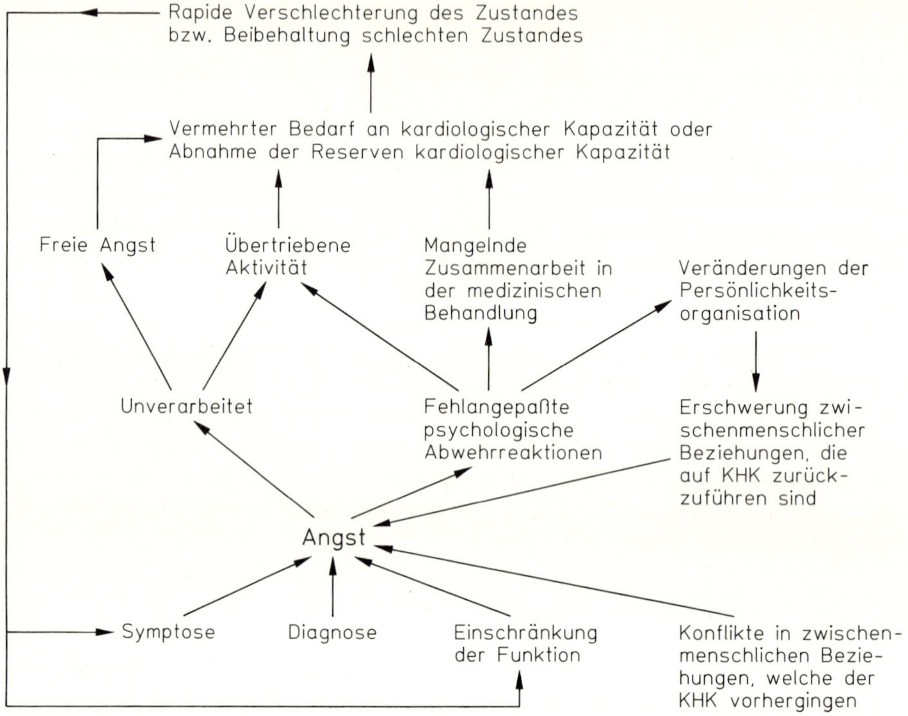

Abb. 3 Schlüsselstellung der Angst bei der Reaktion auf koronare Herzkrankheiten *(KHK)*. (Nach Zohman [83])

ebenen gewichen." Am Beispiel der koronaren Herzkrankheit wird ein Teil der Faktoren komplexer Wechselwirkungen, ausgehend vom Symptom Angst, dargestellt (Abb. 3). Auch De Boor u. Mitscherlich [15] erwähnen die schwierige Aufgabe der verstehenden Psychosomatik auf methodologischem Gebiet. Falsche Erwartungen an die therapeutischen Möglichkeiten können zu Mißverständnissen, ja versteckter oder offener Aggressivitäts- und Vorwurfshaltung des Patienten führen [54]. Voraussetzung psychosomatischer Behandlung ist der Zugang zur psychischen Situation des Patienten durch den Arzt. Aufbauend auf einer verläßlichen Patient-Arzt-Beziehung können neue Wege aufgezeigt werden.

7.2 Allgemeine Hinweise

Patienten mit funktionellen Herzkrankheiten unterscheiden sich nicht von solchen mit anderen vegetativen Erkrankungen [75]. Chronisch Kranke leiden stärker unter depressiven Zuständen als Gesunde, am stärksten jedoch Herzinfarktpatienten. Nach Delius [17, 18] lassen sich die Hinweise für den niedergelassenen Arzt zusammenfassen:

1. Jedes psychovegetative Syndrom erfordert die *Suche nach Simultankorrelaten.* Die Suche nach physischen *und* psychischen Störungen, z. B. bei „Psychosoma-

tosen des Herzens“ und „vegetativen Herz-Kreislauf-Störungen“, ist der Therapie voranzustellen.

2. Das Erfassen von *erbkonstitutionellen Dispositionen* ist besonders bei Herz-Kreislauf-Störungen erforderlich.
3. Die *biographische Analyse* familiärer, sozialer, konflikt- und schicksalhafter Faktoren und Situationen läßt die Zusammenhänge des Krankheitsbildes mit der Persönlichkeitsstruktur des Patienten erkennen und die Verhaltens- bzw. Befindensänderung oder -störung verstehen.
4. Die aktuelle Ätiologie und Pathogenese der psychosomatischen Störung wird aus der *Kenntnis physischer und verhaltenspsychologischer Bedingungen* verstehbar und entscheidet über die Wahl der Therapie.
5. Die *simultane Behandlung* hat die psychische Labilität ebenso wie die somatische Regulationsstörung zu berücksichtigen.

Häufig finden sich unter den Patienten mit psychosomatischen Kreislaufstörungen solche ohne pathologischen Untersuchungsbefund [55]. Einige Hinweise können das Erkennen solcher Kranken erleichtern. In der *Atmosphäre der Untersuchung* fällt auf, daß der Patient mit dem Arzt eine Art des Kontakts unterhält wie mit Dingen oder Ereignissen in seinem Leben. Die Patienten sind zum Teil ungewöhnlich distanziert und wirken gefühlsmäßig leer. Dies resultiert aus ihrem Unvermögen, Gefühle zum Ausdruck zu bringen und diese in Worte zu fassen. Wenn man sich mit den Patienten über längere Zeit eingehend beschäftigt, erkennt man allmählich, daß die ausführlich geschilderten Beschwerden letzten Endes die *Symbolsprache ihres Körpers* darstellen. Im redlichen Bemühen der Patienten, die an sie gestellten Fragen sachlich und korrekt zu beantworten, hinterlassen sie beim Arzt ein *Gefühl der Unzufriedenheit,* vielleicht auch der Langeweile und Unbehagen. Das Denken dieser Patienten haftet an Fakten und Dingen; ihre Vorstellungen über die Funktion ihres Körpers sind ähnlich den Vorstellungen eines Werkzeugmachers von einer leblosen Maschine. Schließlich entfalten die Patienten, spricht man sie zu schnell oder verfrüht auf mögliche seelische Ursachen ihrer Beschwerden und Probleme an, einen erstaunlichen *Widerstand* entsprechend ihrer echten Überzeugung und ihrem außerordentlichen Bestreben, seelisch vollkommen „normal“ zu sein.

Gerade bei dieser Gruppe von Patienten sind die therapeutischen Aussichten des behandelnden Hausarztes potentiell günstiger als die des Psychotherapeuten. Der Erstkontakt mit dem Patienten entsteht in der Sprechstunde, wo sich der Kranke relativ unbefangen darstellen kann. Der Hausarzt steht dem Lebensbereich des Patienten nahe, hat die Möglichkeit der Langzeitbeobachtung, der stärkeren persönlichen Beziehung zum Patienten. Der Diagnose-Therapie-Zirkel bleibt als Einheit bestehen, und schließlich kann der erstbehandelnde Arzt durch schnelles Eingreifen die Chronifizierung des Leidens vermeiden. Das Hauptziel des ärztlichen Gesprächs mit diesen Patienten ist es, ihnen dabei zu helfen, sich als selbstbestimmt zu erleben, sich zu entfalten und Befriedigung in ihrem Lebensbereich zu erlangen.

7.3 Psychotherapie psychosomatischer Herz-Kreislauf-Störungen

Aufdeckende, appellative und übende psychotherapeutische Verfahren setzen das Verstehen des Patienten durch den Arzt voraus. Vorsicht ist geboten bei Ermahnungen, Bekehrung und Ratschlägen. Der Arzt und Therapeut geht dabei meist von der eigenen Einschätzung psychischer Probleme und ihrer Lösungsmöglichkeiten aus. Da die Psyche des Patienten unterschiedlich zu der des Therapeuten strukturiert ist, bleibt unberücksichtigt, welche Wertigkeit das Problem beim Patienten besitzt und welche Wege ihm zur Konfliktbewältigung offenstehen [36].

Es gibt keine spezielle Psychotherapie psychosomatischer Kreislaufstörungen. Nach Wahl und Anwendung der geeigneten Methode ist es oft vorübergehend erforderlich, medikamentös Psychorelaxanzien, Sedativa oder spezifisch Herz und Kreislauf abschirmende β-Rezeptorenblocker zu verordnen. Bei der Therapie latenter Herzinsuffizienz und nach Herzinfarkt ist besonders zu differenzieren zwischen kardioselektiv angreifenden Mitteln und Substanzen mit sympathikomimetischer Eigenwirkung [5]. Psychotherapeutische und psychosoziale Therapieverfahren sollten gleichermaßen berücksichtigt werden. Vogler [80] unterscheidet:

- das *Kurzgespräch* während der Sprechstunde,
- das *stützende Gespräch* nach Terminvereinbarung außerhalb der Sprechstunde,
- verschiedene Formen der *Gruppentherapie,*
- die *Milieu- und Soziotherapie* mit Familientherapie, Veränderungen am Arbeitsplatz usw.

Bezüglich weiterführender Methoden und ihrer Auswahl wird auf Spezialliteratur verwiesen [4, 65, 77].

7.4 Pharmakotherapie psychosomatischer Kreislaufstörungen

Bei der psychotherapeutischen Einflußnahme auf Patienten mit psychosomatischen Kreislaufstörungen wird angestrebt, daß der Patient Einsicht in die Konflikte gewinnt, welche seine Krankheit mitverursachen. Die Pharmakotherapie kann durch Psychopharmaka einmal Bewußtsein, Antrieb und Affekte, zum anderen aber die postganglionäre Impulsübermittlung durch gezieltes Eingreifen in das periphere vegetative Nervensystem beeinflussen. Die Kombination von Psycho- und Pharmakotherapie bewährt sich bei vielen Mischformen psychosomatischer Kreislaufstörungen [67]. Es erscheint bei der Behandlung sinnvoll, diese nach der dominierenden Symptomatik auszurichten. Wenn man mit Delius [16] das Grundmuster vegetativer Herz-Kreislauf-Störung in einer „gespannten Erschöpfung“ sieht, können unterschiedlich angreifende Psychopharmaka diese Zustände abbauen helfen. *Barbiturate* hemmen die Funktion von Kortex, Thalamus und Hypothalamus, Formatio reticularis und limbischem System, während *Neuroleptika* vor allem auf Thalamus, Hypothalamus und tektoretikuläre Bahnen dämpfend wirken. *Benzodiazepine* wirken hemmend am limbischen System.

7.4.1 Hypertone Regulationsstörung

Im Vordergrund der Behandlung der hypertonen Regulationsstörung sollten psychotherapeutische Maßnahmen zur Angstentlastung stehen mit Neuordnung der Wertmaßstäbe und Zielsetzung sowie Abbau von Fehlhaltungen. Medikamentös bewähren sich Sympathikolytika wie Dociton, Visken und ähnliche. Unter der Kombination eines β-Rezeptorenblockers mit Lexotanil mindern sich nächtliche kardiale Dysästhesien, Schlafstörungen und die ängstlich hypochondrische Grundhaltung.

7.4.2 Hypotone Regulationsstörung

Bei der hypotonen Regulationsstörung mit den stärksten Beschwerden in den Morgenstunden sind Sympathikomimetika indiziert, wie z. B. Depot-Effortil, Novadral retard, Akrinor, Hypotonin forte, Peripherin und Gutron. Eine orthostatische Dysregulation kann münden in:

- Zentralisation (orthostatisches Syndrom) auf hohem oder niedrigem Blutdruckniveau,
- stärkere Zentralisation mit Kollaps (orthostatischer Kollaps),
- aus der Zentralisation Umschlag in vasovagale Synkope,
- asympathikotone Hypotonie.

Zusammenfassend sei erwähnt, daß die *medikamentöse Behandlung hinter physikalischen, mechanischen und psychotherapeutischen Maßnahmen zurücktreten* sollte. Sympathikomimetika sind oft nur äußerst unzuverlässig wirksam. In manchen Fällen wird das Gegenteil des gewünschten Effekts, nämlich eine Steigerung regulatorischer Labilität, verzeichnet. Bei zusätzlicher Gabe von Nebennierenrindenhormonen oder ihren Derivaten ist auf intrazelluläre Elektrolytverschiebungen, vor allem bei älteren Menschen, zu achten. Die Applikation von Sexualhormonen kommt nur als Intervallbehandlung in Frage.

7.4.3 Vasovagale Synkope

Bei der vasovagalen Synkope stellt die Horizontallage eine Art „biologische Selbstbehandlung" dar [34]. Während die erzwungene Körperaufrichtung zum Tod durch sekundäre Hirnischämie führen kann, führt die Hochlagerung z. B. der Beine zur Besserung der Symptomatik. Erst danach ist die Verarbreichung von Sympathikomimetika mit β-rezeptorenerregender Komponente (z. B. Effortil) indiziert. Bei der asympathikotonen Hypotension sind Maßnahmen mit Kompressionseffekt der Vorzug zu geben. Glukokortikoide und Kochsalzzulage können empfehlenswert sein.

7.4.4 Angstneurose

Die Angstneurose mit funktionellen Herzbeschwerden wird mit gutem Erfolg durch β-Rezeptorenblocker behandelt [40]. Nitro- und Theophyllinpräparate sind teilweise ebenso hilfreich wie Impletolinjektionen. Dies gilt für die hyperdyname, hypodyname, dysrhythmische und dysästhetische Form der Störungen. Physikalischen und körperlich aktivierenden Maßnahmen wird in der Behandlung ebenso wie bei den vorangegangenen Krankheitsbildern eine wesentliche Bedeutung zuerkannt.

Umfangreiche Erfahrungen liegen vor bei der Rehabilitation von Herzinfarktpatienten. Projektive Verfahren zur psychologischen Anamnese dienen dazu, adäquate Behandlungsarten wie Gesprächspsychotherapie, verhaltenstherapeutisch orientierte Projekte, Einzel- und Gruppenpsychotherapie zu finden und anzuwenden [26, 41].

Literatur

1. Alexander F (1959) Fundamental concepts of psychosomatic research. Psychosom Med 5: 205–210
2. Argelander H (1970) Das Erstinterview in der Psychotherapie. Wissenschaftliche Buchgesellschaft, Darmstadt
3. Balint M (1966) Die Urformen der Liebe und die Technik der Psychoanalyse. Klett, Stuttgart
4. Balint M, Balint E (1976) Psychotherapeutische Techniken in der Medizin. Huber, Bern Stuttgart
5. Bender F (1979) Belastungsreaktionen in der Symptomatologie interner Erkrankungen. Therapiewoche 29: 4894–4899
6. Berbalk H (1978) Psychosomatik. In: Baumann U, Berbalk H, Seidenstücker G (Hrsg) Klinische Psychologie – Trends in Forschung und Praxis. Huber, Bern
7. Bollinger A (1976) Periphere Zirkulation. In: Siegenthaler W (Hrsg) Klinische Pathophysiologie. Thieme, Stuttgart
8. Bräutigam W (1964) Typus, Psychodynamik und Psychotherapie herzphobischer Zustände. Z Psychosom Med 10: 276
9. Bräutigam W (1978) Organwahl – Organsprache – Organspezifität. In: Overbeck G, Overbeck A (Hrsg) Seelischer Konflikt – körperliches Leiden. Rowohlt, Hamburg
10. Bräutigam W, Christian P (1975) Psychosomatische Medizin. Thieme, Stuttgart
11. Christian P (1977) Kreislaufregulationsstörungen. In: Hornbostel H, Kaufmann W, Siegenthaler W (Hrsg) Innere Medizin in Praxis und Klinik. Thieme, Stuttgart
12. Christian P, Kropf R, Kurth H (1964) Eine Faktorenanalyse der subjektiven Symptomatik vegetativer Herz- und Kreislaufstörungen. Arch Kreislaufforsch 45: 171–194
13. Christian P, Fink-Eitel K, Huber W (1966) Verlaufsbeobachtungen über 10 Jahre bei Patienten mit vegetativen Herz- und Kreislaufstörungen. Z Kreislaufforsch 55: 342–357
14. Cioms - Isc (1973) Herz- und Kreislaufkrankheiten, eine vorläufige internationale Nomenklatur. Cioms, Heidelberg
15. De Boor C, Mitscherlich A (1973) Verstehende Psychosomatik: Ein Stiefkind der Medizin. Psyche 27: 1–20
16. Delius L (1958) Vegetative Regulationsstörungen des Herzens und des Kreislaufs. Z Kreislaufforsch 47: 346–369
17. Delius L (1964) Psycho-somatische Aspekte bei Herz-Kreislaufstörungen. Z Psychosom Med 10: 242–253
18. Delius L (1966) Psychovegetative Syndrome. Thieme, Stuttgart
19. Delius L (1975) Der scheinbar Herzkranke. Veröffentlichungen der Landesärztekammer Hessen: Internationaler Herz- und Kreislaufkongreß. IMP-Verlagsgesellschaft, Neu-Isenburg
20. Eggert D (1974) Eysenck-Persönlichkeits-Inventar (EPI); Handanweisung für die Durchführung und Auswertung. Hogrefe, Göttingen
21. Engel RR (1978) Persönlichkeitsfragebogen „MMPI Saarbrücken". Ärztl Prax 30: 768–769
22. Engelhard U (1979) Leistungsmotivation und Narzißmus bei orthostatischen Kreislaufstörungen. Huber, Bern
23. Erzigkeit H, Lehrl S, Blaha L, Heerklotz B (1979) Messung und Meßverfahren in der Psychopathologie. Vless, Vaterstetten München
24. Eysenck HJ (1959) Das „Maudsley Personality Inventory" (MPI). Hogrefe, Göttingen
25. Eysenck HJ (1964) Maudsley-Persönlichkeitsfragebogen. Hogrefe, Göttingen
26. Fassbender CF, Mahler E (1980) Der Herzinfarkt als psychosomatische Erkrankung in der Rehabilitation. Boehringer, Mannheim
27. Freud S (1972) Über die Berechtigung von der Neurasthenie einen bestimmten Symptomenkomplex als „Angstneurose" abzutrennen. Gesammelte Werke, Bd I. Fischer, Frankfurt, S 315–342
28. Fürstenau P, Mahler E, Morgenstern H, Müller-Braunschweig H, Richter HE (1964) Untersuchungen über Herzneurose. Psyche 3: 177
29. Göbel KH (1979) Patienten mit psychovegetativem Syndrom in einer allgemeinmedizinischen Stadt-Rand-Praxis. Inaugural-Dissertation, Universität Marburg

30. Hahn P (1971) Der Herzinfarkt in psychosomatischer Sicht. Hogrefe, Göttingen
31. Hegglin R, Siegenthaler W (1975) Differentialdiagnose innerer Krankheiten. Thieme, Stuttgart
32. Heinecker R (1975) EKG in Klinik und Praxis. Thieme, Stuttgart
33. Hochrein M, Schleicher I (1959) Herz-Kreislauferkrankungen. Angewandte Physiologie und funktionelle Therapie, Bd 2. Darmstadt
34. Huep WW, Gersmeyer EF (1970) Bedeutung und Behandlung hypotoner Regulationsstörungen des Kreislaufs. Herz Kreisl 2: 273–280
35. Jänig W (1977) Vegetatives Nervensystem. In: Schmidt RF (Hrsg) Grundriß der Neurophysiologie. Springer, Berlin Heidelberg New York
36. Jork K (1976) Die situationsbezogene Kommunikation als Voraussetzung für Diagnostik und Therapie. Medizinstudent 11: 150–152
37. Jork K, Jork G (1979) Angst in der ärztlichen Praxis. Med Mensch Ges 4: 28–33
38. Keul J, Lehmann M (1979) Psychophysische Reaktionen bei extremer Belastung. Therapiewoche 29: 4906–4922
39. Kirchhoff HW, Beckmann P (1965) Regulationsstörungen des Herzens und Kreislaufs. Barth, München
40. Klepzig H (1970) Die Behandlung funktioneller Herzbeschwerden in Klinik und Praxis. Herz Kreisl 2: 313–316
41. Köhle K, Gaus E (1979) Psychotherapie von Herzinfarkt-Patienten während der stationären und poststationären Behandlungsphase. In: Uexküll T (Hrsg) Lehrbuch der psychosomatischen Medizin. Urban & Schwarzenberg, München
42. König K (1977) Psychovegetativ bedingte Herz- und Kreislaufstörungen. In: Reindell H, Roskamm H (Hrsg) Herzkrankheiten. Springer, Heidelberg
43. König U (1967) Kreislaufuntersuchungen an depressiven Patienten. In: Kielholz P (Hrsg) Angst. Huber, Bern
44. Langenmayr A (1978) Familienkonstellation, Persönlichkeitsentwicklung, Neurosenentstehung. Hogrefe, Göttingen
45. Langhorst P, Schulz G, Lambertz M, Kienke B (1980) Funktionelle Organisation eines gemeinsamen Hirnstammsystems für Kreislauf, Atmung und allgemeine Aktivitätssteuerung. In: Schiffter R (Hrsg) Zentralvegetative Regulation und Syndrome. Springer, Heidelberg
46. Lehr U, Thomae H (1980) Psychologische Grundlagen der Rehabilitation Herz-Kreislaufkranker. Angiocardiology 2: 293–319
47. Lingen-Verlag (1974) Lingen Lexikon. Oldenburg, München
48. Luban-Plozza B (1974) Praxis der Balint-Gruppen. Lehmanns, München
49. Luban-Plozza B, Pöldinger W (1980) Der psychosomatisch Kranke in der Praxis. Springer, Berlin Heidelberg New York (4. Auflage)
50. Maseri A (1978) Prinzmetal-Angina. Med Klin 73: 1643–1648
51. Mechelke K, Christian P (1958) Formen und Bedeutung abnormer Regulationsvorgänge im Kreislauf. Z Kreislaufforsch 47: 246–260
52. Mering O v, Earley LW (1970) Die Diagnose bei Problempatienten. In: Mitscherlich A, Brocher T, Mering O v, Horn K (Hrsg) Der Kranke in der modernen Gesellschaft. Kiepenheuer Witsch, Köln Berlin
53. Myrtek M (1980) Psychophysiologische Konstitutionsforschung. Hogrefe, Göttingen
54. Oberdalhoff HE (1980) Psychosomatische Behandlung. Inform Arzt 8: 15–20
55. Paal J, Jork K (unveröffentlicht) Der Umgang mit dem Patienten ohne Befund. Fortbildungsveranstaltung Ärzteverein, Seligenstadt 21.2. 1981
56. Parade GW (1970) Orthostasestörung und zentral wirkende Substanzen. Aerztl Prax 22: 4255
57. Rahe RH (1972) Subjects recent life change and their near-future illness reports. Ann Clin Res 4: 250
58. Reindell H, Roskamm H (1977) Herzkrankheiten. Springer, Heidelberg
59. Richter HE (1970) Flüchten oder Standhalten. Rowohlt, Hamburg
60. Richter HE (1978) Die symbiotische Objektbeziehung – zur Psychodynamik der Herzneurose. In: Overbeck G, Oberbeck A (Hrsg) Seelischer Konflikt – körperliches Leiden. Rowohlt, Hamburg
61. Rosenman RH, Friedman MF (1964) A predictive study of coronary heart disease. JAMA 193: 103

62. Schäfer H (1964) Zur Physiologie psychosomatischer Kreislaufstörungen. Psychosom Med 10: 232–241
63. Schäfer H (1979) Plädoyer für eine neue Medizin. Piper, München
64. gestrichen
65. Schmidbauer W (1975) Der Weg weiter. Hoffmann – La Roche, Grenzach
66. Schmidt-Voigt J (1977) Herz-Kreislauf-Tests für die Praxis. Heggen, Leverkusen
67. Schneider D, Bürgin D, Gnirss F (1971) Pharmakotherapie psychosomatischer Kreislaufstörungen. Herz Kreisl 3: 6–8
68. Schonecke OW, Herrmann JM (1979) Das funktionelle kardiovaskuläre Syndrom. In: Uexküll T (Hrsg) Lehrbuch der psychosomatischen Medizin. Urban & Schwarzenberg, München
69. Schraml W (1957) Gefäßbedingte Anfälle und Angst. Z Psychother Med Psychol (Sonderheft) 1: 69
70. Siegenthaler W, Veragut U, Werning C (1976) Blutdruck. In: Siegenthaler W (Hrsg) Klinische Psychopathologie. Thieme, Stuttgart
71. Siegrist J (1980) Psychosocial risk constellation and first myocardial infarction. In: Siegrist J, Halhuber MJ (Hrsg) Sociological and psychophysiological aspects of myocardial infarction. Springer, Heidelberg
72. Staehelin B (1965) Die funktionellen kardio-vaskulären Störungen als psychosomatisches Syndrom. Huber, Bern
73. Stock G, Schlör KH (1980) Beitrag zur zentralen Kreislaufregulation – Experimente zur funktionellen Bedeutung des Mandelkerns. In: Schiffter R (Hrsg) Zentralvegetative Regulation und Syndrome. Springer, Berlin Heidelberg New York
74. Stocksmeier U (1975) Medizinpsychologische Aspekte koronarer Herzkrankheiten. Habilitationsschrift, Universität, Mainz
75. Stocksmeier U (1980) Gruppenvergleiche zwischen psychosomatisch und internistisch chronisch Kranken mit Gesunden in verschiedenen Lebensaltern. Medica 1: 579–585
76. Sturm A, Schuster P (1978) Klinische Differential-Diagnose der Hypertonie. In: Gessler U (Hrsg) Differentialdiagnose und Therapie der Hypertonie. Aescopus, Lugano München
77. Tausch R, Tausch A-M (1979) Gesprächspsychotherapie. Hogrefe, Göttingen
78. Tränkle W (1957) Psychodiagnostische Untersuchungen an Herz- und Kreislaufkranken. Z Psychother Med Psychol (Sonderheft) 1: 69–70
79. Uexküll T v (1977) Psychosomatische Probleme im Bereich der Kardiologie. Z Allgem Med 53: 73–82
80. Vogler W (1980) Psychosomatisch bedingte Gesundheitsstörungen und Psychotherapie bei allgemeinärztlichen Patienten. In: Hamm H (Hrsg) Allgemeinmedizin – Familienmedizin. Thieme, Stuttgart
81. Waelder R (1963) Die Grundlagen der Psychoanalyse. Klett, Stuttgart
82. Wyss D (1951) Entwicklung und Stand der psychosomatischen Kreislaufforschung in England und USA seit dem ersten Weltkrieg. Psyche 5: 81–108
83. Zohman BL (1973) Emotional factors in coronary disease. Geriatrics 28: 11

Möglichkeiten der psychosomatischen Aus- und Fortbildung für Studenten und niedergelassene Ärzte

W. Vogler

„Rezepte schreiben ist leicht, aber im übrigen sich mit den Leuten verständigen, ist schwer“

Franz Kafka in ‚Ein Landarzt‘

Sich „mit den Leuten“, den Patienten, zu verständigen, ist schwer, wenn man es nicht gelernt hat oder nicht lernen konnte. Letzteres gilt immer noch für die Mehrzahl der niedergelassenen Ärzte, die als reine „Somatiker“ ausgebildet worden sind. Obwohl sie, wie später gezeigt wird, aufgrund ihrer Tätigkeit an sich berufen sind, psychosomatische Medizin zu betreiben, stehen dem aus der Ausbildung resultierende Widerstände sowie gesundheitspolitisch bedingte Probleme entgegen, z. B. das den „Somatiker“ noch immer bevorzugende Krankenversicherungs- und Bewertungssystem mit der Benachteiligung persönlich erbrachter ärztlicher gegenüber technischen Leistungen durch die geltenden Gebührenordnungen.

Dabei ist die Zahl der Patienten, die im Rahmen ihrer Betreuung und Behandlung verstanden werden wollen, groß, sehr groß! Denken wir nur an die Patienten mit psychosomatischen Störungen, die die Praxen der niedergelassenen Ärzte aufsuchen: Untersuchungen aus bundesdeutschen Allgemeinpraxen kommen auf annähernd 40% [3, 15, 25]. Ähnliche Ergebnisse werden in neuerer Zeit aus Norwegen und der ČSSR berichtet. Nach einer 1977 veröffentlichten Untersuchung, die auf der unabhängigen diagnostischen Beurteilung derselben allgemeinärztlichen Patienten durch praktische Ärzte und durch psychiatrische Interviewer beruhte, wurden als „psychiatrische Fälle“ 35,5% aller Patienten eingestuft. Bei einer sozialmedizinischen Analyse einer Allgemeinpraxis ergab sich, daß 40–50% der Patienten den Arzt aus psychosozialen Gründen aufgesucht hatten [5]. Schon wesentlich früher hatte Mitscherlich [21] ausgeführt, „daß mindestens 30% der Kranken einer Allgemeinpraxis Kranke sind, an deren Erkrankung Erlebnisfaktoren eine ausschlaggebende Rolle spielen, die also einer psychologisch verstehenden Behandlung bedürfen“.

Die *Bedeutung psychischer und psychosomatischer Erkrankungen* in einer internistischen Praxis verdeutlicht eine entsprechende Untersuchung Wesiacks [31], s. Tabelle 1.

In den übrigen an der hausärztlichen Betreuung beteiligten Praxen anderer Fächer dürften sich die Ergebnisse unter Berücksichtigung der Beschränkung auf das spezielle Fachgebiet in entsprechender Relation darstellen.

Die Bedeutung insbesondere des Allgemeinarztes für die Betreuung psychosomatisch gestörter Kranker ergibt sich auch aus der Tatsache, daß diese Arztgruppe über 90% ihrer Patienten selbst versorgt [12]. Braun [6] hat das in einem Schema zu

Tabelle 1. Untersuchung über die Häufigkeit der Erkrankungen einer internistischen Praxis. (Nach Wesiack [31])

Funktionelle Syndrome	119 (34%)
Chronische organische Erkrankungen	89 (25%)
Chronische organische Erkrankungen mit erheblicher psychischer Beteiligung	51 (15%)
Psychoneurosen	37 (10%)
Psychosomatische Erkrankungen im engeren Sinn	24 (7%)
Akute organische Erkrankungen	18 (5%)
Akute organische Erkrankungen mit erheblicher psychischer Beteiligung	8 (2%)
Psychoneurosen mit (unbedeutendem) vom Grundleiden unabhängigem Organbefund	3 (1%)
Psychosen	3 (1%)
	n 352 (=100%)

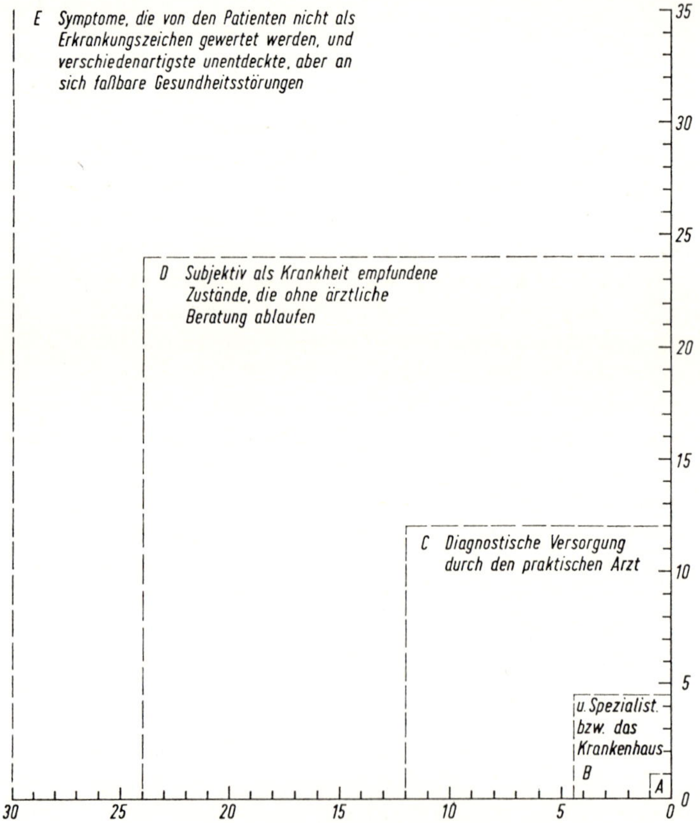

Abb. 1. Gesundheitsstörungen und ärztliche Dienste. Betrachtung der Verhältnisse am Längsschnitt eines „Durchschnittslebens" (nach Braun [6])

verdeutlichen versucht, welches die Häufigkeit von Gesundheitsstörungen im Leben eines Durchschnittsmenschen, der 70 Lebensjahre erreicht, wiedergibt (Abb. 1). Dieser erlebt mehrmals täglich Symptome, die von ihm nicht als Krankheitszeichen gewertet werden, aber an sich faßbare Gesundheitsstörungen darstellen. Subjektiv als Krankheit empfunden werden zahlreiche Zustände, die jedoch ohne ärztliche Hilfe verlaufen. Ungefähr 140 davon, also 2 pro Jahr, führen in ärztliche Behandlung, in der Regel zuerst zu Allgemeinärzten. Etwa 20mal im Leben kommt es zu Spezialbehandlungen inner- und außerhalb der Krankenhäuser.

Selbst unter Berücksichtigung der Tatsache, daß schon der Allgemeinarzt es mit einer rigorosen Auslese von Beratungsproblemen zu tun hat, zeigt diese Darstellung doch deutlich die große Bedeutung des „Arztes der ersten Linie" für die Krankenversorgung im allgemeinen und damit auch für die Betreuung von Patienten mit psychosomatischen Beschwerden.

Wesentlich für die Patientenkarriere dieser Kranken ist der Erstkontakt zwischen Arzt und Patient. Dieser findet in der Regel in der Praxis des niedergelassenen Arztes oder anläßlich eines Hausbesuchs statt. Wesiack [31] listet 5 Merkmale allgemeinärztlicher Tätigkeit auf, die den niedergelassenen Arzt „in besonderem Ausmaß als Psychosomatiker in Erscheinung treten (lassen), und zwar als einen Psychosomatiker, der nur über sehr wenig Zeit verfügt und sich deshalb nach Möglichkeit auf das Wesentliche bzw. das Problem des Patienten beschränken muß". Er steht dem Lebens- und Tätigkeitsbereich seiner Patienten in der Regel viel näher als der Kliniker und ist zumeist mit dem gesamten psychosozialen Umfeld vertraut. Langzeitbeobachtung und -betreuung sind wesentliche Merkmale seiner Tätigkeit, aus denen sich eine starke persönliche Beziehung und Bindung zwischen Arzt und Patient ergibt. Diagnostik und Therapie bilden beim niedergelassenen Arzt – im Gegensatz zu vielen Spezialisten und Klinikern – eine Einheit. Schließlich vermag er durch rechtzeitiges Eingreifen mögliche *Chronifizierungen zu verhindern*, was seine Bedeutung im Hinblick auf Prophylaxe und Früherkennung herausstellt.

Diese Chance ergibt sich aus dem überwiegend unausgelesenen Krankengut, das sich dem Arzt in der Praxis anbietet: Balint [4] spricht in diesem Zusammenhang von der ersten, noch „unorganisierten" Phase einer Krankheit, in der die Wirkung der „Droge Arzt" von besonderer Bedeutung ist. Diese Chance zu ergreifen, ist nur dem Arzt möglich, der auch psychosomatisch aus- und fortgebildet worden ist.

„Psychosomatische Medizin ist ein relativ neuer Name für eine Form der Medizin, die so alt ist wie die Heilkunde selbst. Es handelt sich um keine Spezialität, sondern um eine Betrachtungsweise, die alle Disziplinen der Medizin wie der Chirurgie betrifft; eine Betrachtungsweise, die nicht etwa dem Körperlichen weniger, sondern dem Seelischen mehr Beachtung schenkt." [29]

Psychosomatische Medizin ist der Versuch, den Menschen als wirkliche Einheit zu erfassen und zu verstehen; somatische und psychische Krankheitsbetrachtung werden zu einer gemeinsamen verschmolzen. Dies verlangt eine ärztliche Einstellung, die quer durch alle Fächer jede Krankheit als ein leib-seelisches Problem ansieht [27].

Psychosomatik stellt heute gleichzeitig eine medizinische Subdisziplin dar. Aufgabe ihrer Vertreter ist es, die psychosomatische Betrachtungsweise, in der versucht wird, den Kranken in seiner Lebenssituation, in seinen Wechselbeziehungen mit seiner Umwelt zu verstehen, den übrigen Fächern zur Ergänzung ihrer Arbeitsansätze anzubieten. Dabei stellt sich ihr weiterhin die Aufgabe, die Auswirkungen der Beziehung zwischen dem Kranken und den medizinischen Institutionen als spezifischer Umwelt des Kranken zu untersuchen [17, 18].

Der Arzt ist Teil der medizinischen Institution. Sein Verständnis und sein Respekt für und seine Empathie gegenüber dem Hilfe suchenden Patienten sind die grundlegenden Bedingungen für eine gute therapeutische Beziehung [10].

Die Ausbildung der Medizinstudenten liegt überwiegend in Händen von Spezialisten, die an einem Krankengut unterrichten, das weder quantitativ noch qualitativ dem in den Praxen der niedergelassenen Ärzte entspricht; in den Kliniken werden nur ca. 5% des gesamten Krankengutes gesehen [7].

Diese Lehrer unterrichten ihre Spezialfächer unter aus dem System heraus verständlicher Vernachlässigung der bei niedergelassenen Ärzten erwünschten Fähigkeiten, die zugleich medizinische Kenntnisse, praktisches Können und menschliche Beziehungen zum Patienten umfassen sollten (Abb. 2). Auch die großen Hörerzahlen spielen bei dieser Vernachlässigung eine nicht zu unterschätzende Rolle.

Bei erheblicher Unausgeglichenheit der Fähigkeiten „*Wissen, Können und Haltung*" ist der Arzt für die Praxis nur bedingt geeignet. Doch wie kann der angehende Arzt sie erwerben? Er muß neben der sicher guten schulmäßigen Arztausbildung mehr über die psychischen Aspekte des Krankseins erfahren. Schon 1899 wies Osler (zit. nach Fine [10]), Pathologe und einer der Väter der amerikanischen Medizin, seine Studenten darauf hin, daß es wichtiger zu wissen sei, welche Art von Patient eine bestimmte Krankheit habe als unter welcher Krankheit ein Patient leide, d.h. daß somatisch-naturwissenschaftliche Ausbildung selbstverständlich sein muß, daß sie aber nicht absolut dominieren darf.

Die „künstlich aufgeteilten Medizinrichtungen" verschmelzen in der Versorgung der Kranken durch den „Arzt der ersten Linie". Hier liegen die Schnittstellen somatischer, psychischer und soziogener Krankheitsursachen. Da die Mehrzahl der

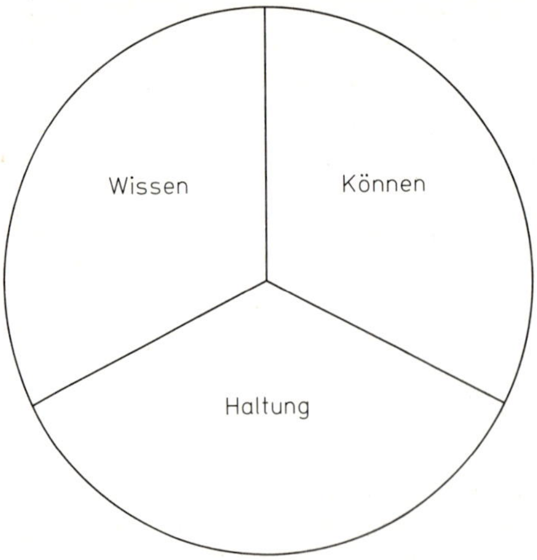

Abb. 2. Erwünschte Fähigkeiten des Arztes (nach Irniger [13])

heutigen Medizinstudenten in die Praxis gehen werden (müssen), ist die Ausbildung so auszurichten, daß sie in die Lage versetzt werden, später bei ihren Patienten sowohl die psychische als auch die somatische Seite der Störungen zu erkennen, ein Ziel, daß letzten Endes auch für jeden Klinikarzt Gültigkeit haben sollte [24]. Stucke hat darauf hingewiesen, daß die psychotherapeutische Integration der Allgemeinpraxis – und d. h. die psychosomatische Haltung der Allgemeinärzte – zu den wichtigsten Tendenzen der Medizin gehört, die im Lauf der nächsten 10–20 Jahre das ganze Terrain der ärztlichen Primärversorgung kranker Menschen verwandeln werden.

Eine *Ausbildung in psychosomatischer Medizin* ist während des Studiums durch patientenorientierte (und nicht krankheitszentrierte) Gestaltung des Unterrichts möglich. Sie ist darauf auszurichten, die Wahrnehmungsfähigkeit des zukünftigen Arztes in Bezug auf die Lebenssituation des Patienten und auf dessen Bedürfnisse zu trainieren. Zur klinischen Darstellung des Objekts „Krankheit" gehört in jedem Fachgebiet die gleichwertige Darstellung des Subjekts „Kranker". Wenn so Verständnis für den ängstlichen oder ratlosen oder konfliktbeladenen Patienten gewonnen worden ist, erst dann sollte die Theorie der psychologischen Medizin und damit der Psychosomatik dargestellt werden. »Will man schon während des Medizinstudiums etwas tun, was den psychosomatischen Patienten nützen wird, so ist das Hauptgewicht auf einen medizinisch-psychologischen Unterricht zu legen, der so gestaltet ist, daß er die alltägliche ärztliche Praxis wirklich beeinflußt", schreibt Weber [28].

Durch wen kann ein solcher Unterricht geboten werden? In Frage kommen vor allem Lehrärzte aus der medizinischen Psychologie, aus der Psychosomatik, aus der Psychotherapie und aus der Allgemeinmedizin, aber auch alle anderen, die zusätzlich zu ihrem Fachgebiet eine psychoanalytisch-psychotherapeutische Weiterbildung im weitesten Sinne aufweisen.

Smarr u. Berkow [23] verweisen darauf, daß „Familienärzte oft mit psychologischen Problemen des täglichen Lebens zu tun haben, die häufiger mit den verschiedensten Erkrankungen als mit eindeutigen psychiatrischen Symptomen verwoben sind". Sie besitzen die notwendige Kenntnis des psychosozialen Umfelds, da sie ihre Patienten in der Mehrzahl der Fälle lange kennen. Selbst in der Großstadt sind 70% der Patienten dem Allgemeinarzt länger als 5 Jahre bekannt; für die ländliche und kleinstädtische Praxis werden weit höhere Zahlen angegeben. Von 70% seiner Patienten kennt er die Wohnung, von 90% einen oder mehrere Angehörige. Die „erlebte Anamnese" vermehrt die Kenntnisse über die Patienten.

Hinzu kommt – als Ergebnis sprachsoziologischer Untersuchungen –, daß der „Arzt der vordersten Linie" am ehesten noch die Sprache der Patienten spricht, also in der Lage ist, sich der Begriffswelt der Kranken anzupassen. Seine Kenntnis der Patienten „ist nicht Ergebnis eines theoretischen Wissens, sondern praktischer Erfahrung, dauernder Übung der Wahrnehmungsfähigkeit in diesem Bereich" [28].

Dies Studenten zu vermitteln gelingt in Seminaren und Kursen mit Kleingruppen im Rahmen der Lehraufträge für Allgemeinmedizin an den Hochschulen, im Rahmen von Hospitationen (darunter ist die eintägige Teilnahme eines Studenten an Sprechstunde und Hausbesuchen in einer Allgemeinpraxis zu verstehen) und Hausbesuchsprogrammen, und besonders auch während der Famulaturen, die den Studenten für 4 Wochen in eine Praxis führen, ein Zeitraum, in welchem der Interessierte nicht nur Kontakt zum Praxisinhaber, sondern auch in oft erstaunlichem Maße zu dessen Patienten finden kann.

Versuchsweise wurden mit Studienanfängern Seminare über 2 Semester durchgeführt, die ihnen die Aufgabe stellten, einen Patienten oder eine Familie ein Jahr lang zu begleiten und in monatlichen Abständen in der Gruppe unter Leitung eines Lehrbeauftragten über ihre Erlebnisse zu berichten und ihre Erfahrungen zu reflektieren. Diese Gruppenarbeit zeigte die Aufgeschlossenheit gerade auch jüngerer Studenten für psychosomatische Fragen. Leider hat sich dieses Vorhaben wegen des damit verbundenen Zeitaufwands und fehlender personeller Möglichkeiten nicht weiter ausbauen lassen. Es stellt sich als vordringliche Aufgabe für die Allgemeinmedizin nach ihrer hoffentlich baldigen Institutionalisierung.

Weitere Ausbildungsmöglichkeiten bieten sich in den Veranstaltungen des ebenfalls noch nicht überall eingeführten Faches Psychosomatik. Neben den Vorlesungen und Kursen ist es auch hier vor allem die Arbeit in Kleingruppen, z. B. in den Anamnesegruppen, den Seminaren zum Thema Sterben, die den Studenten eine neue Form der Ausbildung bietet. Denn „die Erfahrung zeigt, daß psychosomatisches Arbeiten sich nicht von selbst einstellt, wenn man vom Somatiker in somatischen Aspekten und vom Psychiater in psychologischen Aspekten der Medizin unterrichtet worden ist. Psychosomatische Tätigkeit synthetisiert sich nicht einfach aus der Addition von somatischer und psychologischer Medizin, sondern erst das aktive Erarbeiten der Synthese macht den Arzt zum psychosomatischen Kliniker" [1].

Der Unterricht in Psychosomatik an sich ist deshalb notwendig, denn „Ziel der klinischen Psychosomatik ist es, die psychosomatische Betrachtungsweise den übrigen klinischen Fächern zur Ergänzung ihrer Arbeitsansätze anzubieten. Bei jedem Kranken soll es dadurch möglich werden, die Wechselwirkungen zwischen Leiblichem, Seelischem und Sozialem zu berücksichtigen, unabhängig von der Zuordnung des Kranken zu einer medizinischen Spezialdisziplin. Psychosomatik wird damit zu einem Grundlagenfach der klinischen Medizin, nicht zu einer neuen Subspezialität." [18].

Joraschky u. Köhle [14] haben darauf hingewiesen, daß die Effektivität einer Beteiligung der psychosomatischen Medizin an der Ausbildung weitgehend von der Institutionalisierung im klinischen Bereich abhängt. Ein dann möglicher psychosomatischer Begleitdienst hat sich für die Einführung der Studenten in dieses Gebiet während der Internatszeit bewährt. Gerade diese Studenten sind während des Übergangs von der Studentenrolle in die Arztrolle für ein entsprechendes Weiterbildungsangebot besonders dankbar. Aber auch für frühere Semester haben sich Interviewseminare bewährt.

Das Unterrichtsangebot der Psychosomatiker und der Allgemeinärzte wird ausgeweitet durch den vom medizinischen Psychologen angebotenen theoretischen Unterbau und durch ergänzende Angebote des Psychotherapeuten, der neben anderem die sog. *Junior-Balint-Gruppen* zur Ausbildung in der Beziehungsdiagnostik anbieten kann. Als erster hat 1969 Luban-Plozza [19] mit der Arbeit in diesen Gruppen begonnen, bei denen es um das Verhältnis zwischen Arzt und Patient geht. Obwohl Studenten noch keine eigenen Patienten haben, haben sich diese Gruppen bewährt; die Studenten zeigten sich interessiert, wohl nicht zuletzt deshalb, weil sie durch einen solchen Unterricht schon früh ein angstfreieres Verhältnis zur Praxis gewinnen können. Die Junior-Balint-Gruppe vermag ihnen eine erhöhte Sensibilität für das Erleben der Patienten in gezielter und offenbar auch befriedigender Art zu vermitteln.

Es sei erwähnt, *daß Gruppenarbeit im autogenen Training* [22] für Studenten im gleichen Sinn von Wichtigkeit sein kann.

„Nur wenn die Natur im Arzt von der Krankheit berührt, angesteckt, erregt, erschreckt, erschüttert wird; nur wenn die Krankheit auf ihn übertragen, in ihm fortgesetzt, über sein Bewußtsein zu sich selbst zurückgeführt wird – nur dann und nur so weit, als dies geschieht, ist ihre Überwindung durch ihn möglich" [30].

Nach Balint [4] sind qualifizierte Ärzte weit besser für die psychotherapeutische – und damit auch psychosomatische – Fortbildung geeignet als Medizinstudenten: sie kommen freiwillig, um etwas Neues zu lernen; sie haben gegenüber den Studenten den unschätzbaren Vorteil, das Leben zu kennen; sie sind älter und reifer als die Studenten, damit weniger autoritätsgläubig und weniger rebellisch, d.h. bescheidener.

Wenigstens ein Viertel (wenn nicht mehr) ihrer Arbeit ist reine Psychotherapie, und dem steht die erstaunliche Tatsache gegenüber, daß das traditionelle Medizinstudium diese Ärzte für einen so beträchtlichen Prozentsatz ihrer Arbeit nicht hinreichend ausrüstet.

In den Augen seiner Patienten ist der Allgemeinarzt, im weitesten Sinne der Hausarzt, „der Arzt, der spricht" im Gegensatz zur „stummen Klinik", die ein persönliches Gespräch nicht vorsieht, in jedem Fall nicht fördert, weil es den reibungslosen Ablauf gefährden könnte [20].

Was macht diesen „sprechenden Arzt" aus? Patientenzentrierte Medizin beruht, wie Adler [2] ausführt, auf 3 Voraussetzungen: „Erstens muß der Arzt entscheiden können, welche psychischen und sozialen anamnestischen Angaben im Zusammenhang mit den erhobenen somatischen Daten wichtig sind und welche Bedeutung ihnen zukommt. Dies setzt medizinisch-psychologisches Wissen und ärztliche Erfahrung voraus. Zweitens muß er diese psychischen und sozialen Daten überhaupt erheben können. Dies verlangt eine bestimmte Technik der Anamneseerhebung. Drittens muß der Arzt es verstehen, die Beziehung zum Patienten von allem Anfang an so zu gestalten, daß der Patient Vertrauen fassen kann, damit sich ein Arbeitsbündnis zwischen ihm und seinem Arzt errichten läßt. Dieses ermöglicht die optimale Anwendung und Wirksamkeit der Technik".

Der „sprechende Arzt", d.h. der „Arzt in der vordersten Linie" im speziellen und ganz allgemein jeder niedergelassene Arzt, braucht also Erfahrung, medizinisch-psychologisches Wissen, eine bestimmte Technik der Gesprächsführung und die Fähigkeit, diese optimal anzuwenden. Praktische Erfahrung sammelt er durch ständige Übung und Wahrnehmung in seinem Arbeitsbereich; die anderen hier angeführten Voraussetzungen müssen erarbeitet, nachträglich (d.h. nach der Ausbildung, während des täglichen Arbeitseinsatzes) angeeignet werden. Dafür eignen sich das Studium der Literatur, der Besuch entsprechender Fortbildungsveranstaltungen, die „Verarbeitung" von Arztbriefen – wie Klimm [16] gezeigt hat, eine aktuelle praxisnahe und patientenorientierte Art der Fortbildung –, insbesondere aber die Gruppenarbeit in Balint-Seminaren. Fortbildungsarbeit für „fertige Ärzte" wird häufig in Gruppen geleistet: meist referiert ein anerkannter Spezialist über sein

Fachgebiet oder eher über einen kleinen Ausschnitt daraus und bietet anschließend der fortzubildenden Gruppe die Gelegenheit, Fragen zu stellen. Oder seltener: niedergelassene Ärzte diskutieren unter Leitung eines Spezialisten „Fälle", um zu einer möglichst exakten Diagnose zu gelangen. Anders in den *Balint-Gruppen:* sie zielen auf vermehrtes Verständnis des Arztes für seine Beziehung zum Patienten und sie beseitigen die Angst des Arztes vor dem sog. Problempatienten [8, 26].

Der in seiner Praxis meist isoliert arbeitende Arzt hat kaum die Möglichkeit, sich mit den Gefühlsäußerungen unterschiedlichster Art, mit denen ihn seine Patienten täglich konfrontieren, auseinanderzusetzen. Diese Möglichkeit gibt ihm die Balint-Gruppe, in der er unter Supervision eines geschulten Psychoanalytikers oder Psychotherapeuten psychologische Kenntnisse erwerben kann, die es ihm ermöglichen, unbewußte Krankheitsfaktoren zu begreifen, seine eigene Einschränkung durch die „apostolische Funktion", das sind Vorurteile und eingeschliffene (Fehl-) Einstellungen, weitgehend zu beseitigen, die „Droge Arzt" zu erkennen und ihre Wirkung seinen Patienten zu vermitteln. Er lernt, durch verstehendes Zuhören Ursachen von Konflikten und funktionellen Beschwerden aufzudecken, er lernt, besser zu hören, zu sehen und zu begreifen.

Das Schwergewicht dieser Seminararbeit liegt auf der Arzt-Patient-Beziehung; die Gruppenteilnehmer sprechen meist von ihren „Problempatienten" und räumen damit eine Störung in dieser Beziehung ein. Die Störung ist als unerkannte Beziehungssituation zu deuten, die in der Gruppe analysiert und vom einzelnen Mitglied verarbeitet wird [27].

Nach Clyne [9] ist das Ziel dieser Gruppenarbeit, „das ärztliche Verständnis für die emotionalen Konflikte oder Probleme des Patienten zu erweitern und es den teilnehmenden Ärzten zu ermöglichen, sich selbst und ihre Beziehung zum Patienten besser für diagnostische und therapeutische Zwecke zu benutzen".

Üblicherweise treffen sich die Teilnehmer dieser Seminare kontinuierlich in etwa 14tägigen Abständen; wegen der damit verbundenen zeitlichen Überforderung vieler niedergelassener Ärzte, hat sich in den letzten Jahren eine neue Form der Gruppenarbeit entwickelt, bei der sich die Teilnehmer 4 bis 5mal jährlich während eines Wochenendes treffen. Jedes Treffen erweist dabei deutlich, in welchem Ausmaß die Gruppenmitglieder das Verständnis ihrer Beziehungen zu ihren Patienten vertiefen konnten, und auch den überraschend hohen Grad, bis zu dem ihr unbewußtes Verhalten modifiziert und gelockert wurde.

Um einen echten Einstieg in die psychosomatische Arbeit zu finden, sind für den niedergelassenen Arzt etwa 50 Doppelstunden Balint-Gruppenarbeit erforderlich. Sie sind das effektivste Instrument zur Fortbildung in psychologischer und psychosomatischer Medizin.

Voraussetzung für jede Aus- und Fortbildung auf diesem Gebiet ist die Schwerpunktverlagerung von der krankheitszentrierten zu einer patientenorientierten Medizin und die Ausweitung der herkömmlichen klinischen Diagnose zu einer Gesamtdiagnose [11], die Psychosomatisches gleichberechtigt erfaßt und der ständigen Ergänzung und Korrektur bedarf. Eine darauf basierende Arzt-Patient-Beziehung, vom Beginn des Studiums an eingeübt, wird ihre positive Wirkung auf die Behandlungsresultate niedergelassener (und klinisch tätiger) Ärzte mit Sicherheit beweisen.

Literatur

1. Adler R (1979) Der Kliniker als Psychosomatiker. In: Uexküll Th v (Hrsg) Lehrbuch der Psychosomatischen Medizin. Urban & Schwarzenberg, München Wien Baltimore, S 255–262
2. Adler R (1979) Anamneseerhebung in der psychosomatischen Medizin. In: Uexküll T v (Hrsg) Lehrbuch der psychosomatischen Medizin. Urban & Schwarzenberg, München Wien Baltimore, S 329–348
3. Agosti-Maurer E (1973) Psychisch Kranke in einer Allgemeinpraxis. Dissertation, Universität Zürich
4. Balint M (1965) Der Arzt, sein Patient und die Krankheit. Klett, Stuttgart
5. Blohmke M, Vogt H (1974) Häufigkeit psychischer und sozialer Problemfälle in einer Allgemeinpraxis. Prakt Arzt 22: 2714–2723
6. Braun RN (1970) Lehrbuch der ärztlichen Allgemeinpraxis. Urban & Schwarzenberg, München Berlin Wien
7. Byrne PS (1976) Ärztliche Ausbildung und Allgemeinmedizin. Allgemeinmed Intern 5: 3–4
8. Clyne MB (1974) Ausbildung praktischer Ärzte in der Arzt-Patient-Beziehung. In: Luban-Plozza B (Hrsg) Praxis der Balint-Gruppen. Lehmanns, München, S 55–65
9. Clyne MB (1977) Arzt-Patient-Beziehung durch Balintgruppen gefördert. Hess Ärztebl 7: 702–704
10. Fine VK, Therrien ME (1977) Empathy in the doctor-patient relationship: Skill training for medical students. J Med Educ 52: 752–757
11. Greco RS, Pittenger RA (1968) Ein Hausarzt und seine Praxis. Huber, Klett, Bern Stuttgart
12. Häussler S (1967) Der praktische Arzt heute und morgen. Gentner, Stuttgart
13. Irniger W (1967) Ausbildungs- und Weiterbildungsfragen des angehenden Allgemeinpraktikers. Ther Umsch 33: 656–667
14. Joraschky P, Köhle K (1979) Psychosomatische Konsultations- und Liaisondienste. In: Uexküll T v (Hrsg) Lehrbuch der psychosomatischen Medizin. Urban & Schwarzenberg, München Wien Baltimore, S 281–298
15. Keller K (1976) Der psychisch Kranke in der Allgemeinpraxis. Therapiewoche 21: 3553
16. Klimm H-D (1979) Fortbildungseffekt eines Arztbriefes in der Praxis. Referat, SIMG-Kongress, Klagenfurt (unveröffentlicht)
17 Köhle K (1979) Psychosomatik in der Inneren Klinik – Modellversuch einer Integration. Kassenarzt 28: 2672–2693
18. Köhle K, Joraschky P (1979) Die Institutionalisierung der psychosomatischen Medizin im klinischen Bereich. In: Uexküll T v (Hrsg) Lehrbuch der psychosomatischen Medizin. Urban & Schwarzenberg, München Wien Baltimore, S 263–280
19. Luban-Plozza B (1974) Junior-Balint-Gruppen als Ausbildung zur Beziehungsdiagnostik. In: Luban-Plozza B (Hrsg) Praxis der Balintgruppen. Lehmann, München, S 93–99.
20. Lüth P (1969) Niederlassung und Praxis. Thieme, Stuttgart
21. Mitscherlich A (1965) Zusammenarbeit von Psychoanalytiker und niedergelassenem Arzt in der Praxis. Ärztl Prax 18: 1511–1516
22. Schultz JH (1976) Das autogene Training. Thieme, Stuttgart
23. Smarr ER, Berkow R (1977) Teaching psychological medicine to family practice residents. Am J Psychiatry 134: 984–987
24. Stucke W (1980) Psychotherapeutische Integration der Allgemeinpraxis. Medica 6: 474–475
25. Vogler W (1975) Psychovegetative Störungen. ZFA (Stuttgart) 30: 1372–1375
26. Vogler W (1977) The significance of the Balint group for the general practitioner. In: Antonelli F (ed) Therapy in psychosomatic medicine. Pozzi, Roma, pp 359–362
27. Vogler W (1980) Psychosomatisch bedingte Gesundheitsstörungen und Psychotherapie bei allgemeinärztlichen Patienten. In: Hamm H (Hrsg) Allgemeinmedizin Familienmedizin. Thieme, Stuttgart New York, S 567–577
28. Weber K (1976) Zur Frage der Ausbildung in psychosomatischer Medizin während des Medizinstudiums. Ther Umsch 33: 668–673
29. Weiss S, English MD (1949) Psychosomatic medicine, 2nd edn. Saunders, Philadelphia
30. Weizsäcker V v (1951) Fälle und Probleme. Enke, Stuttgart
31. Wesiack W (1979) Psychosomatische Medizin in der Praxis des niedergelassenen Arztes. In: Uexküll T v (Hrsg) Lehrbuch des psychosomatischen Medizin. Urban & Schwarzenberg, München Wien Baltimore, S 245–254

Psychologische Grundlagen für den niedergelassenen Arzt

H.-K. Knoepfel

Grundlagen sollen einen ersten Einstieg ermöglichen, zum eigenen Beobachten und Ordnen der Befunde anregen und Mut machen, mit zunehmender Erfahrung sich der ganzen Komplexität der psychosomatischen Medizin zu nähern. Will man dies von Anfang an, so wird man darin ertrinken. Darum ist es besser, zuerst einmal Vereinfachungen, die nicht immer statthaft sein mögen, in Kauf zu nehmen. Auch läßt sich von anderen Publiziertes von eigenen Erfahrungen nicht sicher trennen. Es werden darum auch keinerlei Prioritätsansprüche angemeldet, und es wird in Zitaten mehr Wert auf weiterführende Literatur als auf Erstpublikationen gelegt. Zur Vertiefung möchte ich auf Balint [2, 3], Knoepfel [12, 13], Meerwein [17], Sapir [19], Trenkel [21, 22], Wesiack [25] und v.a. auf das *Lehrbuch der psychosomatischen Medizin* von Thure von Uexküll und Mitarbeitern, insbesondere Wesiack [23, 26, 27] hinweisen, der heute wohl differenziertesten Darstellung der psychosomatischen Medizin, der es erstmals gelingt, den Gegensatz von körperlicher und psychischer Medizin zu überbrücken und verschiedene psychologische Schulen in eine umfassendere Sicht einzugliedern.

Die Grundlagen dieses Beitrags sind ein Versuch, psychoanalytische Erfahrungen von S. Freud und späteren Autoren, nicht zuletzt auch aus der analytischen Entwicklungspsychologie von Erikson [4] zusammenzufassen. Vor allem kommen natürlich die Erfahrungen von Balint [2, 3] und der durch ihn angeregten Autoren zu Worte.

Zu Beginn müssen wir uns einige Gedanken zum Vorgehen in der naturwissenschaftlichen und psychologischen Medizin machen, wollen wir nicht blind mit unbewußten Theorien und Arbeitshypothesen herumtappen.

Die *naturwissenschaftliche Medizin* arbeitet nach von Uexküll [23, S. 2] mit einem räumlichen Modell, während die psychologische sich auf die Biographie, also die Zeit stützt. Man kann wegen dieser Grunddifferenz in eine unfruchtbare Konfrontation zwischen naturwissenschaftlicher und menschlicher Medizin verfallen, oder man kann wie Balint [2, S. 45, 85] eine Gesamtdiagnose verlangen, die v.a. für den Hausarzt unentbehrlich ist, da er oft körperlichen und seelischen Problemen zugleich gegenübersteht, nach Labhardt [14, S. 1039] etwa bei der Hälfte seiner Patienten. Es gibt hier sehr große individuelle Unterschiede, je nach der Neigung des Arztes, sich für psychische Probleme zu interessieren oder diese bewußt oder unbewußt abzuschieben. Vergessen wir nicht, daß es die großen Erfolge der naturwissenschaftlichen Medizin waren, die erst das Blickfeld für die vielen Leiden, an denen gestörte mitmenschliche Beziehungen beteiligt oder ursächlich sind, freigelegt haben. Die naturwissenschaftliche Medizin basiert letztlich auf Messen und Rechnen, auf Feststellen eindeutiger Befunde und Erarbeiten gültiger Gesetze. Älter als *Mes-*

sen und Rechnen ist jedoch die *klinische Medizin*, die auf *Beobachten und Nachdenken* beruht und immer noch unentbehrlich ist. *Psychologische Medizin ist ebenfalls klinische Medizin* [11, S. 1237]. Schätzen und statistisches Rechnen haben ihren Platz v. a. in der Forschung und weniger in der ärztlichen Praxis.

Die psychologische Medizin beobachtet wie die naturwissenschaftliche Medizin zuerst einmal das *körperliche Verhalten*. Der Psychotherapeut, v. a. der Psychoanalytiker, sieht es zunächst eher am Rande der Therapie, bei der Begrüßung und Verabschiedung, aber auch an der Art, wie ein Patient das Sprechzimmer betritt oder verläßt, wie er sitzt, liegt, sich bewegt und vielleicht vegetative Symptome zeigt. Meist wird in der Psychotherapie aber auch eingehend vom körperlichen Erleben gesprochen. Neuerdings wird darauf geachtet, was für körperliche Reaktionen der Patient im Arzte anregt. Sapir [20, S. 136] und Trenkel [22, S. 57] sprechen von einem Dialog von Körper zu Körper, der präverbale Inhalte unmittelbar und unverstellt vermittelt. Der Hausarzt hat hier ein besonders reiches Beobachtungsfeld. Das körperliche Verhalten des Patienten wird im üblichen Sinne beobachtet, aber neuerdings auch mit dem Mittel der *Einfühlung*, der Introspektion, erfaßt. Einfühlung ist ein sehr wertvolles, aber auch gefährliches Werkzeug. Man kann damit komplexe Zusammenhänge rasch erfassen, man kann aus vielen Informationen Wichtiges heraussuchen, kann Ganzheiten verstehen. Aber Einfühlung führt auch zu subjektiver Gewißheit, intuitiver Evidenz, die gern ohne weitere Prüfung zum Handeln verleitet. Dabei ist gerade in der Frage „richtig oder falsch" das Gefühl dem Messen und Rechnen weit unterlegen. Andererseits hat das Rechnen wieder ausgesprochene Schwierigkeiten mit Ganzheiten und großen Informationsmengen. Mit Rechnen sind keine roten Fäden in einer großen Menge von Daten zu finden [11, S. 1238]. Deshalb müssen Einfühlungen bedacht werden. Balint [2, S. 202] führte das aus der Psychoanalyse stammende Vorgehen, die Gefühle, die der Patient im Arzt anregt, zu beobachten, jedoch mit dem Rat in die hausärztliche Praxis ein: Gefühle, die ein Patient in einem anrege, seien immer ernst zu nehmen, doch man solle nie unbedacht danach handeln. Das gleiche gilt für körperliche Einfühlungen.

In der psychologischen Medizin wird v. a. das *verbale Verhalten* beobachtet, man hört zu. Und zwar hört man in anderer Weise zu als in der körperlichen Medizin. Es geht nicht darum, durch gezielte Befragung möglichst objektive Befunde rasch zu erheben, sondern der Leidende soll sich aussprechen, seine Geschichte entfalten. Dabei wird einmal beobachtet, d. h. darauf gehört, was der Patient zu sagen hat. Soweit unterscheidet sich der Arzt nicht von jedem andern freundschaftlichen, interessierten Zuhörer. Dieses Zuhören ist aber im Gegensatz zum naturwissenschaftlichen Beobachten, v. a. Messen, schon therapeutisch. Es entlastet z. B. von unnötigen Schuldgefühlen, wenn man ernsthaft angehört wird [13, S. 45]. Man versteht sich selbst besser, wenn man sich verständlich auszudrücken versucht, da Vergessenes bei der Aussprache wieder auftaucht. Das bessere Selbstverständnis schützt vor kurzschlußartigem Handeln (Agieren statt Besinnen), das jede Notlage verschlimmern kann. *Zuhören ist also gleichzeitig Diagnose und Therapie*, wenn auch nicht immer hinreichende Therapie. Sind psychologische Probleme an einem Leiden mitbeteiligt, so führt der Verzicht auf das Zuhören zu diagnostischem und therapeutischem Leerlauf, zu Zeitverlust und Überfordern des Arztes wie Enttäuschung des Patienten. Ein Kollege formulierte dies treffend: „Man muß zuhören oder rennen". Wir stehen hier vor zwei grundlegenden Fehlermöglichkeiten jener Medizin, die weder körperliches Leiden noch Beziehungsschwierigkeiten vernachlässigen will. Wenn wir uns vor seelischen Problemen bewußt oder – häufiger – unbewußt verschließen, fallen wir in immer neue somatische Diagnostik- und Therapieversuche, die naturgemäß scheitern müssen; oder wir müssen den Patienten irgendwie abschieben. Meist wird man zuerst überaktiv, um nachher die Arzt-Patient-Beziehung scheitern zu lassen. Hören wir aber gut zu, identifizieren wir uns mit dem Patienten, fühlen wir uns ein und spüren seine Not in den „eigenen Knochen", dann werden wir zunächst auch automatisch zu seinen Lösungsversuchen gedrängt, die schon unzählige Male fehlgeschlagen sind. Würden nämlich ein gutes Herz und gesunder Menschenverstand – der übrigens nicht so häufig ist – genügen, hätte der Kranke sich schon lange selbst oder mit Hilfe von Angehörigen und Freunden geheilt. Wenn ein Mensch mit psychischen oder psychosomatischen Problemen zum Arzt kommt, dann braucht er mehr als ein gutes Herz und gesunden Menschenverstand. Er braucht eine *genaue klinische Diagnose seiner Beziehungen*. Schreitet man ohne Gesamtdiagnose [2, S. 45, 85] zur Therapie oder zu Ratschlägen, dann wird man unweigerlich Situationen konstellieren, welche den Patienten erneut traumatisieren. Freud [7, S. 17 ff.] nannte dieses Phänomen Wiederholungszwang. In ungestörten mitmenschlichen Beziehungen sind Anteilnahme und spontanes Verhalten wohltuend, in gestörten Beziehungen oft schädlich. Es führt zum Agieren, zum unbedachten Handeln, zum Handeln statt Besinnen, zur Abreaktion unangenehmer Gefühle, die selten zweckmäßig ist. Die genaue klinische Diagnose der Arzt-Patient-Beziehung ist als solche schon hilfreich, sie schützt vor neuen Traumatisierungen. Wenn z. B. ein selbstunsicherer Patient durch hochfahrendes Verhalten sich etwas Selbstvertrauen zu geben versucht, wird uns die Einfühlung meist raten, ihn vom hohen Roß herabzuholen. Tun wir dies, so verletzen wir sein schwaches Selbstgefühl noch mehr. Er muß noch großartiger werden oder bricht zusammen in Verzweiflung über seine Seele und seinen Körper, fällt in Depression und Hypochondrie. Dieser Teufelskreis läßt sich oft bei Selbstwertstörungen beobachten, und ihn verstehen heißt schon, ihn vermeiden. Der eingefühlte Wunsch, „ihn vom hohen Roß herabzuholen", kann uns also helfen, die Selbstwertstörung zu erkennen. Man kann warten, zuhören, evtl. eine echte Qualität, die im Gespräch sicher auftauchen wird, unterstreichen oder allein durch Zuhören und sorgfältige somatische Betreuung die Wertschätzung ausdrücken. Es zeigt sich auch an diesem Beispiel, daß eine gute Beziehung des Kranken zu seinem Hausarzt ohne sorgfältige körperliche Untersuchung nicht möglich ist.

Die genaue klinische Diagnose der Arzt-Patient-Beziehung erstreckt sich aber nicht nur auf die Einfühlung des Arztes, auch wenn die bedachte Einfühlung oft rasche therapeutische Einsichten im Sinne eines sog. Flash, eines unvermittelten gegenseitigen Sichverstehens von Patient und Arzt bringen kann [1; 15, S. 7 ff.; 26, S. 355; 27, S. 200].

Neben dem Beachten der Geschichte des Patienten sowie der dadurch angeregten Gefühle im Arzt wird auch beobachtet, wie der Leidende spricht. Kann er sich frei, mit Gefühl und konkret aussprechen, scheut er vor keinen Einfällen zurück, bringt er Namen, genaue Bezeichnungen und Zahlen, so ist diese Aussprache Psychotherapie, ob sie nun beim Hausarzt oder beim Facharzt stattfindet, 45 min dauert oder eine kürzere Zeit, auf der Couch erfolgt, im Sessel oder auf dem Untersuchungstisch. Wenn der Kranke sich nicht mehr frei aussprechen kann, so wirkt ein *Widerstand* [26, S. 350; 27, S. 126]. Freud [7, S. 17] hat dies vom Patient nicht bewußt gewollte und doch verursachte Verhalten entdeckt und später unter dem Begriff der Abwehr zusammengefaßt. Näheres liest man am besten immer noch bei Anna Freud in ihrem Standardwerk *Das Ich und die Abwehrmechanismen* [5].

Abwehrmechanismen lassen sich klinisch beobachten, d.h. durch Bedenken des Gesprochenen erkennen. Nur muß diese Beobachtung der Abwehrmechanismen geübt werden. Dazu braucht es Zeit. Der Fachtherapeut lernt diese Beobachtung in der Kontrollgruppe, dem Hausarzt kann sie die mehrjährige Mitarbeit in einer Balint-Gruppe vermitteln. Im „normalen Gespräch" werden Widerstände oder unbewußte Abwehr entweder umgangen – man vermeidet peinliche Gegenstände – oder es wird auf Offenheit gedrängt nach dem Motto: „Mir können Sie doch alles sagen". Doch wenn der Patient könnte, dann käme er mit einem psychologischen, mitmenschlichen oder Beziehungsproblem nicht zum Arzt, sondern hätte sich bei Vertrauten ausgesprochen und im gefühlsbetonten, konkreten Gespräch selbst geheilt. Er braucht offensichtlich Hilfe gegen seine unbewußten Widerstände, damit die heilsame Aussprache gedeihen kann.

Bevor die Abwehrmechanismen einzeln besprochen werden sollen, noch ein Blick auf ihren *Sinn*. Jeder Mensch braucht Schutz gegen zu starke, unangenehme Gefühle, so wie Schmerz vor körperlicher Verletzung schützt. Krank, d.h. neurotisch sind Abwehrmechanismen erst, wenn sie automatisch und starr, nicht mehr der Situation angemessen ansprechen. Abwehrmechanismen schützen meist gegen Angst, Schuld oder Scham, aber auch gegen Wut, Trauer oder erotische Triebe. Angst hat dabei die Führung, denn sie begleitet die meisten unangenehmen Gefühle. Die Abwehrmechanismen entstehen in der Kindheit, z.T. schon in den ersten Lebensmonaten, und sind in ihrer Ausprägung von Kultur und Konstitution gemeinsam bedingt, wie es konstitutionelle Unterschiede der Fähigkeit, Unlustgefühle im weitesten Sinne zu ertragen, d.h. der Ich-Stärke, gibt.

Eine gute Arzt-Patient-Beziehung ist eine Hilfe gegen jede Art unguter Gefühle, v.a. gegen Angst, Scham, Schuld, Trauer oder gar Wut. Der Hausarzt hat somit dank einer soliden Dauerbeziehung nicht selten weniger starke Abwehrmechanismen vor sich. Er hat daher, wie Wesiack zu Recht betont [26, S. 250], zu Beginn neurotischer Störungen oft eine besonders gute Chance, diese durch wenige Gespräche aufzulösen. Ist das Gespräch behindert, weil der Kranke sich nicht frei, konkret und gefühlsbetont aussprechen kann, ist es gut, wenn der Arzt an die Möglichkeit unbewußter Abwehrmechanismen denkt und merkt, daß der heilsame Dialog [21, S. 46] gestört ist. Er wird sich dann zumindest nicht enttäuscht abwenden im falschen Gefühl, der Patient traue ihm nicht, und wird im Vertrauen auf seinen eigenen guten Willen auch nicht unnötig drängen. Beides käme nur einem Mitagieren mit der Neurose gleich, würde den Patienten erneut traumatisieren, ihm einmal mehr zeigen, daß ihm ja doch keiner zuhören will. Der Psychotherapeut muß die Widerstände aufnehmen, bevor die Enttäuschung eintritt. Der Hausarzt kann warten, kann evtl. auf der somatischen Ebene weiterbehandeln, bis das freie und gefühlsbetonte Gespräch wieder möglich ist. Kann er aber Abwehrmechanismen erkennen, hat er eine Möglichkeit, sie aufzulösen.

Elastische, frei verfügbare, der Situation angepaßte Abwehrmechanismen sind gesund und bei jedem Menschen festzustellen. *Starre, automatische, unangepaßte Abwehrmechanismen, die einen unerträglichen frühkindlichen Konflikt auch beim Er-*

wachsenen um jeden Preis abwehren, bilden zusammen mit den noch zu besprechenden *negativen Übertragungen den Kern einer neurotischen Persönlichkeit,* wie man sie bei Neurosen und psychosomatischen Krankheiten immer findet. Ziel jeder Therapie ist also nicht die Aufhebung der Abwehr, sondern die Befreiung aus der automatischen, unangepaßten Starre, aus dem Wiederholungszwang. Ein Beispiel soll dies illustrieren. Lernte ein kleines Mädchen bei einer zwar wohlmeinenden, aber ängstlichen Mutter, aggressives Verhalten um jeden Preis zu vermeiden, um die Mutter nicht zu ängstigen, so kann es eine besonders fügsame, unterwürfige Persönlichkeit entwickeln, die nicht imstande ist, auf eigene Bedürfnisse zu achten, sondern sich immer nach denen der Umgebung richtet. Wir haben ein „falsches Selbst" nach Winnicott, wie es von Alice Miller [18, S. 29 ff.] meisterhaft dargestellt wird. Will nun ein gesunder Mann auf echte Bedürfnisse einer Partnerin mit einem „falschen Selbst" eingehen, wird sie diese gar nicht melden können, sondern sich immer nach ihm richten wollen. Er wird seine Bemühungen nach einiger Zeit resigniert aufgeben. Ein selbstunsicherer Mann, der sich bestätigt fühlt, wenn er einer Frau „männliche Überlegenheit" demonstrieren kann, wird dagegen bei ihr Erfolg haben. Früher oder später wird sie so einmal mehr lernen, daß man nur mit Überanpassung – das ist das Wesen des „falschen Selbst" – durchs Leben kommt. Wir haben wieder den von Freud entdeckten Wiederholungszwang, die Wurzel alles neurotischen und psychosomatischen Leidens.

Eine vollständige *Übersicht der Abwehrmechanismen* [5] ist für den Beginn der hausärztlichen Psychologie nicht nötig. Ich will die am häufigsten vorkommenden herausgreifen. Sie entstehen in loser Korrelation mit dem Alter des Kindes. Man kann aus dem Vorherrschen der einen oder andern Abwehrmechanismen Hinweise auf altersgemäße Konflikte ziehen, darf jedoch daraus keine Gesetzmäßigkeit ableiten. Im allgemeinen läßt sich sagen: je mehr ein Abwehrmechanismus die Wahrnehmung der innern und äußeren Realität stört, desto früher und unreifer ist er. Die Abwehrmechanismen sollen im folgenden im Zusammenhang mit der zeitlichen Entwicklung und den typischen Konflikten der einzelnen Phasen besprochen werden.

Im ersten Lebensjahr, der sog. oralen Phase, in welcher die Pflege des Kindes im Mittelpunkt steht, Gefühle der Geborgenheit und des Vertrauens – Erikson [4, S. 81, 82] spricht vom Urvertrauen – im Vordergrund stehen, bildet sich v. a. der Abwehrmechanismus der *Projektion.* Eigene, unerträgliche Gefühle werden der Außenwelt zur Last gelegt, nach dem Sündenbockdenken: „Nicht ich bin böse, du bist es". Wahrlich eine alte Methode, aber jederzeit bei Erwachsenen feststellbar. Reife, gesunde Persönlichkeiten können ihre Projektionen durch Selbstbesinnung oder im Gespräch zurücknehmen, richtigstellen; unreife, neurotische müssen lebenslänglich ihre Sündenböcke verfolgen. Projektionen schützen also vor der schmerzlichen Einsicht in eigene böse Gefühle. Diese Einsicht kränkt das Selbstwertgefühl; wenn man – wozu einen der gesunde Menschenverstand treibt – Projektionen richtig stellen will, muß der neurotisch Fixierte nur um so mehr projizieren und der Gesprächspartner noch energischer richtigstellen. Ein neuer Wiederholungszwag oder Teufelskreis entsteht, der sagt: „Wenn ich nicht projiziere, werde ich erniedrigt". Der Hausarzt, der versteht, daß Projektionen ein verletzliches Selbstgefühl schützen, Gefahr bedrohlicher Selbstverurteilung bannen, wird ruhig zuhören und weder den Patienten kritisieren, was den soeben geschilderten Wiederholungszwang auslösen muß, noch den Patienten bestätigen, was ihn nur in nutzlose Konfrontationen mit der meist stärkeren äußeren Realität hetzt. Stillschweigende Wertschätzung durch ernsthaftes Zuhören, bis man eine unnötige Selbstverurteilung des Patienten in Frage stellen kann, ist hier therapeutisch wirksam. Diese Wertschätzung kann auch durch gute somatische Betreuung, durch sichere Verfügbarkeit ausgedrückt werden. *Der Hausarzt kann warten und kann schweigend sehr viel sagen,* nicht zuletzt auch im körperlichen Dialog [22, S. 57; 20, S. 136]. Werden im Verlauf der Reifung die Projektionen frei und elastisch, so helfen sie zu guter Kritik an der Umgebung, melden, wenn man sich überfahren fühlt, und regen an, sich zu wehren.

Sozusagen das Umgekehrte der Projektion ist das *Richten der Aggression gegen sich selbst,* meist die „Identifikation mit dem Aggressor" genannt. Genauer müßte man sagen „Identifikation mit der verurteilenden Autorität". Ein Beispiel soll weiterhelfen. Ein kleines Kind, das vielleicht eine übermüdete, gereizte oder – seltener – wenig kinderliebende Mutter hat, leidet unter dem fortwährenden Schelten. Es kann nichts recht machen, aber die Einsicht: „Mutti ist böse" ist zu schmerzlich für ein kleines Kind. Es übernimmt den Standpunkt der verurteilenden Mutter, es identifiziert sich mit ihr und sagt sich sozusagen: „Nicht die Mutter ist böse, ich bin es". Natürlich laufen diese Vorgänge im Gefühl ab und werden nicht formuliert und gedacht, wie in meinen Ausführungen. Das Kind hat nun den Trost einer vermeintlich lieben Mutter; das ist viel, viel mehr als eine böse. Es hat auch die Hoffnung, durch besondere Artigkeit seine Mutter doch noch gut zu stimmen, und wird klugerweise diesen Test vermeiden. Wenn es durch ein „falsches Selbst" das Wohlwollen der Mutter erreicht, wird es in der eigenen Entfaltung schwer eingeschränkt. Anna Freud würde von einer Ich-Einschränkung sprechen [5]. Sucht es sich aufzulehnen, wird es verurteilt und lernt so zunehmend, sich selbst zu verurteilen. Wir haben den Kern einer neurotisch-depressiven Persönlichkeit, die sich als schlecht, böse und nicht liebenswert erlebt, aber auch schwach, krank, häßlich fühlen kann, indem sie Seele wie Körper ablehnt. Mit der gesunden Reifung wird die Fähigkeit, sich mit dem Standpunkt des anderen zu identifizieren, Aggressionen gegen sich selbst als berechtigte Möglichkeit zu betrachten, zur gesunden Selbstkritik. Denn schließlich sind wir nicht immer im Recht. Werden Aggressionen starr und automatisch gegen sich selbst gerichtet, liegt ein neurotisches Geschehen vor. Dieses kann zu einer offenen Depression führen, oder weitere Abwehrmechanismen können diese Depression wieder abwehren. Der Mensch spürt irgendwie das Unrecht dieses Vorganges, er wird wütend, muß diese Wut wieder gegen sich richten und steckt so in einem schrecklichen Teufelskreis. Für den niedergelassenen Arzt ist das Vorgehen in dieser Situation relativ einfach, wenn er gelernt hat, sie zu erkennen. Er muß zuhören, kann Selbstverurteilungen in Frage stellen und den Patienten fragen, warum er mit sich selbst so böse sein muß. Wie er dies sagt, ist nicht so wichtig. Er wird seiner Persönlichkeit gemäß seine Sprache, auch seine averbale, finden. *Wichtig* ist aber – darauf wird bei den negativen Übertragungen hingewiesen – *daß der Arzt seine psychotherapeutischen Interventionen immer nur in einer guten Beziehung oder zur Schaffung einer guten Beziehung einsetzt,* sonst können sie leicht das Gegenteil des Erwünschten erreichen.

Im ersten Lebensjahr, der oralen Phase, geht es um Pflege, Geborgenheit, Sicherheit, Vertrauen in sich und in die Umwelt. Das Kind lebt in einer Art Symbiose mit der Mutter, die viele Bedürfnisse durch Identifikation, Einfühlung, nichtverbale

Sprache errät und befriedigt. Bei einer durchschnittlichen Mutter, die ihr Kind liebt und keine zu schwierige Lebenssituation hat, bildet sich genügend Urvertrauen [4, S. 81, 82] nach dem Motto: „Die Welt läßt mir eine Chance, und ich bin liebenswert". Freud spricht von Narzißmus und meint damit die Fähigkeit, sich selbst zu lieben. Balint [3, S. 31, 110] spricht von einer Grundstörung, wenn der Mensch sich zu wenig lieben kann. Sie ist ein entscheidender Verlust oder Mangel, ohne dessen Wiedergutmachung das Leben sinn- und wertlos erscheint. Sie liegt oft den vegetativen Erkrankungen oder der sog. unorganisierten Krankheit wie auch vielen psychosomatischen Leiden zugrunde. Im Klagen [3, S. 131] und im Anerkennen des Verlustes [3, S. 177] kann es zu einem Neubeginn [3, S. 160] kommen.

Starke Affekte werden immer von körperlichen Reaktionen begleitet, die entweder somatische Äquivalente zum Affekt ausdrücken oder Bereitstellungen auf Gefahren hin bedeuten. Schwitzen, Zittern, Urin- und Stuhldrang, Erschlaffung des Muskeltonus (weiche Knie), Brechreiz begleiten die Angst, während etwa Tachykardie, Überaktivität von quergestreifter und glatter Muskulatur sowie der Sekretion verschiedener Organe, sogar leichtes Fieber, der Bereitstellung auf Gefahren hin dienen. Von Uexküll [23, S. 29, 35] unterscheidet denn auch *Bereitstellungskrankheiten* von *Ausdruckskrankheiten,* bei denen in der Sprache des Körpers ein Konflikt dargestellt wird (s. auch Wesiack [26, S. 352; 27, S. 135, 249]. Im ersten Lebensjahr ist noch keine starke Persönlichkeit, kein Ich (in der Sprache der Psychoanalyse) ausgebildet, welches Konflikte verarbeiten könnte. Darum ist es auch sinnlos, bei Bereitstellungskrankheiten oder *Somatisierungen* – ein anderer Ausdruck für dieses Geschehen – einen sprachlichen Sinn zu suchen, wie bei den später zu besprechenden Ausdruckskrankheiten oder hysterischen Konversionen, wo eine gewisse Ich-Stärke erforderlich ist, um einen Konflikt ausdrücken zu können.

Psychosomatische Krankheiten beruhen meist auf Somatisierungen, was erklärt, daß eine gewisse Monotonie der Konflikte bestehen muß. Das Kind im ersten Lebensjahr, völlig abhängig von der Mutter, mit geringer Ich- oder Persönlichkeitsstärke (der Begriff soll später geklärt werden) ist Affekten, wie Wut, Trauer, Verlassenheit, Mißtrauen in sich und in die Umwelt, hilflos ausgeliefert. Es kann diese kaum verarbeiten, außer mit primitiven Abwehrmechanismen, die wieder mit der Realität in Konflikt kommen. Wenn es aus Trauer und Wut projiziert und blind um sich schlägt, erleidet es noch mehr Schmerzen. Wenn es die Aggressionen gegen sich selbst richtet und depressiv resigniert, findet jedermann, es sei endlich vernünftig geworden, und überläßt es seiner Verlassenheit.

Treten Somatisierungen erstmals auf, hat der Hausarzt eine einmalige Chance [26, S. 250], diese mit wenigen Gesprächen aufzulösen. Er muß zuerst einmal den Patienten mit seinem körperlichen Anliegen ernst nehmen, d. h. eine vernünftige, maßvolle somatische Abklärung durchführen. Untersucht er zuwenig, dann nimmt er den Patienten nicht ernst, verunsichert ihn zusätzlich oder kränkt seinen schwachen Selbstwert. Fällt er in immer weitergehende somatische diagnostische Vorkehrungen, vernachlässigt er dadurch die Gefühle, die den Somatisierungen zugrunde liegen. Jores [8, 9] rät, nach dem Geschehen vor Ausbruch der somatischen Symptome zu fragen, weil dort oft nicht gemeisterte Konflikte aufgetreten sind. Meerwein [17, S. 87] fragt den Patienten, was er sich selbst schon für Überlegungen über die Entstehung seiner Krankheit gemacht hat, und erfährt, daß der Kranke i. allg. mehr über sich weiß, als er ahnt. Die *Flashtechnik* mit ihrem unmittelbaren gegenseitigen

Verstehen von Patient und Arzt [1, S.82; 15, S.7; 26, S.355; 27, S.206] unterläuft gleichsam die Psychopathologie wie die Abwehrsysteme, führt zu einem präverbalen und verbalen Verstehen des Patienten, zu einer Anerkennung und Besserung der Grundstörung [3, S.31 ff.), die aber dennoch oft durchgearbeitet werden muß. Auch bei der Somatisierung oder den Bereitstellungskrankheiten gilt, daß der Arzt eine neue Möglichkeit hat, wenn er den Sinn der Symptome versteht. Man soll ihm keine Rezepte geben, was zu tun sei, sondern ihm helfen zu sehen, was vor sich geht und so dem Patienten auf einer anderen Ebene als der rein naturwissenschaftlichen zu begegnen, auf der Ebene der Gesamtdiagnose [2, S.45,85), die sowohl naturwissenschaftliche wie psychologische Medizin umfaßt und nicht in eine schädliche Vernachlässigung der einen oder andern Seite verfällt.

Zu den frühen Abwehrmechanismen gehört wohl auch das *Agieren*, das unmittelbare Abreagieren von unangenehmen Gefühlen, wie man es beim tobenden Säugling, beim pathologischen Rausch, im katatonen oder psychoorganischen Erregungszustand oder in vermindertem Maße beim jähzornig Explodierenden sieht. Agieren heißt nach *Freud* „Handeln statt Besinnen". Somit kann es nicht zweckgerichtet sein, sondern dient lediglich der Entladung und wird praktisch jede Notlage verschlimmern. Es ist das individuelle Äquivalent zur Panik. Da Agieren große frühkindliche Not, enorme Hilflosigkeit ausdrückt, regt es den gut zuhörenden Arzt, der sich einfühlt, zum Mitagieren an [24, S.312], was nur zur Überlastung des Arztes und Enttäuschung des Patienten führen kann. *Verzicht auf Mitagieren* [13, S.42] *ist schon therapeutisch* und verhindert weitere Traumatisierungen. Die Ruhe des verstehenden Arztes im Sturm der heftigen Gefühle des Patienten kann nicht selten auch diesen beruhigen, so daß er sich nicht noch selbst zusätzliche Schwierigkeiten durch unbedachte Kurzschlußhandlungen schaffen muß. Mitagieren kostet aber auch enorm viel ärztliche Zeit, führt zu unnötigen diagnostischen, ja selbst therapeutischen Eingriffen, trägt zur Kostenexplosion im Gesundheitswesen bei und überfordert Patient und Arzt, bis die Beziehung auseinanderbricht. Meist beginnt dann das gleiche Elend bei einem andern Kollegen.

Am Beispiel der oralen Phase, des ersten Lebensjahres, wurde vieles abgehandelt, was auch für alle späteren Phasen Bedeutung behält. Dies hängt damit zusammen, daß die Entwicklungen, die in einer Phase eingeleitet werden, beim Beginn der nächsten nicht abbrechen, sondern weitergehen. So dauert es z. B. bis weit in die erwachsene Lebensphase hinein, bis man ein gesundes, selbstsicheres und selbstkritisches Gefühl der eigenen Qualitäten und Schwächen entwickeln kann.

Im zweiten Lebensjahr, der sog. analen Phase, beginnt in unserer Kultur die Sauberkeitserziehung. Das Kind lernt gehen, und seine Bewegungen müssen zu seinem Schutz eingeschränkt werden. Es darf den heißen Herd nicht anfassen, nicht aus einem hochgelegenen Fenster steigen, nicht vor ein Auto rennen. Es entstehen kleine Kämpfe zwischen Mutter und Kind, die um Kot, Schmutz, Wut, Bewegungsautonomie und eigenen Willen kreisen. Diese Kämpfe können in einer vertrauensvollen Stimmung geführt werden, wenn in der oralen Phase des ersten Lebensjahrs genügend Urvertrauen, genügend Gefühle der Geborgenheit und genügend Ansprüche an Geborgenheit entstanden sind. Dann wird Aggression am Beispiel der liebevollen und selbstsicheren Mutter zu etwas Sozialem, das im Rahmen gewisser Spielregeln gelebt werden darf. Unreife, zerstörerische Aggression kann überwunden und durch zielstrebige Aggression ersetzt werden. In der Reifung wird aus unreifer, zerstörerischer Aggression reife Aktivität, die sich durchsetzt, etwas bewirkt, etwas erringt, ohne den andern zu schädigen oder zu unterdrücken. Aggression, die auf der Ebene von Domination und Unterwerfung stehenbleibt, ist unreif und wenig leistungsfähig. Viel Energie wird auf die Domination des Partners verschwendet und kann nicht für produktive Ziele, z. B. lustvolles Spiel oder befriedigende Arbeit, eingesetzt werden.

Typische Abwehrmechanismen der analen Phase (zweites Lebensjahr) sind einmal die *Isolierung der Affekte*. Das Geschehnis bleibt erhalten, der dazugehörige Affekt wird abgewehrt. Ein gutes Beispiel ist der Galgenhumor oder der Gleichmut, mit dem Menschen von gefährlichen Erlebnissen berichten. Dank diesem Mechanismus können wir in Gefahren ruhig und kühl handeln und erleben Angst oder Wut oft erst nachher. Gesund, elastisch, frei verfügbar ist dies ein ausgezeichneter Schutz. Werden aufgrund frühkindlicher Verurteilungen jeder Aggression oder anderer Affekte Gefühle immer isoliert, haben wir eine neurotische, zwanghafte Persönlichkeit, die sich v. a. durch Rationalisieren und Generalisieren auszeichnet. Mit diesen beiden Denkweisen werden die Gefühle abgewehrt, nicht selten auch mit dem Hinweis, es sei doch alles normal. Der Arzt muß wissen, daß nur die gefühlsbetonte, konkrete, unmittelbare Aussprache heilsam ist; Rationalisieren und Generalisieren aber bedeuten Leerlauf. Mit viel Mühe werden solche Gespräche oft stundenlang geführt. Da die Gefühle fehlen, ermüden Patient und Arzt, und der Arzt spürt oft Langeweile.

Ferner können sog. *Reaktionsbildungen* auftreten. Das äußere Verhalten zeigt dabei das Gegenteil der inneren Stimmung. Angst kann durch betonte Forschheit, Dominationslust und Wut durch übertriebene Unterwürfigkeit, Zärtlichkeit durch rauhes Auftreten getarnt werden. Wenn der Arzt an die Möglichkeit von Reaktionsbildungen denkt, wird er nicht unbedacht mitagieren. Er wird nicht dem seine Angst abwehrenden Forschen – die Franzosen gebrauchen dafür den wunderbaren Ausdruck „un faux dur" – mit Forschheit antworten und den Leerlauf weiterführen. Er wird den Unterwürfigen nicht dominieren und nicht jede rauhe Kritik als Aggression deuten, sondern vielleicht daran denken, daß dahinter abgewehrte Anlehnungsansprüche stecken könnten. Der Hausarzt kann diese ansprechen, z. B. mit dem Hinweis, daß ein Patient wenig darauf achtet, ob er sich wohl fühlt, ob man auf ihn Rücksicht nimmt. Er kann aber auch durch seine Gesamtverantwortung für den Patienten [2, S. 143] die abgewehrten Wünsche nach Anlehnung bejahen und damit ohne Worte sagen, daß der Mensch ein Recht hat auf Anlehnung und Fürsorge. Er wirkt somit durch seine Haltung therapeutisch, wenn ein Neurotiker sich wegen natürlicher Geborgenheitsansprüche ablehnt.

Zwangssymptome sind eine weitere Abwehr der analen Phase des zweiten und dritten Lebensjahres. Sie haben mit Magie zu tun, glauben Geschehenes ungeschehen zu machen und können zu quälenden Ritualen werden. Sie sind eigentlich eine krankhafte Übertreibung gesunder Ordnungsprinzipien. Angst vor analen Strebungen, wie Wut, Aggression, Freude am Dreck, auch am Geld, stecken meist hinter den Abwehrmechanismen der analen Phase, hinter Isolierung der Affekte, Reaktionsbildung und Zwängen. Das Ich ist etwas stärker geworden, es lernt die Sprache, die Kontrolle der quergestreiften Muskulatur, kann sich kurzfristige Frustrationen im Interesse späteren größeren Gewinnes auferlegen, hat aber noch Mühe, starke Affekte zu zügeln und ist Trotz- und Wutreaktionen meist noch ausgeliefert. Diese müssen agiert werden. Das Kind fürchtet die Allmacht seiner Gedanken *(Freud)* und v. a. auch seiner Gefühle. Es lernt erst langsam, daß Gefühle, Phantasien, Wünsche, Träume, Triebimpulse nicht unbedingt zu Taten führen müssen. Schuld und Moral werden ebenfalls wichtig, und Schuld wird dazu mit Gefühlen verknüpft und nicht auf Handeln oder verbindliches Reden beschränkt. Das Kind hat also Angst vor sich selbst, Angst, seine Kontrolle zu verlieren, sog. Es-Angst. Für den Arzt ist dies wichtig zu wissen. Verhält er sich nämlich nur verstehend und tolerant, wird er diese Ängste vor den eigenen Gefühlen nicht mildern können. Der Arzt soll zwar wohlwollend, aber auch fest sein. Er spürt am eigenen Leiden, wenn er sich dominieren läßt, und er hilft dem Patienten damit nicht gegen dessen Ängste, von Wut und Aggression überwältig zu werden. Er hilft ihm auch nicht, wenn er diese erwidert, wie das heute z.T. Mode geworden ist. Der Arzt soll fest, ruhig und freundschaftlich in der Mitte bleiben und auch an sein Wohlergehen, seine Möglichkeiten denken, so hilft er am meisten.

Im dritten bis fünften Lebensjahr, der sog. phallischen oder ödipalen Phase, treten gegengeschlechtliche Probleme in den Vordergrund, während die früheren Entwicklungen weitergehen. Der kleine Sohn möchte die Mutter heiraten und den Vater als Rivalen loswerden, vielleicht sogar sterben lassen oder in Gedanken umbringen. Der Vater ist aber auch Vorbild und Spielkamerad. Er öffnet Türen aus der Mutterwelt in Sport und Ausflüge, hilft sogar gegen eine einengende, überbetreuende Mutter. Man will den Vater beseitigen und behalten. Er tut vieles, was man später auch tun möchte, wie Skifahren, Schwimmen, Autofahren u.a. Kurz, der Konflikt ist nicht zu lösen. Das gleiche gilt für das junge Mädchen. Es übt seinen weiblichen Charme am Vater, denkt sich in die Rolle seiner Frau, möchte die Mutter loswerden und sieht in ihr doch auch ein Ideal, dem sie nacheifern möchte. Unter günstigen Verhältnissen geht der Ödipuskomplex unter. Man gibt den gegengeschlechtlichen Elternteil auf und wird frei für neue Erfahrungen in Schule und Freizeit mit Altersgenossen. Aus dieser Auseinandersetzung erfolgen wesentliche Entwicklungen im angelernten Wertsystem (Über-Ich); in der Pubertät werden diese Werte in einer großen Auflehnung revidiert und die eigene Identität erkämpft. Erikson meint mit Identität: „Dies ist mein inneres Ich" [4, S. 15], spricht von einem „inneren Gefühl der Einheit mit sich selbst und einem Teil der Welt" [4, S. 310] und erwähnt „das Gefühl, im eigenen Körper zu Hause zu sein, zu wissen, wohin man geht" und die Überzeugung, von wichtigen anderen angenommen zu sein [4, S. 170]. Man könnte *Eriksons Identität* mit den Worten zusammenfassen: *„Ich und die Welt sind eins, wir mögen uns".* Diese Entwicklung geht im günstigen Falle lebenslänglich weiter über Erwachsenwerden, Reife und Alter.

Es ist nun noch der psychoanalytische Begriff der *Regression* zu erwähnen. Unter psychischen Traumen können frühere, nicht gelöste, sondern nur abgewehrte Konflikte aktiviert werden, Verhalten, das der Kinderzeit angemessen war, kann wieder auftreten. Agiert man mit, sei es durch übertriebene Verwöhnung, sei es durch Appell an erwachsenes Verhalten – das eine oder andere wird uns unsere unbedachte Einfühlung raten – so fixiert man den Patienten. Versteht man die Regression als ein oft nötiges Zurückgehen auf eine frühere Stufe, um neu beginnen zu können, dann findet man einen Mittelweg, kann einem Patienten zuerst ein Ausruhen erlauben und ihn dann zu einem Neubeginn ermutigen [3, S. 160ff.].

Typischer Abwehrvorgang der ödipalen Phase ist die Verdrängung. Ein Geschehnis samt dem dazugehörigen Affekt wird abgewehrt, vergessen. Gelingt die Verdrängung ganz, verschwindet jede Angst. Bei unvollständiger Verdrängung bleibt ein Rest Angst im Bewußtsein. Hierher gehört auch die *Konversion*, der Ausdruck seelischer Konflikte in der Sprache des Körpers [weiteres s. 26, S. 352]. Hier hat es Sinn, nach der Aussage der Körpersprache, des Symptoms zu fragen, das meist einen Kompromiß zwischen einer Selbstheilungstendenz, einer progressiven und einer die Krankheit erhaltenden, regressiven Komponente darstellt. Da Verdrängungen und Konversionen Ängsten, oft geschlechtlicher Natur entspringen, hat das Drängen nach Worten wenig Sinn. Der Arzt schafft besser eine Atmosphäre des Vertrauens, der Ruhe und Gelassenheit, achtet auf Selbstverurteilungen und stellt diese in Frage. In seiner Einfühlung wird er sich nicht selten erotisch angesprochen fühlen. Er soll sich dafür weder verurteilen noch soll er diesen Strebungen nachgeben. Beides führt nicht weiter. Agiert eine Patientin oder ein Patient erotisch, darf man ruhig sagen, man schätze die Zuneigung, könne aber nicht gleichzeitig eine Freundschaft führen und zuverlässig eine ärztliche Aufgabe erfüllen. Meist ist der Patient später dankbar, wenn man Arzt geblieben ist, mag er im Moment auch verstimmt sein.

Zum Abschluß der Entwicklung ist noch auf die *Selbstachtung, die Liebe zu sich selbst, das Selbstvertrauen* einzugehen. Normalerweise beginnt im ersten Lebensjahre das Urvertrauen. Daraus wird mit den Jahren ein gesundes, auch selbstkritisches Vertrauen in die eigenen Möglichkeiten und eine vernünftige Toleranz für die eigenen Grenzen. Es bilden sich erreichbare Ziele, und der Mensch lernt, seine ihm gegebenen Fähigkeiten zu nutzen. Störungen in dieser Entwicklung nennt *Balint* Grundstörungen [3, S. 31 ff.]. Sie ziehen oft Störungen in späteren Phasen nach sich, bedingen vegetative Beschwerden, psychosomatische Leiden und die sog. unorganisierte Krankheit. Therapeutische Einflüsse auf der Ebene der Grundstörungen können daher spätere Konflikte günstig beeinflussen [26, S. 355]. Die Psychoanalyse spricht von narzißtischen Störungen und meint damit die eingeschränkte Fähigkeit, sich selbst in guter Weise zu lieben. Gelegentliche Zusammenbrüche des Selbstbewußtseins, der Selbstachtung oder des Selbstwertgefühls sind normal. Dauernde Störungen zeigen sich in Depression oder Hypochondrie, oft kombiniert: „Meine Seele und mein Körper taugen nichts." In diesen quälenden Zuständen ist der Patient meist nicht imstande, seine positiven Seiten zu sehen. Der Arzt, der diese kennt, kann hier eine wertvolle Brücke bilden. Er darf aber nicht voreilig trösten, auf die Qualitäten des Patienten hinweisen und dadurch die Wiederherstellung der Selbstachtung erwarten. Diese Methode haben der Patient und seine Nächsten schon erfolglos versucht. Oft ist eine Zeit der schweigenden Anteilnahme, in der der Arzt still für sich die vergessenen positiven Seiten des Patienten im Auge behält, wertvoll; also eine averbale Therapie. Wertschätzung kann auch durch gute somatische Betreuung bewiesen werden und v. a. durch Ausdauer. Mit der Zeit können Selbstverurteilungen in Frage gestellt und positive Seiten hervorgehoben werden.

Gegen das Abgleiten in Depression und Hypochondrie können sich Patienten durch eine frühkindliche, unlogische, in keiner Weise zielgerichtete, sog. *narzißtische Wut* wehren, nach dem Motto: „Solange ist wüte, bin ich nicht ganz hilflos und wertlos." Es ist besser, wenn sich diese Wut im Sprechzimmer äußert als im sozialen Umfeld. Viel sagen kann derArzt nicht, will er den Patienten nicht weiter kränken.

Aber still verstehen, daß der Kranke sich gegen Depression und Hypochondrie schützen will, kann mehr helfen als man meist meint. Nicht selten geht ein Patient wütend weg, um sich bald besser zu fühlen.

Bei Selbstwertzusammenbrüchen können sich aber Patienten auch *an idealisierte Elternpersonen anlehnen.* Als Sohn eines tüchtigen Vaters, einer liebenswerten Mutter und als Patient eines tüchtigen Arztes kann man doch nicht ganz wertlos sein. Dem selbstkritischen Arzt wird es Mühe machen, diese Idealisierungen auszuhalten. Aber wenn er sich in falscher Bescheidenheit entwertet – etwa mit den Worten, er sei auch nur ein Mensch – nimmt er dem Selbstwertgestörten eine wertvolle und heilsame Stütze. Hält er die mühselige Idealisierung aus, verschwindet sie meist und weicht einer realistischen Beurteilung des Arztes.

Statt sich anzulehnen, kann der Selbstwertgestörte seine *Autonomie überbetonen.* „Ich bin nicht selbstunsicher, ich bin besonders sicher", mag er sich unbewußt sagen. Die Umgangssprache spricht von Überkompensation. Er wird allwissend, herablassend, überheblich, auch kalt und springt mit Menschen wie mit Gegenständen um. Die Einfühlung legt uns nahe, ihn vom hohen Roß zu holen oder ihn kritiklos zu bewundern. Dies gehört zu seiner Störung, ist nach Balint [2, S. 202] ernst zu nehmen, es darf aber nicht unbedacht reagiert werden. Holt man ihn herab, macht man ihn noch unsicherer, das gleiche gilt, wenn man sich unterwirft. Versteht man die Überheblichkeit als Abwehr tiefster innerer Unsicherheit, wird man sie ertragen; mit der Zeit wird sie verschwinden. Ein echtes Lob ist durchaus am Platze, denn diese Menschen haben viele Qualitäten, nicht zuletzt Mut und Ausdauer, mit denen sie sich einsam durchkämpfen, ohne ihre Not zu zeigen.

Zuletzt sind noch die sog. *Übertragungen* darzustellen. Freud [6, S. 279] versteht darunter die Übertragung frühkindlicher Erfahrungen auf den Arzt. Positive Übertragungen fördern die Freiheit der Aussprache und sind für den Arzt kein Problem. Negative behindern den Patienten und müssen früher oder später bereinigt werden. So kann ein Patient den durchaus wohlgesinnten Arzt autoritär wie seinen Vater erleben und ihm mit unnötiger Unterwürfigkeit begegnen. Er wird nie Kritik äußern, keine eigenen Vorschläge oder Wünsche bringen und kann so nicht mitarbeiten. Der Arzt kann ihm dagegen Mut machen zu eigenen Stellungnahmen, kann nach der Meinung des Patienten fragen und so zeigen, daß sie wichtig ist. Der Sohn einer verwöhnenden Mutter kann diese Haltung ebenfalls auf den Arzt übertragen, Verwöhnung erwarten und enttäuscht sein, wenn sie nicht eintritt. Hier wird es richtig sein, die Enttäuschung zu verstehen und die „Entwöhnung" schrittweise vorzunehmen, d. h. anstelle einer massiven Frustration ein graduelles Training der Eigenständigkeit aufzubauen. Es gibt zahllose Arten negativer Übertragung. Sie erscheinen zuerst als störend, geben aber richtig verstanden meist besonders günstige Anhaltspunkte, um langsam günstigere Verhaltensweisen herauszuarbeiten. Nicht selten verschwinden sie auch mit zunehmendem Vertrauen. Wenn man sie nicht bedenkt, führen sie leicht zum Mitagieren, zum Wiederholen alter Traumen.

Anhand der psychischen Entwicklung, der typischen Konflikte, die entstehen können (oral – Geborgenheit und Vertrauen; anal – Wut, Dreck, Aggression; ödipal – Geschlechtlichkeit), und der damit lose korrelierenden Abwehrmechanismen und der Übertragung wurde zu zeigen versucht, wie man als Arzt besser beobachten und verstehen kann. Dazu gehören die Beobachtung von Körper und Sprache des Patienten sowie der eigenen Einfühlung des Arztes. Diese Beobachtungen kann nun der niedergelassene Arzt mit der ihm meist schon lange bekannten Lebensgeschichte des Kranken vergleichen und so verifizieren. Aus dem Beobachteten und Eingefühlten lassen sich so durch Überdenken Handlungsanweisungen gewinnen; v.a. läßt sich so das schädliche, zeit- und kräfteraubende Mitagieren vermeiden. Aus einem intuitiven, romantischen oder charismatischen, also unwissenschaftlichen Vorgehen wird eine klinisch-wissenschaftliche Arbeitsweise, die zwar nicht messen und rechnen kann, aber beobachtet und nachdenkt [11, S. 1238].

Daneben soll der Arzt aber auch versuchen, die *familiären Beziehungen* zu verstehen, die er ja meist gut kennt. Die Eltern dürfen nicht zum Sündenbock für psychische Störungen der Kinder gemacht werden. Einzelne Erziehungsfehler, v.a. wenn eine wohlmeinende Haltung besteht, sind sicher nicht traumatisch. Es braucht langedauernde, schwere Traumatisierungen und eine entsprechende Konstitution, um psychische Schäden entstehen zu lassen. Schlimm ist es aber, wenn die Eltern die Kinder in ihre eigenen Konflikte einzuspannen versuchen.

Zum Ordnen der reichen Befunde sind nun aber einige *Arbeitshypothesen* notwendig, die ich der Psychoanalyse von S. Freud entnehme. Zur Vertiefung verweise ich auf Loch [16, S. 1–64]. Für den Hausarzt genügt m.E. eine stark vereinfachte Darstellung der Arbeitshypothesen [13, S. 14ff.]. Als erste seelische Struktur nimmt Freud das *Es* an.

Es umfaßt Gefühle, Triebe, Träume, Phantasien, Wünsche und ein unlogisches, primitives Denken. Es drängt nach unverzüglicher Lustbefriedigung oder Unlustvermeidung. Vieles ist unbewußt, anderes bewußt. Was leicht bewußt werden kann, heißt vorbewußt. Die Balint-Gruppe arbeitet nicht zuletzt mit dem Zugänglichmachen des reichen vorbewußten Wissens, das der niedergelassene Arzt über seinen Patienten hat, aber nicht mobilisieren kann. In der Aussprache der Gruppe taucht es auf und hilft zu einem besseren Verständnis des Leidenden und des Arztes. Fürchtet der Patient, daß sein Es ihn überwältigt, d.h. seine Triebe und Wünsche mit ihm durchbrennen und er sich sozial schaden wird, dann besteht eine ganz andere Situation, als wenn er sich zu starr kontrolliert. Im ersten Falle ist es gut, sich auf die Arzt-Patient-Beziehung zu konzentrieren, in welcher nicht viel passieren kann, und dem Patienten zu raten, mit sozialen Aktionen zu warten. Im zweiten Falle kann man die überstarre Kontrolle ansprechen. Viele Menschen betrachten ihr Es als böse, gefährlich, beschämend oder unmoralisch, was sicher mit der christlich-abendländischen Kultur und deren Mißverständnis zu tun hat. Ruhig mit einer geschätzten und kompetenten Person zu reden und zu erfahren, daß weder Gefühle noch Gedanken oder Wünsche allmächtig sind, daß man unabhängig von Gefühlen moralisch handeln kann, ist für diese Patienten schon eine große Erleichterung.

Aus dem Es differenziert sich das *Über-Ich,* eine zweite psychische Instanz. Es vertritt sozusagen die angelernte Moral, sagt, was man zu tun und zu lassen hat und wie man sein sollte. Dabei ist das allgemeine moralische Klima, das in einer Familie herrscht, meist wichtiger als die expressis verbis geäußerte Moral. Schule, Kirche und Arbeitserziehung und nicht zuletzt die Moral der Altersgruppe in der Pubertät spielen ebenfalls eine wichtige Rolle in der Über-Ich-Bildung.

Es und Über-Ich, aber auch Es und Außenwelt müssen nun naturgemäß immer wieder in Konflikte geraten. Schiedsrichter ist das *Ich,* die dritte der psychischen Instanzen oder Strukturen. Es stellt den Kontakt her zur Umwelt durch Wahrnehmung, averbalen Ausdruck und Sprache. Es nimmt die innere Gefühlslage wahr und kontrolliert die quergestreifte Muskulatur. Das Ich entscheidet, welche Wünsche und Triebe zur Befriedigung zugelassen, welche für größeren Gewinn zurückgestellt werden und auf welche zu verzichten ist. Es sucht für sozial unannehmbare Triebe anerkannte Ersatzbefriedigungen. Man nennt dies *Sublimation* und versteht darunter den reifsten Abwehrmechanismus, der hier nachgetragen werden soll. Das Ich hält an Zielen trotz Frustrationen fest, ist verantwortlich für stabile Bindungen an Menschen und Aufgaben. Seine Stärke läßt sich daran ablesen, wieviel Spannung es verarbeiten kann ohne zu regredieren, ohne in automatisches Abwehrverhalten zu fallen und ohne das Selbstvertrauen zu verlieren. Seine Stärke hängt von konstitutionellen wie von kulturellen Faktoren ab.

Ich, Es und Über-Ich sind Arbeitshypothesen. Freud nannte sie deshalb *Metapsychologie.* Sie dienen dem Ordnen der beobachtbaren Psychologie: Entwicklungsstadien, Abwehrmechanismen, Selbstwertzustände, Übertragungen des Patienten und Einfühlungen des Arztes. Diese Arbeitshypothesen, die nie mit wirklichen seelischen Organen verwechselt werden dürfen, sind aber hilfreich zum Finden von Handlungsanweisungen. Besteht ein *Konflikt zwischen dem Es und einem überstrengen Über-Ich,* also zwischen gesunden Wünschen und übertriebener Moral, dann ist es hilfreich, diese Moral in Frage zu stellen. Dies kann verbal oder averbal geschehen. Beim Konflikt kann es sich um Geborgenheitswünsche, Anlehnung, Vertrauen (orale Phase) handeln. Man wünscht dies und verurteilt sich dafür. Fehlt es dagegen an Selbstwertgefühl, so liegt eine Grundstörung vor [3, S. 31, 110]. Der Konflikt kann aber auch Aggression (man möchte aktiv, autonom, selbständig sein, erlebt sich aber dabei als böse) oder Sexualität (sie lockt und wird als unmoralisch verurteilt) zum Inhalt haben. Es wird richtig sein, die zu streng urteilende moralische Instanz, das Über-Ich, in Frage zu stellen. Falsch ist es, Mut zu machen, sich die „verbotenen Strebungen" einfach zu erlauben. Einem kurzen Genuß folgt ein sicherer Katzenjammer von Schuld und Scham, ein Gegenangriff des Über-Ichs. Der Konflikt muß durchgearbeitet werden. Die Selbstwertstörung – hier fehlt ein Konflikt – ist geduldig zu ertragen, bis sich ein Neubeginn zeigt. Das Anerkennen der Klagen ist hilfreich [3, S. 131, 177].

Ganz anders ist die Lage in einem *Konflikt zwischen einem Es-Anspruch und der Außenwelt.* Man stellt z. B. übertriebene Forderungen an Verwöhnung, reagiert mit wilder Wut und organisiert sich so Strafe und Vergeltung. Man strebt hemmungslos nach Domination oder Geld (anale Phase) und wird wiederum bekämpft. Zügellose sexuelle Avancen sind nur bei Partnern erfolgreich, denen rein triebhafte Sexualität ohne Zärtlichkeit genügt. Alles führt zu Frustration. Der Mensch bekommt Angst vor seinem Es, seinen Gefühlen und fürchtet, daß die Triebe die Schranken der Vernunft (Ich) überrennen. *Bei Es-Angst* soll die Kontrolle nicht noch weiter gelockert werden. Mit Über-Ich-Abbau, sofern überhaupt nötig, ist zu warten. Die Kontrollmöglichkeiten durch das Ich sind zu zeigen. Aussprechen sozial ungünstiger Strebungen im Sprechzimmer, ohne sie zu agieren, ist schon ein erster Schritt zur Sublimation. Der Arzt rät zum Abwarten bei sozial wichtigen Handlungen, bis der Patient über seine Wünsche und ihre Konsequenzen Klarheit gewonnen hat. Er soll freundschaftlich, aber auch fest sein, sonst findet der Patient keine Sicherheit im Gespräch. Auch diese Haltung kann sich ebenso in einer vernünftigen körperlichen Medizin zeigen, die sich vom Patienten nicht manipulieren läßt. Es braucht dazu aber eine beachtliche, wenn auch begrenzte Entwicklung der Persönlichkeit des Arztes, wie Balint [2, S. 171] betonte. Er muß lernen zuzuhören, den Patienten und sich selbst, ohne zu verurteilen, anzunehmen, zu verstehen und seine Einfühlung bedacht einzusetzen, dem Patienten zu geben, was er braucht, und nicht unbedingt, was er oberflächlich will. Dazu muß der Arzt auch lernen, zu seinen eigenen Möglichkeiten zu stehen und seine Grenzen zu respektieren. Vor allem soll er auf die Sprache hören, die der Patient spricht, rede er mit seinem Körper averbal oder bediene er sich des Wortes. So kann der Arzt auch für die ganze Begegnung offen sein und seine Gesamtverantwortung wahrnehmen.

Literatur

1. Balint E, Norell JS (1975) Fünf Minuten pro Patient. Suhrkamp, Frankfurt
2. Balint M (1957) Der Arzt, der Patient und die Krankheit. Klett, Stuttgart
3. Balint M (1970) Therapeutische Aspekte der Regression, die Grundstörung. Klett, Stuttgart
*4. Erikson E (1970) Jugend und Krise. Klett, Stuttgart
*5. Freud A (1936) Das Ich und die Abwehrmechanismen. Imago, London
6. Freud S (1942/49) Bruchstücke einer Hysterie-Analyse. Imago, London (Gesammelte Werke, Bd V, S 279)
7. Freud S (1940/55) Jenseits des Lustprinzips. Imago, London (Gesammelte Werke, Bd XIII, S 17)
8. Jores A (1973) Der Kranke mit psychovegetativen Störungen. Vandenhoek & Rupprecht, Göttingen
*9. Jores A (Hrsg) (1976) Praktische Psychosomatik. Huber, Bern Stuttgart Wien
10. Knoepfel H-K (1974) Die Arzt-Patientenbeziehung. Hexagon Roche, 2. Jg. 4: 1–7 Basel
11. Knoepfel H-K (1976) Beobachten und Nachdenken. Schweiz Ärztez Bern 3: 1237–1240
*12. Knoepfel H-K (1978) Einführung in die Balint-Gruppe. Intern Praxis 18: 133–140
*13. Knoepfel H-K (1978) Einführung in die Balint-Gruppenarbeit. In: Balint E, Luban-Plozza B (Hrsg) Patientenbezogene Medizin, Bd 3. Fischer, Stuttgart New York
14. Labhardt F (1979) Der psychisch Kranke – sozial benachteiligt. Schweiz Ärztez 60: 1039–1041
*15. Loch W (1975) Anmerkungen zur Einführung und Begründung der Flash-Technik als Sprechstunden-Psychotherapie. In: Balint E, Norell JS (Hrsg) Fünf Minuten pro Patient. Suhrkamp, Frankfurt
16. Loch W (1977) Die Krankheitslehre der Psychoanalyse, 3. überarb erweit Aufl. Hirzel, Stuttgart
*17. Meerwein F (1974) Das ärztliche Gespräch, 2. veränd überarb Aufl. Huber, Bern Stuttgart Wien
18. Miller A (1979) Das Drama des begabten Kindes. Suhrkamp, Frankfurt
*19. Sapir M (1972) La formation psychologique du médecin. Payot, Paris
20. Sapir M (1980) Soignant-soigné: le corps à corps. Payot, Paris
*21. Trenkel A (1974) Das ärztliche Gespräch bei Balint. In: Luban-Plozza B (Hrsg.) Die Praxis der Balint-Gruppen. Lehmanns, München, S 44–54
*22. Trenkel A (1980) Vom Psychischen in der Allgemeinmedizin. Ther Umsch 37: 53–57
23. Uexküll T von (Hrsg) (1979) Lehrbuch der psychosomatischen Medizin. Urban & Schwarzenberg, München Wien Baltimore
24. Wesiack W (1970) Die Bedeutung der Psychoanalyse für die praktische und allgemeine Medizin. Psyche 24: 307–324
*25. Wesiack W (1974) Grundzüge der psychosomatischen Medizin. Beck, München

* Zur Einführung geeignet

26. Wesiack W (1979) Psychosomatische Medizin in der Praxis des niedergelassenen Arztes. In: Uexküll T von (Hrsg) Lehrbuch der psychosomatischen Medizin. Urban & Schwarzenberg, München Wien Baltimore, S. 245–254
26a. Wesiack W (1979) Psychoanalyse und psychoanalytisch orientierte Therapieverfahren. In: Uexküll T von (Hrsg) Lehrbuch der psychosomatischen Medizin. Urban & Schwarzenberg, München Wien Baltimore, S 349–360
*27. Wesiack W (1980) Psychoanalyse und praktische Medizin. Klett-Cotta, Stuttgart

Der sterbende Patient

H. Häberle, A. Sellschopp und W.E. Brandeis

1 Soziale und kulturelle Bedingungen des Sterbens

Strukturelle Veränderungen, die sich seit etwa 2 Jahrhunderten im Hinblick auf eine industrielle, leistungsorientierte Gesellschaft abzeichneten, prägten auch die Einstellungen zu Krankheit, Sterben und Tod, die bisher das Denken unserer abendländischen Gesellschaft bestimmt hatten. So war das Verhältnis zum Tode über Jahrhunderte hinweg ein „natürliches", er war naher und vertrauter Bestandteil des Alltagslebens. Im schroffen Gegensatz dazu stehen die Auffassungen in der modernen technizistischen, am Erfolg orientierten Gesellschaft, die Sterben und Tod aus dem Bewußtsein verdrängten, sie verbannte den Tod und belegte ihn mit einem Tabu. Sterben und Tod werden nicht mehr wie Geburt und Heirat, die beiden anderen bedeutungsvollen Abschnitte des Lebens, in die Lebensbetrachtung miteinbezogen. Der Tod scheint damit im Widerspruch zur Wertstruktur der Gesellschaft zu stehen, die von Leistungen und Fortschrittsgedanken bestimmt ist.

Damit einhergehend war durch eine rein naturwissenschaftliche Betrachtungsweise in der Medizin, mit der Zielsetzung, Krankheit und Leid zu eliminieren, der Tod „sinnlos" geworden. Erst in neuester Zeit beginnen wir, die rein naturwissenschaftliche Perspektive zu transzendieren, und versuchen, Krankheit und Tod als sinnvoll wieder in unser Leben einzubeziehen.

Wir haben große Veränderungen im politisch-ideologischen Bereich und hinsichtlich des wissenschaftlichen Fortschritts, der Technisierung, vor allem durch Industrialisierung und Urbanisierung sowie auf dem Gebiet der Verkehrs- und Massenkommunikationsmittel und Vernichtungsmöglichkeiten erlebt. Der Fortschrittsgedanke in der Wissenschaft, vor allem auch in der Medizin, ließ die Vorstellung aufkommen, daß alles bruchlos zum allgemeinen Glück führe und Hindernisse wie physisches Leid und Tod dabei weitgehend ausgeschaltet werden könnten. Mit dem Erfahren des Todes wird oft ein Eingeständnis von Ohnmacht verbunden, man möchte die Existenz des Todes nicht wahrhaben, die man jedoch andererseits nicht verhindern kann. Insbesondere auch im Beruf des Mediziners wird der Tod weitgehend ausgeblendet, da seine Ausbildung vor allem das Heilen und die Verlängerung des Lebens zum Inhalt hat und er dafür seine emotionalen und finanziellen Belohnungen erhält [31].

In der naturwissenschaftlichen Medizin begann man, den Tod beiseite zu schieben, ihn mehr als ein philosophisches Problem zu sehen, das nicht mehr in den Zuständigkeitsbereich der Medizin fällt, wo er oft als Mißerfolg der Wissenschaft aufgefaßt wird.

Zu diesen Veränderungen trug die von der industriellen Entwicklung hervorgerufene Umschichtung im vergangenen Jahrhundert bei, mit der sich das Verhältnis von Mortalitäts- und Geburtenrate total umkehrte. Wurde in der vorindustriellen Gesellschaft die Durchschnittsbevölkerung kaum älter als 35 Jahre, so liegt die durchschnittliche Lebenserwartung in unserer heutigen Industriegesellschaft bei über 70 Jahren.

Der Mensch der vormodernen Gesellschaft hatte in weit höherem Ausmaß Sterben und Tod in seiner nahen Umwelt erfahren. In der Regel überlebte er mehrere Seuchen, hatte seine Eltern, eine Reihe von Geschwistern und viele Verwandte, Freunde, Bekannte und Altersgenossen sterben sehen. Durch die steigende Lebenserwartung sind heute Tod und Sterben vorwiegend ein Phänomen des Alters geworden. In einer 1968 durchgeführten Befragung in Deutschland bei 20- bis 25jährigen erinnerten sich lediglich 2 von 50 Personen, jemals einen Toten bewußt gesehen zu haben. Der größte Teil unserer Bevölkerung kommt somit auch kaum noch in Kontakt mit Sterben und Tod. Hahn [11] beschreibt, daß das Umgehen mit Sterben und Tod nicht angeboren, sondern eine soziale Erfahrung ist, erlernbar vor allem im Erleben des Todes eines anderen.

In allen Gesellschaften und Kulturen stören der Tod und eine zum Tode führende Krankheit das dynamische psychologische Gleichgewicht des Individuums und der Gemeinschaft. Sie hinterlassen eine soziale Leere, führen zu Störungen, die von der Gemeinschaft und dem Individuum wieder behoben werden müssen. So wurde der Tod in allen Kulturen mit besonderer Sorgfalt kontrolliert [3].

Dieses Gleichgewicht versuchte man mit Hilfe von Ritualen und Zeremonien wiederherzustellen und durch die Öffentlichkeit der Ereignisse die ganze Gemeinschaft mit einzubeziehen. Dadurch läßt sich am Tod zwar nichts ändern, es ermöglicht jedoch den Hinterbliebenen, die Angst unter Kontrolle zu bringen, Unsicherheit, Schmerz, Hilflosigkeit und Trauer in eine sozial tolerierte Form umzuwandeln. Die Rituale sind oft alters-, rollen- und geschlechtsspezifisch, für Kinder anders als für Erwachsene, für Frauen anders als für Männer, für Höherstehende anders als für Niedrigstehende. Die Störungen, die der Tod in der Gemeinschaft hinterläßt, hängen davon ab, welche Funktion der Tote hatte, z. B. welches Alter, welche Klassenzugehörigkeit, Religion, politische Stellung. Weitere entscheidende Merkmale sind das demographische Verteilungsmuster, die Sterblichkeit und die Größe der betroffenen Gruppe selbst. Ist die Sterblichkeit im mittleren Lebensalter am häufigsten, so sind die Störungen im Lebenslauf einer Gesellschaft am einschneidensten, denn es verringert sich die Altersgruppe der Population, die Fortpflanzung und Produktivität einer Gemeinschaft garantiert.

In der präindustriellen Gesellschaft war der Tod in der Kindheit am häufigsten. Die Gemeinschaft schützte sich, indem die Bedeutung des Sterbens, somit auch die heftigen Gefühle über den Tod eines Kindes auf die Familien reduziert wurden. Der Tod von Kindern wurde gleichgültiger betrachtet als es heute üblich ist. Die Rituale und die damit verbundenen Gefühle waren im Vergleich zu denen beim Tod eines Erwachsenen einfacher [6].

In ländlichen Gemeinden ist es heute noch üblich, daß ein Großteil der Familie Wache am Bett des Sterbenden hält. Damit wird deutlich, daß der Mensch den Tod nicht als individuelles Geschick, sondern als Glied einer Familie oder Sippe erfährt. Nach der Beerdigung finden sich oft die ganze Familie und Verwandtschaft im

Haus des Toten zusammen. Das vermittelt den Trauernden das Erlebnis des Kontakts mit dem Toten, den Eindruck, noch einmal etwas für ihn tun zu können, das Gefühl des Eingebettetseins in ein größeres Beziehungssystem und nicht nur Verlassenheit und Isolation nach dem Velrust eines Familienmitglieds [2].

Im Lauf des 19. Jahrhunderts wurden diese traditionellen Verhaltensmuster unwirksam, die Gemeinschaft fühlte sich am Tod eines ihrer Mitglieder immer weniger beteiligt. Die Bedeutung des Individuums und seiner Identität, heute unter dem Begriff des Rechts auf den eigenen Tod, nahmen immer mehr zu. Immer weniger fühlte sich die Gemeinschaft als Ganzes für die emotionale Betroffenheit des Leidtragenden zuständig. Trauer und Leid sind etwas, was der Einzelne für sich allein oder im Schutz der Kleinfamilie trägt [27]. Die Kleinfamilie, wie sie heute in unserer modernen Gesellschaft üblich ist, wird beim Verlust eines Familienmitglieds stärker bedroht. Bei dieser Klein- oder Kernfamilie finden wir eine Intimisierung der Interaktionen, eine gegenseitige Abhängigkeit und dadurch eine hohe affektive Besetzung des jeweiligen Familienmitglieds, das dadurch in der Familienstruktur nahezu unersetzbar wird. Beim Verlust eines solchen Mitglieds wird ein zentrales soziales Interaktionssystem gestört, was von der ganzen Familie sehr schmerzlich erlebt wird und oft nicht allein getragen werden kann. Der Tod von Außenstehenden ist jedoch relativ unwichtig geworden. Zunehmend wurde die Trauer deritualisiert, individualisiert und privatisiert. Der Trauernde verliert somit in unserer heutigen Gesellschaft weitgehend den Schutz eines Bezugssystems, das ihm erlaubt, individuelle Bedürfnisse und soziale Normen in Übereinstimmung zu bringen. Die öffentliche Zurschaustellung der Trauer gilt heute sogar als „morbid". Der Leidtragende wird ähnlich wie der Schwerkranke, beobachtbar vor allem auch bei Krebskranken, zunehmend isoliert. Gerade im Berufsleben wird kaum Rücksicht genommen auf Menschen, die in Trauer sind, was z. B. von berufstätigen Eltern verstorbener Kinder oft als besonders belastend empfunden wird. Wer von einem Verlust betroffen ist, sieht sich daher vor eine Aufgabe gestellt, die ihn oft unsicher und hilflos werden läßt. Therapeuten weisen allerdings zunehmend auf die Bedeutung der Trauer hin und betonen, wie schädlich es wäre, sie abzuschaffen. In vielen Fällen ist es notwendig zu trauern und nicht zu verdrängen, auch nicht den Sterbenden ins Krankenhaus abzuschieben.

Bei manchen Sterbenden, vor allem bei Kindern und Jugendlichen, wäre zu überdenken, sie in ihrer Umwelt, ihrer Familie zu betreuen und sterben zu lassen. In vielen Fällen könnte solch eine Betreuung auch zu Hause geleistet werden, hätte man dafür eine zusätzliche Hilfe, z. B. eine Krankenschwester. Solche Pflegeleistungen werden jedoch heute von den Krankenkassen – wenn überhaupt – nur teilweise bezahlt und bedeuten für die Familie unerträgliche Belastungen gerade dann, wenn beide Ehepartner berufstätig sind und niemand aus der Familie zusätzlich da ist, um den Kranken zu betreuen. Somit ist der Tod im Krankenhaus heute oft nicht nur als eine Konsequenz des Fortschritts der ärztlichen Technik und der Techniken zur Leidenslinderung zu sehen, sondern auch unter dem Aspekt der emotionalen, sozialen und materiellen Unmöglichkeit, die Pflege und Versorgung eines Sterbenden unter den heute üblichen Bedingungen zu Hause durchführen zu können.

2 Der seelische Prozeß des Sterbens

Es ist nicht einfach, über den psychischen Prozeß des Sterbens zu schreiben, wenn man ein Ende seines Lebens noch nicht abzusehen vermag. Handelt es sich außerdem nicht eigentlich um die Domäne der Theologie? Sollten wir nicht, wie ein Psychotherapeut einmal formulierte, dieses Terrain den Pastoren überlassen, die mehr für das Jenseits mitzugeben haben?

Keiner ist am geeignetsten, einem sterbenden Menschen die Nähe und das Verständnis zu geben, welche er braucht. Sterbehilfe wird niemals eine eigenständige berufliche Tätigkeit werden, die eine bestimmte Qualifizierung erfordert. Jeder wird als Mitmensch - sei er Arzt, Angehöriger, Theologe, Psychotherapeut, Krankenschwester - in dem Zusammenhang, in dem er mit dem Sterbenden in Berührung kommt, aufgerufen, Hilfe zu geben.

Es gibt einige Phaseneinteilungen des Sterbens, Versuche, den inneren Vorgang durch eine Deskription zu erfassen. Sie sind Ausdruck der Bemühungen, mit unserem begrenzten Verstehen dem Unheimlichen näher zu kommen und sollten niemals angewendet werden, ohne sich deutlich zu machen, daß nirgendwo die Individualität der Person eine Einteilung so streng verbietet wie hier.

Dennoch sollten wir beides, die besondere Situation und Erwartung, die der Sterbende an uns stellt, wie auch seine Nähe zum Tod kennen, um helfen zu können.

Was tut der einzelne Sterbehelfer?

Aus theologischer Sicht [20, 29] ist betont worden, daß alle in Gemeinschaft verbunden sind, die einen Sterbenden umgeben. Jeder wird - wenn auch zu verschiedenen Zeiten - gebraucht. Mayer-Scheu [20] bezeichnet als Sterbebegleiter jeden, der für den Sterbenden da ist, ihn wahrnimmt, beobachtet und mitgeht. Er weist auf die Gegenwart des Sterbebegleiters auf Intensiv- und Beatmungsstationen hin, der besonders dort, ohne etwas zu „machen", eine andere Wirklichkeit heranträgt und dies um so mehr, je mehr er durch den Glauben getragen und gefestigt ist. Es kann so zum Kranken ein gemeinsames Vertrauen entstehen, das trägt und Halt gibt. Sterben wird so als äußerste Krise des Daseins zu einer Partnersituation, die es dem Kranken ermöglichen kann, sich in seinen Fragen angenommen zu fühlen. Der Begleiter ist nicht der Antwortende, der über alles Informierte, der Recht und Unrecht unterscheidet, sondern jemand, der offen ist für einen Schritt in Neuland. So wird gemeinsame Erfahrung einer Grenzsituation, die über sich hinausweist, dadurch nicht nur zur Sterbestunde, sondern auch zur Lebensstunde. Sie erlöst von der Qual ungelöster Fragen, befreit und nimmt dem Sterbenden das Gefühl des nicht mehr Zugehörigen.

Nach Mattern [19] ist die Definition des Todeszeitpunkts für den Arzt in der Regel ein wichtigeres Problem als die Frage seines Beistands während des Sterbens. Vor 3000 Jahren bedeutete der Stillstand des Zwerchfells als Sitz der Seele bei den Griechen Tod; vor 300 Jahren der Stillstand des Kreislaufs. Heute ist es der der elektrischen Aktivität im Gehirn. Hier seien am ehesten Leben und Seele lokalisiert. Jeder Arzt versucht, das Leben zu erhalten. Aber der Glauben an die Machbarkeit aller Dinge hat auch die Auffassung vom Sterben und von der Bewältigung der Aufgabe, Leben zu erhalten, beeinflußt. Der Arzt kommt in Versuchung, dieser allgemeinen gesellschaftlichen Haltung folgend, die Grenzen menschlicher Allmacht zu vergessen und den Tod für besiegbar zu halten. Damit werden Meßdaten und ihre Mitteilung für den Kranken oft wichtiger als das zwischenmenschliche Gespräch. Dies gewinnt vor allem für den Hausarzt im Umgang mit seinen Patienten an Bedeutung, da er den Sterbenden oft über Wochen und Monate begleitet. Die Forderung nach Wahrhaftigkeit am Krankenbett stellt sich für ihn stärker, da er dem Kranken unmittelbarer und fragender gegenübersteht als der Klinikarzt. Angehörige suchen ihn nach dem Tod eines Familienmitglieds vermehrt auf. Ihm obliegt es, die psychische Mitbedeutung von auftretenden Symptomen beim Patienten, aber auch bei der Familie, im Einzelfall sorgfältig abzuschätzen und diese mitzutherapieren. Er muß die Belastungen einschätzen, die auf eine Familie zukommen. Im Falle eines sterbenden Patienten muß er für die gemeinsame Trauerarbeit um den Verlust bereit sein. Nur dadurch kann das Vergangene abgeschlossen werden, und der Neuanfang bleibt für die Familie nicht versperrt. Wichtig ist es dabei immer, auf die Menschen zu achten, die dem Verstorbenen am nächsten gestanden haben, da sie sich in besonderer Weise mit dem Leiden des Verstorbenen identifizieren könnten und selbst Symptome entwickeln, die Krankheitswert haben und sich ohne Hilfe zu chronischen Beschwerden entwickeln würden.

Auch wäre es in vieler Hinsicht wünschenswert, wenn im Einzelfall von allen Beteiligten sorgfältiger – der angloamerikanischen Hospicebewegung folgend – abgewogen würde, ob der Sterbende in der Familie bleiben kann.

Nach aller Erfahrung entwickeln Menschen, die einen unheilbar Kranken umgeben, besondere Formen des Umgangs mit ihm, die allzu oft darauf zielen, ihm aus dem Wege zu gehen, auch innerlich, ihn sogar zu täuschen oder irrezuleiten, nur um selbst nicht mit unangenehmen Fragen konfrontiert zu werden und leidvollen Gefühlsreaktionen ausgesetzt zu werden [8, 23]. So kann es zur sozialen Isolation, zum seelischen Tod kommen, lange bevor der Patient biologisch gestorben ist. Hierzu zählt auch der Versuch, den akuten Zustand und damit die Not des Sterbens zu verleugnen und sich in einer Art emotionalem Schonklima zu bewegen, so als sei alles nicht so schlimm. Dies tritt häufig auch zwischen Arzt und Patient wie in gemeinsamer Absprache auf. Aber auch von einer radikalen Aufklärung des Patienten ist abzuraten. Das schwierige Problem der Suche nach geeigneten Wegen der Aussprache ist in jedem Einzelfall neu und anders zu lösen. Es sollte dabei dem Patienten unbenommen sein, zeitweilig die Wahrheit zu verleugnen und dadurch Hoffnung zu behalten. Letztere bleibt das wichtigste Gefühl für eine positive Lebensbilanz.

Ohnmacht und Angstgefühle sind besonders stark, wenn es sich um ein sterbendes Kind handelt. Fast noch mehr als bei Erwachsenen brauchen Angehörige hierbei Nähe und Unterstützung. Mehr aber auch als bei erwachsenen Patienten ist es wichtig, dem Kind niemals etwas vorzuspielen, da es jede stereotype oder auch künstlich wirkende Haltung spürt, entsprechend seiner Entwicklungsstufe als Alarmzeichen begreift, es dann aber allein verarbeiten muß, ohne wirklich zu verstehen.

Die beste Möglichkeit der Bewältigung der sehr belastenden Erfahrungen in der ärztlichen Führung sterbender Patienten bietet die Teilnahme an einer Balint-Gruppe. Hier kann der Arzt Problemfälle dadurch besser verstehen, daß er seine persönliche „Gleichung“ im Umgang mit den Patienten begreift.

Es ist sehr natürlich, daß Sterbende den Wunsch haben, sich von negativen Gefühlen, die sie ihrem eigenen Leben und der Welt im allgemeinen gegenüber haben, zu befreien [21, 22, 31], im besonderen dem nächsten Menschen gegenüber möchten sie die Möglichkeit haben, schuld- und schamhafte Erfahrungen der gemeinsamen Vergangenheit aufzulösen. Dies bedeutet eine große Erleichterung für den letzten Abschnitt des Lebens. Sterbende Patienten stellen sich immer die Frage nach dem Sinn ihres Lebens und können sie besser beantworten, wenn sie es mit dem Gefühl tun, der Nachwelt als liebenswerter und guter Mensch in Erinnerung zu bleiben. Einsicht in die Begrenztheit des eigenen Daseins, sinnbildlich am Zerfall des Körpers, Voraussicht auf den herannahenden Verlust der lebendigen Beziehungen führt immer zu einer antizipatorischen Trauer, aber auch Kränkung und Wut mischen sich mit Gefühlen der Ohnmacht und des Unverdienten.

Gefürchtet wird aber oft nicht so sehr das Sterben selbst als vielmehr die mit ihm verbundene Einsamkeit. Sterbende brauchen daher besonders von ihren Angehörigen das Gefühl, nicht allein gelassen zu werden. Es bedeutet einen Trost, sich in dieser allerletzten Phase des Lebens als jemand zu erfahren, der für andere noch wertvoll ist und verstanden wird. Es kommt andernfalls zum Rückzug in eine eigene innere Welt, die oft von phantastischen Bildern erfüllt ist. Die äußere Wirklichkeit entrückt. Jetzt fühlen sich die Außenstehenden gekränkt in ihrer gutgemeinten Absicht z. B. zu schweigen, um den Kranken zu schonen.

Das Abschiednehmen, oftmals hinausgeschoben, ist dann nicht mehr möglich. Die innere Abgeschiedenheit ist dann für den Patienten der letzte verzweifelte Versuch, die Sinnlosigkeit nicht zu spüren, die sich gerade in dieser Lebensphase mit ihrer Selbstkritik, oft Unrast und übermäßigen Sensibilität zu schnell als Gefühl einstellen kann und auch für die Umwelt zur Belastung wird. Mancher Kranke kann sich nicht oft genug vergewissern, daß der andere nahe ist und ihn festhält. Nähe muß nicht immer Sprechen sein. Aus Gründen körperlicher Behinderung ist dies oft nicht möglich, und dennoch bleiben viele Zeichen, die auch ohne Worte zur Verständigung helfen, wie gerade z. B. bei Kindern Zeichnungen eine Möglichkeit sind, Erlebnissen eine Form zu geben, die von außen verstanden werden kann. Über diese Symbole bildet sich Gemeinschaft. Vermitteln von Zeichen einer oft angstvollen inneren Stimmung hilft Brücken schlagen, die nötig sind, um den auferlegten Weg leichter zu ertragen. Nur wer erfährt, daß das Sterben als die stärkste biologische Herausforderung über beide – den Sterbenden und seinen Begleiter – hinausweist, sieht die Chance des persönlichen Reifungsprozesses und kann ihn fördern („Orthothanasie“) [7]. Immer ist die Möglichkeit einer Gesprächsgruppe eine Hilfe (z. B. auf einer onkologischen Station). Aber auch Spontangruppen können die persönlichen Erfahrungen eines Einzelnen auffangen und so dem Sterben einen Teil seines Schreckens nehmen. Besonders gilt dies für die Entlastung des Pflegepersonals, das in Krankenhäusern das Sterben der Patienten oft am allernächsten miterlebt. Hier bietet die Gruppe einen Ort, um die Erfahrungen mit sterbenden Patienten zu verarbeiten. Sie kann für das Gefühl von gemeinsamer Verbundenheit, Reifungsprozessen und gegenseitiger Einfühlung der Anfang sein. Gerade auch solche Gruppen bleiben dann ungewöhnlich lange in der Arbeit mit Sterbenden, obwohl die Belastungen so besonders hoch sind. Yalom [33] hat als erster eine Gruppe mit sterbenden Patienten durchgeführt. Er beschreibt im besonderen Hilfe, die von der abnehmenden Verleugnung des Sterbens ausging und von der Bereitschaft der Gruppenmitglieder, mit dem Arzt zusammenzuarbeiten. Es wuchs untereinander ein verstärktes Bewußtsein für die Bedeutung des anderen, aber auch der Angehörigen, im eigenen Leben. Die Beziehungen verbesserten sich durchweg und das quälende Gefühl, verlassen zu werden, nahm ab.

Die Verlegung eines Sterbenden aus dem Krankenhaus oder sogar aus der Familie in ein Pflegeheim sollte nur unter ganz besonderen Bedingungen geschehen. Es ist oft von einem Dahinwelken gefolgt. Hier spielt dann nicht so sehr das Fehlen medizinischer Versorgung eine Rolle als vielmehr das Gefühl, aufgegeben worden zu sein. Sterbekliniken wie z. B. in London können gelegentlich durch die individuelle Atmosphäre, die sie vermitteln, eine Hilfe sein, so daß die letzten Tage mit einem Gefühl der Würde erlebt werden. Zunehmend mehren sich jedoch Stimmen, die gegen solche Institutionen Einspruch erheben, weil sie das Stigma der Asylierung befürchten. In Deutschland existiert zur Zeit keine Sterbeklinik.

Ärzte und Theologen, die Patienten über lange Zeit beobachteten, stellten fest, daß der Prozeß sich in Phasen gliedert. Sicher sind Schematisierungen gerade in diesem Lebensabschnitt von geringem Wert, und die Wirklichkeit zeigt immer wieder, daß der Einzelfall in diesem Sinne untypisch ist. Dennoch ist solche Gliederung des Sterbeprozesses hilfreich, da sie bei Schwierigkeiten des Verständnisses für den Kranken als Orientierung nützlich und hilfreich sein kann. Die bekannteste Phaseneinteilung stammt von Kübler-Ross [16, 17, 18]. In verwandter Form wurde sie von Sporken, Witzel, Abrams und Hagglund bestätigt [1, 10, 29, 32].

Die erste Phase der Unwissenheit und Unsicherheit. Sie ist die breiteste Phase des Anfangs, da sie in dem Augenblick beginnt, wo ein Patient Symptome seiner todbringenden Krankheit bemerkt, ohne doch schon die Diagnose zu kennen und auch um die geringen Heilungschancen zu wissen.

Die zweite Phase – die Phase der Verleugnung – ist eine Reaktion auf die Bedrohung, die von dem Wissen, an einer tödlichen Erkrankung zu leiden, ausgeht. Die Reaktion gleicht einem gewissen Totstellreflex, „aus den Augen, aus dem Sinn". Sie ermöglicht, eine Zeitlang noch so weiterzumachen wie bisher. Diese Reaktion wird in der Regel auch von der Umwelt geteilt. Läßt man den Patienten in dieser Phase, so kann sie zum großen Problem werden, weil sie einem starken Bedürfnis entgegenkommt. Immer bedeutet die Wahrheit eine Enttäuschung. Jeder Mensch trägt in sich das Bedürfnis nach Unendlichkeit und wehrt sich gegen die Aufgabe seiner Allmachtsgefühle.

Die dritte Phase, die diesen Prozeß des Umdenkens begleitet, ist von Gefühlen *des Zorns und der Wut* ausgefüllt. Aggressive Reaktionen werden in dieser Zeit für das Pflegepersonal und für die Familie eine starke Belastung, es kommt zu Gegenreaktionen, die dann zur Verhärtung der Beziehung führen können. In dieser Zeit ist es besonders wichtig, die Eigentümlichkeiten des Sterbeprozesses vor Augen zu haben, um die Gefühle des Patienten nicht auf die eigene Person zu beziehen [14, 31].

Die vierte Phase der Depression, die nun folgt, bleibt oftmals stumm und wird wenig beachtet. Im Krankenhaus sind stille und gefügige Patienten angenehmer, so daß das Verhalten nicht den Signalcharakter besitzt, der ihm eigentlich zukommt. Die Patienten beginnen sich von ihren Angehörigen, vom Pflegepersonal aber auch von ihrem Arzt innerlich zurückzuziehen und halten manchmal sogar eine scheinbare Kontaktfreudigkeit nach außen aufrecht. Sind sie aus dem Krankenhaus entlassen, gehen sie nur noch ungern aus dem Haus. Sie werden übermäßig klagsam und äußern immer wieder den Verdacht, zur Last zu fallen. Häufigeres Weinen, Appetitmangel, Schlaflosigkeit treten auf und sind Beschwerden, die liebevolles, unermüdliches Eingehen auf den Patienten erfordern. Angehörige machen dabei manchmal den Fehler, in wohlmeinender Absicht zu viel zu tun, verstärken durch diese überbeschützende Haltung beim Kranken das Gefühl einer kränkend erlebten Unselbständigkeit und Angewiesenheit auf den anderen. Soweit irgend möglich, wird der Kranke versuchen, seine noch verbliebene Selbständigkeit zu erhalten und darauf zu pochen, auch wenn Verrichtungen, die dazu beitragen, oft zeitaufwendig und ohne den gewünschten Erfolg sind (z. B. aufzustehen, um mit den anderen am Tisch zu sitzen).

In der fünften Phase setzt *das Feilschen oder Handeln* ein. In diesem Stadium beginnen Menschen neue Pläne zu machen. Das wird auch besonders im Umgang mit sterbenden Kindern beobachtet, und ist für die Umwelt des Kindes besonders schmerzlich. Erwachsene Patienten entwerfen oft bescheidenere Zukunftspläne, wie etwa, ein Wochenende zu Hause zu verbringen, eine besondere Mahlzeit zu sich zu nehmen u. ä. Eine 40jährige Patientin mit einem Lungenkarzinom träumt in dieser Phase: „Ich sitze im Zimmer, langsam geht die Tür auf, das Licht erlischt plötzlich, es wird dunkel." Sie selbst versteht die Spannung, die sich auf das Leben richtet, das ihr aber nur noch den Tod bringen kann.

Die allerletzte Phase der Akzeptation, der Zustimmung zum herannahenden Tod, wird nur selten bewußt erreicht. Zu diesem Zeitpunkt ist der Patient mit seinem Schicksal ausgesöhnt. Jeder, der mit sterbenden Patienten zu tun hat, trägt einen Teil der Verantwortung dafür, welchen Reifegrad der Patient erreicht, und in welcher Phase er stirbt. Die Beobachtung, daß z. B. auf Stationen des Krankenhauses die Wartezeit zwischen dem Läuten eines Patienten und dem Erscheinen der Schwester um so länger wird, je aussichtsloser die Prognose des Patienten ist [14], sollte aufmerken lassen für die Enttäuschung, die alle erleben, wenn die Lebenschancen nachlassen und die Einsicht unvermeidlich ist, daß die Krankheit nicht aufzuhalten ist. Die Enttäuschung darüber sollte der gemeinsamen Traurigkeit weichen.

Der Umgang mit Sterbenden formt das eigene Todesbild. Alle können aus dem Umgang mit Sterbenden Erfahrungen zurückbehalten, die nicht zu Haß und Trennungsangst führen, sondern das Weiterleben vertiefen.

3 Ärztliche Führung des Sterbenden

Mit der Verlagerung des Sterbens aus den Familien in die Krankenhäuser werden Ärzte und Patienten füreinander zunehmend als Bezugspersonen bedeutsam und zu Partnern bei der Bewältigung ihrer schwierigen und für die Bewertung ihres gesamten Lebens entscheidenden Situation [15]. Deshalb ist die hier wichtigste ärztliche Aufgabe die mitmenschliche Begleitung unheilbar Kranker, um einen Tod in Frieden, mit Würde und einem Minimum an Schmerz, Angst und Unwohlsein zu ermöglichen.

Der Patient braucht Ärzte, die den Tod nicht nur mit allen zur Verfügung stehenden Mitteln bekämpfen, sondern die auch als Menschen die Gefühle der Angst, der Verzweiflung, des Zorns und der Trauer aushalten. Diese Gefühle werden im Klinikalltag häufig tabuisiert und dadurch unterdrückt. Unsere Krankenhäuser wären humaner, wenn in ihnen nicht so viel Selbstbeherrschung gefordert werden würde und Trauergefühle nicht verboten würden [30]. Die Praxis bleibt leider oft hinter dieser an den Arzt gestellten ethischen Forderung zurück. Der Arzt flüchtet sich dann in rein medizinische Bereiche, die weniger emotional belastet sind, wie Fühlen des Pulses, Abhören der Lungen, Regulieren der Infusionen, Überwachen der Monitoren etc. Der Kranke hingegen benötigt in seiner Umgebung Begleiter – Ärzte, Schwestern, Therapeuten und Familienangehörige –, die ihre eigenen Ängste ertragen und verbalisieren können und sich gleichzeitig ihrer eigenen Betroffenheit nicht schämen müssen.

Voraussetzung zu mitmenschlicher Begleitung ist das uneingeschränkte Vertrauen des terminal Kranken zu dem behandelnden Arzt und die Möglichkeit, mit ihm die auftretenden Probleme zu besprechen. Das offene Gespräch mit dem Arzt stärkt das Selbstwerterleben des Kranken, er fühlt sich trotz seiner Erkrankung ernst genommen und akzeptiert. Dabei ist die genaue Kenntnis der Diagnose und der Prognose eine wichtige Erleichterung, da dieses zentrale Thema dann bei der Kommunikation mit den Angehörigen und dem Arzt nicht ausgespart werden muß. Die Mitteilung der Wahrheit über eine unheilbare Erkrankung und den bevorstehenden Tod muß dabei der individuellen Situation angepaßt sein. Der Patient kann manchmal nur schrittweise, über einen längeren Zeitraum hinweg, zur Wahrheit hingeführt werden. Der Arzt, der die Verantwortung für den terminal Kranken trägt, sollte dem Patienten Rede und Antwort stehen und ihn so weit aufklären, wie dieser es wünscht.

Eine 65jährige Patientin mit Uteruskarzinom im Stadium III und daher infauster Prognose war auffallend depressiv und gleichzeitig auch unruhig. Sie stellte den Ärzten und dem Pflegepersonal ständig dieselben Fragen und stellte alle angeordneten therapeutischen Maßnahmen in Frage. Ähnlich verhielten sich die Familienangehörigen. Der gramerfüllte Gatte weinte ununterbrochen und konnte seine Verzweiflung kaum vor seiner Frau verbergen. Die beiden Töchter setzten ebenfalls dem Pflegepersonal mit oft widersprüchlichen Fragen zu, wobei die eine Tochter, Leiterin eines Altenpflegeheims, darauf bestand, daß man keinesfalls ihre Mutter über die Art ihrer Erkrankung informieren dürfte, da sie die Wahrheit nicht ertragen würde. Sie wisse dies aus ihren Erfahrungen im Altenheim, in dem nie über Tod und Sterben gesprochen werde.

Die mit dieser offenbar „schwierigen" Patientin befaßte Familientherapeutin gewann im Gespräch mit der Patientin den Eindruck, daß diese sehr wohl über ihren ernsten Zustand Bescheid wisse und Todesängste ausstehe, weil sie mit niemandem darüber reden könne und mit ihren Problemen allein gelassen werde: „Der Professor sagt immer, es werde schon wieder, aber der eine Arzt, der immer gelacht hat, lacht nicht mehr, seit die letzten Laborergebnisse da sind." Sie litt genau so wie ihr Mann unter der Last der Verleugnung dieses Krankheitsproblems. Die Familientherapeutin ermunterte schließlich den Gatten dazu, seiner Frau die Wahrheit mitzuteilen, was dieser auch tat, als wieder einmal seine Frau bat, die Wahrheit zu sagen. Unter dem Eindruck dieser Mitteilung begann die Kranke zuerst zu weinen. Bald aber faßte sie sich und wurde zunehmend ruhiger. Das Eis war gebrochen und die Eheleute konnten offen über die Krankheit und den nahen Tod sprechen. Die eine Tochter, die geglaubt hatte, ihrer Mutter die Wahrheit nicht zumuten zu können, konnte sich davon überzeugen, daß die Familientherapeutin die Belastbarkeit der Kranken richtig eingeschätzt hatte. Auch sie konnte wieder mit ihrer Mutter offen reden, wodurch sich auch die drohende psychische Dekompensation der Tochter besserte. So wie sich nunmehr die Beziehungen innerhalb der Familie normalisierten, so besserten sich auch rasch die Beziehungen der Patientin und ihrer Angehörigen zur Krankenstation und dem Pflegepersonal. Das durch das ständige Verschweigen aufgeheizte aggressive Klima entspannte sich, und die Patientin stand allen Behandlungsmaßnahmen wieder positiv und kooperativ gegenüber. Die Patientin und ihre Familienangehörigen waren in die Lage versetzt worden, den nahenden Tod bewußt zu bewältigen [30].

Der oft geäußerte Wunsch, die ganze Wahrheit vom Arzt zu erfahren, wird manchmal nicht in dieser Offenheit verkraftet. Obwohl der Arzt in dieser schwierigen Situation das Aufnahmevermögen des Kranken nicht voraussehen kann, sollte er dieser Aufforderung jedoch nachkommen. Wenn der Patient die mitgeteilte Wahrheit nicht anzunehmen vermag, er mit Aggression, Depression, Traurigkeit, Hoffnungslosigkeit und Verzweiflung reagiert, muß der Arzt in mehreren intensiven Gesprächen versuchen, die Probleme gemeinsam zu lösen.

Die Aufklärung bedeutet für viele Patienten eine Befreiung von einer oft übermächtigen Angst vor bevorstehenden medizinischen Maßnahmen, wie Operation, Chemo- und Radiotherapie. Diese positiven Aspekte des Kennenlernens der Therapiemöglichkeiten werden überschattet durch die Furcht vor dem Sterben.

Die Forderung, daß sich jeder Arzt, der einen sterbenden Patienten betreut, mit seinem eigenen Tod auseinandergesetzt haben soll, ist schwer zu erfüllen. Trainingsprogramme für „Sterbehelfer", wie sie u.a. von Koch und Schmehling [13] vorgeschlagen wurden, finden immer noch eine erstaunlich geringe Resonanz. Das liegt sicherlich daran, daß Lebenserfahrung die beste Voraussetzung für einen einfühlsamen Umgang mit dem Sterben darstellt.

Arzt und Pflegepersonal müssen immer genau hinhören, was der Patient erwartet und braucht. Nur allzuleicht bricht sonst die Kommunikation etwa in der Phase der Auflehnung oder des Zorns ab, weil der Arzt leicht persönlich gekränkt ist. Wenn der Arzt selbst eine unbewältigte Angst vor dem Tod hat, fällt es manchmal sehr schwer, zwischen dem Wunsch nach Verleugnen und nach Aufklärung den richtigen Weg zu finden. Das verbreitete Verschweigen der Wahrheit, begründet mit einer Schonung des Patienten, ist für manche Ärzte auch ein Ausweg, sich selbst aus der eigenen Trauerarbeit so lange wie möglich herauszuhalten.

Besonders wichtig wird die Kontinuität des betreuenden Arztes vom Patienten empfunden; dies ist in Ausbildungszentren und Universitätskliniken leider häufig nicht der Fall.

Die Linderung von Beschwerden wie Angst, Schmerz, Inappetenz und Schlaflosigkeit steht bei Sterbenden im Vordergrund der Bemühungen, nicht eine Lebensverlängerung, die oft nur eine Verlängerung des Leidens darstellt. Therapeutische Eingriffe, die nicht unbedingt indiziert sind und die Lebensqualität der Patienten oft in hohem Maß beeinträchtigen, sollen unterbleiben. Ärzte mit großer Todesangst neigen zu verstärkten Bemühungen um das Überleben ihrer todkranken Patienten. Terminal Kranke unter ihrer Obhut leben im Durchschnitt einige Tage länger als solche, die von weniger todesängstlichen Kollegen versorgt werden [25].

Eine irrige Meinung über den Tod ist, daß Sterben immer schmerzhaft sein muß. Dies ist vor allem im höheren Alter, wenn das Bewußtsein schon etwas getrübt ist, nicht immer so. Auch die Annahme, daß das Sterben durch Krebs besonders mit Schmerzen verbunden ist, trifft nicht immer zu. Eine rheumatoide Arthritis kann im terminalen Stadium oft viel größere Beschwerden verursachen.

Da Schmerzzustände und Schlafstörungen nicht nur durch organische Ursachen ausgelöst sein müssen, sind nach wie vor das ärztliche Gespräch, die fürsorgliche Zuwendung und weitere Möglichkeiten der psychischen Einflußnahme auf den Patienten unentbehrliche Maßnahmen für die Behebung der im körperlichen und seelischen Bereich liegenden Störfaktoren. Zu den ärztlichen Aufgaben gehört auch die Aufklärung über eine vernünftige Lebensweise und die Umstellung auf eine den individuellen Leistungsreserven angepaßte Lebensführung.

Wenn jedoch Schmerzzustände auftreten, die kausal nicht zu beheben sind, sollten Analgetika großzügig eingesetzt werden. Sollte der Schmerz durch milde Schmerzmedikamente (Aspirin, Paracetamol, Phenacetin etc.) nicht zu beheben sein, darf nicht gezögert werden, stark wirksame Substanzen (Valoron, Fortral etc.) und Opiate einzusetzen. Die Gefahr einer Abhängigkeit und einer Sucht ist bei terminal Kranken ohne größere Bedeutung. Wegen der Beeinträchtigung des Bewußtseins durch Morphin und seine Derivate kann die zusätzliche euphorisierende Wirkung manchmal erwünscht sein, von anderen Patienten wird die sedierende Komponente abgelehnt.

In terminalen Stadien der Erkrankung kann ein Circulus vitiosus entstehen, der durch Schmerz ausgelöst wird: Schmerz – Angst – Depression. In diesen Fällen ist es erforderlich, neben Analgetika auch Psychopharmaka zu verordnen. So ist die Kombination von Neuroleptika (Megaphen, Neurocil, Truxal) mit Tranquilizern (Librium, Valium) sinnvoll. Sie wirken zentral beruhigend und affektiv entspannend, so daß Angst, Spannung und innere Unruhe beseitigt werden. Brunner [5] empfiehlt Anafranil 3×25 mg per os und Haloperidol $2 \times 0{,}5$ mg per os bei Tumorpatienten. Eine Verstärkung der Wirkung analgetischer Präparate ist immer durch die zusätzliche Gabe von Psychopharmaka zu erwarten.

Unter den Psychopharmaka gewinnen die Patienten eine andere Einstellung zu ihrem Schmerz: er wird weniger bewußt, leichter verarbeitet, das quälende Schmerzerlebnis bleibt aus [9]. Thymoleptika (Limbatril, Aponal) sind angezeigt, wenn neben Schmerzzuständen depressive Verstimmungen bestehen; diese Patienten sind niedergeschlagen, ihre Gedanken kreisen fast ständig um den Schmerz, den Verlust ihrer körperlichen Intaktheit und um das drohende Ende.

Bei Karzinompatienten bewirkt die palliative perkutane Radiotherapie (20–30 Gy) von Metastasen oft eine schnelle und langanhaltende Schmerzbehebung vor allem im Bereich des Skeletts, des Nervenplexus und des Schädels, so daß weniger oder keine Analgetika gegeben werden müssen. Auch eine periphere Nervenblockade oder Procainbehandlung kann dem Sterbenden Erleichterung verschaffen.

Die ungewollte Gewichtsreduktion von unheilbar Kranken ist häufig die Folge zu geringer Kalorienzufuhr infolge Eßunlust, Malabsorption und Nahrungsverwertungsstörungen. Die Inappetenz kann durch Corticosteroide (Prednison 0,5 mg/kg KG), anabole Hormone (Durabolin 25–50 mg pro Woche i.m.) und Antihistaminika (Periactin 4–12 mg per os) beeinflußt werden. Durch hochkalorische Präparate (Meritene, Biosorbin, Palenum) und den Zusatz von mittelkettigen Triglyceriden kann die Energiebilanz gebessert werden.

Um den Sterbenden in der terminalen Phase nicht an eine Klinik abgeben zu müssen, was von Ärzten oft als Verlust erlebt wird, sind Infusionen und eine parenterale Ernährung in häuslicher Umgebung gelegentlich durchzuführen. Dies erfordert die Mitarbeit der Familie und des geschulten Personals einer Sozialstation, die vom Hausarzt genaue Anweisungen erhalten müssen. Die zentrale Stellung des Hausarztes, der in engem Kontakt mit der Klinik stehen soll, um die Familie und den unheilbaren Kranken zu beraten, geht aus dem Wunsch der Patienten hervor, die möglichst viel und lange zu Hause bleiben bzw. ambulant behandelt werden möchten [26].

Die Verarbeitung einer unheilbaren Erkrankung wird durch das Verhalten der Angehörigen stark beeinflußt. Im Rahmen der Langzeitbehandlung dieser Patienten ist die Einbeziehung der Angehörigen zu empfehlen, um frühzeitig die Situation zu klären und Komplikationen vorzubeugen. Nicht selten versuchen Angehörige, die Klinikaufnahme zu beschleunigen und die Entlassung zu verzögern, aus Sorge, zu Hause nicht genügend für den Patienten tun zu können [15]. Durch frühzeitige Aufklärung der Angehörigen durch den Arzt über die ausweglose Situation des Patienten können solche Fehlhaltungen unterbleiben. Die Gespräche mit den Angehörigen sollten in einer ruhigen Atmosphäre stattfinden, nicht in der Hetze eines Stationsbetriebs oder gar auf dem Gang vor dem Krankenzimmer. Wenn Angehörige über das unabwendbare Schicksal des Patienten unterrichtet werden, muß gewährleistet sein, daß sie, emotional übererregt, nicht allein den oft langen Heimweg antreten.

Wenn Angehörigen der Tod des Patienten mitgeteilt wird, muß in einem Gespräch die Diagnose, die zum Tod geführt hat, möglichst genau geklärt werden, um Selbstvorwürfe über eine evtl. Mitschuld an der Erkrankung und am Tod ausräumen zu können. Gelegentlich war eine genaue Diagnose zu Lebzeiten nicht möglich; in solchen Situationen ist es erforderlich, die Diagnostik nach dem Tod durch eine Obduktion abzuschließen. Dies ist zur Klärung ätiologischer und forensischer Fragen wichtig. Auch läßt sich z.B. die Frage, ob bei weiteren Kindern eine ähnliche Erkrankung zu befürchten ist, ob ein Erbleiden vorliegt, manchmal erst postmortal genau beantworten.

Mit dem Tod des Patienten sollte die Beziehung zu den Angehörigen nicht abreißen. Ein nach einigen Wochen bis Monaten angesetztes Gespräch, in dem alle Probleme der Erkrankung, des Leidens und des Sterbens eingehend erörtert werden, nehmen fast alle Hinterbliebenen dankbar an. Nach einem kurzen Zeitraum, meistens nach 2–3 Monaten, wenn der Schmerz über den Verlust des geliebten Kranken etwas verarbeitet ist, können Fragen über einen evtl. vermeidbaren letalen Ausgang der Erkrankung und Selbstvorwürfe, an der Erkrankung schuld zu sein, rational besprochen und ausgeräumt werden.

Sterbehilfe gibt es, seit sich Ärzte, Pflegepersonal, Angehörige, Freunde und Seelsorger um Sterbende sorgen. Das Ziel der Sterbehilfe kann nur darin bestehen, dem Menschen zu seinem „eigenen Tod“ zu verhelfen, d.h. ihn zu befähigen, die gerade ihm noch verbleibenden Möglichkeiten der Daseinsverwirklichung persönlich optimal zu nutzen.

Eine andere Form der Sterbehilfe ist der Verzicht auf technisch mögliche, jedoch sinnlose ärztliche Maßnahmen, um unter allen Umständen eine Lebensverlängerung herbeizuführen. Dies betrifft vor allem die Intensivmedizin mit künstlicher Beatmung, Dialyse und mechanischer Unterstützung der Herz-Kreislauf-Funktion, die kurzfristig den Tod zurückzudrängen vermag. Oft genug verlangen dies die Angehörigen und tun dies die Ärzte nur, um „alles getan zu haben“ und damit nach allen Seiten abgesichert zu sein. Die passive Euthanasie durch Verzicht auf diese Maßnahmen stellt die Beteiligten vor schwere Entscheidungen. Damit Fehlentscheidungen möglichst ausgeschlossen sind, sollte ein „ethisches Komitee“ in einem Krankenhaus solche weitreichenden Entschlüsse tragen.

Von dieser Möglichkeit ist jedoch die aktive Sterbehilfe, das Töten auf Verlangen oder aus Mitleid, scharf abzugrenzen und abzulehnen. Die unter ihren Schmerzen leidenden, nicht selten von Angst gequälten Patienten bitten in ihrer Verzweiflung Arzt und Schwestern um eine „erlösende“ Injektion. Es handelt sich dabei meist um einen verzweifelten Befreiungsversuch in einer Situation besonders großer Unfreiheit. Es ist ein Hilferuf wegen einer scheinbar ausweglosen Situation.

Intensivere Zuwendung, das Herausführen aus der Einsamkeit des Sterbenden muß die Antwort auf diesen Appell sein.

Literatur

1. Abrams RD (1976) Not alone with cancer. Brinkfield, Illinois
2. Ariès A (1980) Geschichte des Todes. Hanser, München Wien
3. Benedict R (1960) Urformen der Kultur. Rowohlt, Hamburg
4. Bron B (1978) Tod und Sterben in unserer Zeit. Fortschr Med 96: 2150–2154
5. Brunner KW, Nagel GA (1980) Internistische Krebstherapie. Springer, Berlin Heidelberg New York
6. Bürgin D (1978) Das Kind, die lebensbedrohende Krankheit und der Tod. Huber, Bern Stuttgart Wien
7. Eissler KR (1978) Der sterbende Patient. Frommann-Holzboog, Stuttgart
8. Glaser BG, Strauss AL (1974) Interaktion mit Sterbenden. Vandenhoeck & Ruprecht, Göttingen
9. Haase HJ (1977) Therapie mit Psychopharmaka und anderen seelisches Befinden beeinflussenden Medikamenten. Schattauer, Stuttgart New York
10. Hagglund TB (1978) Dying. International University Press, New York
11. Hahn A (1968) Einstellungen zum Tod und ihre soziale Bedingtheit. Enke, Stuttgart
12. Hinton J (1967) Dying. Penguin, Baltimore
13. Koch U, Schmeling C (1982) Betreuung von Schwer- und Todkranken Urban & Schwarzenberg, München
14. Köhle K (1979) Der Umgang mit unheilbar Kranken. In: Uexküll T v (Hrsg) Lehrbuch der psychosomatischen Medizin. Urban & Schwarzenberg, München Wien Baltimore, S 812–832
15. Köhle K, Simons C, Urban H (1980) Zur psychologischen Betreuung unheilbar Kranker. In: Grundmann (Hrsg) Krebsbekämpfung, Bd. 2. Krebsnachsorge, Fischer, Stuttgart New York
16. Kübler-Ross E (1975) Interviews mit Sterbenden. Kreuz, Stuttgart
17. Kübler-Ross E (1975) Was können wir noch tun? Kreuz, Stuttgart
18. Kübler-Ross E (1976) Reif werden zum Tod. Kreuz, Stuttgart
19. Mattern H (1979) Der Hausarzt im Grenzbereich zwischen Leben und Tod. Z Allg Med 23: 1247–1253
20. Mayer-Scheu J (1974) Der mitmenschliche Auftrag am Sterbenden. Concilium 4: 286–293
21. Meerwein F (1981) Einführung in die Psychoonkologie. Huber, Bern
22. Norton J (1968) Die Behandlung einer sterbenden Patientin. Psyche (Stuttg) 22: 99–117
23. Oken D (1961) What to tell cancer patients? JAMA 175: 1120–1128
24. Parkes CM (1973) Bereavement studies of grief in adult life. New York, International Universities Press
25. Schulz R, Adermann D (1978/79) Physician's death anxiety and patient outcomes. Omega 9: 327–332
26. Senn HJ (1979) Führung und Betreuung des Krebskranken. Z Allg Med 55: 284–295
27. Shorter E (1975) The making of the modern family. Basic, New York
28. Simmel G (1957) Brücke und Tür. Koehler, Stuttgart
29. Sporken P (1973) Umgang mit Sterbenden. Patmos, Düsseldorf
30. Vietinghoff-Scheel A (1982) Krebs verschweigen: Ist Lügen wirklich barmherzig? Hospital Tribune 6: 9
31. Weisman AD (1972) On dying and denying. Behavioral Publications, New York
32. Witzel L (1975) Beobachtungen an Sterbenden. Psychologie heute 2: 876–877
33. Yalom I, Spiegel D (1978) A support group for dying patients. Int J Group Psychother 28: 233–245

Arzt, Patient und Angst in der Sicht der Balint-Erfahrung

A. Trenkel

Obwohl bei der Gruppenarbeit nach Balint kaum je eine Krankheits- oder Leidensgeschichte zur Darstellung kommt, bei der nicht die Angst ein bedeutsames Agens des berichtenden Arztes wäre, fällt mir als Gruppenleiter zunehmend auf, daß es meist recht lange geht, bis diese Motivation oder auch nur die entsprechende Erlebnisdimension in den Gruppen angesprochen wird. Diese Beobachtung scheint um so erstaunlicher, als die Balint-Arbeit als solche sich doch von vornherein das Ziel setzt, die emotionellen Beziehungsphänomene zwischen Arzt und Patient zu studieren, so daß die Teilnehmer von Anfang an darauf eingestellt sind, eben diese Beziehungsphänomene gemeinsam mit den Kollegen anzugehen. Ich habe mich in diesem Zusammenhang oft gefragt, ob sich unsere Allgemeinpraktiker, Internisten, Gynäkologen etc. der allgemeinen und ubiquitären Bedeutung der Angst bei ihrer Tätigkeit so sehr bewußt sind, daß diese Dimension gleichsam als Selbstverständlichkeit unerwähnt bleiben darf, oder ob es tatsächlich möglich ist, eine derart fundamentale Perspektive im Hinblick auf manches Kranksein kaum zu beachten. Die Erfahrung drängte mich mehr und mehr dazu, die zweite Möglichkeit ernstzunehmen und mir Gedanken zu machen in bezug auf diese, wie mir schien, recht sonderbare Feststellung. Dabei fiel mir zunächst ein, daß es vermutlich an der somatisch-ärztlichen Tätigkeit liegen muß, die dermaßen von angstvollen und auch angsterregenden Erlebnissen durchsetzt ist, daß diese Ärzte entweder – ohne dessen innezuwerden – in ihren diesbezüglichen Empfindungsmöglichkeiten abgestumpft sind, oder aber zu ihrem eigenen Schutz Kräfte der Abwehr mobilisieren müssen, um sich selber nicht dauernd von der lähmenden Macht der Angst überwältigen zu lassen. Obschon ich diese Begründung einleuchtend und die Notwendigkeit des Schutzes legitim fand, sah ich mit wachsender Erfahrung immer deutlicher, daß nicht die Ärzte allein die Angst in dieser Weise aus ihrem Wahrnehmungsfeld ausblenden, sondern offensichtlich bereits auch ihre Patienten, von denen in den Gruppen vornehmlich die Rede ist.

Es schien mir somit ein Charakteristikum jener Arzt-Patient-Beziehungen zu sein, die vorzugsweise in den Balint-Gruppen zur Sprache gebracht werden, daß auf beiden Seiten eine Art Blindheit für die Angst besteht. Ich gelangte zu der Hypothese, daß dies vielleicht ein zu den Fällen gehörender Befund sein könnte und daß in dieser Richtung auch der hauptsächliche Antrieb zu suchen wäre, in der Gruppe darüber zu berichten. Meine seitherige Erfahrung stützt diese Hypothese; ein Beispiel soll sie illustrieren.

Ein sehr tüchtiger und gewissenhafter Internist behandelt während Jahren eine heute 35jährige Patientin wegen Abdominalbeschwerden, die sich nosologisch nie einordnen lassen und mit Spasmolytika relativ gut zu „kontrollieren" sind. Gelegentlich läßt die Patientin ihren Arzt auch (notfallmäßig) wegen kolikartiger Schmerzen zu einem Hausbesuch bitten, wo dann stärkere Beruhigungsmittel injiziert werden. Als der Kollege in der Gruppe von diesem Fall berichtet, tut er dies, weil die Häufigkeit und auch die Dringlichkeit, mit welcher die Patientin ihn in Anspruch nimmt, deutlich zugenommen haben und er angeblich der bezahlenden Krankenversicherung gegenüber Schuldgefühle entwickelt, weil seine jahrelange Behandlung keine dauerhaften Resultate bringt. In der Gruppe diskutiert man zunächst die Hilflosigkeit und „Impotenz" des Kollegen und daraufhin lange die Frage, ob seine Schuldgefühle in bezug auf die Sozialversicherung begründet oder unbegründet seien, bis nach und nach die viel unmittelbarere Bedrängnis des Arztes angesprochen wird, seine zunehmende Angst angesichts der häufiger und dringlicher werdenden Appelle von seiten der Kranken. Jetzt erst kann von der Gruppe auch in Betracht gezogen werden, daß vermutlich bereits bei der Patientin und ihrer Symptomatik die Angst eine wesentliche Rolle spielt, ja daß möglicherweise das ganze „Angebot" dieser Frau auf einer dumpfen, unbestimmten Angst beruht, die sie nicht anders als auf diese körperliche Weise zum Ausdruck bringen kann und die sie schon lange Zeit in Form von Abdominalspasmen dem behandelnden Arzt „mitzuteilen" sucht. Der betreffende Kollege selbst hält dies schließlich für recht einleuchtend, nachdem ihm während der Gruppendiskussion seine eigene Angst vor der Patientin bewußt geworden ist.

Bei der nächsten Gruppensitzung berichtet uns der Referent, daß sich die Beziehungssituation stark verändert und vor allem erheblich beruhigt habe, weil er selber bei der auf die Balintsitzung folgenden Konsultation „keine Angst mehr vor der Patientin gehabt" und überdies gewagt habe, sie auf ihre eigene Ängstlichkeit vorsichtig anzusprechen. Zwar sei dabei nichts Klärendes zur Sprache gekommen, und auch sonst hätte sich nichts Besonderes ereignet; die Konsultation sei aber dennoch merklich anders verlaufen, und seither hätte sich scheinbar vieles beruhigt.

Was uns dieses praktische Beispiel zeigt, ist in meiner Sicht zunächst sehr charakteristisch für die Balint-Arbeit überhaupt, dann aber auch besonders aufschlußreich im Hinblick auf den Umgang mit der Angst. Wir wollen deshalb noch etwas länger bei dieser konkreten Episode bleiben und uns zuerst mit der Frage beschäftigen, was wohl zu dieser eindrucksvollen Veränderung innerhalb der Arzt-Patient-Beziehung geführt hat. Ich möchte betonen, daß dies nach meiner Erfahrung ein sehr häufiges Phänomen ist, d.h. wir können fast regelmäßig nach einer ausführlichen Fallbesprechung vom referierenden Arzt hören, daß die auf die Gruppensitzung folgende Konsultation oder, wenn es ein Haus- oder Klinikbesuch war, die nächstfolgende Begegnung am Krankenbett einen deutlich anderen Verlauf genommen hat als die vorherigen Arzt-Patient-Kontakte. Oft ist es so, als wäre der Patient an der Gruppensitzung persönlich dabeigewesen, während sein Arzt von ihm und ihrer gemeinsamen Beziehung berichtet hat, als hätte er also mitangehört, wie die Gruppe seinem Arzt allmählich die Augen öffnete, so daß er seiner Identifikation mit dem Patienten gewahr werden konnte. Das Schwerverständliche und „Wunderbare" dabei ist, daß die Veränderung des Patienten anscheinend dann möglich wird, wenn mit seinem Arzt eine Veränderung der Einstellung vor sich geht, so daß die nächste Begegnung der beiden tatsächlich andere Erlebnismöglichkeiten öffnet, und dies vor aller verbalen Kommunikation. Es geschieht einfach, ohne daß etwas Entscheidendes dabei „gemacht" würde.

Wenn wir dieses merkwürdige Geschehen bei unserem konkreten Fallbeispiel eingehender untersuchen, ist es naheliegend, auch hier die Veränderung in der Arzt-Patient-Beziehung auf das zurückzuführen, was sich während und durch die Gruppenbesprechung im Arzt ereignet hat. Ich denke in erster Linie an die Möglichkeit, mit Hilfe von interessierten Gesprächspartnern manches Unausgesprochene zur Sprache zu bringen und so durch gegenseitige Bestimmung und Benennung ein vorher diffuses, formlos-verstrickendes Geflecht einigermaßen aufzulösen. Durch die buchstäbliche „Aus-einander-Setzung" in der Gruppe werden Freiräume und

Spielräume geöffnet, die dem Arzt sowohl eine bewußte Distanzierung erlauben als auch erst die grundlegende Voraussetzung zu einer polar strukturierten und dadurch dynamischen Beziehung schaffen. Ich glaube, daß etwas Derartiges entscheidend wirksam sein muß, wenn allein schon die Tatsache des Gruppengesprächs – einmal ganz abgesehen vom besprochenen „Material" – eine festgefahrene Situation neu zu beleben vermag.

Das angeführte Fallbeispiel zeigt überdies, daß die vermuteten Phänomene, die dabei ausschlaggebend sein dürften, in sehr nahe Beziehung mit der Angst zu bringen sind. Angst war es, was die Verstrickung zwischen Arzt und Patientin so verhängnisvoll und bedrohlich werden ließ, und diese Verstrickung hat auch ihrerseits Angst erzeugt, aufrechterhalten oder intensiviert. Angst und Verstrickung fallen somit zusammen, was sich vor allem bei der Lösung des Knotens deutlich abzuzeichnen schien. Streng genommen begann diese Lösung bereits beim „Ent-Schluß" des berichtenden Arztes, von der Patientin mit den zunehmenden Bauchkoliken in der Gruppe zu reden, als er gleichsam „im eigenen Bauch" die Enge spürte und unerträglich fand. Sein „Ent-Schließen" wurde durch die Gruppe verstärkt und erweitert, so daß die Räume aufgehen konnten, welche neue Einfälle und Wahrnehmungen, zugleich auch eine veränderte Distanz und eine andersartige Beziehung erlaubten. Es scheint mir wahrscheinlich, daß alles, was diesem Ereignis vorher im Wege stand, im wesentlichen Angst war, und daß diese Angst sich um so verhängnisvoller auswirken mußte, als sie weitgehend unerkannt blieb. Die Wahrnehmung der Angst und die entsprechende Einsicht bewirkten die entscheidende Veränderung. Der Arzt erlebte die Bewußtwerdung seiner Angst auch gleichzeitig als Befreiung von ihr, und diese Befreiung machte ihn von neuem beziehungs- und handlungsfähig.

Ich kann nicht genug wiederholen, daß der geschilderte Fall in der Balint-Arbeit keine Einzelerscheinung ist, sondern daß ihm geradezu paradigmatische Bedeutung innerhalb des entsprechenden Erfahrungshorizonts zukommt. Charakteristisch für die Balint-Arbeit ist in diesem Zusammenhang vor allem die Feststellung, daß die Angst des Patienten auch dem Arzt Angst macht, solange dieser die hier beschriebenen Vorgänge nicht adäquat zu lesen vermag. Unser Beispiel hat gezeigt, welche Befreiung davon ausgehen kann, aber unsere Erfahrung lehrt auch, daß meist große Widerstände zu überwinden sind, um zu dieser Befreiung zu gelangen und sie für Arzt und Patient wirksam zu machen.

Fragen wir nach den Gründen dieser Widerstände, so kommen wir nicht darum herum, die Einstellung unserer Medizin im ganzen zur menschlichen Angst ins Auge zu fassen. Es scheint mir offensichtlich, daß diese Einstellung weitgehend von einer unreflektierten Abwehr oder gar Verleugnung der Angst bestimmt wird, was freilich nicht allein für die Medizin, sondern für die heute maßgebliche Wissenschaft überhaupt zutrifft. Zielt diese Wissenschaft – speziell seit der sog. Aufklärung – nicht vor allem darauf ab, das Bedrohliche im menschlichen Dasein durch vernünftige Erklärung und technische Bewältigung auszuschalten bzw. durch Rationalisierung zu entschärfen? Hinsichtlich der Angst, die als solche ein zum Menschen und zum menschlichen Leben gehöriges Phänomen ist, heißt dies, daß die Wissenschaft bemüht scheint, möglichst jede gegenstandslose oder „frei flottierende" Angst (Jaspers) auf durchschaubare Begründungen und Zusammenhänge zurückzuführen und ihr so die fehlende Gegenständlichkeit zu liefern. Wenn wir der seit Kierkegaard in der Philosophie geläufigen Begriffsunterscheidung folgen, die zwar nie in unsere Alltagssprache Eingang gefunden hat, geht es dem neuzeitlichen Wissenschaftsdenken vor allem darum, Angst in Furcht zu verwandeln, d.h. sie durch rationale „Erklärung" in die allgemein bekannte und anerkannte Naturgesetzlichkeit unserer physisch-sinnlichen Welterfahrung einzuordnen. Daß auch diese Perspektive auf ihre Grenzen stößt, wurde der abendländischen Welt zwar bereits im ausgehenden 18. Jahrhundert bewußt. Dies hinderte aber ihre Wissenschaft nicht, von ihrem Suchen und Denken auch weiterhin alles dem Menschen Dienliche und ihn Fördernde zu erwarten. Unsere Medizin jedenfalls, soweit sie Wissenschaft ist, hat diesen Aufklärungsoptimismus noch kaum relativiert und in bezug auf seine Allgemeingültigkeit in Frage gestellt, obgleich sich die ärztliche Praxis heute wie eh und je in Erfahrungsräumen aufhält, welche zu einer solchen Relativierung nötigen sollten.

Die Einstellung unserer Medizin zur Angst kann meines Erachtens diese Behauptung in zentraler Weise veranschaulichen. In ihrem traditionellen Erkenntnishorizont kennt und anerkennt sie menschliche Angst nur als das Ergebnis von gestörten Organfunktionen (Gehirn, Herz, Lungen etc.) oder entsprechenden Systemen (Nervensystem, Kreislauf etc.). Dies entspricht gewiß auch einer Dimension der Gesamtwirklichkeit, aber andererseits ist wohl kaum einem praktisch tätigen Arzt die Erfahrung fremd, daß sich eine primär nicht näher zu fassende Angst in mannigfaltigen körperlichen Erscheinungen äußern kann, d.h. sich gleichsam im Leiblichen darstellt und mitteilt. Die medizinische Wissenschaft bereitet uns wenig darauf vor, diese unbestimmbare oder primäre Angst in ihrem leiblichen Austragen aufzuspüren und wahrzunehmen; sie kennt wie gesagt eine solche Angst des Menschen kaum, so daß es auch dem Arzt, soweit er sich als Diener dieser Wissenschaft versteht, nicht leicht fällt, sie und ihre faktischen Auswirkungen ernstzunehmen. Hierzu wieder ein sprechendes Beispiel aus der Praxis.

Ein 30jähriger, gewissenhafter Geschäftsmann und erfolgreicher Sportler wird „wie aus heiterem Himmel" von einem plötzlichen Ohnmachtsanfall überrascht, wobei ihm von vornherein klar ist, daß dieser Schwächezustand nichts mit einer körperlichen Überanstrengung zu tun hat. Gerade diese Empfindung aber läßt ihn das Geschehene als besonders fremd erleben, und als sich die Ohnmachtskrisen in den alltäglichen Situationen wiederholt einstellen, begibt er sich zum Arzt, d.h. er läßt sich eines Abends als Notfall in ein Krankenhaus bringen. Hier werden unter anderem die Blutzuckerwerte bestimmt, und dies so lange, bis eine gewisse Unregelmäßigkeit speziellere Abklärungen zu rechtfertigen scheint. Der Patient wird folglich in eine Universitätsklinik überwiesen, wo gezielt nach einem Pankreasadenom geforscht wird, anschließend aber auch zahlreiche andere internistische Untersuchungen vorgenommen werden. Dies alles nimmt viel Zeit in Anspruch, und der Patient fühlt sich um so kränker, je länger die Erhebungen dauern und je ergebnisloser sie verlaufen. Er hat nun auch in der Universitätsklinik seine rätselhaften Ohnmachtsanfälle, welche ihrerseits die ganze hochspezialisierte Umgebung ohnmächtig machen, bis schließlich ein diensttuender Assistenzarzt ihm in hilfloser Routine einen banalen Tranquilizer verabreicht. Daraufhin fühlt sich der Patient so gut wie schon lange nicht, und es erweist sich in der Folge als einzig mögliche „wirksame Therapie", ihm den betreffenden Tranquilizer als Dauermedikation zu verabfolgen. Bald darauf wird der Patient aus der Klinik entlassen, jedoch erst nach Anordnung einer gründlichen neurologischen Abklärung im entsprechenden Universitätsinstitut. Auch diese bringt zwar keine neuen Gesichtspunkte oder gar Daten, was den neurologischen Konsiliarius nicht hindert, ein verborgenes epileptisches Geschehen zu vermuten und so den Tranquilizer durch ein relativ unspezifisches Antiepileptikum zu ersetzen. Das therapeutische Resultat ist katastrophal; der Patient fühlt sich unter dieser Medikation elender als je zuvor, worauf sich alle Spezialisten mehr oder weniger verächtlich von ihm abwenden und seinem Hausarzt empfehlen, in Gottes Namen den Tranquilizer zu verschreiben. Auch dies wird getreulich befolgt, bis nach etwa 2 Jahren der Patient von sich aus danach verlangt, von seiner Dauermedikation freizuwerden, weil er inzwischen bereit geworden ist, sich mit seinen damaligen Schwächezuständen auf andere Weise zu befassen. Das jetzt vom Hausarzt in die Wege geleitete psychiatrische Interview bringt endlich dem Patienten die Möglichkeit, zur Sprache zu bringen, was er selber von jeher dumpf geahnt hat, was aber niemanden zu interessieren schien und somit auch nicht zu einer fruchtbaren Äußerung gelangen konnte. Die abschließende Selbstdarstellung des Patienten läßt sich wie folgt zusammenfassen: Als seine Schwächezustände auftraten, war kurz vorher sein Vater gestorben. Das bedeutete, daß er von nun an das väterliche Geschäft allein und in eigener Verantwortung zu führen hatte. Fast gleichzeitig wurde seine Frau nach mehrjähriger Kinderlosigkeit erstmals schwanger, was für beide Eheleute ein ehrliches Glück war, für den Patienten aber auch die bange Sorge brachte, ob und wie er allen neuen Anforderungen gerecht werden könne. Von Natur aus eher ängstlich, habe er in der Schule, im Beruf und vor allem auch im Sport schon immer der Beste sein müssen, um sich vollwertig zu fühlen. So hätten ihn auch seine ersten Schwächezustände wohl über Gebühr „umgeworfen“, aber als dann die Ärzte und die Kliniken dazugekommen seien, wäre es vollends um ihn geschehen gewesen. Zunächst habe er befürchtet, an einer schweren körperlichen Krankheit zu leiden, deren Ursache unauffindbar sei, und später sei er von panischen Ängsten umgetrieben worden, er könnte den Verstand verlieren und verrückt werden. Das eingehende Gespräch wurde für ihn sehr wichtig, weil er erstmals einem Arzt sagen konnte, was in ihm vorgegangen war und wie er seine „Krankheit“ subjektiv erlebt hatte. Vor allem erleichterte ihn die Möglichkeit, seine persönlichsten Ängste mitzuteilen, und diese nicht länger für bedrohliche Anzeichen eines Irreseins halten zu müssen.

Neben der erwähnten charakteristischen Blindheit unserer Medizin angesichts der Angst macht dieses Beispiel auch deutlich, wie das Unverständnis bzw. die gegenseitige Verleugnung der Angst dieselbe verstärkt und sie so zu Manifestationen zwingt, die recht dramatische Ausmaße annehmen können. Die Tatsache, daß dabei das Wesentlichste übersehen wird, läßt es mehr als fragwürdig erscheinen, wenn derartig dramatische Steigerungen des gegenseitigen Mißverstehens letztlich als „Theater“ qualifiziert und damit ein weiteres Mal nicht verstanden werden. Es soll bei diesem exemplarischen Mißverständnis auch nicht verkannt werden, daß die Verleugnungskollusion von Anfang an beidseitig ist, mit andern Worten, daß der Patient wie auch die Ärzte das zentrale Angsterlebnis ausblenden und stattdessen nach gestörten Organfunktionen suchen. Eindrucksvoll ist ferner, wie sich dieses Suchen immer in einem fragmentierten, peripheren Teilbereich abspielt, zwar in verschiedenartigen Bezirken, aber doch stets auf einem letztlich inkohärenten, in seiner Zerstückelung kaum mehr überblickbaren Investigationsfeld. Es wird augenscheinlich, daß hier die Summe aller Teile kein Ganzes erstehen läßt.

Die Einseitigkeit dieses Forschens geht nicht nur an der Angst vorbei, sondern läßt von vornherein jene Dimension völlig außer acht, in welcher überhaupt ein Ganzes nach menschlichem Maß zugänglich und faßbar wäre. Ich meine die Dimension des Selbsterlebens auf der inneren Bühne individueller Erfahrung, jene Dimension, die von einem alles beherrschen wollenden Denken als „nur subjektiv“ entwertet und gleichsam aus der Wirklichkeit ausgeschlossen wird. Der Fall unseres tüchtigen und sportlichen Geschäftsmanns illustriert meines Erachtens recht erlebnisnah und konkret, wie diese ausgeschlossene Dimension zuletzt trotz allem die mächtigste ist und auch die wirklichste bleibt, da nur das ihr entsprechende Handeln eine befriedigende Wirkung zeitigt. Es scheint mir in unserem Zusammenhang auch bedeutsam, daß es sich am Erlebnis der Angst entscheidet, ob der Zugang zu dieser Wirklichkeit gefunden oder verfehlt wird; das Beispiel legt nahe, in der Angst ein Schwellenphänomen zu erblicken, dessen Wahrnehmung oder Verleugnung von weitreichender Bedeutung ist. Die Angst erscheint hiermit gleichsam als „Türhüter“ auf der Schwelle zur individuellen Wirklichkeit.

Gewiß können auch andere Gefühle, Stimmungen und Empfindungen diese Funktion an der Schwelle zur individuellen Subjektivität übernehmen, nicht allein die Angst. Diese jedoch nimmt nach meiner Erfahrung insofern eine Sonderstellung ein, als sie sich am schwersten völlig ausschalten läßt. Eher läßt sie sich verleugnen als verdrängen; anders ausgedrückt, von allen mißliebigen Emotionen leistet die Angst am meisten Widerstand gegen alle vernünftigen Argumente, Erklärungen und sonstigen Versuche des Wegräsonierens. Eine dramatische Illustration des Gesagten beinhaltet Goethes Gedicht vom Erlkönig, in welchem u.a. die Unerheblichkeit und Ohnmacht der rationalisierenden Reduktion gegenüber der abgründigen Gewalt einer angstgetriebenen Phantasie zur Darstellung gelangt.

In der heutigen medizinischen Wirklichkeit scheint eher der Schmerz die Türhüterrolle zu übernehmen, welche wir der Angst zuschreiben. Allerdings ist dies nur unter der Voraussetzung möglich, daß der Schmerz nicht neurophysiologisch oder neuropsychologisch verobjektiviert wird, sondern den Charakter einer seelischen Empfindung beibehält. Häufig werden wir uns kaum mehr bewußt, daß auch hier ein erlebendes Subjekt vor allem entscheidet, ob dieser oder jener zu einer bestimmten oder unbestimmten Läsion gehörige Schmerz dem betroffenen Individuum auch weh tut und in welchem Ausmaß. Wir haben als Assistenten oft gelacht über einen Professor für innere Medizin, der ungefähr in solcher Ausdrucksweise seine Patienten zu fragen pflegte, ob ihre Schmerzen ihnen auch wirklich weh täten. Wir vermochten damals in dieser Doppelsichtigkeit des älteren Klinikers höchstens einen weiteren Beweis für seine ohnehin bekannte Schrulligkeit oder seine beginnende Senilität zu sehen; heute muß ich eher beklagen, daß sich dieser akademische Lehrer nicht deutlicher bewußt war, daß diese merkwürdigzwiefache Umgangsweise mit den Patienten im Grunde seine beste klinische Lehre war.

Im Hinblick auf die subjektive Seite der Schmerzempfindung wußte man offenbar in früheren Zeiten besser oder zumindest anders als heute, daß der Schmerz als komplexe Sensation gar nicht so leicht von der Angst abzugrenzen ist. In einer älteren Umgangssprache wurden nämlich die deutschen Begriffe Schmerz und Angst als weitgehend gleichbedeutend verwendet, so daß Ausdrücke wie Bauchangst, Kopfangst, Zahnangst usw. für das entsprechende Schmerzerleben im Leibe standen (5). Vielleicht sind wir heute wieder auf dem Wege zur Einsicht, daß Schmerz und Angst im subjektiven Erleben nahe Bezüge aufweisen und sich gegenseitig vertreten können. Nicht nur in der Praxis, sondern auch in der Wissenschaft ist uns seit Freud wieder zugänglich, daß sich Angst oft in Schmerz äußert. In diesem Fall ist es für den Arzt wichtig, sich zu vergegenwärtigen, daß der Patient selber nicht sicher weiß, daß er Angst hat, noch weniger, daß es Angst ist, was ihn krank macht. Er erlebt seine Angst zunächst nur im leiblichen Austrag, d.h. als körperlichen Schmerz oder Krampf, ohne daß diese Sensationen von einer bewußten psychischen Angstempfindung begleitet zu sein brauchen. In seiner subjektiven Wirklichkeit *hat* der Patient unter diesen Voraussetzungen nicht Angst, sondern Atemnot, Schwindel, Herzbeklemmung, Bauchschmerzen, Durchfall etc., je nach den individuell bestimmten Wegen und Möglichkeiten, die dem betreffenden Menschen zur Verkörperung seiner Angst verfügbar sind.

Unsere Medizin kennt diese Zustände unter dem Namen des *funktionellen Syndroms,* das recht vielfältige Formen aufweisen kann. Häufig wird es auch mit andern Namen wie „vegetative Dystonie“ oder „psychovegetative Labilität“ etc. bezeichnet. Unausgeglichenheit der Funktionen des vegetativen Nervensystems bildet meist den einzigen objektivierbaren Befund von einiger Konstanz. Auch wenn die Bezeichnungen dieser Beschwerdebilder im Laufe der Zeiten wechseln, sind sie ohne Zweifel ein altes Problem der Medizin; mit Gewißheit erkennen wir die entsprechenden Beschreibungen seit dem Beginn der Neuzeit.

Alle neueren Erhebungen in bezug auf die klinische Häufigkeit von funktionellen Syndromen stimmen zumindest darin überein, daß diese psychonervösen Störungen, als nosologische Kategorie gefaßt, die häufigste „Krankheit" unserer Gegenwart ausmachen, auch wenn die quantitativen Bestimmungen (ca. 25–80% des Gesamtkrankenguts) auseinandergehen. Einig ist man sich ferner darüber, daß die Prognose quoad vitam in der Regel nicht bedrohlich ist, daß die funktionellen Störungen aber andererseits sehr zur Chronifizierung neigen und somit äußerst schwierig therapeutisch zu beeinflussen sind.

In bezug auf die Ursachen dieser „funktionellen Syndrome" sind die Autoren sehr zurückhaltend. Von den meisten wird mehr oder weniger explizit hervorgehoben, daß die Bezeichnung rein deskriptiver Art sei und lediglich die objektiv zugängliche, auffällige, bewegliche, äußere Seite eines verborgenen psychophysischen Geschehens benenne. Eine andere, konstantere Seite müsse dem Ganzen als fundamentale Störung zugrundeliegen. Von Uexküll [7] fand das Konstante dieser Störungen in einem chronifizierten Konflikt von Motiven, der mit starken Affekten verbunden ist und deshalb aus dem Bewußtsein verdrängt wurde. Motive verlangen in dieser Sicht nach Verwirklichung bzw. Umsetzung in Handlung, sie werden aber durch entgegenstehende Motive daran gehindert, so daß es zu einem Kampf von Motiven kommt. Weil es sich bei den abgelehnten Motiven in der Regel um nicht akzeptierte Möglichkeiten triebhafter Natur handelt, fühlt sich das soziale Ich in seiner Identität bedroht und errichtet entsprechende Abwehrdämme, die aber dauernd in Gefahr sind, durchbrochen zu werden. Diese innere Situation löst Angst aus, und diese Angst muß ihrerseits wieder gefürchtet und nach Möglichkeit ausgeschaltet werden, soll das mühsam aufrechterhaltene seelische Gleichgewicht nicht schwere Gefährdungen erleiden. Die Angst spielt somit auch in dieser Perspektive eine entscheidende Rolle, und zwar ebenfalls in der Funktion eines Wächters, hier an der Schwelle des Ich-Bewußtseins. Allein vom unverdrängten Angsterleben her läßt sich ein lebendiger Zugang zum Motivationskonflikt gewinnen, der in dieser Betrachtungsweise dem funktionellen Syndrom zugrunde liegt.

Balint [1, 2, 3] sprach im Hinblick auf das fundamentale psychophysische Geschehen bei solchen Syndromen von einer „Grundstörung", die er sich als sehr anfängliche, auf die allererste Kindheit zurückgehende „Mangelkrankheit" vorstellte. Ihre Auswirkungen können sich nach diesem Konzept sowohl im somatischen wie im psychischen Bereich, oft auch in beiden Dimensionen zugleich manifestieren. Die Balintsche „Grundstörung" eröffnet somit *neue Perspektiven;* die entscheidenden Einblicke werden hier nicht mehr von einer deskriptiven, objektivistischen Sehweise erwartet, sondern von einer dynamischen Zweiersituation mit ihren Wechselwirkungen, d.h. von den ursprünglichen Erlebensmöglichkeiten, die sich in mitmenschlichen Beziehungen erschließen. Das Interesse, das sich einzig auf objektivierbare Daten und Zusammenhänge konzentriert, die vermeintlich unabhängig vom jeweiligen Beobachter erfaßt werden, wird abgelöst von einer relationellen oder, wie Balint es nannte, von einer Zweipersonenperspektive. Diese bezieht den

Beobachter mit all seinen menschlichen und zwischenmenschlichen (intersubjektiven) Erkenntnisfähigkeiten mit ein und erlaubt so, ganz andere Erfahrungsräume auszuleuchten. Nur in solch veränderter *relationeller* Einstellung kann der Arzt die andere, „innere" oder „verborgene" Seite des Gesamtphänomens erfassen, das oberflächlich als „funktionelles Syndrom" in Erscheinung tritt. Diese Einstellung ist dadurch charakterisiert, daß der Arzt sich auch emotional vom Patienten und seiner Welt „ansprechen" läßt und sich in der Folge bereitfindet, aus der Resonanz in seiner eigenen Gestimmtheit, in seinen eigenen Gefühlen und Empfindungen, auf die „innere" Verfassung des Patienten zu schließen. Es ist vermutlich auch in diesem Buch nicht überflüssig, darauf hinzuweisen, daß die Balint-Arbeit in Gruppen nie das Ziel hatte, irgendein vorgefaßtes und bereits durchformuliertes Wissen im praktischen Anwendungsraum zu vermitteln, sondern daß sie von jeher die Bereitschaft des Arztes, mit seinem eigenen Sensorium zu arbeiten, entwickeln und ausbilden wollte.

Wenn wir uns nun mit dieser Zweipersoneneinstellung als Wahrnehmungs- und Erkenntnisinstrument den „funktionellen Syndromen" zuwenden, erfahren wir zwar keine neuen spezifischen Fakten, welche diese Erscheinungsbilder als Krankheitseinheit von innen her begründen und erklären würden. Wir erleben aber eine andere Gewichtung der Erscheinungen, und dabei kommen wir vielleicht dem Essentiellen dieser Krankheit näher als in der objektivistischen Einstellung des „neutralen Beobachters". Diese andere Gewichtung betrifft ein weiteres Mal die Angst oder Ängstlichkeit, die auch in den geläufigen Beschreibungen der funktionellen Syndrome nie unerwähnt bleibt, jedoch selten die Bedeutung zugesprochen erhält, die ihr meines Erachtens zukommt. Allzu oft wird in diesen Beschreibungen Angst und Ängstlichkeit gleichsam als Begleiterscheinung der vegetativen Unordnung dargestellt, mehr oder weniger als psychisches Korrelat der neurozirkulatorischen Labilität, was in unserer Sicht ein höchst illustratives Beispiel für die oben beschriebene Tendenz ist, Angst zu vergegenständlichen und so zu verharmlosen oder gar zu verleugnen. In der relationellen Einstellung erscheint die Annahme viel naheliegender, daß die „vegetativen" Symptome körperliche Begleiterscheinungen der Angst sind, welche Möglichkeit jedem Schulkind bekannt ist, das am Montagmorgen Durchfall hat oder sich vor einer Klassenarbeit erbrechen muß. Daß dies bei den häufigsten aller Krankheiten, bei den „funktionellen Syndromen", nicht in gleicher Weise evident ist wie beim Schulkind, zeigt deutlich, wie merkwürdig hier mit der Angst umgegangen wird, und dies sowohl von den Patienten wie von den Ärzten.

Die Patienten verhalten sich anders als das durchschnittliche Schulkind, indem sie die angstmachenden Schritte gar nicht wagen, sondern vorziehen, sich einen schützenden Panzer zu konstruieren, hinter dem sie ihre Verletzlichkeit verbergen. Damit halten sie aber gleichzeitig auch einen wesentlichen Bereich ihrer selbst von der „Schule" fern, die in diesem Fall die Schule des Lebens ist. Wie dem Schüler macht auch diesen Kranken eine „Prüfung", bei der sie sich in einer bestimmten, für sie irgendwie bedrohlichen Weise exponieren müssen, Angst, und weil sie sich dem betreffenden Examen aus inneren oder äußeren Gründen nicht stellen können, wird ihre „Prüfungsangst" chronisch. Ihre Resignation läßt sie schließlich chronisch „erkranken".

Die Ärzte unterscheiden sich vom Schulkind, das sich vor der Prüfung erbricht oder Durchfall hat, in der Regel dadurch, daß sie zwar wie dieses weitgehend um die Angst im jeweiligen „Lampenfieber" wissen, in ihrem professionellen Handeln jedoch auffallend zwiespältig mit diesem Wissen umgehen. Daß sie der Angst beim Zustandekommen eines funktionellen Syndroms Bedeutung zumessen, verraten sie oft durch die verabreichte Medikation; im übrigen verhalten sie sich aber meist so, als dürfte es nicht wahr sein, daß die Krankheit „nur Angst und sonst nichts" wäre. Ich meine, daß hier beim Arzt die gleiche Angst ihre Entsprechung findet, die beim chronisch funktionell kranken Patienten wohlbekannt ist als Furcht, keine oder ungenügend objektivierbare Zeichen aufzuweisen, die ihn eindeutig als körperlich Kranken statuieren. Die entsprechende Angst des Arztes wäre ein analoges Unbehagen vor einem möglichen „Nichts", bzw. einer unheimlichen Leere im Gegenstandslosen. In seiner konkreten Berufswelt erscheint ihm diese Möglichkeit als Angst, keine Gelegenheit zu finden, sein erlerntes Wissen und Können zur Anwendung zu bringen. Es ist in dieser Situation offenbar leichter, nach möglichen körperlichen Befunden zu suchen und auf diesem, heute nahezu endlosen Weg kodifizierte Krankheiten auszuschließen, als sich dem wesentlichen Befund, nämlich der Angst, zu öffnen. Nur so ist es verständlich, daß man beispielsweise bei einem selbstunsicheren Jüngling, der demnächst zum Militär einrücken soll, nach gründlicher kardiologischer Abklärung ein „hyperkinetisches Herzsyndrom" diagnostiziert, ohne im entferntesten sein Herzklopfen mit der offensichtlichen Prüfungs- und Bewährungsangst des jungen Mannes in Zusammenhang zu bringen. Oder daß man es vorzieht, bei einem ehrgeizigen, überaktiven Intellektuellen, der bei all seiner Betriebsamkeit augenscheinlich in Ängsten lebt, irgendetwas Wichtiges zu verpassen, von einem „Colon irritabile" zu sprechen, wenn sein Beschwerdebild durch gehäufte Durchfälle mit intermittierenden Spasmen charakterisiert ist. Man kann zu solchen „objektiven" Ergebnissen nur gelangen, wenn man sich weitgehend der einfühlenden Kommunikation verschließt. Auch bedarf es einer ziemlichen Unempfindlichkeit gegenüber den Winken, die von unserer Alltagssprache ausgehen, welche doch Herzklopfen, Bauchweh, Durchfall und andere Reaktionen des Leibes selbstverständlich und oft recht drastisch mit dem subjektiven Angsterleben verbindet.

Der Umgang zwischen Arzt und Patient, wie wir ihn in diesen Beispielen dargestellt haben, gilt in der wissenschaftlichen Sicht allgemein als sachlich. Ein etwas naiverer Blick jedoch erkennt unschwer die beidseitige Angstvermeidung, bzw. die dadurch erfolgte Verschiebung des Verstehens von einer menschlich lebendigen auf eine technisch verdinglichte Ebene. Die damit gewonnene Sachlichkeit erscheint in diesem Blick eher als unsachlich, weil die Verständigung von der Hauptsache auf Nebensächliches verschoben und dabei verzerrt wird. Offensichtlich führt der ganze Vermeidungs- und Verschiebungsvorgang zu einer Art von Kommunikation, welche die ursprünglich gegebenen Möglichkeiten erheblich einschränkt und damit die Beziehung zwischen Arzt und Patient auf ein mehr oder weniger stereotypes Rollenspiel reduziert.

Andererseits können die eingeschränkten Kommunikationsmöglichkeiten auch als Basis der Beziehungsstörung verstanden und diese wiederum als wesentliche Ursache der Angstvermeidung betrachtet werden; es handelt sich hier um Wechselwirkungen, die nicht leicht entscheiden lassen, was primär und was sekundär ist. Erfahrungen aus der Welt des Kindes, die niemandem völlig fremd sind, sollen dies illustrieren; sie beleuchten übrigens erneut die elementare Bedeutung des Angsterlebens. Fast alle Mütter haben in unserer Welt die an sich gut gemeinte Gewohnheit, ihren Kindern in bezug auf deren Gefühsleben Direktiven zu vermitteln, welche sie zumeist für allgemeinverbindlich halten. Dabei befinden sie oft mit großer Selbstverständlichkeit über das Subjektive ihrer Kinder, indem sie diesen zum Beispiel Anleitungen dafür erteilen, in welchen Situationen Angstempfindungen am Platze sind und in welchen „man keine Angst haben muß". Speziell diese letzten, meist in einem beschwichtigenden Sinn ausgesprochenen Anweisungen werden häufig wie ein Verbot verstanden, in dieser oder jener Situation Angst empfinden zu dürfen, was nach meiner Erfahrung sehr einschneidende Konsequenzen hat. Das Kind wagt seine natürlichsten und vor allem auch seine ureigensten Gefühle nicht mehr zu zeigen, d.h. es entwickelt Angst vor der Möglichkeit, Angst zu haben. Die Mutter ihrerseits hat aber auch zumeist aus Ängstlichkeit ihre fordernden Aussagen gemacht, so daß sich anstelle der grundlegenden Ich-Du-Kommunikation leicht eine Verstrickung zwischen beiden einstellt, deren Matrix wiederum die Angst ist. Das Kind läuft so Gefahr, in seinen fundamentalen Begegnungsmöglichkeiten eingeengt zu werden, indem individuellste Regungen unterdrückt oder verleugnet werden müssen. Seine Beziehungen riskieren dadurch, uneigentlich zu werden. Wo ursprünglich offene Dialogsfähigkeit nach persönlicher Gestaltung verlangte, entwickelt sich ein von Konformitäten beherrschtes Verhalten.

Wie Mütter mit Kindern, so gehen auch häufig Ärzte mit Patienten um. Auch sie wissen oft besser, was den Patienten „wehtut" und was nicht, d.h. wieviel Schmerz und Angst in welchem Moment gerechtfertigt ist. Weder Mütter noch Ärzte wissen dabei, was sie tun. Beide glauben, durch ihr Verhalten „unnötige Angst" zu besänftigen, und es fällt ihnen nicht auf, wie sie die allerpersönlichsten Empfindungen und Gefühle des andern nach ihren eigenen Kriterien kodifizieren und schließlich verwalten.

Unter solchen Voraussetzungen liegt es nahe, die „funktionelle Störung" weniger als Krankheit denn als Beziehungsstörung zu werten. Sapir hat in seinen letzten Publikationen diese Zusammenhänge sehr eindrücklich dargestellt [6]. In der relationellen Sicht steht jedenfalls die Beziehungsstörung im Zentrum. Ich habe bereits im Zusammenhang mit Balints Konzept der Grundstörung auf die große Bedeutung solcher Einsichten hingewiesen. Wenn es nämlich zutrifft, daß, wie Balint meint, den zahllosen funktionellen Krankheiten ein primäres Beziehungsdefizit zugrunde liegt, welches als Grundstörung sowohl im leiblichen wie im psychischen Bereich vielfältige Auswirkungen zeitigt, so würde dies heißen, daß eben diese Auswirkungen „im Grunde" auf einer gestörten Beziehungsfähigkeit beruhen und somit letztlich Beziehungsstörungen sind. Die weitere Konsequenz dieser Annahme wäre dann freilich die entsprechende Folgerung in bezug auf die therapeutischen Aussichten bei diesen Störungen. Es wäre sachlich begründet, dem Beziehungsaspekt auch in der therapeutischen Perspektive am meisten Bedeutung einzuräumen; denn wenn schon die Beziehungsstörung am Grund des Übels gesehen wird, ist es nur recht und billig, wenn auch der therapeutische Zugang zu diesem Übel über die Beziehung gesucht wird.

Im praktisch-therapeutischen Raum ist hier nach meiner Erfahrung der Umgang mit der Angst wieder von grundlegender Wichtigkeit, weil die Angst, wie ich zu zeigen versucht habe, ein entscheidendes Schwellenerlebnis an der Pforte zur subjektiven Individualität ist, so daß wir uns schwerlich einen verläßlichen Kontakt und eine redliche Kommunikation von Subjekt zu Subjekt vorstellen können, ohne daß Bereiche der Angst bzw. des Angsterlebens berührt würden. Dies dürfte ganz speziell im Umkreis von Krankheit und Tod von Gewicht sein, weshalb das einfühlende Verstehen in dieser Dimension auch für die Arzt-Patient-Beziehung entscheidend ist. Eine relationelle Praxis der Medizin, d.h. eine Praxis, welche auch die Erkenntnis- und Wirkmöglichkeit der zwischenmenschlichen Beziehungsdimension einschließt und diese optimal zu nutzen versucht, wird somit eine Heilkunde sein, welche die menschliche Angst kennt und anerkennt, sie weder leugnet noch in Befürchtungen umwandelt, gegen die man sich scheinbar versichern kann. Die Hilfe des Arztes wird u.a. darin bestehen, die Angst und damit auch die Enge, in welcher der Patient flügellahm und krank geworden ist, wahrzunehmen, sie als dessen Wahrheit anzunehmen und sich dann für die Frage offenzuhalten, was einer Lösung der verkrampften und eingezwängten Existenz im Wege steht. Eine solche Lösung darf freilich nicht allein in krampf- und angstlösenden Chemikalien gesucht werden, auch wenn ein vorübergehender Einsatz solcher Medikamente nicht prinzipiell abwegig zu sein braucht. Eine dauerhafte Lösung wird jedoch kaum die Chemie bringen; denn diese kann nur auf künstlichem Weg einen angst- und spannungsfreien Zustand bewirken, der „äußerlich" jener Befreiung ähnlich ist, die bei der Lösung von innen als selbstverständliche Folge der notwendigen Umstellung eintritt. Zu dieser anderen Befreiung benötigt der Patient auch andere Hilfe. Es gibt dafür keine Allerweltsrezepte; das einzig Allgemeingültige ist meines Erachtens ein strukturelles Element, nämlich die „dialogische" Beziehungsstruktur, welche – sogar wenn sich das entscheidende Geschehen vorwiegend in der körperlichen Dimension ereignet – einen lebendigen zwischenmenschlichen Austausch ermöglicht. Das Wesentliche und auch Schwierige an dieser dialogischen Hilfe ist der Verzicht des Arztes, den Patienten zu irgendwelchen Schritten bestimmen oder gar überreden zu wollen. Die Hilfe besteht allein im gemeinsamen Erkennen und Verstehen von Verstrickungen, die für den Patienten zu Fesseln geworden sind, wobei dieses Verständnis keineswegs nur über lange psychotherapeutische Aussprachen zu gewinnen ist. Auch ist es nicht nötig, daß alles und jedes explizit zur Sprache kommt; manchmal sind unausgesprochene Verständigungen, die manches offen lassen, sogar wirksamer.

Daß dies so ist, hat zu einem guten Teil wieder mit der Angst zu tun; denn auch im Dialog mit einem Du befindet sich das Ich in einer Art von „Prüfungssituation", in welcher es sich exponieren soll und dabei „durchfallen" oder angenommen werden kann. Ein *anderes* Gesicht der Angst, das im Gespräch den freien und befreienden Austausch hemmt, ist die Furcht des Patienten, von seinem Gegenüber nicht nur verstanden, sondern gleichzeitig auch auf dieses Verstandene festgelegt, reduziert und so buchstäblich „definiert" zu werden, und dies im Rahmen einer systematisierten Pathologie. Diese Angst wird verständlich, wenn wir uns vergegenwärtigen, daß die definierende, klassifizierende Einordnung in ein vorgegebenes System subjektiv nicht notwendig als Befreiung erlebt wird, auch wenn es für den Untersucher eine Lust sein mag, konkret Erfahrenes mit bereits kategorisiertem Wissen in Übereinstimmung zu finden und so sich und seine Kenntnisse zu bestätigen.

Der Türhüter an der Schwelle zur Subjektivität, als den wir die Angst beschrieben haben, hat somit im konkreten therapeutischen Raum mehr als ein Gesicht. Ich möchte abschließend nur zwei Grundaspekte darstellen, welche den Pförtner an der Schwelle mit einem Doppelgesicht im Sinne der Janusgestalt zeichnen, d. h. die Angst von zwei polar entgegengesetzten Seiten in Erscheinung treten lassen. Es handelt sich um die Kehrseiten einer fundamentalen Antinomie des menschlichen Daseins, die man ihrerseits wieder mit verschiedensten Namen bezeichnen kann, beispielsweise mit dem Begriffspaar Sicherheit/Unabhängigkeit oder Geborgenheit/Freiheit. Ich benenne die Grundformen der Angst, welche dieser Antinomie entsprechen, mit Vorliebe in einer Sprache, die wiederum die Schwelle zur bestimmenden Metapher macht, und heiße sie die Angst, *ausgeschlossen* bzw. *eingeschlossen* zu sein. In unseren Beispielen erschien die Angst, ausgeschlossen zu sein, in Form der „Prüfungsangst" in verschiedenen Variationen, innerhalb der Beziehung speziell als Angst, nicht verstanden zu werden, bzw. nicht zu genügen. Die Angst, eingeschlossen zu sein, lernten wir in unseren Beispielen als Angst in der Enge, in der Bedrängnis von Verstrickungen aller Art kennen, innerhalb der Arzt-Patient-Beziehung speziell als Angst, definiert zu werden.

Ausgeschlossensein und Eingeschlossensein wären somit auch innerhalb von menschlichen Beziehungen die großen Bedrohungen, welche Angst auslösen, und die auch unseren beruflichen Umgang mit Menschen dauernd begleiten. Bald droht die Angst *vor* dem Offenen als Ausgeschlossensein in der Vereinzelung ohne echte Kommunikation, bald die Angst *um* das Offene mit seinen Möglichkeiten der Entfaltung und Veränderung. Die eine Angst treibt in die Anklammerung bis zur Verschmelzung, die andere drängt zu Distanz und Abgrenzung bis zur Isolation. Wie schon angedeutet, sehe ich in dieser Polarität der zweifachen, sich entgegenwirkenden Bedürfnisse und Bedrohungen den wesentlichen Schlüssel zu einem umfassenden Verständnis dessen, was uns im großen wie im kleinen Leben als Angsterfahrung begegnet. Die Angst erscheint dabei als etwas Ursprüngliches, das zum Dasein des Menschen gehört, was bedeutet, daß sie nicht mit irgendwelchen Kunstgriffen dauerhaft überwunden werden kann.

Was bleibt aber unter solchen Voraussetzungen zu tun, wenn wir uns nicht fortwährend um neue Techniken bemühen wollen, der Angst auszuweichen oder sie zu verschleiern?

Ich habe schon darauf hingewiesen, daß ich vor allem in der dialogischen Beziehung den Weg sehe, der für die ärztliche Praxis richtunggebend ist. Das Wesentliche ist dabei die zwischenmenschliche Gemeinsamkeit, die verbindet, ohne zu fesseln, und die Halt gibt, ohne einzuengen. Dieser „Dialog", der nicht nur die rationale Ebene der Argumente, Meinungen und Vorstellungen beinhaltet, sondern auch die emotionale Ebene einbezieht, hat in zweierlei Hinsicht mit der doppelgesichtigen Angst zu tun: Einmal muß ein Patient ohne eigenen individuellen Spielraum sich bedrängt und eingeengt fühlen, und die beklemmende Enge macht Angst. Wir haben es hier mit der Angst, eingeschlossen zu sein, oder mit der Angst *um* das Offene zu tun, und der Dialog im beschriebenen Sinn wird zu einer Befreiung aus dieser inneren Enge. Andererseits ist der Eingeschlossene und Bedrängte nicht selbstverständlich dazu fähig, sich auf eigene Füße zu stellen und im Freien seinen Stand zu finden. Er braucht meist Hilfe für seine weiteren Schritte, vielleicht nur für den allernächsten, aber diese Hilfe darf ihm nicht wie eine neue Bedrohung erscheinen, nicht wie ein Polypenarm, der ihn umschlingen und einengen könnte, sondern wie eine sich zur Befreiung darbietende Hand. Der echte Dialog im obigen Sinn befreit und birgt zugleich; er wird zu einer verbindenden Brücke zwischen zwei Welten, die beide Angst erzeugen, wenn sie verabsolutiert werden, zusammen jedoch eine Ganzheit bilden, in der sich sowohl Raum wie Halt finden lassen.

Die Angst als Grenzphänomen befällt uns vornehmlich, wenn im Rhythmus des großen oder kleinen Lebens eine Wende erfolgt, bzw. eine Schwelle überschritten werden sollte, die von bedrohlichen Vorstellungen besetzt ist. Sie wird dann zur Krankheit, wenn die erwähnte Grundantinomie des Daseins zum Konflikt erstarrt und der Betreffende gleichsam auf der Schwelle stehenbleibt, so daß er den Schritt nach vorn in gleicher Weise fürchtet, wie den Schritt zurück. Der Arzt kann in beiden Richtungen Hilfe leisten durch seine dialogische Präsenz; in beiden Richtungen kann der Weg zu einem Neubeginn führen, wenn das Bewußtsein erwacht für die entscheidende Bedeutung des ersten Schritts, den der Patient nicht zu tun wagt. Die Hilfeleistung ist überdies nur möglich über die Einsicht in die paralysierende Wirkung der Angst, eine Einsicht, die am zuverlässigsten durch Einfühlung gewonnen wird, und die auch nicht übersehen darf, daß es letztlich weniger um die Schritte als solche geht als um die zu gewinnende Eigenbeweglichkeit des Patienten. Nicht eine neue Verstrickung, diesmal mit dem Arzt, wird die Fesseln lösen, vielleicht aber eine polarstrukturierte Beziehung, die dem Patienten offene Räume anbietet und ihm erlaubt, blockierte Möglichkeiten im Dienste des Not-wendigen zu realisieren. Nur eine Beziehungsform, die den Spielraum öffnet, in welchem eigene Schritte gewagt und geprobt werden können, führt zu neuen Perspektiven der Wirklichkeit. Meist verstellt die Angst die entsprechenden Zugänge. Der Arzt lernt umso realistischer mit dieser umzugehen, je weniger er selber Angst hat vor der Angst. Statt sich in den üblichen Leistungsdruck zu flüchten, vermag er dann im Dialog mit dem Patienten dessen Angst zu ertragen und so diesem zu helfen, auch wirklichkeitsgerechter mit seiner Angst umzugehen. Eine wertvolle Hilfe ist dabei die Einsicht in das, was ich die Doppelgesichtigkeit der Angst oder deren Grundantinomie genannt habe. In der Praxis spricht sie uns an, als würde der Patient bitten: „Nimm mich wahr und versteh mich; laß mich aber ich selbst sein bzw. werden; definiere mich nicht abschließend nach deinen Begriffskoordinaten!"

Literatur

1. Balint M (1957) Der Arzt, sein Patient und die Krankheit. Stuttgart, Klett
2. Balint M (1960) Angstlust und Regression. Stuttgart, Klett
3. Balint M (1970) Therapeutische Aspekte der Regression. Stuttgart, Klett
4. Jaspers K (1953) Allgemeine Psychopathologie, 6. Aufl. Springer, Berlin Göttingen Heidelberg
5. Kluge F (1963) Etymologisches Wörterbuch der deutschen Sprache, 19. Aufl. de Gruyter, Berlin
6. Sapir M (1980) Soignant-soigné: le corps à corps. Payot, Paris
7. Uexküll Th von (1963) Grundfragen der psychosomatischen Medizin. Rowohlt, Reinbek

Einführung in die Problematik der psychosomatischen Medizin

F. Labhardt

1 Einleitung

Während langer Zeit wurde die Existenz allfälliger seelischer Einflüsse auf den Gesundheitszustand des Menschen weitgehend bagatellisiert. Noch bis vor kurzem hat sich die Medizin fast ausschließlich mit der körperlich-naturwissenschaftlichen Betrachtung der Krankheitsvorgänge befaßt und mit diesem Vorgehen auch außerordentliche Erfolge errungen: Die Bekämpfung von Infektionskrankheiten, die Verbesserung der allgemeinen Hygiene und die damit verbundene Erhöhung des Sterblichkeitsalters, die Erforschung biologischer und biochemischer Abläufe im Organismus sowie die Herstellung von tauglichen Medikamenten gegen zahlreiche Erkrankungen. Die sanitären Verhältnisse selbst in bisher rückständigen Regionen erfuhren dadurch einen ungeahnten Aufschwung, und das Krankenhauswesen wurde in fast perfektionistischer Weise ausgestaltet.

Die Ursache der Krankheit wurde aus dieser Sicht in veränderten Körperzellen und -geweben und in abnormen, biochemisch teilweise erfaßbaren Stoffwechselvorgängen vermutet und vielfach auch gefunden.

Unter diesem Aspekt wurden die diagnostischen und therapeutischen Methoden in den letzten Jahrzehnten präzisiert und ausgebaut. Sie erlauben heute früher undenkbare Eingriffe in den menschlichen Organismus, sei es in medikamentöser oder chirurgischer Hinsicht: Hormontherapie, Antibabypillen, pharmakologische Beeinflussung nervöser und psychischer Funktionen, chirurgische Eingriffe in innere Organe, Transplantationsoperationen.

Es wäre unrichtig zu behaupten, daß seelische Krankheitsfaktoren oder seelische Einflüsse auf den Gesundheitszustand des Menschen bisher völlig unbeachtet geblieben wären. Nur haben sie kaum Eingang in die offizielle Medizin gefunden, der sie vielfach als unwichtig oder zumindest als unwissenschaftlich erschienen. Alexander, einer der Begründer der modernen, leib-seelische Gesichtspunkte berücksichtigenden psychosomatischen Medizin, weist in diesem Zusammenhang auf die interessante Diskrepanz zwischen der Haltung des Arztes in der täglichen Arbeit und bei wissenschaftlichen Konferenzen hin und stellt fest: „Während der Arzt in seiner Praxis durch seine Ratschläge an den Patienten das Seelische intensiv berücksichtige – Mahnung zu Ruhe und ‚vernünftigem' Leben –, bestreitet er im wissenschaftlichen Denken solche Einflüsse."

Auch die Annahme der Wirkung magischer Kräfte, einst im Mittelpunkt medizinischen Denkens und auch heute noch im Gedankengut vieler Menschen, deutet auf die Rolle seelischen Geschehens in der Heilkunde hin. Für den innigen Zusammenhang zwischen Leib und Seele sprechen auch täglich zu beobachtende Phänomene, wie sie auch in Redewendungen wiedergegeben werden: Erröten vor Scham, Blaßwerden vor Schreck, Zittern vor Angst.

In der gegenwärtigen Medizin und der menschlichen Gesellschaft überhaupt stellt sich erneut und in dringlicherer Form denn je das Problem der seelischen Einwirkungen auf die Gesundheit. Unzählige, in „zivilisierten" Ländern wohnende Menschen beurteilen ihr Leben selbst als unruhig, hastig und sie überfordernd. Dementsprechend haben sich auch die Ärzte verschiedenster Fachrichtungen, vor allem auch die Allgemeinpraktiker, mehr denn je mit „nervösen" Störungen zu befassen, die sich auch hinter organisch anmutenden Krankheiten verstecken können. So ist man förmlich gezwungen, sich vermehrt mit der seelischen Seite des Gesundheitszustandes der heutigen Menschheit zu befassen. Dabei bieten mehrere Ursachen Anlaß zu dieser vermehrten Zuwendung zum Psychischen.

2 Vernachlässigung der menschlichen Persönlichkeit

Die vorwiegend naturwissenschaftlich-technischen Errungenschaften und Forschungsresultate der letzten Jahrzehnte haben zu hervorragenden Fortschritten geführt, die in keiner Weise bestritten werden sollen, aber gleichzeitig zu einer immer größeren Aufspaltung der Fachgebiete geführt haben. In der Medizin bedeutet diese Spezialisierung, die namentlich in bezug auf Diagnosestellung und Therapie zum Wohl vieler Kranker vorangetrieben wurde, eine gewisse Vernachlässigung der menschlichen Persönlichkeit, welcher früher besonderes Augenmerk geschenkt wurde. Dieselbe Situation entsteht auch in den modernen Riesenkliniken, die wohl an technischem Aufwand nichts zu wünschen übrig lassen, häufig aber eine menschlich kühle Atmosphäre verbreiten.

So besteht heute von seiten vieler Ärzte wie auch Patienten das Bedürfnis, sich wieder mehr mit dem Menschen als Ganzem zu befassen. Dabei müssen freilich gegenüber früher neue Wege beschritten werden, wobei keineswegs auf die modernen Errungenschaften der Medizin verzichtet werden soll und diese durchaus in menschlicher Weise angewendet werden können.

3 Moderne Zivilisationskrankheiten

In Zusammenhang mit den vielfältigen und komplizierten Lebensumständen des modernen Menschen stehen zahlreiche Krankheiten und Krankheitssymptome, die früher nur wenig bekannt waren. Während noch vor 50 Jahren vor allem Seuchen und Infektionskrankheiten die Medizin beherrschten, sind es heute Affektionen, die offensichtlich enge Beziehungen zur menschlichen Lebensführung aufweisen. Jores weist darauf hin, daß eine größere Anzahl von Erkrankungen, die für die heutige Zeit kennzeichend sind, im Gegensatz zu Infektionskrankheiten nur beim Menschen vorkommen und mit seiner Lebenshaltung, seinen Bedürfnissen und Bestrebungen in engem Zusammenhang stehen. Dementsprechend zeigen diese Krankheiten – häufig trotz intensiver Therapieversuche – nicht selten eine Tendenz zu Rückfällen und zur Chronifizierung, in einzelnen Fällen sogar zu tödlichem Ausgang. Die angewandten Therapien haben meist einen mehr lindernden als heilenden Einfluß. In ihrer Gesamtheit können solche Störungen als moderne Zivilisationskrankheiten betrachtet werden.

Bei einer unter schwierigen Familienverhältnissen aufgewachsenen Patientin (Ehescheidung, sexuelle Entgleisung des Stiefvaters usw.) stellte sich schon im 4. Lebensjahr schweres Asthma bronchiale ein, welches unter der entsprechenden Therapie wohl gewisse Remissionen hatte, sich aber immer wieder bemerkbar machte. Menschlich blieb die Patientin unentwickelt und verkümmert: ängstlich, unselbständig, übermäßig gebunden, aber auch fordernd. Trotz intensiver medikamentöser Therapie und späterer psychotherapeutischer Interventionen ist die Patientin im 20. Lebensjahr ihrem Leiden in einem akuten Status asthmaticus erlegen.

Moderne Zivilisationskrankheiten können sich bald mehr psychisch, bald vorwiegend körperlich äußern. Die zuletzt erwähnte Möglichkeit ist von besonderer Bedeutung, da sie häufig, selbst von ärztlicher Seite, verkannt wird. Körperliche Krankheitsäußerung, etwa in Form von Kopfschmerzen, Schwindel, Herzklopfen, Magen-Darm-Spasmen, deutet nicht zwangsläufig auf das Vorliegen einer organischen Krankheit hin. Nicht selten findet man solche funktionellen Symptome, meist in Verbindung mit Reizzuständen des vegetativen Nervensystems, als Ausdruck innerer Spannung, hinter der oft tiefgründige, nicht selten auch unbewußte Konflikte verborgen sind. Körperliche Symptome sind vielfach als eine Art Abwehrmaßnahme der betroffenen Persönlichkeit anzusehen, die sich damit vor den eigenen Konflikten, aber auch vor sozialer Diskriminierung – psychisch krank sein gilt leider auch noch in der heutigen Gesellschaft als etwas Fragwürdiges – schützen möchte. Die menschliche Persönlichkeit ist also zu einer Umwandlung von psychischem Ausdruck – Gefühlen wie Angst, Wut, Aggression – in körperlichen Ausdruck fähig, ein Phänomen, das man als Konversion bezeichnet.

Beispiel: Ärger oder Wut gehen bei ihrem Abklingen nicht selten in Kopfschmerz über. Oft führt aber die Wut erzeugende Situation auch unmittelbar zum körperlichen Symptom, wobei das zugrundeliegende Gefühl dem Träger überhaupt nicht mehr bewußt wird.

Folgende Krankheitsgruppen, die als moderne Zivilisationskrankheiten angesehen werden können, haben im letzten Vierteljahrhundert durch ihre Zunahme eine besondere Bedeutung erlangt und sind zu einem erstrangigen sozialhygienischen und medizinischen Problem geworden.

3.1 Psychosomatische Krankheiten

Grundsätzlich sind an der Entstehung und am Aufbau jeder Krankheit seelische und körperliche Elemente beteiligt, da der menschliche Organismus immer ganzheitlich, leiblich und seelisch, zu reagieren pflegt. Als psychosomatische Krankheiten im engeren Sinn bezeichnet man eine Gruppe von Störungen, bei denen seelisch-emotionale Faktoren an der Entstehung und Entwicklung in besonders evidenter Weise beteiligt sind. Dabei kommt es zu einer komplizierten Verschachtelung körperlicher und seelischer Vorgänge, die schließlich das Erscheinungsbild der daraus entstehenden Krankheit erzeugen.

Innerhalb der Gruppe psychosomatischer Krankheiten können zwei Unterkategorien voneinander unterschieden werden:

Psychosomatische Störungen funktioneller Art. Dabei handelt es sich um akut auftretende, häufig aber auch chronisch verlaufende funktionelle Störungen des vegetativen Nervensystems: Kopfschmerz, Schwindel, Schmerzzustände; funktionelle Herzbeschwerden, Magenschmerzen, Durchfall und Verstopfung, Unterleibsbeschwerden und zuweilen auch Zustände von Müdigkeit, Apathie, Schlafstörungen und allgemeine vegetative Reizerscheinungen.

Psychosomatische Krankheiten im engeren Sinn. Hier liegen Krankheiten mit organischen, d. h. im Gewebe oder an der Körperform feststellbaren Veränderungen vor, die durch das geschilderte komplizierte Ineinandergreifen leiblicher und seelischer Vorgänge, etwa in der Art der koronaren Herzkrankheiten, entstanden sind (s. Abb. 1). Emotionale Vorgänge spielen bei diesen Krankheiten eine besonders wichtige Rolle.

Beispiele: Koronare Herzkrankheiten, gewisse Formen des hohen Blutdrucks, Magen- und Darmgeschwür, Colitis ulcerosa, gewisse rheumatische, gynäkologische und dermatologische Erkrankungen, Krankheiten der Ernährung (Mager- und Fettsucht).

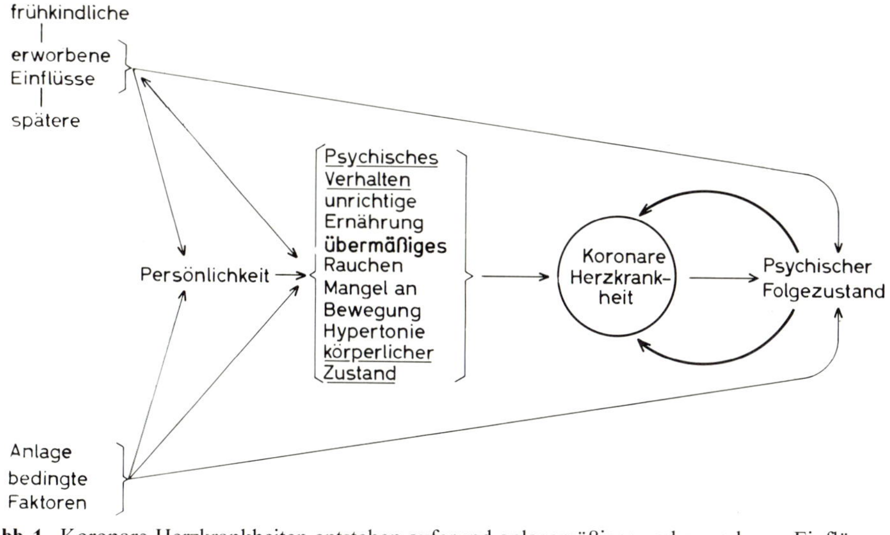

Abb. 1. Koronare Herzkrankheiten entstehen aufgrund anlagemäßiger und erworbener Einflüsse. Es ist bekannt, daß übermäßiges Rauchen, Mangel an Bewegung, vorbestehende Hypertonie (hoher Blutdruck) und Übergewicht die Entstehung der Krankheit fördern, alles Faktoren, die eng mit dem menschlichen Leben verkoppelt sind. Endlich setzt die entstandene Krankheit einen neuen Teufelskreis in Gang: Die Durchblutungsstörung führt häufig zu Schmerz (etwa bei Angina pectoris), Schmerz seinerseits wieder zu Angst

3.2 Depressionen

Depressionen äußern sich häufig psychisch, können aber in vielen Fällen auch durch funktionell-psychosomatische Störungen gekennzeichnet sein (larvierte Depression). Im Vordergrund steht das Gefühl der Trauer und Niedergeschlagenheit, oft verbunden entweder mit apathischer Hemmung und Antriebslosigkeit einerseits oder mit ängstlicher Unruhe andererseits. Der Kernpunkt der Krankheit besteht in einer grundlegenden Veränderung der Stimmung, die auch zum Ausgangspunkt einer pessimistisch gefärbten, mit Suizidgedanken einhergehenden Lebenseinstellung wird. Depressive Erkrankungen entstehen teilweise aufgrund einer Veranlagung, immer häufiger aber zeigen sich auch depressive Zustände, die mit seelischen Schwierigkeiten, Konflikten und zeitbedingten Belastungssituationen in Zusammenhang stehen (Erschöpfungsdepressionen nach Kielholz). Spezielle Depressionsformen entstehen im Rückbildungsalter, wobei die hormonalen Umstellungsvorgänge bei der Frau und die Frage der Pensionierung beim Mann von besonderer Bedeutung sind.

3.3 Suchtkrankheiten

Süchtigkeit ist eine allgemeinmenschliche Lebenshaltung, die in einem unwiderstehlichen Drang zu Stillung gewisser gefühlsmäßig-triebhafter Bedürfnisse und der ständigen Wiederholung der diesen entsprechenden Aktionen besteht. Es kommt zu einer Ausartung in Maßlosigkeit, die heute nicht nur bei einzelnen Individuen, sondern bei der menschlichen Gesellschaft überhaupt zu beobachten ist (Drang nach Leistung, Produktion, Konsumation und Besitz). Sucht kann sich vor allem in Alkohol-, Medikamenten- und Drogenabhängigkeit äußern, doch sind auch übermäßiges Essen, Naschen, sexuelle Abartigkeiten und Spielen um Geld diesem Kreis angehörende Phänomene. Zur Süchtigkeit führt meistens der Versuch, sich mit dem Suchtmittel einer schwierigen, untragbaren und belastenden Situation zu entziehen, somit Lust zu gewinnen und Unlust zu vermeiden. Süchtigkeit ist ein verzweifelter, aber untauglicher und damit in die Krankheit führender Versuch einer Selbstbehandlung und -heilung, zuweilen allerdings auch ein protrahierter Selbstmordversuch (Battegay). Unmittelbarer Anlaß zur Sucht sind gesellschaftliche Gebräuche (Trinksitten, Rauschgiftpartys bei Jugendlichen), häufig aber tieferliegende Motive, wie innere Leere, Erlebnishunger, Betäubung, ängstliche und depressive Verstimmung und körperliche Symptome, vor allem psychosomatischer Art (Kopfschmerz, Magen-Darm-Spasmen, Schlafstörungen).

3.4 Neurosen

Neurosen sind abnorme, sich im Unterbewußten vollziehende menschliche Fehlentwicklungen, die meistens in der frühen Kindheit ihren Ursprung nehmen. Zu jenem Zeitpunkt werden alle grundlegenden menschlichen Verhaltensweisen in der ersten Kontaktnahme mit Eltern und Geschwistern geprägt. Viele Haltungen und Reaktionen im späteren Leben können als Abbilder der erwähnten Grundverhaltensweisen verstanden werden. Neurotische Störungen zeichnen sich entweder durch abnormes Verhalten (charakterliche Auffälligkeiten) oder durch psychische oder vegetative Symptome (Angstgefühle, Ängste vor bestimmten Gegenständen und Situationen, Zwänge, Depressionen, allgemeine oder organbezogene vegetative Störungen) aus. Neurosen bilden häufig die Basis der bereits besprochenen Krankheitszustände, der psychosomatischen Krankheiten, Depressionen und Süchte. Immerhin können diese auch auf nichtneurotischer Grundlage, aus innerer, anlagemäßiger Ursache, als Folge einer bewußt verlaufenden Fehlentwicklung (Depressionen oder Alkoholismus infolge bewußter finanzieller Sorgen) oder modebedingter „Kulturerscheinungen" (Trinksitten, kollektive Rauschgifteinnahme) entstehen.

3.5 Zusammenhänge

Besondere Ausgestaltungen moderner Zivilisationskrankheiten finden sich in bestimmten Lebensabschnitten, in denen sich schon normalerweise Umstellungen im Organismus und in der gesamten Persönlichkeit vollziehen: Pubertät, Rückbildungsalter, hohes Alter. Die seelischen und körperlichen Störungen und Krankheiten dieser biologischen Krisenzeiten sind auch zu einem umfassenden sozialmedizinischen Problem geworden, insbesondere die zu chronischem Verlauf führenden Alterskrankheiten (Arteriosklerose, Hirnatrophie, depressive Altersstörungen).

Alle besprochenen modernen Zivilisationskrankheiten, die spezifisch menschlichen Charakter haben, hängen verständlicherweise eng miteinander zusammen. Sie sind gleichsam nur Symptome einer hintergründigen und viel tiefer gehenden Störung der erkrankten Persönlichkeit, nicht selten aber auch einer kleineren oder größeren gesellschaftlichen Gruppe oder Gemeinschaft.

Vielfach stößt man auf Menschen, die von mehreren der erwähnten Krankheiten zugleich betroffen sind oder die im Laufe ihres Lebens bald die eine, bald die andere Krankheitsform zeigen. Auf die Bedeutung der Neurosen als basale Störung wurde bereits hingewiesen. Depressive Störungen äußern sich oftmals durch psychosomatische Störungen. Andererseits sind Süchte wiederum die Folge vegetativemotionaler Störsymptome (Kopfschmerz) oder depressiver Verstimmungszustände.

Eine ca. 35jährige Frau leidet im Zusammenhang mit schwer belastenden Kindheitserlebnissen seit dem frühen Pubertätsalter unter hartnäckigen, jeder Therapie trotzenden Kopfschmerzen. Ihr Selbstheilungsversuch mit schmerzstillenden Medikamenten bringt sie zur süchtigen Abhängigkeit, die ihrerseits gravierende Nierenstörungen zur Folge hat. Unglücklicherweise stellen sich auch in der Ehe dieser Frau schwere Konfliktsituationen mit dem sie dominierenden und wenig verständnisvollen Mann ein. Die wenig durchsetzungsfähige, wehrlose Frau beginnt schon in jungen Jahren unter hohem Blutdruck zu leiden, der auch seinerseits körperlich eine ungünstige Wirkung auf die Nierenfunktion ausübt. Psychisch leidet die Kranke, die nie in ihrem Leben mitmenschlicher Umsorgung teilhaftig wurde, unter schweren Depressionszuständen mit Selbstmordgedanken.

Durch ihre verschiedenen Krankheiten ist diese Frau also bereits körperlich und seelisch in ihrer Existenz bedroht. Ihre Symptome sind Ausdruck ihrer Schwierigkeiten, in ihrer bedrängten Situation das Leben meistern zu können.

Abbildung 2 zeigt schematisch den Zusammenhang der verschiedenen Krankheitsgruppen untereinander und mit der anlagemäßigen oder entwicklungsbedingten gestörten Persönlichkeit.

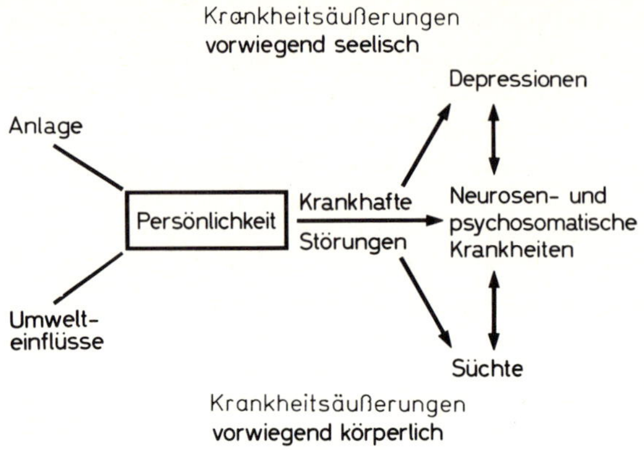

Abb. 2. Moderne Zivilisationskrankheiten und ihre Zusammenhänge

In welchem Maß und in welcher Weise die erwähnten Krankheiten in den letzten Jahrzehnten zugenommen haben, ist nur schwer zu eruieren. Ihr Vorkommen hängt mit ethnischen Eigenarten, mit der allgemeinen Lebensweise sowie mit gesellschaftlichen Bedingungen zusammen. Teilweise wird die Feststellung ihres vermehrten Auftretens auch durch das zunehmende allgemeine und ärztliche Interesse und den Ausbau dafür bestimmter Krankenhäuser bedingt sein.

4 Das Erkennen seelischer und sozialer Krankheitsursachen

Die Zunahme neuartiger Krankheitsbilder und die dadurch der Medizin gestellte Aufgabe mußten zu einer Veränderung bisheriger Anschauungen über die Entstehung solcher Leiden führen. Diese Entwicklung und Umstellung im medizinischen Denken vollzieht sich nun allerdings nur sehr langsam und stößt auch heute noch auf nicht unerhebliche Widerstände. Mitscherlich hat darauf hingewiesen, wie im Meinungsstreit um das Leib-Seele-Problem sich Konventionen herausentwickelten, die für die Ärzteschaft zu dogmatisierten Lösungen wurden. Lange Zeit sind auch die Erfahrungen der von Freud begründeten Psychoanalyse von der Medizin weitgehend negiert worden.

Heute ist unter dem Druck der herrschenden Verhältnisse eine gewisse Neuorientierung eingetreten, und in praktischer und selbst theoretischer wissenschaftlicher Hinsicht wurden entsprechende Schlüsse gezogen. Die Bedeutung seelischen Erlebens für die Entstehung und den Ablauf von Krankheiten auch körperlicher Art kann heute kaum mehr bestritten werden und ist bis zu einem gewissen Grad auch in das medizinische Denken und in das tägliche Handeln des Arztes aufgenommen worden. Es vollzieht sich hier ein Prozeß langsamer Bewußtwerdung, der es in zunehmendem Maß ermöglichen wird, in die komplizierte Struktur einer Krankheit und ihrer Beziehungen zum menschlichen Leben hineinzusehen.

Am Aufbau einer Krankheit in der Art, wie sie in Abschn. 3.5 beschrieben wurde, sind mehrere Faktoren beteiligt.

4.1 Anlage zur Krankheit

Wurde früher diesem Umstand überragende Bedeutung zugemessen, so besteht heute eher die Tendenz zu einer gewissen Einschränkung seiner Gewichtigkeit.

Erschwerend wirkt die Tatsache, daß kaum eine klare Vorstellung über das, was als „Anlage" bezeichnet wird, besteht. Um so mehr wird das Wort zur – insuffizienten – Erläuterung verschiedenster Tatsachen herangezogen („Organdisposition"). Andererseits ist es wohl über jeden Zweifel erhaben, daß es angeborene Reaktionsweisen und Veranlagungen eines jeden Menschen gibt und daß dadurch die Verarbeitung von Umwelterfahrungen wesentlich beeinflußt wird.

4.2 Umwelteinflüsse

Menschliche Verhaltensweisen und an sie gebundene krankhafte Äußerungen sind nicht nur Folge eines angeborenen Reaktionsmusters, sondern ebensosehr durch Prägung in der frühen Kindheit und durch spätere, auf Identifikation beruhende Erfahrungsbildung verursacht. Viele Krankheitssymptome, insbesondere psychischer Art, entstehen so nicht nur aufgrund von Vererbung, sondern auch umweltbedingt. Ein Beispiel sind Familien, die eine eigentliche „Symptomtradition", etwa eine Häufung von Magenbeschwerden, aufweisen. Es ist das große Verdienst tiefenpsychologischer Forschung, die verschiedenen Stadien menschlicher Entwicklung aufgezeigt und aus ihnen später normale und abnorme Verhaltensweisen abgeleitet und erklärt zu haben.

In dieser Weise wird ein dynamisches Verständnis selbst gewisser körperlicher Vorgänge möglich.

Beispiel: In der frühen Kindheit sind Leib und Seele in noch viel engerer Beziehung als später und ersetzen sich gegenseitig stellvertretend. So identifizieren Säuglinge und Kleinkinder das Ernährtwerden mit dem Gefühl des Geliebtwerdens. Nahrungszufuhr bedeutet Umsorgung, Sicherheit und Liebe. In der normalen Entwicklung trennen sich schließlich beide Funktionen. Werden nun Kinder von Müttern, die aufgrund einer eigenen emotionalen Fehlhaltung unfähig sind, echte mitmenschliche Liebe zu spenden, durch ständige, die fehlende Eigenschaft ersetzende „Überfütterung" verwöhnt, so wird die frühkindliche Situation auch im späteren Leben beibehalten. Es entsteht eine süchtige Tendenz zu essen, vor allem in schwierigen Lebenssituationen. Äußerlich entwickelt sich Fettsucht, die viel häufiger als bisher angenommen emotionalen Ursprungs ist.

Ein Problem ähnlicher Art ist die Äußerung von Gefühlen. Während das Kleinkind ungehemmt seinen Affekten (Wut, Aggression, Angst, Trauer) Ausdruck gibt, werden später unter dem Einfluß geltender Anschauungen („man nimmt sich zusammen") spontane gefühlsmäßige Manifestationen zurückgehalten und schließlich verdrängt; das betroffene Individuum wird sich ihrer nicht mehr bewußt. Trotzdem laufen die mit den Affekten gekoppelten körperlich-vegetativen Reaktionen ab und führen schließlich durch Summation zu einem abnormen Zustand.

Psychisch und psychosomatisch Gestörte äußern oft eine Unfähigkeit emotionalen Ausdrucks („ich schlucke alles herunter").

Schädigende Umwelteinflüsse können akut oder chronisch, bewußt oder unbewußt einwirken. In den meisten Fällen kommt es zu einer komplizierten Kombination anlagemäßiger und umweltbedingter, akuter und chronischer Einflüsse. Konfliktsituationen chronischer Art können schon in der frühen Kindheit ihren Anfang nehmen, z. B. zu harte, unduldsame oder gefühlskalte Erziehung einerseits, Verwöhnung und übermäßige ängstliche Umsorgung andererseits. Später einsetzende, häufig chronisch verlaufende Konfliktsituationen betreffen erotische, eheliche, familiäre, berufliche und soziale Probleme.

Akute Konfliktsituationen, die nicht selten psychische Störungen in Gang setzen, ohne aber die alleinige Ursache darzustellen, sind in den meisten Fällen im Zusammenhang mit früher Erlebtem zu verstehen. So ist es beeindruckend, wie häufig äußerlich banale Situationen – Hausfrauenzwiste, Tod eines geliebten Tiers, Liebeskummer, Kränkung durch einen Vorgesetzten – vehemente Manifestationen in Gang zu setzen vermögen.

Beispiel: Eine Liebesenttäuschung ist zweifellos eine alltägliche Angelegenheit und wird von Tausenden von Menschen ohne schwerwiegende Reaktionen ertragen. In Fällen, in denen es zum Ausbruch einer tiefgreifenden Störung (Depression, psychosomatische Reaktion) kommt, finden wir fast immer frühere traumatisierende Situationen, vor allem den mitmenschlichen Kontakt betreffend.

In dieser Weise werden viele Menschen in bezug auf ihre Empfindlichkeit sensibilisiert: Süchtige reagieren bisweilen auf minimalste Traumatisierungen mit Einnahme eines Suchtmittels.

4.3 Art der heutigen Lebensumstände

Daß die Zunahme moderner Zivilisationskrankheiten mit den heutigen, auch für Gesunde belastenden Lebensumständen in Zusammenhang steht, erscheint fast selbstverständlich. Komplizierter ist die Frage nach der Art solcher zeitbedingter pathogener Einflüsse. Was häufig als Ursache angegeben wird, Hetze, Nervosität, Spannung, ist vielfach eher schon Symptom eines Zustands oder eines bestimmten Menschen, der sich in die entsprechende Situation hineinmanövrieren läßt. Hinter dem Gefühl der Ruhelosigkeit verstecken sich tiefergreifende Vorgänge: zunehmende Technisierung, Konkurrenzkampf, angefacht durch Leistungsdenken, süchtige Ansprüche gegenüber materiellen Werten, sowie Vernachlässigung gefühlsmäßiger Strömungen im Menschen.

Innerhalb äußerst kurzer Zeit sind in den letzten zwei Jahrzehnten völlig neue Lebensauffassungen entstanden. Bestehende Anschauungen sind ins Wanken geraten, Tabus umgestürzt und in neuer Weise gebildet worden. In der menschlichen Gesellschaft zeigt sich vor allem die Tendenz zur Ablösung des bisherigen Autoritätsprinzips zugunsten einer zunehmenden Selbstverantwortung des Menschen, die freilich in vielen Fällen vom Individuum nicht getragen werden kann, was sich wiederum im Ausbruch von Krankheitserscheinungen äußert.

Häufig manifestieren sich psychische und psychosomatische Störungen im Anschluß an für ein Individuum innerlich nicht tragbare Belastungssituationen: Geburt, berufliche Verantwortung, Pensionierung. Die zunehmend dem Mann ähnliche Rolle der Frau erklärt zumindest teilweise die Häufigkeit von Suchterscheinungen („Tablettensucht“ mit schmerzstillenden Medikamenten) sowie die Zunahme von Alkoholismus und Herzkrankheiten bei der Frau.

Unsicherheit und latente Angst sind ursächliche Faktoren der Gruppenbildungen und des Rauschgiftkonsums von Jugendlichen.

Die Organisation und die gewaltigen technischen und sozialen Umstellungen der modernen Gesellschaft spiegeln sich in einer zunehmenden Vereinsamung des Einzelindividuums wieder. Vereinsamung – das Fehlen mitmenschlicher Beziehungen – ist einer der gesundheitsschädigendsten Faktoren der heutigen Zeit und führt in vielen Fällen zum tiefgreifendsten Symptom menschlicher Störung, dem Suizid.

Über die Frage Mensch und Gesellschaft wird heute vielfach diskutiert. Im Vordergrund steht dabei das Problem der schädigenden und krankmachenden Potenz der modernen, an sich selbst erkrankten Leistungsgesellschaft. Eine zu einseitige Beurteilung wäre aber unrichtig: zweifelsohne zeigt die gegenwärtige Gesellschaftsstruktur gravierende Krankheitserscheinungen, die einer intensiven Therapie bedürfen. Doch ist andererseits nicht zu verkennen, daß auch das Einzelindividuum in oft verhängnisvoller „neurotischer" Weise sich selbst in Konfliktsituationen hineinsteuert, die ihrerseits die Gesellschaft beeinträchtigen.

4.4 Ergebnisse der Forschung

Im Gegensatz zu früher hat sich in den letzten Jahren auch die wissenschaftliche Forschung ernsthaft mit dem Problem seelischer Einflüsse auf das Krankheitsgeschehen des Menschen beschäftigt.

Dabei zeigt es sich deutlich, daß nur eine sinnvolle Kombination naturwissenschaftlich-biologischer, psychologischer und soziologischer Methoden erfolgreich sein kann und daß jede Beschränkung dieser Vielfalt hemmend wirkt.

Entsprechende Untersuchungen sollen sich auf verschiedenen Ebenen abwickeln und die sich stellenden Probleme möglichst vielseitig beleuchten. Zur Abklärung seelisch bedingter Krankheitseinflüsse werden heute biologische, biochemische und experimentell-psychologische Methoden angewandt. Von besonderem Interesse hat sich die Frage nach der Wirkung sog. Streßfaktoren, d.h. ständig auf den Organismus einwirkender körperlicher und seelischer Belastungen, erwiesen. Dadurch werden jeweils Alarm-, Abwehr- und Erschöpfungsreaktionen hervorgerufen, die unter gewissen Umständen zur Krankheitsentstehung Anlaß geben kön-

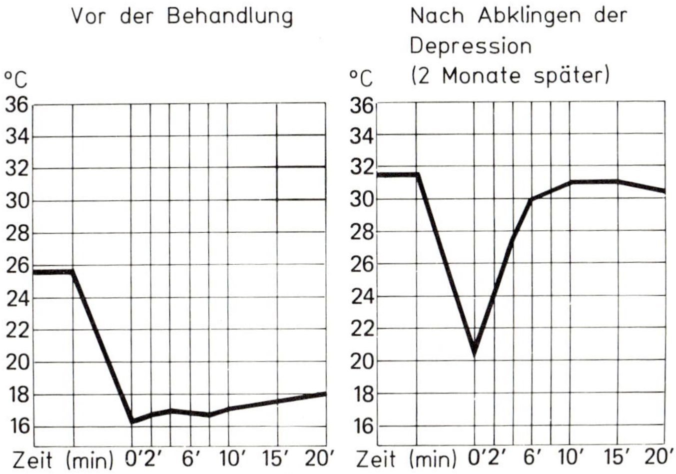

Abb. 3. Vegetative Testuntersuchung: Feststellung der Wiedererwärmung. An einer Fingerkuppe wird die Ausgangstemperatur gemessen. Es erfolgt dann die Messung der Werte nach einem abkühlenden Bad von 15 °C und nach Wiedererwärmung. Die beiden Bilder geben die Kurven im Abstand von 2 Monaten bei einem Patienten mit einem Erschöpfungszustand wieder

nen. Großes Interesse verdienen auch Untersuchungen am unwillkürlichen, vegetativen Nervensystem, das in besonderer Weise als Überträger zwischen seelischen und leiblichen Funktionen dient. Vor allem wird versucht, bei psychischen Störungen allfällige vegetative Veränderungen festzustellen (Abb. 3).

Als besonders fruchtbringend erwiesen sich auch die Forschungen auf persönlichkeitsbezogenem und tiefenpsychologischem Gebiet, wobei Beziehungen zwischen Charaktertypus und Krankheit einerseits, Lebensentwicklung und Erkrankung andererseits festgestellt wurden, ohne freilich bisher zu einer absolut feststehenden Konzeption zu gelangen.

Psychosomatische Störungen stehen also in einer engen Beziehung zum menschlichen Leben. Häufig sind ihre Wurzeln in der frühen Kindheit verankert, wo es zur primären Entwicklung abnormer leib-seelischer Verhaltensweisen kommt, wie etwa in der Verkoppelung von Emotion und Nahrungsaufnahme („ernährt werden ist gleich geliebt werden"), die durch frühkindliche Entwicklungsstörungen im späteren Leben zu Fettsucht oder Anorexie führen kann. In ähnlicher Weise können motorische Bewegungsabläufe frühzeitig beeinträchtigt und schließlich in Kombination mit bestimmten zeitbedingten Lebensformen – Bewegungsarmut – krankhaft umgestaltet werden.

Psychosomatische Krankheiten sind durch ein kompliziertes Ineinandergreifen körperlicher und seelischer Vorgänge gekennzeichnet. Jede Krankheit und krankhafte Störung zeigt in diesem Sinne psychosomatische Aspekte, doch gibt es bestimmte Erkrankungsgruppen, bei denen derartige Zusammenhänge besonders evident sind.

Beispiel: Im Fall rheumatischer Störungen trifft dies vor allem bei funktionellen Schmerzzuständen zu, der Gruppe des Weichteilrheumatismus und Wirbel- und Rückensyndroms. Kompliziert ist dabei die Frage des Primats von Körper oder Seele, die meist allzusehr im Licht einer strengen Kausalbeziehung gesehen wird. Im Fall rheumatischer Erkrankungen stellt sich bei gewissen Affektionen die Frage nach primär emotional bedingter Muskelspannung mit sekundärer Auswirkung auf andere Muskelgruppen und Gelenke (Holmes und Wolff, 1952), wobei die entstehende Schmerzauslösung zu einem neuen Circulus vitiosus führen würde. In anderen Fällen wiederum erscheint die körperliche Entstehung des rheumatischen Leidens offensichtlich. Psychische Sekundärreaktionen wären durch Schmerz und Verspannung erklärbar.

Grundsätzlich ist bei psychosomatischen Störungen auf folgende Kriterien Bezug zu nehmen:
- Die primäre Persönlichkeitsstruktur.
- Die frühkindliche und spätere Entwicklung der Persönlichkeit in Zusammenhang mit den auf sie einwirkenden Umwelteinflüssen.
- Die psychopathophysiologischen Vorgänge, die sich, ausgehend vom vegetativendokrinen System, auf differenzierte körperliche Einzelprozesse ausdehnen können.
- Die Gestimmtheit des Individuums in einem bestimmten Moment oder einer Lebensphase.
- Die Stellung des Individuums zu seiner Umwelt (Familie, Beruf), der menschlichen Gesellschaft überhaupt und die in diesem Wirkungsfeld entstehenden Interaktionen. Ursprung und Ablauf psychosomatischer Störungen vollziehen sich ebensosehr im inneren individuellen wie im äußeren sozialen Organismus.
- Die mosaikartigen Kombinationen und die Interaktionen zwischen verschiedenen ätiologischen und pathologischen Elementen.

5 Kommunikation mit psychosomatisch Kranken

Für den Patienten müßte in einer partnerschaftlichen Zusammenarbeit mit dem Arzt zunehmendes Verständnis seiner Lebenssituation, seiner Umweltbeziehungen und im Laufe einer Behandlung auch seiner zunächst unbewußten Gefühle und Motivationen gefordert werden. Aufgrund eigener Erkenntnis und Bewußtwerdung müßte der Patient auch zu gewissen selbständigen Entscheidungen fähig sein, deren Grundlagen in der Arzt-Patient-Beziehung bearbeitet worden wären. Vom Arzt selbst müßte eine flexiblere Haltung insofern verlangt werden, als er sich affektiv in sein Verhältnis zum Patienten einbeziehen und seiner Haltung ihm gegenüber so weitgehend wie möglich bewußt werden müßte. Seine bisherige objektivierende „autoritäre" Position müßte weitgehend durch eine reflektierende ersetzt werden. Die autoritäre Rolle käme noch gegenüber gewissen Patienten oder in bestimmten Situationen (z.B. bei Schwachbegabten oder Ich-schwachen Patienten, bei vorwiegend technisch-operativen Eingriffen) zum Ausdruck, doch müßte sie i.allg. durch eine bewußt geführte Partnerschaft abgelöst werden. Eine derartige Einstellung wird vielen Ärzten noch erhebliche Schwierigkeiten bereiten, da zumindest bis vor kurzer Zeit die Arzt-Patient-Beziehung als fixiert und eigenartigerweise nicht als störungsanfällig gegolten hat.

Wenn der heutige Arzt in Klinik und Praxis seiner Aufgabe gerecht werden will, so wird er das weit verbreitete Phänomen der emotionalen Gestörtheit vieler Menschen bei seinen Patienten in Denken und Handeln einbeziehen müssen. Dazu fehlen ihm allerdings häufig die entsprechenden ausbildungsmäßigen Voraussetzungen, vor allem wenn körperliche Symptome ein hintergründiges emotionales Geschehen verdecken.

So ergibt sich für ihn die Notwendigkeit, emotionale Störungen aufgrund objektiver diagnostischer Kriterien, vor allem aber in der Kommunikation mit dem Patienten selbst, zu erkennen. Dabei ist eine primäre, positive Diagnostik einer emotionalen Störung unter Einbezug verschiedener Kriterien – Vielfalt von psychischen und körperlichen Symptomen, Verhalten des Patienten und seiner Umwelt, hintergründige Konfliktsituationen, Empfindungen des Arztes gegenüber dem Patienten – durchaus möglich. Die wohl entscheidenste Rolle dabei spielt die Kommunikationsfähigkeit des Patienten in leiblichen, seelischen und sozialen Bezügen. Sie tritt in Wechselwirkung mit jener der Umwelt und vor allem des Therapeuten. Kommunikation ist somit ein Phänomen der Beziehungen verschiedener Menschen und Menschengruppen untereinander.

Besonders deutlich verkörpert im psychosomatischen Geschehen der Atmungsvorgang die kommunikativen Strebungen des Menschen, etwa in Form der Äußerung von Teilnahme und Zuwendung, von Macht und Ohnmacht oder von Anziehung und Abstoßung. Das wesentlichste Kommunikationsmittel des Menschen, die Sprache, bedient sich weitgehend der Atmung, die damit an der Gestaltung von Individualität und Klangfarbe des menschlichen Ausdrucks wesentlich beteiligt ist. Auch unmittelbar auftretende Ereignisse finden in der Sprache ihren Niederschlag. Aufmerksamkeit bedingt Verlangsamung der Atemtätigkeit, Schreck führt zu Apnoe, Niedergeschlagenheit und Bedrückung zeigen sich in einer veränderten Stimmlage. Bei Depressiven versiegen Tränen und umgekehrt werden Seufzen und

Weinen – Vorgänge, die eng mit Atmung verbunden sind – als Entlastung empfunden. Noch offensichtlicher sind die Zusammenhänge zwischen Atmung und Angst. Nicht selten wird Angst fast selektiv durch veränderte Atmung kundgetan. Der Patient teilt uns seine ihn bedrückenden Ängste durch Dyspnoe, Husten, Erstickungsanfälle oder Hyperventilationskrisen mit.

Eine ca. 35jährige Patientin, die in geordneten Verhältnissen aufgewachsen ist, lebt in einer Ehe mit einem ehrgeizigen, auf seinen geschäftlichen Erfolg bedachten Mann. Er fordert zugunsten seines Betriebs weitgehenden Verzicht seiner Frau auf ihre beiden Kinder und auf die ihr vertrauten hausfraulichen Tätigkeiten. Sie wurde wider Willen zur beruflichen Mitarbeiterin ihres Mannes. Die von jeher sensible und gehemmte Patientin war nicht in der Lage, ihre Zwangssituation gefühlsmäßig auszudrücken und dagegen zu protestieren. Doch stellten sich bei ihr neben Durchfall, Schwindel, Nackenschmerzen und Libidostörungen wiederholt hyperventilationstetanische Anfälle ein, welche als kommunikative Mitteilung ihrer unerträglichen Lebenssituation angesehen werden mußten.

Weniger deutlich und faßbar ist zumindest anfänglich der emotionale Ausdruck von seiten anderer Organfunktionen.

Unerwartet erleidet eine ca. 35jährige Patientin in Gegenwart ihres Ehemanns beim abendlichen Besuch eines befreundeten Ehepaars einen kollapsähnlichen Anfall mit Schwindel, Übelkeit und Herzbeschwerden in Form von rasendem Herzklopfen und beängstigenden Sensationen im Brustbereich. Ein praktischer Arzt wird zugezogen und untersucht die von Angst beherrschte Patientin. Er äußert den Verdacht auf eine koronare Herzaffektion, verabreicht ihr Medikamente und weist schließlich nach Wiederauftreten ähnlicher Symptome die Patientin in eine Klinik ein. Ein klarer Befund konnte dort nicht erhoben werden. Im Zusammenhang mit Beinbeschwerden wurde auch ein thromboembolischer Prozeß mit Lungeninfarkt als möglich angesehen. Trotz eingeleiteter Therapie wiederholten sich die geschilderten Herzattacken. Über ihre Lebensgeschichte befragt, gab die Patientin die sichere Antwort, daß keinerlei Verbindungen derselben mit der geschilderten Symptomatik bestünden. Die Kranke kurz: „Früher war ich unglücklich verheiratet, ich wurde ungerecht geschieden. Heute ist alles in Ordnung, mein zweiter Ehemann ist voller Verständnis, Spannungen sind nicht vorhanden und zudem bin ich Mutter eines gesunden Mädchens geworden, über welches ich mich freue." Weitere Auskünfte erteilte die Patientin zunächst nicht. Auffallend war eine gewisse affektive Unbeteiligtheit der Patientin, allerdings wurde sie wegen der nicht abnehmenden Beschwerden zunehmend depressiv. Unter dem Aspekt einer möglichen larvierten Depression wurde die Patientin in eine psychiatrische Klinik eingewiesen und mit Antidepressiva behandelt. Auch jetzt blieb ein Erfolg aus, die Kranke leugnete konsequent jeden Zusammenhang mit etwas „Psychischem", bis sie eines Tages ihrem Arzt gegenüber in helle Tränen ausbrach und voller Verzweiflung schrie: „Stellen Sie sich vor, mein Mann will mich verlassen." Jetzt zeigte die Patientin eine neue Art der Kommunikation. Sie begann unter dem Druck der realen Ereignisse über ihre zermürbende Situation zu sprechen, deren Kommen sie wohl geahnt hatte, mit ihrem Bewußtsein aber nicht vereinbaren konnte. Die Kommunikationsstörung der Patientin war durch die Verdrängung ihrer mißlichen Situation bedingt.

Durch zahlreiche individuelle und kollektive Begebenheiten, insbesondere durch den in „zivilisierten" Regionen ubiquitären Streß, ist das Erleben des heutigen Menschen eingeschränkt und verzerrt worden. Es ist beeindruckend, wie viele Menschen einerseits permanente Phänomene von Streßeinwirkung äußern – Unfreiheit, Getriebensein, Konzentrationsstörungen, depressive Verstimmungen, vegetative Symptome –, andererseits unter einem verheerenden Mangel an mitmenschlichen Beziehungen leiden. In der rastlosen Abfolge oberflächlicher Kontakte fühlen sich viele Menschen zutiefst vereinsamt. Vor allem fehlt vielfach auch jegliche Beziehung des Menschen zu sich selbst, zur eigenen Person und Körper. In der Unfähigkeit, sich selbst oder einem Mitmenschen begegnen zu können, suchen viele fast süchtig nach streßbedingter Aktivität. In der ärztlichen Praxis wirken sich derartige

Verhältnisse besonders verhängnisvoll aus. Es ist bedrückend zu wissen, daß das Arzt-Patient-Verhältnis oft eine Begegnung von zwei gehetzten Menschen darstellt. Oft verspürt der Patient den auf dem Arzt lastenden Druck, und nicht selten empfindet umgekehrt der Arzt das oft vereinsamungsbedingte, übermäßige Kommunikationsbedürfnis seines Patienten als Überforderung, insbesondere wenn sich dieses durch ein therapieresistentes somatisches Symptom anzeigt. Durch die gegenseitig ausgelösten Frustrationen wird ein erfolgreicher Kontakt oft von vornherein in Frage gestellt.

Wie verhängnisvoll streßbedingter Kommunikationsmangel sich auswirken kann, zeigte sich bei einer noch jüngeren Frau in einer gynäkologischen Sprechstunde. Ein Vaginalabstrich wies wegen unvollkommener technischer Verarbeitung einige Unklarheiten auf, so daß der Arzt eine Wiederholung desselben vornehmen mußte, der Patientin in der Eile aber nur kurze ungenaue Angaben machte: „Es ist nichts Schlimmes, haben Sie keine Angst und kommen Sie in 14 Tagen wieder." Die sofort und vor allem in der Folgezeit schwer verängstigte Frau scheute sich, ihren Arzt durch weitere Fragen zu stören: „Ich war erschreckt, konnte nicht sprechen und schon befand ich mich außerhalb des Sprechzimmers." Es wurde versucht, die Patientin mit ihrem Arzt sofort in telefonischen Kontakt zu bringen, was sie nur unter Überwindung von Hemmungen tat. Sie konnte sich dadurch aber wenigstens Klarheit über die tatsächliche Situation verschaffen.

Individuen auf einer elementaren Entwicklungsstufe des Zusammenlebens, wie etwa das Neugeborene oder Kleinkind, identifizieren den Vorgang des Ernährtwerdens mit dem Gefühl des Umsorgt- und Geliebtseins. Grundsätzlich ähnlich reagierte auch der Urmensch, welcher seine Emotionen im täglichen Überlebenskampf ganzheitlich erlebte. Im heutigen Leben des zivilisierten Menschen stellen allumfassende Emotionsäußerungen eine Seltenheit dar. Sie sind höchstens noch in Grenzsituationen beobachtbar, etwa in jenen von Begegnung und Trennung an Bahnhöfen und Flugplätzen. Affekte von Freude, Liebe, Angst, Sorge und Trauer werden hier noch ursprünglicher Leib-Seele-Form durch Weinen, Lachen, Umarmen, Winken und Küssen geäußert.

Im Laufe der individuellen und kollektiven Entwicklung des Menschen und insbesondere in der unzähligen variablen Bedingungen unterliegenden heutigen Gesellschaft ist es zu einer Zersplitterung der Erlebnisfähigkeit und damit zu einer völlig veränderten kommunikativen Situation gekommen. Menschliche Beziehungen auf allen Ebenen – Gesellschaft, Gruppe, Familie, Partnerschaft, Beziehung zur Natur und ideelle Werte – sind durch ein schädliches Übermaß an Reizen, symbolischen Signalen und Ängsten gekennzeichnet, die zu Isolierung und Vereinsamung führen. Das emotionale Erleben wird dadurch, z. B. in der Depression, herabgesetzt oder verändert empfunden, durch vielfache Drogen vom Menschen selbst transformiert und durch biologische, psychische und soziale Vorgänge (vegetative Irritation, Verdrängung, Regression, Diskriminierung) aus ihrer leib-seelischen Einheit herausgerissen. Die als Konversion bezeichnete Somatisierung des leib-seelischen Ausdrucks hat im heutigen Leben derart überhand genommen, daß dadurch in den vergangenen Jahrzehnten neuartige Formen psychischen und körperlichen Krankseins entstanden sind, die den jeweiligen soziokulturellen Bedingungen und Kulturformen entsprechen.

Eine scheue, sensible und äußerungsunfähige Frau im Alter von 34 Jahren, Mutter von 2 Kindern, klagt seit mehreren Jahren über rezidivierende Schmerzen in der rechten Adnexgegend. Bei der Untersuchung wird der rechte Eierstock als druckempfindlich und als etwas vergrößert empfunden. Die diagnostizierte Adnexentzündung wurde zunächst konservativ, bei ausbleibendem Erfolg schließlich operativ angegangen. Außer leichten Verwachsungen wurde aber kein Befund erhoben. Postoperativ persistierten die Schmerzen. Die leider spät erfolgende Abklärung der emotionalen Verhältnisse ergab, daß die Patientin unter der Kontaktlosigkeit ihres Ehemannes litt, der seit Jahren – selbst überfordert – seinem Beruf nachging und meist erst abends spät nach Hause kam. Auch war er seinem verschlossenen Wesen entsprechend nicht fähig, mit seiner Frau in eine warmherzige Beziehung zu treten. Die spärlichen sexuellen Kontakte endeten regelmäßig mit starken, lange anhaltenden Schmerzattacken, die als latente Abwehr gegenüber dem liebesunfähigen Mann angesehen werden mußten. Beide Partner waren kaum kommunikationsfähig. Von ärztlicher Seite her blieb die Bedeutung der Schmerzsymptome zunächst unverstanden.

Derartige Konstellationen in Partnerverhältnissen sind häufig. Sie sind durch Kommunikationslosigkeit im affektiven Bereich gekennzeichnet und führen um so mehr zu Reaktionen auf psychosomatischem Gebiet. Frauen werden heute nicht selten in das seelenlose „Management" ihrer Ehegatten einbezogen, wobei ihre Gefühle in der allgemein-menschlichen, erotischen und sexuellen Sphäre völlig übergangen werden.

Waren vor einem halben Jahrhundert manifeste hysterische Demonstrationen mit provokativer Kommunikationstendenz dominierend, so stehen heute tief in die Leibessphäre einbezogene und nicht selten auch körperliche Strukturen erfassende, gefühlsferne Entwicklungen im Vordergrund. Ein noch weitergehender Verlust affektiver Äußerungsunfähigkeit zeichnet sich bereits in der bei vielen Menschen zu beobachtenden Leere eines fast symptomlosen roboterhaften Daseins ab. Wir finden solche Bilder bei kontaktlosen, vereinsamten Jugendlichen, die sich in dieser an eine schleichende Schizophrenie erinnernden Situation in Drogenabusus flüchten. Eine junge Frau sprach von „einem hoffnungslosen Leben voller Ängste und Drogen am Rande der Gesellschaft". In einer ähnlichen Lage sind zuweilen affektiv abgekapselte Patienten mit schweren psychosomatischen Leiden, wie Colitis ulcerosa, Asthma bronchiale und chronisch rheumatischen Erkrankungen. Oft können sich die Gefühle solcher Kranker nur einen Ausbruch in eine psychotische Welt verschaffen.

Eine Patientin in mittlerem Alter war von jeher Einzelgängerin. Sie pflegte ergeben ihren kranken Vater. In perfektionistischem Ehrgeiz versuchte sie, gleichzeitig in mehreren beruflichen Sparten tätig zu sein. In erotischer Hinsicht äußerlich verhalten entwickelte sie einem beruflichen Vorgesetzten gegenüber wahnhaft anmutende, aber kaum geäußerte Liebesgefühle, die von der Gegenseite nicht erwidert wurden. In die Zeit dieses Konfliktes fällt der Beginn einer innerhalb weniger Jahre zur völligen Versteifung führenden Sklerodermie, die in akuten Krisen zu Fieberschüben und schweren Ulzerationen an den Beinen führte. Im psychischen Bereich entwickelte die Kranke ein schizophrenieähnliches Bild, das durch halluzinatorische Gedankenübertragung und „innere Verbindung" mit dem geliebten Partner imponierte. Der chronische Krankheitsverlauf ging mit zunehmender Pflegedürftigkeit einher. Trotz gutem intellektuellen Kontakt erwies sich eine Bezugnahme auf das innere Erleben der Kranken als unmöglich.

Für den Arzt jeder Fachrichtung gilt es, die geschilderten Abläufe mit klarer Sicht zu erkennen und in der Kommunikation mit dem Patienten zu verarbeiten. Dies bedeutet, die Symptome des Patienten – ohne ihren allfälligen organisch-strukturellen Gehalt zu verkennen – in ihrer emotionalen Bedeutung zu werten, wie z. B. als Hinweis auf eine Überforderung durch die Umwelt, auf eine gestörte Familiensituation, auf einen Berufsverlust oder die Furcht davor oder auf die Vereinsamung zahlloser Menschen in einem Zuviel an Scheinkontakten.

Die vom Therapeuten zu beschreitende spezifische Art des Kommunizierens mit seinem Patienten ergibt sich durch dessen allgemeine Lebensverhältnisse in der

Gesellschaft, durch die charakterlichen Prägungen sowie durch die ihm eigene Darstellungsart seines emotionalen Gestörtseins. Beispiele dafür sind das verdrängte Sturmlaufen von Affekten gegen eine vom Patienten errichtete Wand, ein im Symptom zur Schau gestelltes Suchen nach Anerkennung und Geborgenheit, die verteidigende Abwehr gegenüber einer befürchteten Situation oder der resignierende Verzicht auf Kontakt in der Aussage, daß niemand mehr helfen könne.

Die somatische Schablone derartiger menschlicher Haltungen zu entlarven, ist die Aufgabe des Arztes, der vor allem auch durch seine eigene Person eine antennenartige Sondierung vornehmen sollte. Er wird dabei Art und Intensität einer bestimmten Haltung oder Fehlhaltung des Patienten abschätzen müssen. Während der Allgemeinarzt häufig einem labilen, rasch reversiblen Geschehen ausgesetzt ist, steht der Kliniker mehrheitlich einer undurchdringlichen Fassadenhaltung seiner Patienten gegenüber, deren Hintergründe zu erkennen ihn nicht selten überfordert. In jedem Fall ergibt sich aber eine Transformationsarbeit, die darin besteht, aus den Symptomen, den Äußerungen und dem Verhalten des Kranken und seiner Umwelt entsprechende Deutungen vorzunehmen und Schlüsse zu ziehen.

Oft liegt bei derartigen Erkrankungen eine massive Abwehrhaltung vor, die nur indirekt durch Familienkontakte, Lockerung durch medikamentöse Therapie oder psychologische Testverfahren zu durchbrechen ist.

Die Kommunikation mit psychosomatisch Kranken ist von seiten des Patienten weitgehend bestimmt durch:
- seine Lebenssituation,
- die Art seiner Abwehr,
- die Intensität seiner Abwehr.

Die Situation des Patienten ist vor allem gekennzeichnet durch Konflikte in Partnerschaften, Familie und Beruf sowie in Streß- und Überforderungssituationen. Anlage- und umweltbedingte Faktoren müssen dabei berücksichtigt werden.

Die Art der Abwehr, die sich hinter dem Symptom verbirgt und in der Kommunikation sichtbar wird, kann bestehen in:
- Angst und Unsicherheit. Neben ängstlicher Einstellung finden sich konvertierte Angstsymptome im vegetativen Bereich, Herzklopfen, Tachykardie, Durchfall, Tremor und Schweißausbruch.
- Provokation und Aggression. Sie werden zuweilen vom Therapeuten nur schlecht ertragen und bestehen etwa in der Form von Sticheleien oder ständigen Forderungen.
- Regressiver Abhängigkeit. Die Symptome des Patienten, wie hyperchondrisches Klagen und Schmerzäußerung, sollen die dauernde Umsorgung garantieren, was den Arzt meistens überfordert.
- Starrheit und Perfektion. Hintergründige Emotionen sind bei solchen Patienten, die häufig an Kopfschmerz oder rheumatischen Störungen leiden, nur schwer eruierbar. Sie sind zumeist tief verdrängt. Die Patienten sind zu gefühlsmäßiger Hingabe unfähig und deshalb im zwischenmenschlichen Kontakt eingeengt und fixiert.
- Depression, Resignation und Verzweiflung. Meistens zeigt sich vordergründig ein Bild von Erschöpfung, Angst und Depression. In der Kommunikation kann das depressive Element dominieren oder auch überspielt werden („smiling-depression").

Die Intensität der Abwehr wechselt von Patient zu Patient, wobei verschiedenste Schattierungen beobachtet werden können. In Frage kommen:

- Das Beharren auf der somatischen Genese des Leidens. Ein Gespräch über emotionale Hintergründe erweist sich zumindest primär als ausgeschlossen. Um so mehr tendiert der Kranke auf somatische Untersuchung und Behandlung. Von seiten des Arztes soll der Patient in seinem körperlichen Erleben ernst genommen werden, jedoch ist Überabklärung zu vermeiden.
- Das Wechselspiel. Der Patient zeigt schrittweise Einsichten, zieht aber solche in Belastungssituationen mit dem Arzt oder seiner Umwelt wieder zurück.
- Die Pseudoeinsicht. Zwischen Arzt und Patient entwickelt sich eine scheinbar positive Kommunikation. Der Patient spricht viel, äußert eigene Thesen zu seiner Krankheitsentstehung, sucht den Therapeuten davon zu überzeugen, ist aber unfähig, wirkliche Einsichten zu gewinnen und danach zu handeln.
- Wirkliche Einsicht und Erkenntnis. In der kommunikativen Verbindung einer Arzt-Patient-Beziehung realisiert der Kranke die emotionalen Hintergründe seines Leidens und strebt nach Lösungen seiner Lebensprobleme.

6 Möglichkeiten des Vorgehens bei psychosomatisch Kranken

Worin bestehen nun die Werkzeuge für den Arzt, seine Beziehung zum Patienten besser analysieren und emotional schwierige Situationen in der Praxis besser bewältigen zu können. Psychosomatische und psychosexuelle Probleme sowie Fragen der Lebensgestaltung und Sterbehilfe in der Arzt-Patient-Beziehung, stehen in dieser Hinsicht im Vordergrund. Der Arzt ist sich in solchen Situationen oft selbst nicht einig, empfindet geheime Ängste und ist dem Patienten gegenüber gehemmt. So entgeht er dem Dilemma entweder durch Schweigen oder zumindest durch bruchstückartige ambivalente und nichtssagende Formulierungen.

6.1 Anforderungen an die Arztausbildung

Zu fordern wäre für den Arzt ein integrales psychologisches Krankheitsverständnis, in das seine eigene affektive Situation dem Patienten gegenüber eingeschlossen wäre und das zu einer entsprechenden verstehenden Einstellung Anlaß geben könnte. Psychotherapeutische Betätigung wird vom Arzt häufig mit oft wenig stichhaltigen Gründen, wenn nicht ausgesprochen, so doch zumindest de facto, abgelehnt. Sie sei Angelegenheit des Psychiaters, man verfüge in der Praxis nicht über die nötige Zeit oder man habe umgekehrt sie von jeher „intensiv" betrieben, indem man zu dem Patienten freundlich gewesen sei oder ihn angehört habe.

Die *Ausbildung des praktischen Arztes zu einem in der heutigen Medizin nötigen psychologischen Krankheitsverständnis* besteht aus *informativen* Anteilen durch Lernen und *formativen* Elementen durch Erleben und Bewußtwerden, wobei verschiedene Ausbildungsstufen möglich sind.

Balint- und *Selbsterfahrungsgruppen* sowie selbstpraktiziertes *autogenes Training* gehören heute zu den wertvollsten Mitteln der psychotherapeutischen Ausbildung des praktischen Arztes. Aus Zeit- und einstellungsbedingten Gründen wird sich aber nur ein verhältnismäßig kleiner Teil der Ärzteschaft dieser Mittel bedienen können und wollen; deshalb sollte dem Arzt durch Grund- und Postgraduate-Ausbildung wenigstens ein basales medizinisch-psychologisches und -soziologisches Krankheitsverständnis beigebracht werden. Dies sollte teils informativ, teils aber schon formativ erreicht werden und wie Jores schon seit langer Zeit forderte, ebenso ausbildungsmäßige Grundbedingung sein wie kleine Chirurgie, Notfallmedizin oder physikalische Untersuchungsmethoden. Inhaltlich umfaßt eine solche erste Stufe neben theoretischen Kenntnissen in Psychopathologie, medizinischer Psychologie und Soziologie, Pharmako- und Psychotherapie vor allem das emotionale Verständnis von Reaktionen, Verhaltensweisen und Symptomen des Patienten sowie gewisse Grundregeln im affektiven Umgang mit dem Patienten. Vor allem sollte der Arzt erfassen lernen, daß die Arzt-Patient-Beziehung Gegenstand einer beseitigbaren Störung darstellen kann. Knoepfel weist darauf hin, daß die Beziehung zwischen Arzt und Patient heilsam, indifferent oder schädlich verlaufen kann und daß namentlich bei neurotischen, psychosomatischen und chronischen Krankheiten Schwierigkeiten auftreten können. Übertragung und Widerstand können in derartigen Situationen zu Phänomenen führen, wie sie in der ärztlichen Sprechstunde täglich beobachtet werden: Schweigen und übermäßiges Sprechbedürfnis des Kranken, unangepaßte Forderungen an den Arzt, unterwürfiges und aggressives Verhalten, Konversion und Somatisierung und alle auf solche Verhaltensweisen erfolgenden inneren oder äußeren Reaktionen des Therapeuten.

Die für die geschilderte Grundausbildung nötigen Kenntnisse und Erfahrungen lassen sich in folgender Weise gruppieren und müssen in der Ausbildung anhand einfacher Beispiele in Vorlesungen, vor allem aber in Kursen und Seminaren, wo diskutiert werden kann, häufig und wiederholt dargelegt werden.

6.2 Grundlegende psychologische Reaktionen, Mechanismen und Verhaltensweisen

Hier stehen die in der ärztlichen Praxis häufig in spezieller Form beobachtbaren Phänomene der *Projektion, Regression, Identifikation* und *Konversion* im Vordergrund. Der Arzt sollte die durch diese „Mechanismen" geprägte Haltung des Patienten zu erkennen, zu verstehen, zu akzeptieren und sinngemäß zu behandeln versuchen.

Bei *Projektionen* muß der Arzt damit rechnen, daß Gefühle auf ihn übertragen werden, die eigentlich Subjekten in der Umwelt des Kranken gelten, etwa Aggressionen des Patienten gegenüber einem autoritären Vater oder Liebesgefühle, die für einen nicht existenten Partner bestimmt sind.

Regressive Erscheinungen des Patienten in der Praxis sind alltäglich und äußern sich etwa im „kindlichen Benehmen" oder Sich-gehen-Lassen des Patienten, Verhaltensweisen, die ihrerseits die emotionale Einstellung des Arztes stark belasten können.

Beispiel: Der Arzt ist genötigt, bei seinem Patienten einen Eingriff vorzunehmen, und beantwortet die Frage nach allfälligen Schmerzen a priori mit „nein", da er solche in seinem eigenen emotionalen Interesse für unnötig hält und die Ansicht vertritt, der Patient müsse sich „zusammennehmen". Äußert der Kranke gegen die Ansicht des Arztes dennoch Unbehagen oder Schmerz, so wird er häufig mit den ebenfalls den Emotionen des Therapeuten entspringenden Bemerkungen wie „hysterisches Verhalten", „Wehleidigkeit" oder „dumm tun" abgefertigt.

Hier müßte der Arzt lernen, die Regression als einen elementaren psychobiologischen Schutzmechanismus zu verstehen und entsprechend durch Verständnis – nicht aber durch übermäßiges Eingehen auf die Situation – zu reagieren, etwa mit der Anmerkung, daß ein Eingriff grundsätzlich auch bei bester Technik nicht ohne gewisse Schmerzen für den Patienten durchgeführt werden könne. Dadurch würde er Verständnis für allfällige Schmerzäußerungen des Patienten dokumentieren und diesem weitgehend ersparen, durch einen regressiven Protest Sturm zu laufen.

Der Begriff der *Identifikation* kann am besten anhand ärztlicher Fehlhaltungen erklärt werden. Identifikationen des Arztes mit seinem Patienten ist ein häufiges Phänomen, besonders wenn die ärztliche Aufgabe ausschließlich mit „Verständnis und Liebe zum Patienten" umschrieben wird und dieses Gebot als einzige Basis eines psychologischen Krankheitsverständnisses angesehen wird. Zu rasch entpuppt sich eine derartige ideale Einstellung als übermäßig starke Identifikation, die oft mit einer therapeutischen Ehrgeizhaltung verbunden ist. Der mitleidende Arzt möchte dem Kranken nichts versagen und fördert dadurch dessen neurotische Ansprüche.

Beispiel: Der Arzt geht – sich identifizierend – auf verschiedene Forderungen des Patienten ein, wobei er durch unermüdlichen Helferwillen gekennzeichnet ist. Verordnung vom Patienten vorgeschlagener Medikamente, zusätzlichen Konsultationen, Annahme von durch den Kranken übertragenen Rollen. Besonders typisch ist die von Balint beschriebene Behandlung des „abwesenden Dritten", wie sie sich oft in der Therapie von Ehepartnern ergibt. Der Arzt – oft selbst in ein Eheproblem verwickelt – identifiziert sich mit einem seine Gemahlin kritisierenden Patienten. In seiner Darstellung ist diese durch ihre uneinsichtige oder „hysterische" Art die Ursache seiner Beschwerden, weshalb er vom Therapeuten eine sofortige Intervention wünscht. Eine solche würde von der Gemahlin vermutlich als Mißbrauch der ärztlichen Autorität erkannt. Der Patient sollte zwar vom Arzt angehört und in seinen Bedürfnissen ernst genommen werden, müßte aber zu eigenen Aktionen der Gattin gegenüber angehalten werden, die er aber scheut und deshalb dem Arzt zu übertragen versucht.

Ähnliche Situationen ergeben sich in allen jenen Umständen, in denen Arzt und Patient gemeinsame Interessen vertreten.

Die *Konversion* betrifft die Umwandlung von Affekten und Trieben in ein körperliches Symptom (Somatisation) und ist eine der häufigsten Erscheinungen in der ärztlichen Praxis. Sie bringt den Arzt in Versuchung, entweder die Abklärung eines Symptoms ad absurdum zu treiben oder sie nach Feststellung eines negativen Befundes mit der Bemerkung „nur psychisch" oder „ich habe dem Patienten mitgeteilt, er habe nichts" zu bagatellisieren. Hintergründig ergibt sich auch hier ein inneres „Interesse" des Patienten am Vorgang der Konversion. Er möchte einerseits dadurch einen unbewußten konfliktbeladenen Vorgang abschirmen, andererseits fühlt er sich durch ein körperliches Symptom wirkungsvoller geschützt. Trotz gewisser Fortschritte in der gesellschaftlichen Bewertung psychischer Störungen, wirken solche auch heute noch diskriminierend. Diese Tatsache kommt deutlich darin zum Ausdruck, daß der psychisch Gestörte und Kranke häufig in erster Linie seine Stelle verliert. Häufig wird der psychisch Kranke für sein Symptom verantwortlich gemacht – „er könnte sich mehr Mühe geben" – und es wird angenommen, daß es in seinem Belieben stehe, krank zu sein oder nicht.

Der Arzt sollte erkennen, was sich möglicherweise hinter dem körperlichen Symptom verbirgt und sich nicht auf die verhängnisvolle Unterscheidung einlassen zwischen Patienten, die wirklich krank sind, sofern sie einen organischen Befund aufweisen, und solchen, die sich ihre Krankheit nur einbilden. Das ominöse Wort „Einbildung" sollte endgültig aus dem medizinischen Sprachgebrauch verschwinden. Die Hartnäckigkeit, mit der körperliche Symptome vom Patienten geäußert werden, deutet häufig auf einen zugrundeliegenden Konflikt oder eine soziale Notsituation hin.

Ein übermäßig an seine Mutter gebundener Patient, der eine Loslösung befürchtet, erklärte, seine seit vielen Monaten anhaltenden Darmbeschwerden seien auf den einmaligen Genuß eines zu kalten Getränks zurückzuführen, wobei er das entsprechende Datum genau angab.

6.3 Die unterschiedliche Bedeutung des Symptoms

Die Erfahrung des Arztes, daß ein Symptom nicht nur Exponent einer körperlichen Krankheit, sondern auch eines emotionalen Vorgangs darstellen kann, ist von fundamentaler Bedeutung. In beiden Fällen sind allerdings Symptome als Alarmzeichen des Gesamtorganismus anzusehen mit der gewichtigen Alternative: Störung im strukturellen und metabolischen Bereich einerseits – Störung im emotionalen Bereich andererseits. Dabei kann es selbstverständlich auch zu Überschneidungen, vor allem in der vegetativ-funktionellen Sphäre, kommen. Es erhebt sich auch die Frage nach dem emotionalen Stellenwert des Symptoms: Repräsentant eines Affekts wie bei einem „darstellenden" hysterischen Symptom, Äquivalent des Affekts wie bei zahlreichen psychosomatisch-vegetativen Erscheinungen oder Ausdruck einer abnormen Stimmungslage wie bei „larvierten", durch körperliche Symptome verdeckten Depressionen. In einer Art *Vorfelddiagnose* (Abb. 4) müßte man auch versuchen, ein Symptom einer organischen Krankheit, einer Psychose, einer Verhaltungsstörung oder der Gruppe der neurotisch-psychosomatischen Affektionen zu-

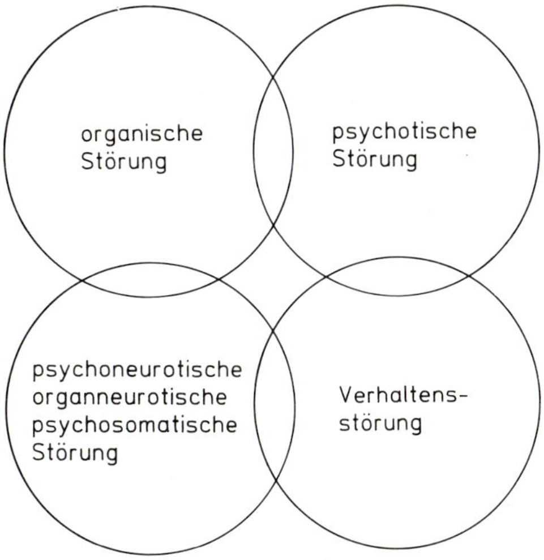

Abb. 4. Vorfelddiagnose. Vier Grundkategorien durch Kreise dargestellter Störungen, die bei der Vorfelddiagnose in Betracht gezogen werden müssen. Die Methodik des Vorgehens bei derartig komplexen Störungen ist durch verschiedene Schwerpunkte gekennzeichnet

zuordnen. Meistens werden die sich hinter einem Symptom verbergenden Verhältnisse erst durch die ausführliche, evtl. wiederholte Erhebung der Anamnese, durch verstehende Kontaktnahme mit dem Patienten oder durch den Verlauf des Leidens selbst erkennbar.

Eine 31jährige unverheiratete Patientin erleidet unvermutet verschiedene Herzanfälle mit Atemstörungen, Kollapszuständen und Tachykardie, deren Ätiologie zunächst unklar bleibt. Der Untersuchungsbefund – das EKG miteingeschlossen – ergibt keinen Anhaltspunkt für ein organisches Geschehen. Von seiten der Patientin selbst sind zunächst nur unklare Angaben erhältlich. Erst im Verlauf mehrerer Gespräche zeigt sich, daß sie sich von ihrer kürzlich verstorbenen Mutter dominiert fühlte, während sie selbst stark an ihrem eher passiven, liebenswürdigen Vater hing. Zwischen Mutter und Tochter war es im Laufe der Zeit zu häufigen Auseinandersetzungen gekommen. Kurz vor dem Tod der Mutter an einem plötzlichen Herzinfarkt, hatte die Tochter anläßlich eines erneuten Streits ziemlich unverborgen ihrem Wunsch nach dem Tod der Mutter Ausdruck gegeben. Ein tatsächlicher Zusammenhang für die von der Patientin geäußerten „Herzsymptome" bestand also zwischen der peinlichen Auseinandersetzung vor dem Tod der Mutter und der durch diesen ausgelösten emotionalen Entwicklung der Tochter. Die Herzsymptome konnten schließlich als Ausdruck einer schuldhaften Identifikation mit der verstorbenen Mutter gedeutet werden. Die Patientin bestrafte sich unbewußt mit „Herzsymptomen", die zumindest äußerlich jenen, an denen die Mutter verstorben war, ähnlich waren.

6.4 Positive emotionale Diagnostik

Bei einer positiven emotionalen Diagnostik (Labhardt) sollten möglichst viele positive Anhaltspunkte über eine allfällige emotionale und soziale Genese eines Leidens eruiert werden. Leider wird vielfach eine solche erst dann – per exclusionem – in Erwägung gezogen, wenn alle somatischen Abklärungen ein negatives Resultat ergeben haben.

Bei der diagnostischen Abklärung einer emotionalen Genese oder Teilgenese muß in Rechnung gestellt werden, daß zahlreiche Fakten bewußt oder unbewußt

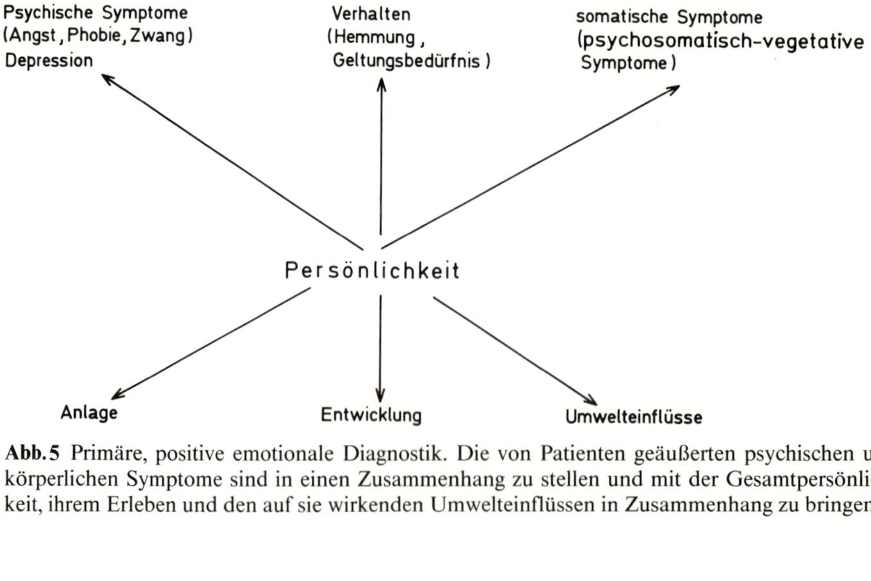

Abb. 5 Primäre, positive emotionale Diagnostik. Die von Patienten geäußerten psychischen und körperlichen Symptome sind in einen Zusammenhang zu stellen und mit der Gesamtpersönlichkeit, ihrem Erleben und den auf sie wirkenden Umwelteinflüssen in Zusammenhang zu bringen

abgesperrt, umgedeutet oder projiziert werden und daß der Patient nicht selten eine Fassadenhaltung darbietet.

Eine positive emotionale Diagnostik (Abb. 5) ergibt sich aufgrund folgender Kriterien:

Hintergründige Emotionen. Emotionen liegen nicht immer offensichtlich vor, sondern sind durch die Krankheitssymptome verdeckt. Sie können selbst dann bestehen, wenn sie vom Kranken negiert werden. Nicht selten zeigen sie sich lediglich in Form von Überlastungs- oder Überforderungssymptomen oder von äußerlich geringfügigen, das Selbstwertgefühl aber stark beeinträchtigenden Vorgängen (z. B. scheinbar belanglose Konfliktsituationen unter Hausfrauen). Die Frage nach einer Erklärung der Krankheitssymptome durch den Patienten erweist sich oft als fruchtbringend. Wohl wird häufig dabei nicht der eigentliche Grund ausgesprochen, dagegen tritt eine Abwehrhaltung zu Tage (Übermüdung, Erschöpfung, falsche Ernährung).

Symptomatologie. Von einem Symptom aus ist immer nach weiteren Krankheitszeichen zu fahnden. Häufig zeigen sich in der Anamnese über lange Zeit hin verstreute, vielfältige psychische und körperliche Symptome, die einerseits untereinander zusammenhängen, andererseits mit der hintergründigen Persönlichkeitsstörung des betreffenden Patienten verkoppelt sind. Zu achten ist auch auf – zuweilen nur diskrete – Störungen der Stimmung (Weinen, ängstlicher Gesichtsausdruck, depressive Verstimmung).

Verlauf der Krankheit. Langsame oder mangelnde Progredienz bei einem über lange Zeit bestehenden Krankheitsverlauf deutet häufig auf emotionelle Genese. Bekannt sind jene Fälle, in denen ein Patient über Jahre hin unzählige Ärzte konsultiert, zahllose Medikamente erhält und praktisch kaum Fortschritte aufweist.

Verhalten der Umwelt und soziale Einflüsse. Emotionale Symptome stehen in engstem Zusammenhang mit der Umwelt des betroffenen Patienten. Insbesondere gilt dies für seine Familie. Dabei ist bekannt, daß zahlreiche Verhaltensweisen und Symptome eines Kranken nicht nur auf Vererbung beruhen, sondern ebensosehr auf exogenen Einflüssen (Identifikation, „Symptomtradition"). Die Familie des Patienten zeigt oft eine Reihe von Abartigkeiten und Abnormitäten, die denjenigen des Patienten entsprechen oder diese induzieren. Gewisse Krankheiten sind geradezu das Produkt einer Sippe oder Gesellschaft (Anorexia nervosa, Adipositas usw.).

Die persönlichen und allgemeinen Umwelteinflüsse müssen abgeklärt werden: Die familiären Verhältnisse, die Art der Erziehung, die berufliche und eheliche Situation, die Wohn- und Besitzverhältnisse, die allgemeine soziale Situation (Konjunktur, Rezession, Notstand).

Rationales und irrationales Verhalten des Arztes. Die Handlungsweise des Arztes ist weitgehend durch eine Anzahl rationaler und irrationaler Faktoren bestimmt, die möglicherweise zu Fehlurteilen und Fehleinschätzungen Anlaß geben, so beispielsweise die Fixierung auf eine bestimmte Diagnose („organisch" oder „nicht organisch"), die übermäßige Identifikation des Arztes mit dem Patienten, der tatsächliche oder vermeintliche Zeitmangel.

Eine Patientin erkrankt im Alter von 32 Jahren an einer Ulkuskrankheit. Die Anamnese ergibt, daß sie schon zuvor an zahlreichen Störungen litt und deshalb eine Reihe von Ärzten aufgesucht hatte, z. B. wegen Pavor nocturnus und Enuresis im Kindesalter, Migräneattacken und Kopfschmerz in der Pubertät. Nach der Menarche war sie wegen Dysmenorrhö wiederholt in gynäkologischer Behandlung. Endlich gaben rheumatische Beschwerden im Rücken Anlaß zu ärztlicher Konsultation und Abklärung. In psychischer Hinsicht wirkte die Kranke ängstlich und reagierte auf verschiedene Belastungssituationen mit oft schweren depressiven Verstimmungen. Wiederholte Explorationen ergaben, daß die Patientin in einem strengen, unduldsamen Milieu aufgewachsen war. Ihr Vater, ein kontaktarmer Zwangsneurotiker kannte nur Disziplin und Leistung, die Mutter war eine ängstlich-selbstunsichere Frau. Die Patientin wuchs ohne Liebe und Umsorgung auf, erwies sich von jeher als scheu und gehemmt. Ihre Minderwertigkeitsgefühle kompensierte sie durch perfekte Schul- und berufliche Leistungen. In einer wenig glücklichen Ehe geriet sie in eine schwere Konfliktsituation, die sie neben ihrer beruflichen und familiären Tätigkeit als Mutter von vier Kindern zu überfordern drohte.

Im Rahmen der bei dieser Patientin durchgeführten Untersuchungen und Therapien sind die Gesamtzusammenhänge bezüglich der Symptome wie auch der lebensgeschichtlichen Abläufe nie richtig gedeutet worden. Die Symptome wurden einzeln von verschiedenen Ärzten behandelt.

6.5 Hemmungsfaktoren in der Erkennung eines emotionalen Krankheitsgeschehens

In der Ausbildung des Arztes sollten jene kritischen Situationen und Verhaltensweisen besonders beachtet werden, bei denen Anhaltspunkte für emotionales Krankheitsgeschehen zu gewinnen sind oder wo umgekehrt in diesem Erkennungsvorgang eine Hemmung auftreten kann:

- Die Überbetonung der – an sich bedeutungsvollen – naturwissenschaftlich-biologischen Richtung in der Medizin, die mit einem Überangebot an chemischen, physikalischen und biologischen Methoden verbunden ist.
  Glücklicherweise werden bereits heute mehr patientenbezogene psychologische und soziale Gesichtspunkte in das Medizinstudium und in die praktische Tätigkeit des Arztes miteinbezogen. Die Fülle technischer Untersuchungsmethoden stellt für den gewissenhaften Arzt eine Versuchungssituation dar, die umgekehrt durch eine Ausbildung in patientenbezogener Medizin auf ein sinnvolles Maß eingeschränkt werden kann.
- Die Bewertung des Leidens durch einen Arzt, der psychogene Krankheiten von somatogenen trennt und eine entsprechende diskriminierende Haltung einnimmt.
- Die Angst von Arzt und Patient vor dem Psychischen. Beide weichen auf die somatische Ebene – in Diagnose und Therapie – aus, wobei der Hintergrund des Krankheitsgeschehens nicht erkannt werden kann und soll.
- Neurotische Haltung (Überforderung, Projektion, Identifikation) des Arztes gegenüber dem Patienten und umgekehrt, wobei der Therapeut diese Situation verkennt.
- Fassadenhaltung des Patienten zum Zweck der Verdeckung emotionaler Einflüsse (Somatisation, Mangel an Fähigkeit zur Verbalisation). Der Arzt kann infolgedessen das hintergründige Geschehen nicht eruieren.
- Tatsächlicher und vermeintlicher Zeitmangel des Arztes, welcher aus diesem Grund sich nicht in der Lage glaubt, auf die emotionalen Bedürfnisse einzugehen.
  Zweifellos kann der Zeitstreß des Arztes dazu führen, sich nur auf die unmittelbare Behandlung der Symptome zu beschränken. Häufig ist aber der Zeitfaktor

auch Vorwand dafür, sich nicht mit den seelischen Problemen des Patienten zu befassen.

Ist diese erste Stufe der ärztlichen Ausbildung erreicht, können jene Allgemein- und Fachärzte, die sich intensiver mit den emotionalen Verhältnissen ihrer Patienten auseinandersetzen möchten, ein erweitertes psychologisches Krankheitsverständnis durch einen vorwiegend formativen Prozeß erwerben. Dieser besteht vor allem in der Teilnahme an einer Balint-Fallseminargruppe und kann zusätzlich gefördert werden durch Selbsterfahrungsveranstaltungen wie autozentrierte Selbsterfahrungsgruppen und autogenes Training.

7 Charakterisierung der psychosomatischen Medizin

Die Grenzen der psychosomatischen Medizin lassen sich nicht starr festlegen. Psychosomatik erstreckt sich in der Praxis und Forschung über körperliche, psychische, soziale Bereiche und betrachtet das menschliche Individuum und seine Beziehungen als Mittelpunkt.

Für den Arzt in der täglichen Praxis ergeben sich folgende Konsequenzen:

- Die psychosomatische Medizin ist kein Spezialgebiet.
- Die psychosomatische Medizin beinhaltet eine bestimmte Art des Denkens und Handelns, welche die menschliche Persönlichkeit in der Wechselbeziehung zu ihrer Umwelt sieht. In diese Umwelt tritt auch der Arzt ein. Er sollte sich dabei seiner eigenen Emotionen bewußt werden.
- In Praxis und Forschung unterscheidet die psychosomatische Medizin zwischen leiblich-seelischen Phänomenen funktioneller und struktureller Art, d.h. zwischen psychosomatischer Störung und psychosomatischer Krankheit.
- Der psychosomatische Grundvorgang ist die Konversion, die Umwandlung von Trieb und Gefühl in ein körperliches Symptom. Dieses besitzt demnach nicht nur organisch-strukturellen oder funktionellen Charakter, sondern auch einen emotionalen Hintergrund. Dieser wird vom Arzt häufig verkannt.
- Voraussetzung für die psychosomatische Erfassung des Patienten und seiner Krankheit durch den Arzt sind entsprechende Kenntnisse, Hellhörigkeit für psychosomatische Zusammenhänge und die Einsicht des Arztes in seine eigenen Gefühle und die Motive seiner Behandlungsweisen.

  Sind diese Bedingungen erfüllt, ist die psychosomatische Medizin jedem Arzt, unabhängig von seinem Wirkungsbereich, zugänglich. Im Hinblick auf die Problematik der heutigen Medizin und die Situation des heutigen Menschen, ist dieser Zugang nötiger denn je.

Tests

H. Zenz

1 Einleitung

Es ergeben sich im Feld der medizinischen Praxis sehr häufig Situationen, in denen sich der Arzt ein Persönlichkeitsbild vom Patienten machen muß, um sich dessen Handeln zu erklären, z. B. wenn der Patient sich irgendwie unangepaßt verhält, distanzlos wird, nicht den Anweisungen des Arztes nachkommt, wegbleibt, versteckte Drohungen zeigt, geheimen Widerstand entgegensetzt usw. In der Regel macht sich der Arzt in einem solchen Fall ein Bild mit dem unbewaffneten Auge, d. h. ohne ein psychodiagnostisches Prüfverfahren, er verläßt sich ganz auf seine Intuition.

Die Fähigkeit, sich ein solches Bild zu machen, gilt in Laienkreisen als eher schwierig. Andererseits stehen Psychologen oft unter dem Verdacht, sie könnten jedem bis auf den Grund der Seele blicken.

Tatsächlich pflegen aber alle Menschen, und insbesondere Laien, ihre Mitmenschen bei vielen Gelegenheiten in ihre eigene Privatpsychologie einzuordnen.

Diese Zuweisung bestimmter persönlicher psychologischer Kategorien an einen mehr oder weniger nahen Bekannten hat in der Fachsprache den Namen „Attribution" erhalten. Die Sozialpsychologie hat in den letzten Jahren den Gelegenheiten, Anlässen und Folgen solcher Laienattribution viel Aufmerksamkeit geschenkt. Die heute üblichen Erkenntnisse zu diesen Bereichen bilden die sog. Attributionstheorie. Die Attributionsforschung hat nun hinlänglich bewiesen, daß sich die Fachleute des psychosozialen Bereichs – Psychologen, Psychotherapeuten, Psychiater – hinsichtlich ihrer Attributionspraxis von Laien gar nicht sonderlich unterscheiden und unter Umständen in die gleichen Beurteilungsfehler verfallen wie Laien.

Zwei große Fehlerbereiche konnten inzwischen ausgemacht werden:

1. Das nur auf einem subjektiven Eindruck basierende Urteil, das sog. „clinical judgement", erwies sich als unzuverlässiger, unscharfer und ungenauer als das klinische Urteil, das sich aus einem diagnostischen Verfahren, einem Test, ableiten ließ.
2. Im klinischen Feld unterliegen die tatsächlichen Attributionen sehr leicht Störungen, die vom Feld selbst ausgehen und das ursprünglich korrekte Urteil in einem kaum nachvollziehbaren Ausmaß verzerren.

Die Psychodiagnostik wird augenblicklich von der klinischen Psychologie eher vernachlässigt, und zwar aus vielerlei Gründen, von denen mancher in diesem Aufsatz noch zur Sprache gebracht werden wird. Demgegenüber muß jedoch für eine intensive Anwendung von Tests in der Klinik plädiert werden, weil sie den präzisesten und wissenschaftlich überzeugendsten Erkenntniszugang zur Persönlichkeit des Menschen bilden. Kein weiterer Zweig der Anwendung von Psychologie besitzt eine so weit entwickelte Methodologie und eine so geschlossene Theorie des Messens wie die Testpsychologie und in keinem Bereich der Psychologie wurde so intensiv geforscht. Gerade auf dem Feld der Psychodiagnostik besteht für die Psychologie kein Grund zum Verzicht auf Tests zur Persönlichkeitseinschätzung. Daß der niedergelassene Arzt in keiner besseren Beurteilungssituation ist als der psychologische Fachmann, versteht sich wohl von selbst.

2 Wissenschaftliche und pragmatische Bedeutung psychologischer Tests

Ein psychologischer Test ist nach Lienert (1969) „ein wissenschaftliches Routineverfahren zur Untersuchung eines oder mehrerer empirisch abgrenzbarer Persönlichkeitsmerkmale mit dem Ziel einer möglichst quantitativen Aussage über den relativen Grad der individuellen Merkmalsausprägung“ (S. 7). Diese Testdefinition ist vorwiegend pragmatischen Charakters. Im Vordergrund steht der Nutzen, die praktische Bedeutung, die ein Test in der Hand eines Klinikers oder eines Persönlichkeitspsychologen haben könnte. Es wird hervorgehoben, daß ein Test nicht in der Lage ist, eine Gesamtpersönlichkeit in ihrer individuellen Konfiguration zu erfassen, sondern daß es um Aspekte – sozusagen sektorielle Teile – der Persönlichkeit geht, die voneinander empirisch abtrennbar sind. Als Ziel des Tests wird ausdrücklich hervorgehoben, daß man eine zahlenmäßige Aussage über den Probanden haben will, und zwar soll sich dieser Zahlenausdruck beziehen auf den relativen Grad der individuellen Merkmalsausprägung, wobei das Wort „relativ“ sich darauf bezieht, daß erst der Vergleich des individuellen Testwerts mit den Normdaten des Testwerts, d.h. die Einordnung eines Individuums in die Gesamtheit der Individuen, von denen man die Testwerte weiß, eine wirkliche Beurteilung des Grades der Merkmalsausprägung zuläßt.

Nicht selten und oft sogar aus Medizinerkreisen hört man als Einwand gegen das Verwenden des Tests, man könne Psychisches schon deshalb nicht messen, da es ja nach Descartes Res cogitans und damit Gegensatz zur Res extensa sei. Man könne also als Physiker ohne weiteres die Welt der ausgedehnten Körper erfassen, beispielsweise sie ausmessen, nicht jedoch das Psychische, weil es zur Welt der unausgedehnten Sachverhalte gehöre. Hinter diesem Einwand steckt die nicht erwiesene Annahme, es ließen sich nur ausgedehnte Körper messen, mentale Sachverhalte jedoch nicht. Dem steht freilich die Alltagserfahrung gegenüber, wonach man z. B. sehr wohl in der Lage ist, zwischen 3 Menschen, etwa 3 Kindern, zu unterscheiden: Ursula ist klüger als Klaus, aber Karla ist noch klüger als Ursula. Aus der Schule ist uns das unaufhörliche Messen unserer Leistung in Form der Notengebung vertraut. In der Fernsehunterhaltung bekommen die Kandidaten für ihre Leistungen Punkte, im Fußball wird nach dem Torverhältnis Gewinn oder Verlust des Spiels definiert, darüber hinaus gibt es ein noch komplexeres Punktesystem, nach dem am Ende eines Jahres Ranglisten der besten Fußballmannschaften gebildet werden können.

Das Ziel einer Testprozedur ist die Messung von Persönlichkeitseigenschaften, die so relevant sind, daß ein Interesse daran besteht, sie beim Probanden auf das genaueste zu erfassen. Solche Eigenschaften könnten sein: Intelligenz, emotionale Labilität, Extraversion, Schizoidie, Depressivität, Stumpfheit, Erregbarkeit, Ausdauer, Konzentrationsfähigkeit, Männlichkeit, Weiblichkeit.

In der Regel besteht nicht nur ein Interesse daran, in Erfahrung zu bringen, ob eine bestimmte Eigenschaft verfügbar ist oder nicht, sondern man möchte auch etwas über den Ausprägungsgrad dieser Eigenschaft genau bei diesem Individuum erfahren. Im Rahmen der Intelligenzdiagnostik beispielsweise ist man gewöhnt, über das gesamte Kontinuum der Merkmalsausprägung eine Grobklassifizierung vorzunehmen. Für die Klassifikation der Intelligenz gilt dabei folgendes Kategorialsystem: Schwachsinn, leichte Debilität, unterdurchschnittliche Intelligenz, durchschnittliche Intelligenz, überdurchschnittliche Intelligenz, hohe Intelligenz, überragende Intelligenz. Diese Attribute bilden eine aufsteigende Reihe hinsichtlich der Intelligenzhöhe. Daneben aber existiert auch eine numerische Skala, mit der eine bestimmte Intelligenz als Punktwert, als sog. IQ, angegeben wird. Hierbei steht beispielsweise ein IQ mit einem Wert deutlich über 100, etwa ein IQ = 122, für eine überdurchschnittliche Intelligenz, ein IQ deutlich unter 100, etwa ein IQ = 84, für eine unterdurchschnittliche Intelligenz. Solch bewertende Aussagen sind natürlich nur möglich, wenn man in der Tat an Normdaten einen Vergleich vornehmen kann, z. B. feststellen kann, ob eine bestimmte Intelligenzleistung dem Durchschnitt entspricht oder über bzw. unter dem Durchschnitt liegt.

Die Testdefinition Lienerts reicht deshalb nicht aus, um zu verstehen, was ein Test eigentlich ist, weil nur der pragmatische Gesichtspunkt vom Nutzen und der praktischen Bedeutung des Tests im Vordergrund steht. Es fehlt aber eine operationale Definition hinsichtlich der Bedeutung des Testbegriffs. Versucht man, sich vom wissenschaftstheoretischen Standpunkt aus ein Bild von der Bedeutung des Testbegriffs zu machen, so wird man in Anlehnung an Michel (1959) sagen können, bei einem Test handele es sich um ein Experiment, innerhalb dessen eine Verhaltensstichprobe eines Probanden erhoben wird, die Rückschlüsse auf Merkmale des Probanden, insbesondere auf sein künftiges individuelles Verhalten erlaubt.

Inhaltlich besteht der Test in der Regel aus einer Reihe von verhaltenauslösenden Reizvorlagen (Stimuli, Items) und einer Anleitung zur individuellen Auslegung des ausgelösten Verhaltens im Hinblick auf das vorherzusehende Verhalten.

Der Komplex verhaltensauslösender Reizvorlagen erfordert eine deutliche Operationalisierung: Der Proband hat zu mehreren Reizdarbietungen, Aufgaben oder Ansichten Stellung zu nehmen. Wenn die Aufgabe ein Problem bildet, das zu lösen ist, muß er beispielsweise dieses Problem lösen. Wenn der Inhalt des Items in einer Ansicht besteht, die formuliert wurde, hat der Proband anzugeben, ob diese Ansicht für ihn Gültigkeit hat oder nicht. Die Stellungnahme wird oft dadurch erleichtert, daß der Proband sie nicht selbst ausformen, sondern unter einer Reihe von vorformulierten Antwortmöglichkeiten eine bestimmte als die richtige kennzeichnen muß.

3 Medizinpsychologisch bedeutsame Testverfahren

Im folgenden sollen 10 medizinpsychologisch relevante Testverfahren auf knappem Raum beschrieben und anschaulich gemacht werden. Diese 10 Verfahren bilden nur einen kleinen Teil der verfügbaren Tests. Sie sind hier ausgewählt worden, weil sie im psychosozialen Bereich der Medizin die am häufigsten gebrauchten und bekanntesten Tests sind und weil sie als eine Art repräsentative Stichprobe der übrigen Testverfahren angesehen werden können.

3.1 Gießen-Test (GT)

Testautoren: Beckmann und Richter.

Testidee: 40 Items erfragen Aspekte des Selbst, insbesondere in Hinsicht auf Anpassungsfähigkeit an die soziale Umwelt. Die erfaßten Dimensionen sind stark an der Psychoanalyse orientiert.

Material: Fragebogen.

Aufbau: 35 der 40 Items können in 6 Skalen zusammengefaßt werden:

1. positive vs. negative Resonanz,
2. Dominanz vs. Unterwürfigkeit,
3. Unterkontrolliertheit vs. Überkontrolliertheit,
4. depressive vs. hypomanische Grundstimmung,

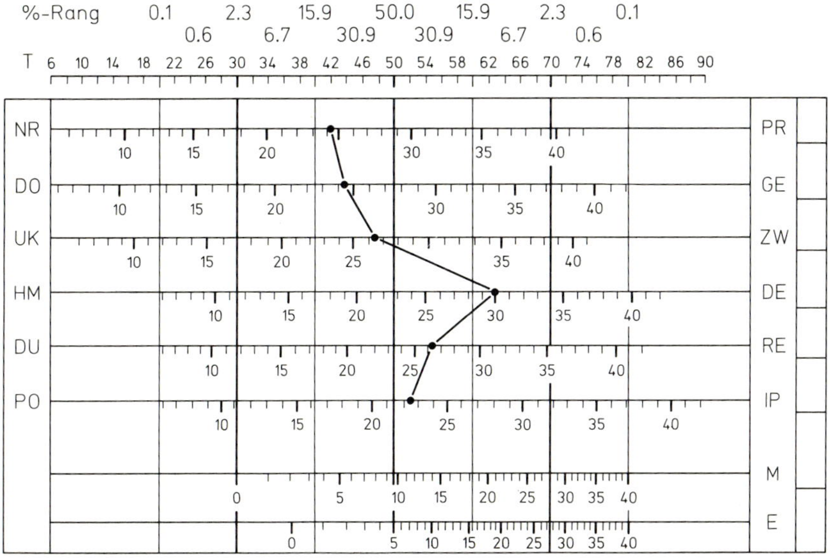

Abb. 1. Profilblatt beim Gießen-Test (Mittelwertsprofil von 235 Neurotikern verschiedenster Symptomatik)

5. Durchlässigkeit,
6. soziale Potenz.

Durchführung: Der Gießen-Test ist einsetzbar als Einzeltest, als Paartest, wobei ein Fremdbild erhoben wird, sowie als Gruppentest. Die Durchführungszeit beträgt 15 min. Die 6 Merkmale werden in der Verrechnung einer T-Skalierung ($M = 50$; $s = 10$) in ein Profilblatt eingetragen (Abb. 1, zur Skalierung s. Abschn. 5).

Normen, Gütekriterien: Es existieren Repräsentativnormen für die Gesamtgruppe. Die absolute Objektivität der Auswertung ist gewährleistet, die Wiederholungsreliabilität ist mäßig hoch. Der Test besticht in der substantiellen Aussage der Einzelitems, insbesondere hinsichtlich ihrer klinisch psychologischen Relevanz.

3.2 Freiburger Persönlichkeitsinventar (FPI)

Testautoren: Fahrenberg, Selg und Hampel.

Testidee: In Fragebögen unterschiedlicher Länge, der längste mit 212 Items, werden folgende Aspekte des Selbst erfragt: Nervosität, Aggressivität, Depressivität, Erregbarkeit, Geselligkeit, Gelassenheit, Dominanz, Gehemmtheit, Offenheit. Als Extrakt dieser Aspekte werden die Sekundäreigenschaften Extraversion, emotionale Labilität und Männlichkeit/Weiblichkeit gesondert ausgewertet.

Testmaterial: Ein Gesamtfragebogen mit 212 Fragen, zwei halbierte Fragebogen A und B mit je 114 Fragen, ein Kurzfragebogen K mit 76 Fragen.

Aufbau: Die 9 Skalen sind faktorenanalytisch entwickelt worden, d. h. sie sind zumindest teilweise empirisch voneinander unabhängig.

Durchführung: Einzeltest und Gruppentest. Die Durchführungszeit beträgt 60 min für den 212 Items umfassenden Bogen. Die absolute Objektivität der Auswertung ist garantiert. Die Persönlichkeitsmerkmale werden in der sog. Stanine-Eichung verrechnet ($M = 5$; $s = 2$). Die Ergebnisse werden sehr anschaulich in ein Profilblatt eingetragen (Abb. 2).

Normen: Es bestehen getrennte Normierungen speziell für verschiedene Altersgruppen, unterschieden nach Geschlecht. Die Zuverlässigkeitskoeffizienten sind zum Teil hoch bzw. zufriedenstellend, ein kleiner Teil ist relativ niedrig.

3.3 Minnesota Multiphasic Personality Inventory (MMPI)

Testautoren: Hathaway and McKinley.

Testidee: Mit 566 Fragen wird eine psychiatrisch konzipierte Persönlichkeitsstruktur erfaßt.

Testmaterial: Testheft mit 566 Fragen.

Aufbau: 10 bekannte, vorwiegend psychiatrische Persönlichkeitsmerkmale klinischer Relevanz werden erfaßt: Hypochondrie (Hd), Depression (D), Hysterie (Hy), Psychopathie (Pp), Maskulinität (Mf), Paranoia (Pa), Psychasthenie (Pt), Schizoidie (Sc), Hypomanie (Ha), soziale Introversion (Si). Vier weitere Kontrollskalen geben Hinweise auf Verfälschungstendenzen unterschiedlichster Art seitens des Probanden.

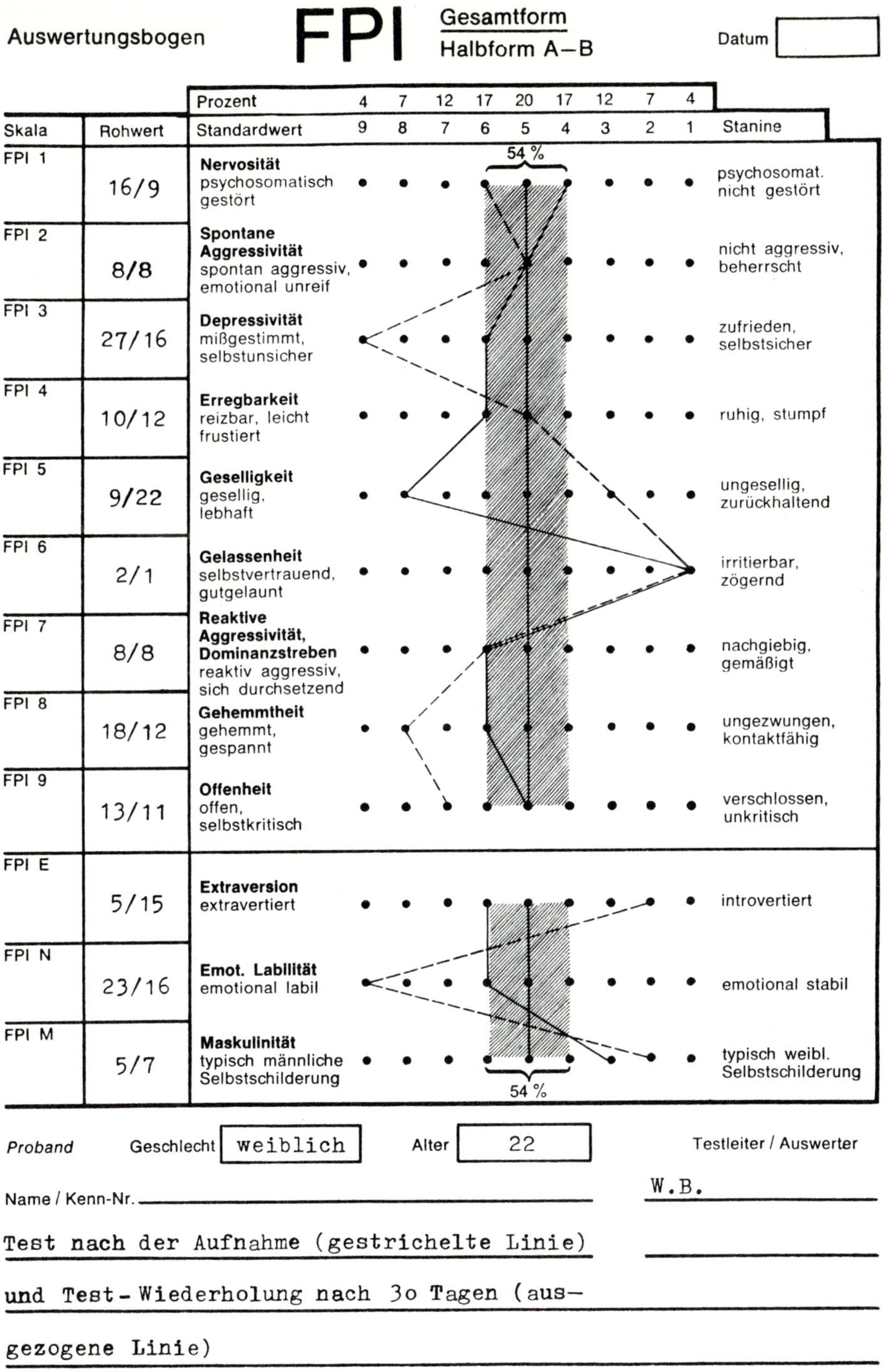
Auswertungsbogen **FPI** Gesamtform / Halbform A–B Datum

Skala	Rohwert	Prozent / Standardwert		
		Prozent: 4 7 12 17 20 17 12 7 4		
		Standardwert: 9 8 7 6 5 4 3 2 1		Stanine
FPI 1	16/9	**Nervosität** psychosomatisch gestört		psychosomat. nicht gestört
FPI 2	8/8	**Spontane Aggressivität** spontan aggressiv, emotional unreif		nicht aggressiv, beherrscht
FPI 3	27/16	**Depressivität** mißgestimmt, selbstunsicher		zufrieden, selbstsicher
FPI 4	10/12	**Erregbarkeit** reizbar, leicht frustiert		ruhig, stumpf
FPI 5	9/22	**Geselligkeit** gesellig, lebhaft		ungesellig, zurückhaltend
FPI 6	2/1	**Gelassenheit** selbstvertrauend, gutgelaunt		irritierbar, zögernd
FPI 7	8/8	**Reaktive Aggressivität, Dominanzstreben** reaktiv aggressiv, sich durchsetzend		nachgiebig, gemäßigt
FPI 8	18/12	**Gehemmtheit** gehemmt, gespannt		ungezwungen, kontaktfähig
FPI 9	13/11	**Offenheit** offen, selbstkritisch		verschlossen, unkritisch
FPI E	5/15	**Extraversion** extravertiert		introvertiert
FPI N	23/16	**Emot. Labilität** emotional labil		emotional stabil
FPI M	5/7	**Maskulinität** typisch männliche Selbstschilderung		typisch weibl. Selbstschilderung

Proband Geschlecht weiblich Alter 22 Testleiter / Auswerter W.B.

Name / Kenn-Nr.

Test nach der Aufnahme (gestrichelte Linie) und Test-Wiederholung nach 3o Tagen (ausgezogene Linie)

Abb. 2. Auswertungsbogen beim Freiburger Persönlichkeitsinventar (FPI)

Datum:

Name, Vorname

.... Kenn-Nr.

Auf den folgenden Seiten ist eine größere Anzahl von Beschwerden aufgeführt. Überlegen Sie bitte, an welchen dieser Beschwerden Sie leiden. Machen Sie ein Kreuz in die entsprechende Spalte.

Die Beschwerden, die Sie nicht haben, erhalten natürlich ein Kreuz in der "nicht vorhanden" - Spalte.

Ich fühle mich durch folgende Beschwerden belästigt

	nicht	kaum	einigermaßen	erheblich	stark
1. Schwächegefühl					
2. Herzklopfen, Herzjagen oder Herzstolpern					
3. Druck- oder Völlegefühl im Leib					
4. Neigung zum Weinen					
5. Juckreiz					
6. Ohnmachtsanfälle					
7. Übermäßiges Schlafbedürfnis					
8. Geschlechtliche Untererregbarkeit					
9. Gelenk- oder Gliederschmerzen					
10. Schwindelgefühl					
11. Kreuz- oder Rückenschmerzen					
12. Starkes Schwitzen					
13. Nacken- oder Schulterschmerzen					
14. Gehstörungen					
15. Erbrechen					

Abb. 3. Gießener Beschwerdebogen

Durchführung: Durchführbar als Einzel- und Gruppentest. Die Dauer beträgt 60–90 min. Eine objektive Auswertung ist gewährleistet. Das Ergebnis wird in der T-Verrechnung ($M = 50$; $s = 10$) in ein Skalenprofilblatt eingetragen.

Normen: Die interne Zuverlässigkeit ist mit 0,53–0,73 nicht immer befriedigend. Es gibt aber eine so umfassende Validierungsliteratur mit vielen Hundert Artikeln, daß der Test trotz seiner Umständlichkeit und Länge und trotz einer quantitativen Unzuverlässigkeit weltweit sehr häufig eingesetzt wird.

3.4 Gießener Beschwerdebogen (GBB)

Testautoren: Brähler und Scheer.

Testidee: Für jede von 57 körpernahen Beschwerden soll angekreuzt werden, wie stark der Proband an ihr leidet.

Testmaterial: Beschwerdebogen (s. Abb. 3).

Aufbau: 24 Beschwerden, die in 4 Skalen getrennt ausgewertet werden: 1) Erschöpfung, 2) Magenbeschwerden, 3) Gliederschmerzen, 4) Herzbeschwerden. Alle 24 Items zusammen ergeben eine 5. Skala: Allgemeine Klagsamkeit.

Durchführung: Einsetzbar als Einzel- oder Gruppentest, die Testdauer beträgt 10 min.

Normen: Die absolute Objektivität des Tests ist gewährleistet. Eine förmliche Normierung des Gießener Beschwerdebogens liegt nunmehr vor, und es gibt jetzt schon, obwohl der Test erst neu auf dem Markt ist, eine Fülle von Validierungsstudien, insbesondere solche klinischen Charakters.

3.5 Rorschach-Test

Testautor: Rorschach.

Testidee: Probanden sollen bei Darbietung von Tafeln mit vieldeutig strukturierten Tintenklecksen jeweils sagen, was sie auf der Tafel sehen. Die Antworten werden als Projektionen vorwiegend unbewußter Persönlichkeitseigenschaften interpretiert, z. B. als Ausdruck der Triebdynamik, der Realitätskontrolle sowie der Ich-Funktionen des Probanden.

Testmaterial: 10 Bildtafeln mit vorwiegend symmetrischen, zur Hälfte mehrfarbigen Tintenklecksen (Abb. 4).

Aufbau: Bei der quantitativen Auswertung werden vielfältige Gesichtspunkte berücksichtigt. In der Regel wird dabei auf folgendes geachtet: 1) Reaktionszeit, 2) Art und Weise der Orientierung am Klecksmaterial, 3) Anspruchsniveau und Realitätsangemessenheit der Konzepte, 4) Originalität der Konzepte als Ausdruck der Kreativität, 5) die Klecksinhalte als Ausdruck der seelischen Bedürfnislage des Patienten.

Durchführung: Wird nur als Individualtest eingesetzt. Die Dauer beträgt ca. 60–90 min. Objektivität kann nicht gewährleistet werden.

Normen: Eine verbindliche Normierung für deutsche Verhältnisse fehlt. Die strukturelle und Wiederholungszuverlässigkeit des Rorschach-Tests ist gering. Am ehesten ist der Rorschach-Tintenkleck geeignet, dem Testleiter Eindrücke von der

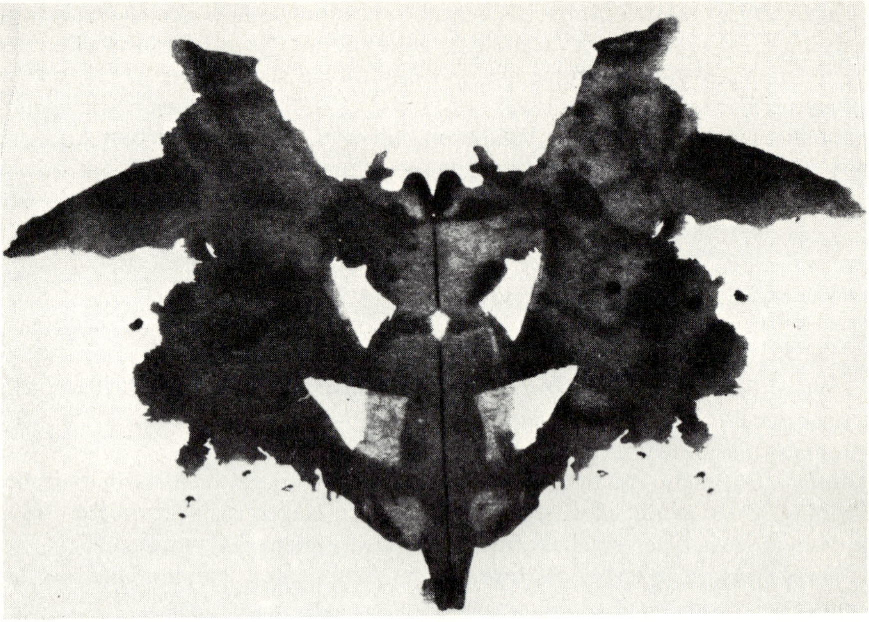

Abb. 4. Roschach-Test

Persönlichkeitsstruktur des Probanden zu vermitteln. Auch über den Rorschach-Test liegt eine Fülle von Validierungsstudien vor, wobei allerdings die Validierungskoeffizienten oft sehr niedrig sind. Wegen dieser Fülle an Validierungsergebnissen ist der Rorschach-Test bis heute noch sehr häufig in Gebrauch.

3.6 Thematischer Apperzeptionstest (TAT)

Testautor: Murray.

Testinhalt: Der Proband soll zu mehrdeutigen, aber gegenständlichen Zeichnungen eine dramatische Geschichte erzählen; dabei wird unterstellt, der Proband bringe in seine Geschichte seine momentanen oder längerfristigen seelischen Bedürfnisse bzw. seine hochaktuellen oder überdauernden intrapsychischen Konflikte ein.

Testmaterial: 31 Tafeln mit fotoähnlichen Zeichnungen, alle möglichst mehrdeutig (Abb. 5). Manche Karten sind nur für Jungen oder nur für Mädchen, manche nur für Frauen oder nur für Männer einsetzbar. Eine Serie für einen Probanden umfaßt 20 Tafeln. Die Geschichten zu jeder Tafel werden wörtlich notiert.

Auswertung: Eine objektive Auswertung gibt es nicht. Ein verbindlicher und klarer Anweisungstext, wie man zu quantitativen Aussagen gelangen könne, hat sich bisher jedesmal als unpraktikabel erwiesen. Die meisten Kliniker versuchen, für sich selbst ein eigenes TAT-Konzept zu entwickeln. Obwohl keine verbindlichen Gütekriterien vorliegen, gibt es eine Fülle von Validierungsstudien zum TAT, die insgesamt eher die Globalhypothese begünstigen, daß sich in den TAT-Geschich-

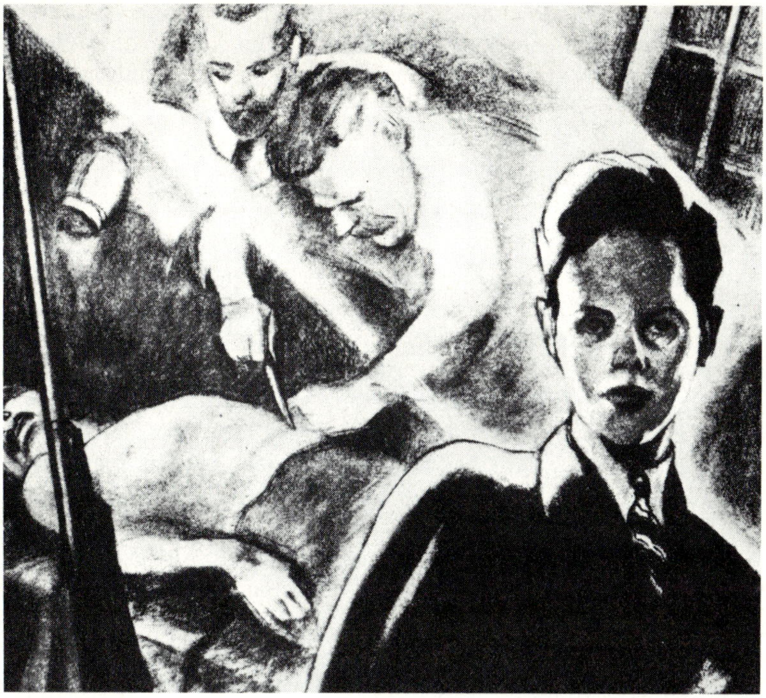

Abb. 5. Thematische Apperzeptionstest (TAT)

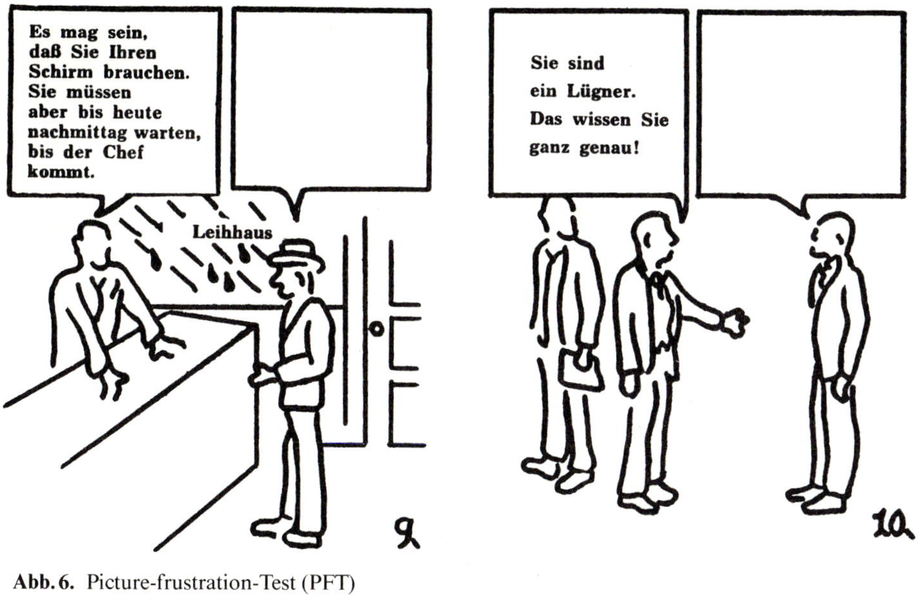

Abb. 6. Picture-frustration-Test (PFT)

ten aktuelle Zustände und weniger überdauernde Persönlichkeitseigenschaften abbilden. Dem erfahrenen klinischen Therapeuten verhilft ein TAT-Protokoll seines Patienten trotz allem zu großen Einblicken in dessen Phantasieleben.

3.7 Picture-frustration-Test (PFT)

Testautor: Rosenzweig.

Testidee: Auf einfachen Strichzeichnungen wird eine Person durch eine zweite Person frustriert. Diese zweite Person fordert durch irgendeine Aussage, die in einer Sprechblase festgehalten ist, die frustrierte Person zu einer verbalen Äußerung heraus. Der Proband soll nun diese Aussage der frustrierten Person in die zugehörige leere Sprechblase hineinschreiben (Abb. 6). Die vom Probanden stellvertretend formulierten Äußerungen werden vom Autor als Projektionen des Probanden gewertet. Sie geben Aufschluß über das Ausmaß seiner eigenen Aggressivität und die Art und Weise seiner Frustrationsbewältigungen.

Testmaterial: Testheft mit 24 Zeichnungen.

Durchführung: Einzel- und Gruppentest. Die Testdauer beträgt 30 min.

Auswertung: Eine absolute Objektivität ist nicht gewährleistet. Es werden vor allem 6 Skalenwerte in sehr einfacher quantitativer Form verrechnet: 1) Aggressivität nach außen, 2) Aggressivität nach innen, 3) Verleugnung oder Bagatellisierung von Aggressivität überhaupt, 4) Hilflosigkeit gegenüber dem frustrierenden Ereignis, 5) Selbstsicherheit in der Auseinandersetzung mit der frustrierenden Person, 6) Konstruktivität in der Beseitigung des frustrierenden Ereignisses. Die Zuverlässigkeitskoeffizienten sind zufriedenstellend. Dem erfahrenen Kliniker gibt ein PFT-Protokoll seines Patienten eine gute Möglichkeit, zu verstehen, in welcher Weise er Frustration bewältigt und in welcher Weise er mit Aggression überhaupt umgeht. Im übrigen läßt sich der PFT nicht nur als diagnostisches, sondern auch als therapeutisches Instrument einsetzen. Man kann einen Patienten mit Aggressionshemmung oder Unfähigkeit, sich durchzusetzen, anhand der Aufgaben regelrecht üben lassen, wie man sich in Situationen, in denen man von einem anderen frustriert wird, auf geschickte Weise durchsetzen kann.

3.8 Intelligenzstrukturtest (IST)

Testautor: Amthauer.

Testidee: Es wird die Intelligenz erfaßt – nach Amthauer als strukturierte Ganzheit geistig seelischer Fähigkeiten, indessen, so wie der Test angelegt ist, eher als Summe von Einzelaspekten, die ihrerseits als Summe von Miniaturleistungen der Intelligenz beschrieben sind.

Testmaterial: Testheft mit Aufgabengruppen.

Aufbau: Der Test ist aus 9 Untertests der Intelligenz zusammengesetzt (Tabelle 1).

Durchführung: Der Test wird als Gruppentest oder Einzeltest eingesetzt, seine Dauer beträgt 90 min. Die absolute Objektivität der Auswertung ist gewährleistet.

Tabelle 1. Aufbau des Intelligenzstrukturtests

Untertext	Itembeispiel:	Intelligenzaspekt
Satzergänzung (SE)	Das Gegenteil von Hoffnung ist ...	Urteilsbildung
Wortauswahl (WA)	Welches Wort paßt nicht in die Reihe: Tisch, Stuhl, Vogel, Schrank, Bett	Sprachgefühl
Analogien (AN)	Wald: Bäume = Wiese: ?	Kombinationsfähigkeit
Gemeinsamkeiten (GE)	Das Gemeinsame von Butter und Brot	Abstraktionsfähigkeit
Merkaufgaben (MA)	Auswendig gelernte Wörter müssen in neuem Gestaltzusammenhang erinnert werden	Merkfähigkeit (Gedächtnis)
Rechenaufgaben (RA)	Eingekleidete Kopfrechenaufgaben	Konkrete numerische Intelligenz
Zahlreihen (ZR)	Müssen fortgeführt werden	Abstrakte numerische Intelligenz
Figurenauswahl (FA)	Figuren müssen mit Schnitteilen verglichen werden	Vorstellungsfähigkeit
Würfelaufgaben (WÜ)	Ansichten eines Würfels müssen mit der Originalvorlage verglichen werden	Räumliches Vorstellungsvermögen

Das Ergebnis wird in Form von Standardskalenwerten (M = 100; s = 10) auf ein Profilblatt eingetragen.

Normen: Es liegen alters- und geschlechtsgetrennte Normen vor. Die strukturelle Reliabilität des Tests ist mit r = 0,96 sehr hoch.

3.9 Aufmerksamkeits-/Belastungstest d 2

Testautor: Brickenkamp.

Testidee: Der Testbogen enthält Reihen von p und d, die mit verschiedenen Strichen versehen sind (Abb. 7). Die Aufgabe ist, alle d mit genau zwei Strichen (‚d') durchzustreichen. Erfaßt wird die Aufmerksamkeitsleistung unter Zeitbelastung bei sehr leichter Tätigkeit.

Testmaterial: Testbogen mit Reihen von p und d.

Durchführung: Der Test kann als Gruppen- und als Einzeltest eingesetzt werden. Die Dauer beträgt etwa 5 min. Die absolute Objektivität der Auswertung ist gewährleistet. Als Skalenwerte werden ermittelt: die Gesamtleistung, die Anzahl der Fehler und die Leistungsschwankungen von Zeile zu Zeile. Die Leistungen werden als Standardwerte (M = 100; s = 10) verrechnet.

Normen: Alters-, geschlechts- und bildungsgetrennte Normentabellen für 10- bis 60jährige sind verfügbar. Die interne Zuverlässigkeit ist mit Werten zwischen 0,84 und 0,98 sehr hoch.

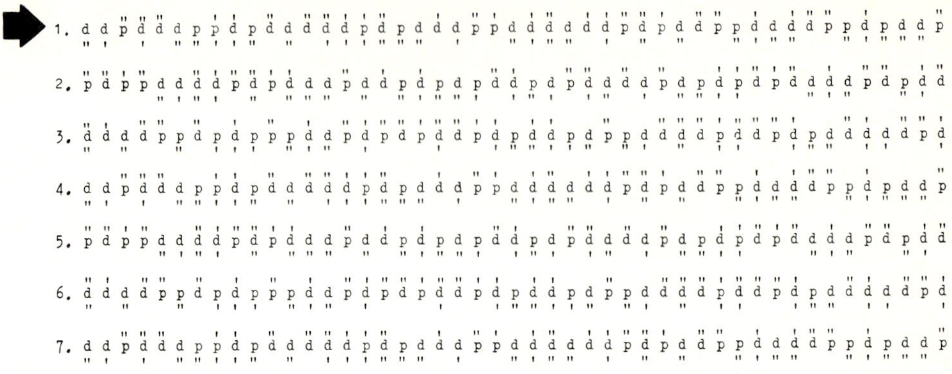

Abb. 7. Aufmerksamkeits-/Belastungstest d 2

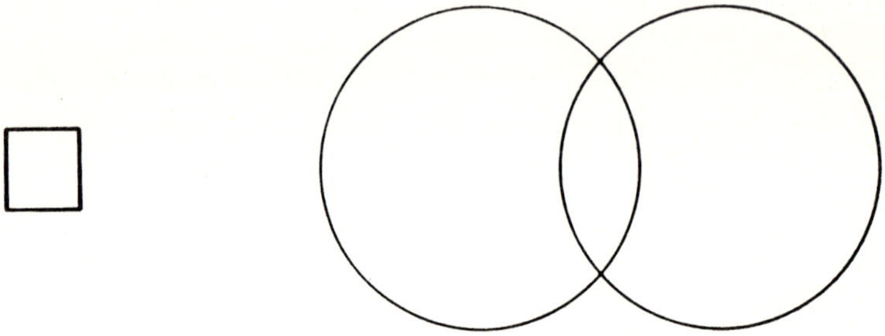

Abb. 8. Benton-Test

3.10 Benton-Test

Testautor: Benton.

Testidee: Nach kurzer Darbietungszeit müssen einfache graphische Reizvorlagen aus dem Gedächtnis nachgezeichnet werden. Die Leistung ist intelligenzabhängig. Eine schlechte Leistung bei normaler oder überragender Intelligenz ist ein äußerst wichtiges Indiz für eine zerebrale Werkzeugstörung.

Durchführung: Kann als Einzel- oder Gruppentest eingesetzt werden. Die Dauer beträgt 5–10 min.

Normen: Eine absolute Objektivität ist nicht gewährleistet. Grobe Altersnormen liegen vor, die Wiederholungsreliabilität liegt zwischen 0,79 und 0,84.

4 Gütekriterien eines Tests

Wenn ein renommierter Testverlag einen Test auf den Markt bringt, von dem man annehmen muß, daß er nach den wissenschaftlichen Prinzipien der Testkonstruktion hergestellt wurde, dann kann man erwarten, daß er in bezug auf 3 Gütekriterien, die an ihn selber angelegt werden, Aussagen macht: 1) hinsichtlich seiner Objektivität, 2) hinsichtlich seiner Zuverlässigkeit, 3) hinsichtlich seiner Validität. Diese 3 Kriterien sollen im folgenden eingehend erörtert werden.

4.1 Objektivität

Unter Objektivität versteht man den Grad an Übereinstimmung, der zwischen zwei voneinander unabhängigen Auswertern hinsichtlich der von ihnen beurteilten Testleistung besteht. Heutzutage kommen in der Regel nur noch Tests auf den Markt, in denen das Antwortverhalten des Probanden total durchformalisiert wurde. Es werden ihm beispielsweise zu jeder Aufgabe oder zu jeder Feststellung nicht mehr als 2–5 Antwortmöglichkeiten vorformuliert gegeben, und er hat aus diesen dann eine einzelne als die einzig richtige anzukreuzen. Dadurch ist absolut eindeutig entscheidbar, welche Antwort gegeben wurde, ob er richtig oder falsch angekreuzt hat etc. Bei derart durchformalisierten Tests wird die Testleistung mit Hilfe einer Schablone ermittelt oder sogar automatisch über einen Belegleser mit angeschlossenem elektronischen Rechner ausgewertet. Für solche Testverfahren gilt, daß eine absolute Objektivität gewährleistet ist, d.h. daß zwischen zwei denkbaren Auswertern eine vollkommene Übereinstimmung erzielt werden könnte.

Anders steht es um die Objektivität bei nicht standardisierten Verfahren, beispielsweise bei projektiven Tests. Hier stimmen die Urteile selbst erfahrener Gutachter selten miteinander überein. Die Korrelation[1] beider Urteile ist in der Regel nur mittelhoch, nämlich etwa zwischen 0,3 und 0,6.

Seit den Untersuchungen von Ingenkamp (1970) über den deutschen Schulaufsatz wissen wir, wie extrem weit die Urteile zweier Aufsatzzensierer bei einem gewöhnlichen deutschen Aufsatz auseinandergehen können. Eine hohe oder absolute Objektivität bei der Messung einer geistigen Leistung ist also, wie man hier sieht, durchaus nichts Selbstverständliches.

4.2 Reliabilität

Unter Reliabilität oder Zuverlässigkeit versteht die Testpsychologie die Genauigkeit, mit der der Test mißt, was er mißt. Ein Aspekt der Meßgenauigkeit bezieht sich auf die innere Konsistenz des Tests. In der Regel wird ja ein Testwert ermittelt, in-

1 In der Statistik bezeichnet man mit Korrelation die Dichte des Zusammenhangs zwischen zwei Variablen bzw. zwei Meßreihen. Ein solcher Zusammenhang, die Korrelation, wird durch einen Kennwert repräsentiert, der nicht kleiner ist als -1 und nicht größer als $+1$. $r = +1$ bedeutet einen vollständigen gleichsinnigen Zusammenhang der Variablen. Gleichsinnig heißt: je größer der Wert in der einen Variablen, desto größer auch der Wert in der anderen. Vollständig heißt: aus der Kenntnis eines Meßwerts, d.h. einer Variable eines Individuums, kann der Wert der anderen Variable eindeutig vorherbestimmt werden. $r = -1{,}0$ bedeutet, daß ein vollständiger reziproker Zusammenhang gefunden wurde. $r = \pm 0$ bedeutet, daß kein Zusammenhang zwischen beiden Meßreihen besteht. r zwischen $-0{,}3$ und $+0{,}3$, eine Korrelation nahe bei 0, gilt als niedrige Korrelation und ist für praktische Entscheidungen im klinischen Alltag kaum verwertbar. Korrelationen zwischen 0,3 und 0,6 gelten als mittelhoch, solche zwischen 0,6 und 0,8 als sehr hoch

dem man die Anzahl der Aufgaben, die vom Probanden in der richtigen Richtung gelöst wurden, zusammenzählt und den Summenwert mit dem Begriff der Testleistung identifiziert. Ein solches Vorgehen aber hat nur dann logische Stringenz, wenn jede einzelne Aufgabe, jede einzelne Feststellung des Tests im Kleinen erfaßt, was der Test als Ganzes, also die Summe der einzelnen Aufgaben erfaßt. Eine Möglichkeit, die innere Konsistenz eines Tests zu überprüfen, besteht darin, daß man den Test in zwei Hälften teilt, z. B. die Aufgaben 1, 3, 5, ... als eine Hälfte, die Aufgaben 2, 4, 6, ... als andere Hälfte des Tests behandelt und die Leistung einer Stichprobe von Versuchspersonen in beiden Testhälften miteinander vergleicht. Sind beide Testhälften in bezug auf Inhalte, Schwierigkeiten usw. einander ähnlich, müßte die Korrelation der Testleistung beider Testhälften recht hoch sein. Bei durchformalisierten Tests, die intellektuelle Fähigkeiten oder auch bestimmte persönliche Ansichten, bestimmte Persönlichkeitseigenschaften messen, kann man eine innere Konsistenz, d. h. eine strukturelle Zuverlässigkeit verlangen, die durch einen sehr hohen Korrelationskoeffizienten (z. B. $r = 0{,}8$) ausgedrückt wird.

Der zweite wesentliche Aspekt der Zuverlässigkeit betrifft die Stabilität der Messung, d. h. die Frage, ob der Test nach einer Woche oder nach einem Monat noch dasselbe mißt wie beim ersten Mal. Um eine Antwort auf diese Frage zu erhalten, gibt man den Test an eine Stichprobe von Versuchspersonen zum ersten Zeitpunkt und noch einmal zu einem zweiten Zeitpunkt eine Woche, einen Monat, drei Monate, ein Jahr später. Und wieder korreliert man beide Testleistungen miteinander. Hat man es mit so stabilen Eigenschaften wie Intelligenz oder Extraversion zu tun, so kann man von einem Test, der solche Eigenschaften mißt, erwarten, daß seine Wiederholungszuverlässigkeit auch nach einem Jahr mindestens zu einer mittelhohen Korrelation von beispielsweise $r = 0{,}6$ oder höher führt. Anderenfalls muß man vermuten, daß unklare Formulierungen der Anweisung oder der Aufgaben den Probanden nach einiger Zeit zu anderen Beantwortungsstrategien veranlassen, so daß die Testleistung nicht etwa wegen der Veränderung der Variable oder des Merkmals bei den Versuchspersonen, sondern wegen schlecht standardisierter Bedingungen herabgedrückt wurde.

4.3 Validität

Ein Test ist dann valide, wenn er mißt, was er messen *soll*. Manche Tests haben eine offenkundige Validität, z. B. ein Rechtschreibetest, ein Wortschatztest, eine Schreibmaschinenprüfung. Bei anderen Tests ist nicht erkennbar, welches Persönlichkeitsmerkmal mit ihnen eigentlich gemessen werden kann. Die Validität oder Gültigkeit ist dasjenige Kriterium, welches mit dem praktischen Nutzen einer Testprozedur unmittelbar verknüpft ist. Die Validität ist das Gütekriterium, aufgrund dessen ein Test die Berechtigung erhält, als Selektionsinstrument eingesetzt zu werden. Ist etwa Berufserfolg das Merkmal, aufgrund dessen man einen Personenkreis auswählen, beispielswiese einstellen, will, so bestimmt gerade der Zusammenhang zwischen der Testleistung und dem Berufserfolg, der an einer bestimmten Stichprobe von Versuchspersonen zu einem späteren Zeitpunkt nachgewiesen wurde, mit welcher Sicherheit man bei einem bestimmten Testwert auf einen später eintretenden Berufserfolg schließen kann.

Sobald ein Test publiziert wird, der in der klinischen Praxis leicht einzusetzen ist, hat er eine große Chance, in klinischen Untersuchungen Verwendung zu finden, die einen Zusammenhang zwischen dem Test und dem klinischen Verhalten nachzuweisen versuchen. Die Veröffentlichungen solcher Untersuchungen und ihrer Resultate bilden die eigentliche Validitätssubstanz des Tests, nämlich seine multiple Vorhersagekraft für verschiedenste klinisch relevante Verhaltensweisen. Selbst wenn seine Meßeigenschaften als Test schon lange als überholt gelten, ist es häufig schwer, einen solchen Test aus dem Markt zu nehmen. Seine vielfältigen Beziehungen zu den klinischen Variablen erlauben dem Praktiker, aus der einzelnen Testleistung eine Reihe gültiger Prognosen im Hinblick auf die verschiedensten klinischen Verhaltensweisen abzuleiten.

Andererseits gibt es Tests, die mit großem empirischen Aufwand entwickelt wurden und hervorragende Meßeigenschaften besitzen, aber dennoch Schwierigkeiten haben, in der klinischen Praxis eingesetzt zu werden, weil über die Vorhersagemöglichkeit dieses neuen Tests in bezug auf klinische Variablen noch nichts bekannt ist.

5 Entwicklung eines Tests

Eine neue Testskala zu entwickeln, nimmt einen wissenschaftlich tätigen Psychologen 2–3 Jahre in Anspruch. Der Entwicklungsprozeß selber kann als eine vollwertige selbständige wissenschaftliche Leistung angesehen werden, für die ein Psychologe den Doktorgrad erhalten kann. Die Entwicklung eines ganzen Testsystems mit mehreren Untertests, die zu einer Testbatterie zusammengestellt werden, ist ein Forschungsauftrag für ein ganzes Wissenschaftlerteam. Am Ende einer solchen Testentwicklung steht die Eichung des Tests für verschiedene Alters-, Geschlechts- und Bildungsgruppen, die für die deutsche Bevölkerung repräsentativ ausgesucht werden müssen. Eine solche Eichung kann von einem psychologischen Institut nicht geleistet werden, da es in der Regel die dafür notwendige repräsentative Befragung nicht leisten kann. Heutzutage übernehmen kommerzielle Befragungsinstitute diese Aufgabe, wobei die zuverlässigen Befragungen erhebliche Kosten mit sich bringen. Solche Kosten wären von einem einzelnen wissenschaftlichen Institut nicht aufzubringen, weshalb die Deutsche Forschungsgemeinschaft und andere Forschungsförderungsorganisationen mit ihren finanziellen Möglichkeiten angesprochen werden müssen, die Kosten für eine solche Eichung zu übernehmen.

Eine Testentwicklung läßt sich in einer einfachen schematischen Phasendarstellung in 4 Abschnitte untergliedern:
1. Schaffung des Itempools,
2. Itemanalyse sowie erste Validierungsversuche,
3. Eichung des Tests,
4. fortlaufende Validierung des Tests.

In den 4 verschiedenen Phasen der Testentwicklung werden verschiedene Güteeigenschaften des Tests gefördert: Phase 1 und Phase 4 beziehen sich auf die Gültigkeit des Tests, auf das, wofür er steht, die Zwecke, um derentwillen er entwickelt wurde. Die wissenschaftlichen Aktivitäten in der Phase 2 dienen dazu, die Zuverlässigkeit des Tests zu sichern. In der Phase 3 schließlich werden die Meßeigenschaften des Tests festgelegt.

Unter dem Aspekt der klinischen Relevanz muß die erste Phase, die Schaffung des Itempools, als wichtigstes und bedeutsamstes Stadium der Testentwicklung angesehen werden, denn die Itemsammlung zum Test repräsentiert substantiell den psychologischen Sachverhalt, der gemessen werden soll. In der anschließenden Phase erfährt die Itemsammlung eine Reduzierung durch die Eliminierung meßschlechter Items, aber keine substantielle Erweiterung.

Auch der diagnostisch erfahrene Testautor wird, wenn er den Itempool zusammenzustellen hat, sich in der Regel kaum auf seine eigene Kompetenz verlassen und alle Items seines neuen Tests allein formulieren, sondern er wird erfahrene Kollegen an der Entwicklung und Formulierung der Items beteiligen. Er wird seine Erfahrungen und die der Kollegen ergänzen durch ein Literaturstudium, welches ihm hilft, die Bedeutung einzelner Items präzise zu verstehen, und ihre Form dem dahinterliegenden Bedeutungsaspekt noch besser anzugleichen. Die Substanz der Itemsammlung ist dafür ausschlaggebend, ob der Test später substantielle Diagnostik leisten wird oder nicht, unabhängig von seinen formalen Meßeigenschaften.

Nach der Schaffung des Itempools erhält der Test seine vorläufige Form. Das Beantwortungsschema für die Items wird festgelegt. Bei Fragebögen wird z. B. entschieden, wieviel Antwortmöglichkeiten bei jedem Item zugelassen sind. Bei 2 Antwortmöglichkeiten könne das Schema lauten: „stimmt (1)" – „stimmt nicht (2)" oder „ja (1)" – „nein (2)"; bei 3 Antwortmöglichkeiten könnte das Schema lauten: „ja (1)" – „ich weiß nicht (2)" – „nein (3)"; bei 5 Antwortmöglichkeiten könnte das Schema so aussehen: „ganz richtig (1)" – „eher richtig (2)" – „unentscheidbar (3)" – „eher falsch (4)" – „ganz falsch (5)". Bei einem Intelligenztest, in dem das Antwortschema 5 Antwortmöglichkeiten zuläßt, werden für jedes einzelne Item 5 Antwortmöglichkeiten formuliert, wobei aber nur eine Antwortmöglichkeit als richtig gewertet wird. Eine solche richtige Antwort wird natürlich nicht immer an ein und derselben Stelle vorzufinden sein, sondern die Position in der Fünferreihe wird öfters wechseln. Auch die Anleitung zum Ausfüllen des Tests wird formuliert und in ein paar Probeläufen auf ihre Verständlichkeit hin überprüft.

Dann geht der Test in eine erste empirische Erprobung an einer im Geltungsbereich breit gefächerten Analysestichprobe von etwa 150–250 Personen. Nach der Durchführung des Tests bei einer Analysestichprobe werden die Testleistungen einer hochdifferenzierten rechnerischen Analyse unterzogen. Für jeden Probanden der Analysestichprobe wird ein Rohpunktwert zusammengezählt. Es ist die Summe der sog. richtigen Beantwortungen der Items. In einem Intelligenztest ist eine richtige Antwort objektiv definierbar. In Persönlichkeitstests oder in Tests, die bestimmte Einstellungen messen, ist natürlich die Zustimmung oder Ablehnung einer bestimmten Ansicht nicht objektiv richtig oder falsch, vielmehr ist nur eine bestimmte Stellungnahme kennzeichnend für dieses Persönlichkeitsmerkmal oder kennzeichnend für eine bestimmte soziale Einstellung. Es werden also „kennzeichnend" und „richtig" als identisch angesehen. (Eine in diesem Sinne „richtige" Beantwortung kann durchaus eine Negierung der Feststellung sein.) Der Testautor wird sich übrigens Mühe geben, die Items so zu formulieren, daß einmal eine Bestätigung und einmal eine Ablehnung zu einer bestimmten Aussage richtig, d. h. kennzeichnend für die zu messende Eigenschaft oder Einstellung ist. Durch ein solches Abwechseln kann er der Vorliebe mancher Probanden entgegenwirken, eine bestimmte Beantwortungsform, entweder die Bestätigung oder die Ablehnung, zu bevorzugen.

Es gehört zu den stillschweigenden und durchaus plausiblen, jedoch durch nichts erwiesenen Annahmen der Testtheoretiker, daß bei einer Einzelperson ein Merkmal um so ausgeprägter sei, je mehr zu einem solchen Merkmal kohärente Selbstaussagen diese Person selber darlege. Und es gibt manche Eigenschaften, bei denen eine solche Annahme sofort einleuchtet: Man kann um so besser Schreibmaschine schreiben, je mehr richtige Anschläge man in der Minute schafft. Man hat einen um so reicheren Wortschatz, je mehr Wörter man hinsichtlich ihrer Bedeutung kennt. Man ist um so intelligenter, je mehr Probleme man in einer bestimmten Zeiteinheit zu lösen imstande ist.

Andererseits gibt es Merkmale, die durch einen einzelnen biologischen oder sozialen Umstand definiert sind. Man wird Vater, Doktor der Philosophie und Mörder nicht durch eine Anhäufung bestimmter Väterlichkeits-, Promotions- oder Mordaktivitäten und auch die Eigenschaft selber, Vater, Doktor oder Mörder zu sein, wird nicht dadurch wesentlich verändert oder in irgendeiner Weise gesteigert, daß bestimmte Aspekte besonders häufig bei ihm anzutreffen sind. Man wird es ein für allemal und man bleibt es ein für allemal. Ein weiterer Gesichtspunkt ist die Tatsache, daß sich eine Merkmalsausprägung nicht durch die Anhäufung gleichwertiger Items, sondern durch das Vorhandensein ganz bestimmter gewichteter Items verändert. Wer gelegentlich im Gesellschaftsspiel ein bißchen mogelt, ist deswegen noch nicht kriminell im Vergleich zu dem, der regelmäßig Platten aus dem Radiogeschäft und Bücher aus der Bücherei entwendet. Doch auch der ist weniger kriminell als einer, der den ganzen Laden nächtens ausraubt. Und darüber gibt es möglicherweise noch weitere Stufen.

Man bezeichnet diese Eigenschaften von Items, die je nach Ausprägungsgrad von vielen oder wenigen Menschen in der Schlüsselrichtung beantwortet werden, als „Schwierigkeit" eines Items, wobei man einen Begriff aus der Intelligenztestforschung übernommen hat, ohne sich zu fragen, ob die offensichtliche Unsinnigkeit des Begriffs für die Konstruktion von Persönlichkeitstests seine Verwendung total entwertet. Der Testautor bemüht sich, Items geringer, mittlerer und größerer Schwierigkeit, wenn möglich normalverteilt, in die Testskala aufzunehmen. Auf diese Weise wird gerade im oberen und unteren Meßbereich der Skala eine größere Differenzierung erreicht.

Der Testkonstrukteur verschafft sich auch noch hinsichtlich einer zweiten Itemcharakteristik Kenntnis, nämlich hinsichtlich der „Trennschärfe" des Items. Mit diesem Begriff beschreibt man die Eigenschaft der einzelnen Items, das zu erfassen, was der Test als Ganzes, was alle Items zusammen erfassen. Die Trennschärfe wird durch eine Korrelation ermittelt, nämlich den Zusammenhang zwischen der Beantwortungsstruktur des einzelnen Items und der Beantwortungsstruktur der Summe aller Items (Rohwertverteilung). Ein Item ist dann trennscharf, wenn diejenigen Personen, die das Item richtig beantwortet haben, einen bedeutsamen höheren Summen-oder Rohwert erreicht haben, als diejenigen, die das Item falsch beantwortet haben. Es ist dann nämlich in der Lage, Personen mit großer Merkmalsausprägung von Personen mit geringer Merkmalsausprägung zu trennen. Anders ausgedrückt, Personen, die sich hinsichtlich der Beantwortung des einzelnen Items unterscheiden, unterscheiden sich durchschnittlich auch in der Gesamtheit aller

Items. Ein Item ist dann vollkommen trennunscharf, wenn seine Beantwortungsstruktur mit der Rohwertverteilung nicht korreliert, wenn z. B. die Personen, die das Item richtig beantwortet haben, im Rohwert denselben Mittelwert erreichen wie die Personen, die das Item falsch beantwortet haben. Solche trennunscharfen Items tragen zur Differenzierung im Test überhaupt nicht bei und erhöhen nur die Fehlstreuung. Sie werden daher aus dem Test entfernt.

In dieser Weise wird jedes Item eines neuen Tests hinsichtlich seiner Schwierigkeit und seiner Trennschärfe analysiert, und im Anschluß an diese Analyse werden die ungeeigneten, insbesondere die trennunscharfen Items aus dem Test entfernt. Sollten auf diese Weise viele unscharfe Items aus der Urfassung entfernt worden sein, muß mit dem Rest der Skala die gesamte Analyseprozedur wiederholt werden. Die Trennschärfenhöhe der Items hat unmittelbaren Einfluß auf die Reliabilität des Tests, wobei die Schwierigkeitsindizes die Verteilung der Skala mitbestimmen. Gelegentlich werden zum Zeitpunkt der Analyse schon Kriterien erhoben, für die der Test später Vorhersagen leisten soll. Dann kann für jedes Item schon jetzt ein Validitätsindex berechnet werden; hatte das Item keinen empirischen Zusammenhang zum Gültigkeitsaspekt des neuen Tests, dann wird es zur Vorhersage nicht beitragen. Dies könnte ein Grund sein, das Item aus dem Testpool zu entfernen, insbesondere wenn seine übrigen Eigenschaften, Trennschärfe und Schwierigkeit, zu wünschen übriglassen.

Endprodukt der Itemanalyse ist ein Itempool, der für mindestens eine Skala ausreicht, also aus mindestens 20 Items besteht, evtl. aber auch für Paralleltests mit 2mal 20 Items ausreicht. Viele gute Tests haben aus wissenschaftlichen Gründen zwei Parallelformen und erlauben damit z. B. Messungen zu zwei verschiedenen Zeitpunkten.

Die klinischen Tests werden häufig so eingerichtet, daß wichtige Verteilungswerte in handlichen Beträgen erscheinen. Solche Verteilungswerte sind:

1. der Mittelwert der Verteilung (M), definiert als die Summe aller Testwerte (x) der Population, geteilt durch die Anzahl der Testwerte (N):

$$M = \frac{\sum x}{N}$$

2. Die Streuung der Verteilung (s), definiert als die mittlere quadratische Abweichung der Einzelwerte vom Mittelwert:

$$s = \sqrt{\frac{\sum (x - M)^2}{N}}.$$

Die Verteilungen von Intelligenztests sind oft so transformiert, daß sie als sog. Standardwertskalen erscheinen, sie haben dann ihren Mittelwert (M) bei 100, während ihre Streuung (s) 10 beträgt.

Die Skalen der MMPI, aber auch die Skalen des Gießen-Tests sind als T-Werte verrechnet, d. h. sie haben einen Mittelwert (M) von 50 und eine Streuung (s) von 10. Schulnoten haben tendenziell einen Mittelwert (M) von 3 und eine Streuung (s) um 1.

In den letzten Jahrzehnten haben Testkonstrukteure einen Verteilungstyp bevorzugt, dessen Mittelwert (M) bei 5 und dessen Streuung (s) bei 2 liegt. Diese Stanine-

Skala haben die Autoren des FPI übernommen; sie bringen mit der recht groben Metrik der Stanine-Skala zum Ausdruck, daß ihr Test ohnehin nicht meßgenau genug ist, um feinere Abstufungen zu machen, als die Stanine-Skala zuläßt. Bei einem nach wissenschaftlichen Prinzipien konstruierten Test gibt der erzielte Testwert einen eindeutigen Hinweis darauf, welchen Platz der einzelne Proband hinsichtlich seiner Merkmalsausprägung in der Rangreihe beliebig denkbarer Probanden einnimmt, d.h. wieviel Prozent der Vergleichsgruppe eine geringere und wieviel Prozent eine größere Ausprägung haben als er. Eine solche Zuordnung wird ermöglicht durch eine Transformation der ursprünglichen Rohwertverteilung in eine Normalverteilung bzw. in eine möglichst große Annäherung an diese. Die Normalverteilung hat bestimmte bekannte Verteilungseigenschaften. In einer solchen Normalverteilung halbiert der Mittelwert die Testpopulation in zwei gleich große Hälften, wobei die erste Hälfte Werte unter dem Mittelwert, die zweite Hälfte Werte über dem Mittelwert hat. Das Intervall von der Mitte bis zum Betrag der Streuung (s), d.h. der Betrag der mittleren Abweichung vom Mittelwert, begrenzt eine Verteilungsfläche von genau 34%. Das Intervall von 1 s bis 2 s umgrenzt eine Fläche von etwa 12%. Es bleibt ein Rest von 4% für weitere Ausprägungen. Exakte Werte können dem Tafelwerk jedes Statistiklehrbuches entnommen werden. In der Normalverteilung hat der Mittelwert den Betrag 0 und die Streuung den Betrag 1. Allerdings ist die Hälfte der Werte bei der Normalverteilung mit negativen Vorzeichen versehen. Darüber hinaus ist das Rechnen mit Dezimalbrüchen kompliziert. Man nimmt daher in der Regel eine zweite Transformation vor, und schiebt den Mittelwert so weit nach oben, daß selbst die schwächsten Merkmalsausprägungen noch mit einer positiven Zahl versehen werden können. Dies gilt beispielsweise für die Standardisierung in Standardwerten, in T-Werten, in Schulnotenwerten, sowie in Stanine-Werten.

In der Phase der Eichung und Standardisierung von Tests überprüft man, ob der neue Test Zusammenhänge zu soziologischen oder klinischen Variablen hat. So ist bekanntlich die Intelligenz bis ins Erwachsenenalter hinein stark altersabhängig; der Beschwerdebogen stark geschlechtsabhängig; bestimmte Einstellungen sind häufig bildungsabhängig. Sind solche Zusammenhänge nachweisbar, so wird man für wichtige Altersabschnitte getrennte Normen stellen, genauso geschlechtsdifferenzierte Normen. Möglicherweise wird man auch noch die Gesichtspunkte des Einkommens oder der Bildung berücksichtigen und auch hierfür getrennte Normen liefern.

Nach der Transformation der einzelnen Rohwertverteilungen in eine der gängigen Standardverteilungen haben die verschiedenen Populationen den gleichen Mittelwert und die gleiche Stellung, d.h. die Werte verschiedener Populationen werden wieder miteinander vergleichbar. Der Prozeß der Eichung und Standardisierung ist sehr aufwendig. Bei Intelligenztests bezieht man mehrere Tausend Probanden ein, die repräsentativ für den Bevölkerungsdurchschnitt sind. In der Regel wird für diese Phase die Leistung großer kommerzieller Befragungsinstitute in Anspruch genommen, die für die Repräsentativität sichere Garantien übernehmen können und auch über eine optimale Befragungsorganisation verfügen.

Man erkennt unschwer, daß ein erheblicher methodologischer und statistischer Aufwand getrieben wird, um die Güteeigenschaften von Tests zu definieren und eine brauchbare Eichung vorzunehmen. Der jede Woche in irgendeinem Magazin angebotene Illustriertentest ist im Vergleich zu solch wissenschaftlich konstruierten Tests deshalb nicht seriös, weil Illustrierte nicht in der Lage wären, das Geld zu bezahlen, das für eine wissenschaftliche Bearbeitung einer Testkonstruktion notwendig ist. Was meistens geleistet wird ist, daß ein cleverer Psychologe auf geschickte Weise ein paar Items zusammenstellt, daß aber diese Items niemals einer empirischen Kontrolle unterzogen wurden, sondern unüberprüft in die Spalten der Zeitschrift gefügt werden. Verglichen mit dem kompetent konstruierten Test ein Unternehmen, das als extrem unseriös angesehen werden muß.

6 Möglichkeiten und Grenzen der Psychodiagnostik in der Praxis des niedergelassenen Arztes

Der Arzt, der einen Patienten testet, erhält mit Hilfe des Tests eine zuverlässige Aussage über den Ausprägungsgrad eines klinisch-psychologisch hinlänglich beschriebenen Persönlichkeitsmerkmals seines Patienten. Diese zuverlässige Aussage basiert auf einer wissenschaftlich begründeten optimalen Befragungsprozedur. Die quantitativen Werte, mit denen letztendlich die Leistungen des Patienten eingeordnet und im Vergleich mit anderen bewertet werden, basieren auf einem Vergleichskollektiv von mehreren Tausend Personen. Testen heißt somit, die statistisch fixierte Erfahrung über viele Tausend Patienten für den vorliegenden Einzelfall zu nutzen. Wenn ein niedergelassener Arzt sich dafür entscheidet, mehr Psychodiagnostik in seiner Praxis anzuwenden, muß er zumindest aus Gründen der Ökonomie organisatorisch einige Umstellungen vornehmen: Die sorgfältig vorzulesende Anweisung und ein recht kurzer Test nehmen zusammen doch immer 15 min in Anspruch. Durch eine entsprechende Einbestellungspraxis kann ein Patient sehr häufig solche Testprozeduren durchlaufen, bevor der Arzt ihn sieht. Es wäre aber auch die Alternative denkbar, daß mehrere Patienten einen solchen Test in einem Gruppenraum absolvieren, was natürlich auch eine Rationalisierung des Testverfahrens bedeuten würde. Die manuelle Auswertung eines einfachen Tests mit Schablone durch eine geschickte medizinisch-technische Assistentin oder eine Arzthelferin – neuerdings gibt es auch psychologisch-technische Assistentinnen – nimmt 5–7 min in Anspruch. Die Registrierung der Testdaten auf computergerechten Lesebelegen ließe sich sicher organisieren, aber das Verschicken der Belege in eine andere Stadt auf dem Postweg und dementsprechend lange Wartezeiten bei Inanspruchnahme eines kommerziellen Auswertungsinstituts sind für eine allgemeinmedizinische Praxis, in der der Patient in aller Regel auf der Stelle angemessen beraten werden will, eine Unmöglichkeit. Vermutlich wird mit dem Fortschreiten der Elektronisierung der Büros auch der kleine Terminalrechner in jeder Arztpraxis stehen, und es wird sicher kommerzielle Gesellschaften für Dokumentation und Statistik geben, die eine Auswertung der Daten on-line, d. h. auf der Stelle über das Betriebsterminal als Teil der betriebseigenen Programmbibliothek, anbieten.

Dies gilt natürlich nur für die einfachen objektiven Tests, die Auswertung und Interpretation großer projektiver Testverfahren setzen einen Arzt voraus, der volle psychologische Kompetenz besitzt und der solche psychodiagnostische Methoden wie die Auswertung projektiver Testverfahren quasi als Hobby betreibt. Im übrigen kostet die Anwendung, Auswertung und Interpretation eines großen projektiven Testverfahrens den Kliniker einen Vormittag.

Ganz anders ist dies mit den sog. objektiven Testverfahren. Die nach den wissenschaftlichen Erkenntnissen der Testkonstruktion entwickelten Tests sind mit einer festen Standardanweisung versehen, die bei Anwendung des Tests eingehalten werden muß. Diese Standardanweisung wird in der Regel vorgelesen. Insofern ergibt sich keine Notwendigkeit, daß gerade ein Psychologe der Testleiter ist. Andererseits kann sich ein Testleiter aber auch nicht naiv verhalten. Man erwartet von ihm auch ein paraverbales Standardverhalten, d.h. eine höfliche, freundliche Miene, aber auf keinen Fall Aufgeschlossenheit, Initiative usw. Ein suggestives Verhalten, selbst ansatzweise, oder Hilfeleistung sind absolut verboten. Diese Askese will gelernt sein, gerade Arzthelferinnen, medizinisch-technische Assistentinnen usw. sind eine solche asketische Rolle im Umgang mit Patienten nicht gewohnt, sie erleben sich womöglich als grausam und haben emotionale Schwierigkeiten, diese Askese auszuüben.

Die bedeutsamste Grenze der Psychodiagnostik für den niedergelassenen Arzt entspringt der bislang schlechten Kommunikation zwischen klinischen Psychologen und Medizinern. Dies hat dazu geführt, daß die Psychologen als Testautoren zuwenig medizinrelevante Persönlichkeitsmerkmale durch neue Tests operationalisiert haben. Das bestehende Sortiment an Tests, unnötig aufgebläht, ist für die Medizin zu wenig nutzbar, weil es am Bedarf der Medizin vorbeiproduziert wurde. Relevante Merkmale der Patientenmentalität wären z.B. Bereitschaft, den Anweisungen des Arztes zu folgen, Laientheorien des Patienten zu seiner Krankheit, Drop-out-Tendenzen des Patienten, Introspektionsfähigkeit und Einsicht des Patienten.

Ein weiterer Nachteil der Psychodiagnostik in der Praxis ist die nicht selten große Länge der Tests. Tatsächlich steht die Länge eines Tests in unmittelbarem Zusammenhang mit seiner Zuverlässigkeit. Je mehr Fragen hinreichender Testqualität, desto zuverlässiger ein Test. Dem steht aber der ökonomische Aspekt proprotional entgegen. Je länger ein Test, desto unökonomischer, unpraktischer ist er für den Einsatz.

Es fällt auf, daß innerhalb der medizinischen Praxis die vorwiegend für die klinische Psychologie entwickelten Tests, z.B. das FPI oder die deutsche Übersetzung des 16 PFQ von Cattell, sich bis heute noch nicht recht durchgesetzt haben, obwohl sie von der Güte ihrer Meßeigenschaften her den in der Medizin gebräuchlichen Tests wie dem MMPI oder dem Gießen-Test überlegen sind. Dies ist darauf zurückzuführen, daß die psychologischen Tests alltägliche Charakterzüge beschreiben, die psychiatrischen Tests hingegen Verdünnungen von Krankheitszuständen. Literarische Charakterbeschreibungen, z.B. „Selbstvertrauen“, „irritierbar“, „gemäßigt“, „kontaktfähig“, wie sie im FPI niedergelegt sind, hinterlassen zwar ein intuitives impressionistisches Bild vom Eigenschaftsträger, erlauben aber eine viel zu starke subjektive Auslegung. Die psychiatrischen Skalen hingegen, wie sie im MMPI vorkommen, messen Eigenschaften, die als Verdünnungen krankhafter Zustände angesehen werden können. Die krankhaften psychiatrischen Zustände selbst tauchen beim Kliniker unmittelbar in der Praxis auf und bilden die Basis der Anschauung, von der aus der Arzt letztlich den Fall als Paranoia oder als Charakterstörung bewertet. So wird eine Angabe über die Schizoidie eines Menschen unwillkürlich doch den Lehrbuchfall der Schizophrenie wieder vor Augen führen, der durch bizarre Reaktionen, Gedankensprünge und zerfahrene Sprache sowie durch die Darbietung seiner autistischen Welt ein klar abgegrenztes Bild eines in einer bestimmten Weise geistig Erkrankten bietet. Schizoidie ist dann nach unserer Anschauung die verdünnte Form des damals auffällig erlebten Verhaltens. Dies sind in der Tat zwei verschiedene Annäherungsweisen an den Patienten, in dem sich die klinische Forschung der Psychologen von der der Ärzte unterscheidet. In der psychologischen Forschung werden Tests an Versuchsgruppen gegeben, um zu gesetzmäßigen Aussagen, zu nomothetischen Sätzen zu gelangen. Beispielsweise zu Sätzen über die Intelligenz und Schulbildung, über die Prüfungsangst und Prüfungsleistung, über die Konzentrationsfähigkeit und beispielsweise das Schlafverhalten. In einer niedergelassenen Praxis möchte man sich jedoch lieber ein Bild von einer einzelnen Persönlichkeit machen, indem man die Individualität einer Person als das einmalige Zusammenwirken aller konstituierenden Elemente der Person sich zu vergegenwärtigen trachtet. Dagegen wird in der akademischen Psychodiagnostik nicht der zu klärende Fall mit Lehrbuchfällen verglichen und bei maximaler Ähnlichkeit die dem Lehrbuchfall zugeordnete Krankheit diagnostiziert. Die Psychodiagnostik ist stolz darauf, mit ihrem Ansatz die wissenschaftstheoretischen Forderungen der Naturwissenschaften zu erfüllen, nämlich Eigenschaften zu messen, um beim jeweils vorliegenden Fall eine bestimmte Meßgröße festzulegen, nicht jedoch eine vergleichende Kasuistik zu betreiben.

Man muß sich aber darüber klar werden, daß auch die Psychodiagnostik in sich auf Grenzen ihrer Verwirklichung stößt. Dies soll am Beispiel der Intelligenz verdeutlicht werden: Keine Persönlichkeitseigenschaft ist von der Testforschung derartig intensiv bearbeitet worden wie die Intelligenz. Die Tests zur Messung von Intelligenz sind immer besonders aufwendig konstruiert worden. Beispielsweise wurden für die Normierung oder Eichung besonders viele Personen als Eichstichprobe ausgewählt, was den Test sehr teuer machte, bevor er auf den Markt kam. Das Bedürfnis, die Intelligenz eines Menschen zu wissen, entsprang zunächst nicht klinischem Interesse, sondern erziehungspolitischen Entscheidungen. Der erste Intelligenztest wurde in Frankreich von Binet im Auftrag des französischen Kultusministeriums entwickelt. Ziel war, frühzeitig Kinder, deren Begabung für ein geordnetes Durchlaufen der Normalschule nicht ausreichte, auszusondern und in einer Sonderschule einzugliedern. Die nächsten gesellschaftlichen Interessenten an einer generellen Intelligenzprüfung waren das amerikanische Militär in der Zeit des 1. Weltkriegs sowie die Personalverwaltungen industrieller Unternehmungen.

In der Psychiatrie bildete zwar die intellektuelle Einordnung eines Patienten einen Teil der Routinediagnostik, man fand jedoch die Tests zu aufwendig, um sie bei jedem Patienten routinemäßig einzusetzen, zumal die neukonstruierten Tests eher im Normalbereich gut differenzierten, während sie an den unteren Skalenenden nicht sonderlich gut griffen. Gerade dort aber muß der Psychiater seine schärfsten Unterscheidungen treffen, beispielsweise Minderintelligenz von Schwachsinn, Schwachsinn von Idiotie, diese wieder von noch primitiveren Formen menschlicher Anpassung abgrenzen.

Entgegen dem ersten Anschein kann der Allgemeinarzt durchaus in die Lage kommen, sich ein Bild von der intellektuellen Leistungsfähigkeit etwa eines Schulkindes machen zu müssen. Es besteht nämlich ein deutlicher Zusammenhang zwischen Körperbeschwerden wie Kopfweh, Müdigkeit, Gliederschmerzen, Herzstolpern usw. und Schulangst bzw. Prüfungsangst und anderen Mißerfolgserlebnissen in der Schule. Ob nun diese konstitutionell bedingt sind im Sinne einer Nervosität oder vegetativen Labilität, ob sie Ausdruck familiärer Dauerspannung oder einfach Folge einer nachweislichen Minderbegabung sind, sollte jedenfalls vor dem Einleiten therapeutischer Maßnahmen geklärt sein.

Der ungeheure Aufwand an Intelligenzforschung hat übrigens zu Tage gebracht, daß es für die wissenschaftlich begründete Messung von Persönlichkeitseigenschaften einen Grenzwert gibt, jenseits dessen Meßaufwand und Ertrag nicht mehr zusammengehen. Ein Theoretiker der Intelligenz, Guilford, hat aufzeigen können, daß es etwa 120 voneinander unabhängige Aspekte der Intelligenz gibt. Dem stehen Intelligenztests gegenüber, die oft nicht mehr als 2–3 unabhängige Intelligenzaspekte erfassen. Selbst die differenziertesten Entwicklungen enthalten nicht mehr als 6–8 Intelligenzfaktoren. Dieses Mißverhältnis von Erfassungsnotwendigkeit und empirischer Erfaßbarkeit gibt unter anderem eine Erklärung dafür ab, warum die Frage, ob Intelligenz angeboren oder erworben sei, in absehbarer Zeit mit empirischen Intelligenzforschungsansätzen nicht zu beantworten ist.

Literatur

Guilford JP (1964) Persönlichkeit. Beltz, Weinheim

Ingenkamp KH (1971) Die Fragwürdigkeit der Zensurengebung. Beltz, Weinheim

Lienert GA (1969) Testaufbau und Testanalyse. Beltz, Weinheim

Michel L (1959) Allgemeine Grundlagen psychometrischer Tests. In: Heiss R: Handbuch der Psychologie, Bd. 6: Psychologische Diagnostik S 19–70, Hogrefe, Göttingen

Das psychosoziale Umfeld des Patienten

K. Keller und H. Zenz

1 Einleitung

Der an der psychosomatischen Krankheitslehre orientierte Arzt wird geneigt sein, im Verständnis eines kranken Menschen sein Hauptaugenmerk auf psychologische Aspekte des Patienten zu richten: auf seine Persönlichkeitsstruktur, auf intrapsychische Konflikte, die Beschaffenheit seiner Abwehrmechanismen. In den meisten Kapiteln dieses Buches wird der Zusammenhang zwischen der Krankheit eines Menschen und seiner psychischen Lage expliziert. In diesem Abschnitt soll die Bedeutung sozialer Merkmale für die psychosomatische Medizin und die medizinische Psychologie in den Mittelpunkt der Betrachtung gerückt werden.

Alter, Geschlecht sowie geistiger und sozialer Status und Erfolg geben dem Arzt entscheidende Hinweise auf die biologische, die psychische und die soziale Lage seines Patienten. Das Alter z. B. sagt etwas über die Irreparabilität oder Regenerierbarkeit des geschädigten Organismus, die soziale Lage bestimmt die Grenzen der Interventionsmöglichkeiten hinsichtlich dessen, was der Arzt als optimales Therapie- und Rehabilitationsmilieu ansieht. Die sozialen Merkmale definieren andererseits für den Patienten Rollen, eine spezifische Alters-, Geschlechts-, Familien- und Berufsrolle, d. h. sie weisen ihm ein rollengemäßes Verhalten entsprechend den mit der Rolle gegebenen sozialen Erwartungen zu.

Wie stark Rollenkonflikte und Fehlanpassungen an Rollenerwartungen die Gesundheit beeinträchtigen oder den Verlauf einer Krankheit nachhaltig beeinflussen, ist durch die soziobiographische Forschung (sog. Life-event-Forschung) belegt worden [27, 38]. Hierzu ein exemplarischer Fall:

Ein 50jähriger italienischer Gastarbeiter bedient den Transportkran in einer Gießerei. Häusliches Milieu blitzsauber. Sozialsystem der Familie geordnet. Er kommt in die Sprechstunde, weil er sich elend und schwindelig fühlt. Bei mehrmaliger Messung besteht eine konstante Hypertonie von 200/100. Im EKG vereinzelte Extrasystolen. Laborwerte unauffällig. Auf die Frage, wie er sich seinen Zustand erkläre, sagte er, daß er nicht wisse, wo das herkomme, vielleicht habe er Grippe. Von der Arbeit könne es nicht kommen. Er habe eine leichte Arbeit. Er müsse nur immer wieder auf den Knopf drücken, daß sein Kran fahre, sagte er lachend. Die Familie sei gut, und auch in Italien ist alles in Ordnung. Er wolle nur für 2 Tage krank geschrieben sein, weil er so nicht arbeiten könne, denn er müsse zu seiner Tätigkeit auf einer Leiter in seinen Kran steigen und habe Angst, daß er dabei abstürze.

Am nächsten Tag kommt er in Begleitung seines 22jährigen Sohns in die Sprechstunde, der vor einem Jahr wegen Magenschmerzen psychischer Genese (Heimweh) in Behandlung stand und damals über die Zusammenhänge eingehend aufgeklärt und mit Erfolg behandelt wurde. Er fragte spontan, ob die Erkrankung seines Vaters nicht auch von der „Aufregung" kommen könne, so wie das bei ihm gewesen sei. Als dies bejaht wurde, schilderte er folgendes:

Sein Vater müsse in der Gießerei sehr schwere Eisenteile mit seinem Kran befördern. Die Arbeiter, die diese Teile zum Transport am Kran befestigen, arbeiten im Akkord. Deshalb würden sie dünnere Drahtseile benützen, damit das alles schneller ginge. Sein Vater habe aber dafür klar festgelegte Vorschriften. Täglich sei er deshalb im Konflikt, weil er befürchte, daß das befestigte Stück abstürzen würde. Er habe aber unterschreiben müssen, daß er die Sicherheitsvorschriften einhalten würde. Dies rege ihn seit Wochen sehr auf, und er, der Sohn, glaube, daß dies mit der Erkrankung seines Vaters zu tun habe. Der Vater bestätigte die Schilderung seines Sohnes. Es entwickelte sich ein langes Gespräch, in dem sich herausstellte, daß vor allem die Beschimpfungen, die der Mann erdulden mußte, wenn er etwas gegen die Nichtbeachtung der Sicherheitsvorschriften bei seinen Arbeitskollegen vorbrachte, für ihn unerträglich wurden. Dem Patienten wurde ein Psychopharmakon verordnet und sein zukünftiges Verhalten wurde mit ihm besprochen: Er solle einige Tage die Beschimpfungen ausstehen, wenn er streng nach Vorschrift arbeite, notfalls solle er sogar umständlich langsam arbeiten. Dadurch schmälere er den Verdienst seiner Angreifer und könne sie so zur Ordnung bringen. Bei wieder exakter Arbeit der anderen solle auch er wieder genau und schnell arbeiten.

Der Patient verstand den Zusammenhang und konnte zu dem besprochenen Verhalten motiviert werden. Dies hatte zur Folge, daß sich das ganze Problem im Betrieb im Verlauf einer Woche behob. Das Psychopharmakon wurde mehrere Wochen beibehalten. Der Blutdruck hatte sich nach 2 Wochen ohne blutdrucksenkendes Mittel normalisiert. Der Patient war psychisch erholt und wieder selbstbewußt. Durch die Klärung der Zusammenhänge und die Verbesserung der psychischen Ausgangslage konnte die Krisensituation, die sich bereits in organischen Fakten niederschlug, behoben werden.

Mehrere soziale Aspekte hatten für die Gesundheit dieses Patienten eine kritische Bedeutung. Kern der seine Gesundheit bedrohenden Belastungssituation war eine akute berufliche Rollenunsicherheit, d.h. eine Ratlosigkeit, wie er die Erwartungen seiner Kollegen als unmittelbaren realen Personen seines beruflichen Umfeldes mit den mittelbar höchst bedeutenden, aber unmittelbar eher abstrakt erscheinenden Sicherheitserwartungen „der Allgemeinheit“ in Einklang bringen könne.

Dieser berufliche Rollenkonflikt erfuhr eine Verschärfung einmal durch den Umstand, daß er als Gastarbeiter das kulturelle Wertsystem der deutschen Arbeitswelt nicht sicher beherrschte, zum zweiten, daß er als Mitglied einer sozialen Minorität Angst hatte, bei Fehlverhalten ethnozentrischen Vorurteilen ausgesetzt zu sein, zum dritten, daß er ein Alter hatte, das in ihm Unsicherheit hinsichtlich seiner physischen Leistungsfähigkeit erzeugte.

Ein anderer sozialer Aspekt dieses Patienten freilich wirkte sich günstig auf den Verlauf seiner Krankheit aus: Der enge Zusammenhalt seiner Familie, aufgrund dessen dem Sohn die Rolle eines psychologischen Kotherapeuten zuwuchs. Der Patient selbst hatte hinsichtlich seiner Beschwerden kein klares Konzept, allenfalls biologisch orientierte Mutmaßungen, wies einen Zusammenhang mit der Arbeit als möglicherweise „kränkenden“ Faktor sogar ausdrücklich zurück. Zurückweisungen sind nach Adler [1] geradezu ein Indiz, eben dort die Ursachensuche zu beginnen.

Die psychosoziale Krankheitstheorie des Sohns dagegen war mit den medizinischen Befunden in Übereinstimmung zu bringen, eine an dieser Theorie orientierte psychotherapeutische Intervention brachte einen vollständigen Heilungsprozeß mit sich.

Das verordnete Psychopharmakon hatte innerhalb der Therapie im wesentlichen eine Placebofunktion, entsprach der Erwartung des Patienten, „etwas zu bekommen“, und war geeignet, die Mitarbeit des Patienten auch hinsichtlich des ihn ängstigenden Vorschlags zu fördern, sich gegen die Kollegen durch passiven Widerstand durchzusetzen.

Eine rein somatische Behandlung hätte bei Unkenntnis der speziellen psychosozialen Indikatoren den Patienten somatisiert und als krank abgestempelt. Vor Niederschrift dieser Zeilen wurde er zur Kontrolle aufgesucht und dabei, jetzt nach 4 Monaten, gesund vorgefunden. Wobei er ausdrücklich erklärte, daß im Betrieb jetzt „alles gut" sei.

Die folgenden Abschnitte diskutieren ausführlich die wesentlichen sozialen Indikatoren der Erkrankungen und ihre Implikationen für die ärztliche Praxis.

2 Die Frau als Patient

Der Umstand, daß die Lebenserwartung von Frauen deutlich über der von Männern liegt, sollte nicht die Ansicht nähren, der Arzt habe mit weiblichen Patienten insgesamt so gut wie keine Probleme. Es stimmt wohl, daß das Risiko ischämischer Herzkrankheiten bei Frauen verglichen mit dem der Männer ⅓ beträgt, daß Bronchitis, Leberzirrhose, Karzinome des Magens und der Lunge typische schwere Erkrankungen von Männern sind [36]. Doch läßt sich daraus nicht der Schluß ableiten, daß Frauen seltener den Arzt aufsuchen als Männer. Einerseits gibt es typische, modale Krankheits- und Beschwerdenprofile der weiblichen Patienten. Unter diesen nehmen Bluthochdruck und entsprechende Behandlungsbedürfnisse sowie rheumatische und arthritische Beschwerden die ersten Ränge ein. Das Risiko, an Rheuma zu erkranken, ist für Frauen 3mal höher als für Männer [36]. Auch begegnet dem Arzt die Krebskrankheit beim weiblichen Patienten in der typischen Ausprägung des Mammakarzinoms.

Frauen klagen im Durchschnitt über mehr körperliche Beschwerden als Männer [12]. Richter u. Beckmann [35] fanden die Herzneurose bei Frauen signifikant häufiger als bei Männern. Auch hinsichtlich des Schmerzerlebens geben Frauen höhere Werte an. Offensichtlich ist die Klagebereitschaft von Frauen höher als die der Männer (Brähler, 1978; unveröffentl. Habilitationsschrift).[1]

Weitere Faktoren in der Belastung der Arztpraxis durch weibliche Patienten bestehen darin, daß weibliche Patienten in der Regel länger krank sind. Der Arzt sieht sich veranlaßt, weibliche Patienten öfter wiedereinzubestellen. Konsultationen von Frauen in der Arztpraxis dauern länger, wobei der Zusammenhang gesichert ist, daß eine starke Zeitbelastung häufiger zu Arbeitsunfähigkeitsverschreibungen und zur Rezeptordination führt (alle Angaben Niehoff [32]). Andererseits gestaltet sich die Begegnung zwischen Arzt und weiblichen Patienten kommunikativer. So erfah-

1 Klagebereitschaft darf hier nicht als negative, diskriminierende Eigenschaft mißverstanden werden: Frauen klagen häufiger, leben aber auch länger als Männer. Interessant ist in diesem Zusammenhang der Befund Brählers, daß Patienten, die über viele Beschwerden klagen, deren Entstehung seelischen Ursachen zuschreiben, während Patienten, die weniger Beschwerden angeben, diese sich eher körperlich erklären (Brähler 1978, Der Gießener Beschwerdebogen (GiBB), unveröffentl. Habilitationsschrift, Universität Gießen)

ren Frauen über 60 Jahre häufiger als Männer vom Arzt eine Beratung über eine angemessene Lebensweise, vermutlich nicht zuletzt aus dem Grunde, weil sie am ehesten bereit sind, die Ratschläge des Arztes anzunehmen [33, vgl. auch 29]. Der Allgemeinarzt sieht sich in seiner Kommunikationsbereitschaft durch die weiblichen Patienten bestätigt, die seine Persönlichkeit und seine Leistung überdurchschnittlich positiv beurteilen [28].

3 Das Sozialsystem Familie

Wenngleich dem niedergelassenen Arzt die Rolle des Familienarztes seit jeher nicht ungewöhnlich erschien, da in der Regel Familienangehörige nicht verschiedene Hausärzte konsultieren, ist das Konzept der Familie als Patient erst mit der Integration psychosozialer Aspekte in die Medizin ausgeformt worden. Dabei hat der psychologisch geschulte Allgemeinmediziner wenig Schwierigkeiten, in die Rolle des Familienarztes hineinzuwachsen. Seit 1970/71 besteht ein englischsprachiges *Journal of Family Practice.* Daß die Familie als Sozialsystem ins Krankhafte entarten kann, ist besonders den Psychotherapeuten vertraut. Howard u. Orlinsky [26] formulieren in einer Literaturübersicht über psychotherapeutische Prozesse, „daß für Erwachsene die ... Familie und besonders ihr ehelicher Kernbereich der prinzipielle institutionelle Klient des Systems therapeutischer Versorgung“ ist [vgl. auch 21].

Richter [34] widmet dem Kind als leidendem Opfer entgleisender Familienstrukturen eine überzeugende Monographie. Daß nicht nur psychoneurotische, sondern auch organmedizinische Prozesse am Kind Präsentierphänomen psychotherapiebedürftiger Eltern sind, wird von der Gruppe um Balint mehrfach aufgezeigt [4, 5]. Selbstverständlich ist den Familienmitgliedern der Zusammenhang zwischen dem „Symptom“ des vorgeschobenen Patienten und ihrer eigenen Psychodynamik gänzlich unbewußt. Hierzu ein bezeichnender Fall:

Eine 28jährige Mutter kam mit ihrer jetzt 4jährigen Tochter erstmals vor 2 Jahren und dann immer wieder in die Sprechstunde, weil das Kind jeden Morgen über Schmerzen im Unterbauch klage. Das Kind halte sich beide Hände zwischen die Beine und weine dazu. Sie habe das Kind immer wieder auf den Topf gesetzt, aber es sei dabei nur wenig Urin abgegangen. Eine eingehende Fahndung nach pathologischen Ursachen, sowie mehrfache Urinuntersuchungen ergaben keine Erklärung. Zum Ausschluß einer Harnwegsanomalie wurde das Kind einem Urologen vorgestellt, der es nach negativem Befund an eine urologische Klinik weiterüberwies, wo ebenfalls kein faßbarer Befund erhoben werden konnte. Die fachärztliche Diagnose lautete: „Reizblase“. Empfohlene spasmolytische Mittel brachten keinen Erfolg. Unter Tränen erklärte die Mutter: „Aber bei dem Kind muß doch etwas nicht stimmen“. Inzwischen hatte die Mutter das Kind einem jungen Kollegen, der sich am Ort neu niedergelassen hatte, vorgestellt, der angeblich „etwas im Urin gefunden hatte“, jedoch mit seiner Behandlung auch keinen Erfolg hatte.

Wegen eines hochfieberhaften viralen Infekts mit Pneumonie suchte die Mutter mit dem Kind wieder den früheren Hausarzt auf, auch „weil es mit der Blase schlimmer geworden sei“. Nach 3wöchigem Klinikaufenthalt, wo dann auf Wunsch der Mutter nochmals die Harnwege untersucht worden waren – „damit sich dort nichts festgesetzt hat“ – wurde das Kind gesund entlassen. Nach 4 Wochen erkrankte das Kind erneut an einer fieberhaften Enteritis. Die Mutter empfing den Arzt unter Tränen: „Sicher ist es wieder die Blase, sie hat dies ja schon als ganz kleines Kind gehabt, nie hat man etwas gefunden ... Da muß doch etwas sein; immer hält sie sich den Bauch so ...“, dabei hielt die Mutter sich selbst den Unterleib, wie sie es früher von dem Kind geschildert hatte. Der

Durchfall besserte sich rasch. Auf Drängen der Mutter wurden wieder Urinuntersuchungen vorgenommen. Die Mutter erhielt „vorsorglich" einen Überweisungsschein für das Kind an eine Universitätsklinik, damit sie „wenn sich im Urin etwas zeigen würde", sich sofort dort einen Termin in der Ambulanz geben lassen könne.

Es zeigte sich eine verblüffende Wendung: Der Termin an der Universitätsklinik wurde nicht wahrgenommen und bei dem Kind auch keine Urinuntersuchung mehr durchgeführt. Inzwischen war nämlich bei der Mutter eine Schwangerschaft festgestellt worden. Als ich sie auf der Straße traf, mich nach ihrem Befinden erkundigte und auch nach der Kleinen fragte, antwortete sie lachend: „Ich glaube, die hat es jetzt gottseidank endgültig überwunden."

Einzeln lebende Menschen scheinen am seltensten Grund zu haben, einen Arzt aufzusuchen [19]. Über diesen Erkenntnissen sollte man freilich andererseits nicht übersehen, daß die intakte Familie dem Einzelnen einen nicht gering zu veranschlagenden medizinischen Schutz gibt.

Nach Finlay-Jones u. Burvill [19] suchen Verwitwete den Arzt besonders häufig auf; sicher nicht nur, um psychotherapeutische Hilfe in Anspruch zu nehmen, wenn man bedenkt, daß die Life-event-Forschung um Holmes u. Rahe [25] den Nachweis erbracht hat, daß einschneidende Familienereignisse, insbesondere auch der Verlust eines Angehörigen, überzufällig häufig den Ausbruch einer schweren Krankheit nach sich ziehen.

Der niedergelassene Arzt muß indessen immer damit rechnen, auch als Familientherapeut, als „medizinpsychologischer Berater" [3] angesprochen zu werden. Nicht selten bringen die Familienangehörigen intrafamiliäre Konflikte in die Familienpraxis [9] und erwarten sich von dem Arzt eine schiedsrichterähnliche Stellungnahme bei der Lösung ehelicher Konflikte. Der in Kleingruppenpsychologie und Gruppendynamik ungeschulte Mediziner kann durch solche Rollenangebote leicht in für ihn unangenehme Situationen gebracht werden. Die durch unprofessionelle Ratschläge enttäuschten Patienten entziehen nicht selten auch dem wohlgesonnenen Arzt ihr Vertrauen.

Angehörige älterer Patienten suchen häufig den Arzt auf, um sich bei ihm Rat und Führung im Umgang mit ihrem Problemmitglied zu holen. McGreehan u. Warburton [30] interpretieren dieses Kommunikationsangebot als Hoffnung, daß der Arzt ihre ambivalenten Gefühle gegenüber den älteren Familienmitgliedern versteht und sie bei der Bewältigung der neuen Anforderungen, die mit der Betreuung der älteren Familienmitglieder gegeben sind, unterstützt. Auch diese Autoren weisen darauf hin, daß der Arzt geschult sein muß, um die dynamischen Familienprozesse, die sich hierbei abspielen, hinreichend zu verstehen.

4 Der alte Patient

Durch den Geburtenrückgang und die Verlängerung der durchschnittlichen Lebenserwartung hat sich die Altersgliederung der Bevölkerung beträchtlich verändert. 1975 betrug der Anteil der Bevölkerung über 65 Jahre in der BRD 14,5% und ist inzwischen weiter gestiegen. Aufgrund der bei alten Menschen meist vorhandenen Multimorbidität beträgt der Anteil an alten Patienten in der freien Praxis, je nach den Kriterien der Praxis, 20 bis 40%.

Eine Analyse der Altersgliederung von Konsultationen beim praktischen Arzt durch Finlay-Jones u. Burvill [19] erbrachte für männliche Patienten einen mäßig ausgeprägten linearen Anstieg mit steigendem Alter und eine Beschleunigung dieses Anstiegs an Konsultationen bei den Patienten von 60 Jahren und älter. Auch Frauen über 60 Jahre suchen häufiger den Arzt auf, haben aber auch in der Zeit zwischen dem 20. und 30. Lebensjahr intensiven Anlaß zu einer Konsultation. Zwischen 30 und 60 Jahren sinkt bei Frauen die Konsultationshäufigkeit deutlich ab. Wie Laux [28] feststellt, sind keineswegs immer organmedizinische Beeinträchtigungen der Grund für den Arztbesuch des älteren Patienten. Vielmehr wenden sich gerade ältere Patienten häufig bei seelischen Problemen an den Allgemeinarzt. Entsprechend längere Zeit beanspruchen die Arztkontakte solcher Patienten [41]. Auch Mattern [29] sieht häufig seelische Probleme als tieferliegende Ursache für die Konsultation des Arztes und verweist auf die psychotherapeutische Bedeutung, die dem Hausbesuch des Arztes gerade beim älteren Patienten zukommt.

Innerhalb einer solchen therapeutischen Intervention besteht nach Mattern [29] für den Arzt die Möglichkeit, den Patienten zu stärkerer körperlicher und geistiger Aktivität zu motivieren, wodurch eine Chance gegeben ist, den Altersprozeß zu verzögern. Daß das Risiko einer größeren Anzahl von schweren Erkrankungen mit dem Alter ansteigt, bedarf keiner besonderen Erwähnung [36].

Nicht selten verschränken sich in einer die gesundheitliche Stabilität gefährdenden Weise unverträgliche Anforderungen der Familienrolle und der Altersrolle. Der nachfolgend geschilderte Fall macht anschaulich, welche Schwierigkeiten Familienmitglieder haben können, sich in die Lebenssituation älterer Menschen einzufühlen, so daß es trotz besten Willens zu Überforderungen kommen kann.

Eine 82jährige Patientin, die mit ihrem vor 10 Jahren an einem Herzinfarkt verstorbenen Mann ein Wagnergeschäft betrieben hatte, wobei sie sogar an der Hobelmaschine mitarbeitete, klagte in der letzten Zeit über vermehrte Kreuzschmerzen, Schmerzen in der rechten Hüfte und in beiden Knien. Sie war verzweifelt: „Wenn es so weitergeht, kann ich mich nicht mehr fortbewegen." Ihre Arthrose war seit vielen Jahren bekannt, durch Herzinsuffizienz die Leistung eingeschränkt. Ein junger Kollege, der bei mir in der Praxis mitarbeitete, überwies sie zu einer Röntgenuntersuchung der Wirbelsäule und der Hüftgelenke sowie beider Knie. Der Röntgenarzt eröffnete ihr, „daß es Abnutzungserscheinungen seien, die man aber lindern könne." Sie rief mich darauf jeden Tag an; ich besuchte sie häufig, wobei die bisherige Therapie beibehalten wurde. Eine eingehende Untersuchung in der Praxis ergab außer einer leichten Anämie keinen sonstigen pathologischen Befund. Im Verlauf der geführten „verstehenden ärztlichen Gespräche" [13], die zweimal wöchentlich, anläßlich der Vitamin-B_{12}-Injektionen wegen der Anämie, möglich waren, stellte sich heraus, daß die akute Verstärkung der Schmerzen mit ihrer Tochter zusammenhing. Diese hatte ihr erklärt, sie wolle die Mutter in einer 100 km entfernten Stadt bei sich aufnehmen und pflegen. „Das ist doch nichts für mich im dritten Stockwerk, wenn ich nicht mehr im Freien gehen kann."

Ein langes Telefongespräch mit der Tochter, sowie die Besprechung des Therapieplans mit der Patientin, die Zusage, daß der Arzt jederzeit nach ihr sehen würde, was mit der Aushändigung des Hausschlüssels besiegelt wurde, sowie Gespräche mit Nachbarn, besserten die Schmerzen der vitalen Frau im Verlauf von einer Woche. „Ich fühle, daß es besser wird", sagte sie neben ihrem Haus auf der Straße im Gespräch mit einer Nachbarin. „Ich muß eben damit leben, und wenn es gar nicht mehr geht, besorgt mir der Doktor einen Platz im Spital. (Das Spital ist nur 100 m von ihrem Haus entfernt; Anm. d. Verf.). Bis jetzt kann ich mich noch gut versorgen."

Die Lebensangst der Patientin war durch eine ihr gemäße Anpassung an die Lebenssituation verschwunden.

Eine interessante, im Alter relevante Gruppe bilden die Patienten mit Wiederholungsrezept, d. h. die Patienten, bei denen das diagnostische Bild abgeklärt ist und eine längere Therapie die wiederholte Rezeptur notwendig macht. Dabei erfolgt aber die Rezeptverschreibung häufig derartig, daß der Arzt diese Patienten gar nicht zu Gesicht bekommt. Balint et al. [6] widmeten der Gruppe dieser Patienten mit Wiederholungsrezept ein eigenes Forschungsprojekt. Sie stellten fest, daß die Gruppe aufgeteilt werden kann in Patienten, die nur über kurze Zeit ein Wiederholungsrezept beanspruchen, gegenüber einer anderen Gruppe, die über Jahre, gelegentlich sogar Jahrzehnte, die ärztliche Intervention nur als Wiederholungsrezept erleben. Balint et al. [6] ermittelten, daß die Patientengruppe mit langfristig ausgestelltem Wiederholungsrezept Menschen mit gewissen, relativ homogenen biographischen und medizinischen Karriereaspekten umfaßt. Solche Patienten heiraten signifikant früher als andere Patienten, sind auch signifikant früher wieder sekundär alleinstehend. Sie haben früher häufiger Kontakt mit dem Arzt gehabt, wobei sie verschiedentlich ganz unterschiedliche Symptome und Krankheiten dem Arzt angeboten haben, konnten aber durch die damals abgelaufenen Interventionen des Arztes nicht hinreichend befriedigt werden. Sie suchen den Kontakt mit dem Arzt, haben aber gegen eine *indirekte* Weise des Kontaktes mit dem Arzt keine Einwendungen. Ihnen wird von seiten des Arztes gehäuft eine nichtorganische Diagnose zugesprochen; die Arzt-Patient-Beziehung wird seitens des Arztes überzufällig häufig als problematisch erlebt.

Balint et al. [6] verweisen auf die starke Förderung solcher Patientenbeziehungen durch eine entpersönliche Praxisführung, die für den poliklinischen Betrieb ganz besonders typisch, aber auch gelegentlich in den Praxen niedergelassener Ärzte zu beobachten ist.

5 Soziale Lage und Krankheit

Über die Abhängigkeit der Erkrankung von Merkmalen der Schichtzugehörigkeit ist die Medizin am stärksten mit dem politischen Leben verklammert. Die Frage, wie und um welchen Preis soziale Ungleichheit und soziale Ungerechtigkeit aufgehoben werden kann, definiert den Standort der Parteien. Die Epidemiologie, die den Einfluß der sozialen Lage auf die Krankheit analysiert, hat alle Hände voll zu tun, wissenschaftliche Neutralität gegenüber den bedrohlichen oder verführerischen Impulsen des politischen Tageslebens aufrecht zu erhalten. In bezug auf einige medizinische Prozesse ist der Zusammenhang zur Schichtzugehörigkeit klar gesichert.

Ein Beispiel für die soziale Gebundenheit von Krankheit ist die Schizophrenie. Der für das Früherwachsenenalter typische Ausbruch der Krankheit korreliert stark mit der sozialen Schichtung [15]: Sie tritt gehäuft in der sozialen Unterschicht auf. Der epidemiologische Standort der Krankheit, die Altersvariable und die Schichtvariable, haben zu psychosozialen Theorien der Psychogenese herausgefordert, zur Theorie des Scheiterns bei der Ablösung aus dem Elternhaus einerseits und zur Theorie der krankmachenden sozialen Lage der Unterschichtspatienten andererseits. Aufgrund der Altersabhängigkeit der Erkrankung werden allerdings auch ernstzunehmende endokrinologische Entwicklungsprozesse für die Entstehung der

Schizophrenie verantwortlich gemacht. Unter einer solch biologisch orientierten Hypothese läßt sich hinsichtlich der Korrelation mit der sozialen Variable die Kausalrichtung auch von der Krankheit zur sozialen Lage verlaufend interpretieren. Die gleichen biologischen Ursachen, die die Schizophrenie bewirken, könnten selektiv die Zuweisung zu den unteren Schichten bewirken (Theorie der sozialen Abdrift). Wahrscheinlicher ist jedoch eine Hypothese der Wechselwirkung endogener psychischer und sozialer Faktoren auf die Krankheit und umgekehrt der Krankheit auf die psychische und soziale Lage des Patienten.

In den unteren Sozialschichten ist die Säuglingssterblichkeit signifikant höher als in den oberen Schichten. Der relative Anteil koronarer Herzerkrankungen ist im Bereich der Angestelltenberufe von den untergeordneten Tätigkeiten zu den gehobenen Tätigkeiten bis hin zum obersten Management absteigend. Die Bronchitis ist eine in den oberen Schichten sehr viel seltener anzutreffende Erkrankung als in den unteren Schichten [36].

Gerade das Beispiel des Zusammenhangs von Säuglingssterblichkeit und Schicht macht klar, daß die Verursachung dieses Zusammenhangs nicht einfach auf eine medizinische Vernachlässigung zurückgeführt werden kann. Es zeigt sich nämlich, daß zugleich auch der Ehestatus der Mütter mit der Variable der Säuglingssterblichkeit derartig korreliert, daß die Säuglingssterblichkeit bei unehelichen Müttern ungleich viel höher ist, als bei verheirateten Müttern [36, vgl. auch 7]. Man muß also vermuten, daß die Vorsorgeangebote des medizinischen Versorgungssystems von Angehörigen unterer Schichten, insbesondere aber auch von schwangeren, nichtverheirateten Frauen zu wenig angenommen werden.

Eine Verschränkung von Variablen der sozialen Lage, des Alters und des Geschlechts wirkt sich auf die Suizidneigung aus: Bei ca. 100000 Suiziden und Suizidversuchen pro Jahr in der Bundesrepublik [40] muß der niedergelassene Arzt Jahr für Jahr damit rechnen, dem Problem des Suizid in seinem Praxisfeld zu begegnen. Es liegt nahe, den Selbstmordpatienten ätiologisch einer Krankheit zuzuordnen und den „schweren Fall" als Depression oder Schizophrenie, den – scheinbar – leichten Fall in Form des „unernsten" oder „untauglichen" Versuchs als Psychoneurose oder Persönlichkeitsstörung oder etwa als hysterische Charakterentwicklung zu klassifizieren. Suizid läßt sich aber auch in ein soziologisches Modell einordnen, um zu verstehen, daß keineswegs nur naturhafte Ursachen Selbstmord fördern: Gesichert ist beispielsweise ein starker Rückgang der Selbstmordrate in Kriegs- und Krisenzeiten; gesichert ist die Häufung von vollendeten Suiziden im männlichen Bevölkerungsteil, die Häufung von Versuchen im weiblichen Bevölkerungsteil; die Dichte von Selbstmordpatienten in der Gruppe der weiblichen 16- bis 25jährigen, die Abnahme an Selbstmordtendenzen bei beiden Geschlechtern nach dem 25. Lebensjahr, die Zunahme in den oberen Altersgruppen. Weitere begünstigende Faktoren sind familiale Vereinsamung, Bevölkerungsdichte, Siedlungsstruktur etc. Durkheim [18], der sich gründlich mit den soziologischen Bedingungen des Selbstmords auseinandergesetzt hat, subsumierte die gesellschaftlichen Faktoren unter den vermittelnden Begriff der „Anomie", der sozialen Desintegration. Gefährdet sind hiernach Patienten, denen die Teilnahme an den sozialen Prozessen, aus welchen Gründen auch immer, verwehrt ist.

Die vollendete Suizidhandlung als Ereignis zwingt ihrerseits den Familienarzt nicht selten zu sozialtherapeutischen Maßnahmen. Er muß die Hinterbliebenen bei ihren Anpassungsreaktionen an das von ihnen als unbegreiflich verstandene Ereignis stützen. Typische Reaktionen der Familienangehörigen auf ein solches Ereignis sind Schock, Schrecken, Fassungslosigkeit, Gefühle von Schuld und Scham, aber auch Furcht beim Hinterbliebenen, selber solchen Tendenzen ausgeliefert zu sein [20].

Es ist hinreichend evident, daß der Zusammenhang zwischen Schicht und Krankheit über die Bildungsvariable vermittelt wird. So gilt auch für die DDR, ein Land mit sozialistischer Gesellschaftsordnung, daß mit steigender Schulbildung die Zahl chronisch Kranker abnimmt [32]. Niehoff stellte übrigens fest, daß Ärzte zwar nicht dazu neigen, bei Patienten mit hoher Bildung mehr therapeutische Handlungen auszuführen, wohl aber signifikant mehr diagnostische Handlungen einleiten. Patienten mit gehobener Bildung bekommen auch häufiger Erklärungen über ihren aktuellen Gesundheitszustand. Offensichtlich kommen auch gesundheitserzieherische Interventionen des Arztes bei Patienten mit gehobener Bildung besser an [39]. Nicht selten sind Patienten der Unterschicht aufgrund ihrer mangelnden Bildung Mißverständnissen bei medizinischen Erklärungen ausgesetzt. Boyle [11] stellte fest, daß die anatomischen Kenntnisse vieler Patienten äußerst mangelhaft sind. Beispielsweise identifizierte eine Mehrheit von Patienten den Magen mit dem gesamten Bauchraum. 5% der befragten Patienten lokalisierten die Schilddrüse im Kopf, weitere 5% im Skrotum. Es ist leicht vorstellbar, welche Folgen für die Mitarbeit des Patienten eine so fehlerhafte Anatomiekenntnis haben muß, wenn der Arzt veranlaßt ist, dem Patienten zu einer Schilddrüsenoperation zu raten. Currie u. Renner [14] stellen deshalb die Forderung auf, daß der niedergelassene Arzt von seinen Patienten eine Art „medical IQ" feststellen sollte.

Eine ernste Barriere zum psychosozialen Verständnis körperlicher Beschwerden bilden natürlich auch unbewußte Konflikte, die dem Arzt umso sicherer verborgen bleiben, je harmloser die Beschwerden ihm erscheinen oder seitens des Patienten geschildert werden. Nur eine penible Anamnese mit kriminalistischer Erkundung vorausgegangener, selbstbehandelter Episoden mit vergleichbarem Unwohlsein wird dann den Arzt auf die richtige Spur bringen.

Hierzu der Fall einer Patientin mit Gastroduodenitis, wobei nur die für den Zusammenhang wesentliche Gesichtspunkte geschildert sind:

„Ich hatte schon einmal dieselben Magenschmerzen, als ich in eine andere Abteilung versetzt wurde, das war vor einem Jahr. Damals bin ich nicht in die Sprechstunde gekommen, weil ich nachher Urlaub hatte und sich die Schmerzen besserten. Aber seit einer Woche halte ich es nicht mehr aus. Es ist wieder wie damals. Ich möchte mich durchleuchten lassen. Da muß etwas nicht stimmen." Nach der von dem Röntgenologen festgestellten „geringgradigen Gastroduodenitis" der Eruierung von Schwierigkeiten der Patientin am Arbeitsplatz, scheinbar wegen einer nicht gut zu bedienenden Maschine, in Wahrheit aber wegen Spannungen mit ihrem Vorgesetzten, unter Berücksichtigung der Persönlichkeitsstruktur der Patientin und ihres häuslichen Milieus, ließ sich ein therapeutisches Vorgehen abzirkeln. Bei dem zweiten Gespräch war klar geworden, daß persönliche Spannungen zwischen der Familie der Patientin und dem Bruder ihres Meisters wegen eines Bauplatzes die scheinbar lächerliche Ursache ihrer immer wiederkehrenden vermehrten Adrenalinausschüttung waren. Die Arbeit unter diesem Meister war für die Patientin zu einem echten krankmachenden Faktor geworden, obwohl sie selbst einen solchen Zusammenhang weit von sich wies. Sie blieb bei ihrer Theorie, daß es die Maschine sei, mit der sie nicht zurechtkomme. Daß der Meister „unmöglich" sei, daran könne man sich gewöhnen.

Eine temporäre medikamentöse Behandlung hätte in diesem Fall auch mit gezielten Mitteln nicht den geringsten Erfolg erbracht. Ein Gespräch mit dem Betrieb und die auch von der Patientin gewünschte Rückversetzung an den alten Arbeitsplatz – an dem sie heute an einer ganz ähnlichen Maschine wieder arbeitet – war „das Mittel der Wahl“. Die Patientin ist seit dieser sozialtherapeutischen Maßnahme beschwerdenfrei.

Dieser alltägliche Fall zeigt eine komplexe Verästelung von konflikttreibenden Faktoren im psychosozialen Bereich: Spannungen zwischen zwei Familien wurden auf dem Rücken – präziser im Bauch – der Patientin ausgetragen, wobei die Arbeitsplatzsituation – das Ranggefälle zwischen dem Meister und der Patientin und ihr selbst – auf diesem ersten Nebenkriegsschauplatz eine Aggressionsverschiebung ermöglichte, während das Harmoniebedürfnis der Patientin, selbst mit einem „unmöglichen“ Meister auszukommen und den Ärger lieber in sich hineinzufressen, einen zweiten Nebenkriegsschauplatz innerhalb der Patientin entstehen ließ. Damit nicht genug, brachte die Persönlichkeitsstruktur der Patientin es mit sich, daß die Spannungen mit dem Meister schließlich auf einen dritten Nebenkriegsschauplatz, die Schwierigkeit mit der Maschine, verschoben werden mußte.

6 Der Arzt als Zoon politikon

Der gewohnte Blick auf die psychosoziale Lage des Patienten und seine Rolle als therapeutischer Akteur läßt den Arzt gelegentlich vergessen, daß er selber Träger sozialer Merkmale ist und die psychosozialen Determinanten, die ihn selbst betreffen, teilweise sein Handeln im Umgang mit dem Patienten bestimmen.

Ein solches Merkmal ist die Berufserfahrenheit, ja das Alter des Arztes überhaupt. Nach Untersuchungen von Dungal [17] wirkt sich berufliche Unerfahrenheit unmittelbar auf die positive und negative Erlebnisweise der beruflichen Tätigkeit aus. Unerfahrene Ärzte erleben im stärkeren Ausmaß Gefühle von Angst und Frustration. Sie haben ein geringeres Interesse und eine geringere Zufriedenheit mit ihren beruflichen Aktivitäten und fühlen sich bei der Arbeit unwohler als erfahrene Ärzte. Solche Gefühle kennt der erfahrene Arzt auch, aber sie beziehen sich nicht auf die ärztliche Situation schlechthin, sondern auf bestimmte Situationen, sofern zu ihrer Meisterung die notwendige Kompetenz fehlt: Dungal fand als typische Situationen die, in denen der erfahrene Arzt Patienten mit psychosozialen Problemen und Patienten der Unterschicht gegenüberstand.

Ältere Ärzte sind der bevorzugte Partner älterer Patienten [19]. Wie zu erwarten, ist deshalb auch bei älteren Ärzten der Anteil der chronisch kranken Patienten erhöht. Frauen wählen signifikant häufiger jüngere Ärzte zur Konsultation als Männer. Ältere Ärzte bestellen häufiger als jüngere Ärzte Patienten zur Nachkontrolle wieder ein. Andererseits führen jüngere Ärzte mehr Handlungen diagnostischer Art aus, bevor sie zur Rezeptierung gelangen (zu allen Angaben s. Niehoff [32]).

Auch das Geschlecht des Arztes ist nicht ohne Einfluß auf die Arztwahl: Weibliche Ärzte werden häufiger von Frauen konsultiert [19]. Die Dichte der Kommunikation mit dem Patienten – die Intensität der Arzt-Patient-Beziehung also – wird von psychosozialen Merkmalen entscheidend mitgeprägt. Ärzte, die in ihrem Wohngebiet prophylaktische und gesundheitserzieherische Aufgaben übernehmen, nutzen die Möglichkeiten der Kommunikation mit Patienten in viel höherem Maße und inhaltsreicher als Ärzte, die solche Aufgaben nicht zu ihrem Pflichtenkatalog zählen. Auch die Art der Institutionalisierung der Arzt-Patient-Beziehung im ambulanten Feld hat Einfluß auf die Dichte der Beziehung. Dies gilt selbst für solche Länder wie die DDR, die aufgrund einer veränderten Gesellschaftsordnung eigentlich eine andere Sozialeinstellung erwarten lassen. Tatsächlich aber ist die professionelle Prägung in diesem Fall größer als der Druck der gesellschaftlichen Ordnung. Niehoff [33] weist nach, daß die kommunikative Intensität in den staatlichen Arztpraxen der DDR höher ist als in den Polikliniken.

Psychosoziale Besonderheiten schließlich sind auch gegeben, wenn der Arzt den Ort seiner Praxis von einer Stadt in eine andere, womöglich weit entfernte Stadt verlegt. Boeckelheide [10] analysiert die Probleme, die sich mit der Ablösung von der bisherigen Klientel in psychosozialer Hinsicht ergeben. Es ist zu erwarten, daß, wenn eine Arzt-Patient-Beziehung beendet wird (der weniger schwierige Fall ist die Unterbrechung einer solchen Therapiebeziehung aufgrund von Urlaub), Übertragungsprozesse sowohl bei den Patienten als auch beim Arzt zu bearbeiten sind, die vom Arzt eine sorgfältige Kontrolle verlangen. In der Regel sind die Arzt-Patient-Beziehungen über eine größere Anzahl von Jahren gewachsen, 75% der Patienten sind 5 oder mehr Jahre bei ein und demselben Hausarzt bekannt [37].

Die Kriterien für den Arztberuf in der heutigen Gesellschaft haben sich erweitert. Nicht nur das Wissen um das Krankheitsbild, sondern auch der Zusammenhang der faßbaren medizinischen Daten mit der Beeinflussung durch psychosoziale Faktoren formen seine Tätigkeit. Bei der „Behandlung der Person" steht aber auch er unter nicht ohne weiteres für ihn durchschaubaren Einflüssen seiner Umwelt, unter dem Einfluß psychosozialer Faktoren, die er nur durch sensible Wahrnehmung und Selbstkontrolle zum Wohle seiner Patienten neutralisieren kann.

Wir sehen in der Teilnahme an Balint-Gruppen eine geeignete Möglichkeit, einen solchen Prozeß der Selbsterkenntnis und der Selbstkontrolle zu fördern.

Literatur

1. Adler R (1979) Anamneseerhebung in der psychosomatischen Medizin. In: v Uexküll Th (Hrsg) Lehrbuch der psychosomatischen Medizin. Urban & Schwarzenberg, München. S 329–348
2. Ahrens S (1976) Die Bedeutung des ärztlichen Gespräches für die Diagnostik in der Allgemeinmedizin. MMW 118: 1311–1314
3. Asken MJ, Strock BK (1978) The family physician as medical psychological counselor. Primary Care 5: 111–119
4. Balint M (1957) The doctor his patient and the illness. Pitman, London
5. Balint E, Norell JS (1973) Six minutes for the patient. London
6. Balint M, Hunt J, Joyce D, Marinker M, Woodcock J (1975) Das Wiederholungsrezept. Klett, Stuttgart
7. Begun JW (1977) A causal model of the health care system: A replication. J Health Soc Behav 18: 2–9
8. Bergman JJ, Werblun MN (1978) Chronic pain: A review for the family physician. J Fam Pract 7: 685–693
9. Bibace R, Comer R, Cotsonas CE (1978) Ethical and legal issues in family practice. J Fam Pract 7: 1029–1035
10. Boeckelheide PD (1978) Termination and transfer of patients in family practice. J Fam Pract

11. Boyle CM (1970) Differences between doctor's and patient's interpretations of some common-medical terms. Br Med J II: 286–289
12. Brähler E, Scheer JW (1979) Skalierung psychosomatischer Beschwerdenkomplexe mit dem Gießener Beschwerdebogen (GBB). Psychother Med Psychol 29: 14
13. Condrau G (1969) Psychosomatik der Frauenheilkunde. Bern
14. Currie BF, Renner JH (1979) Patient education. Developing a health care partnership. Postgrad Med 65: 177–180
15. Dohrenwendt, BP, Dohrenwendt BS (1974) Social and cultural influences on psychopathology. Ann Rev 25: 417–452
16. Drossman DA (1978) Can the primary care physician be better trained in the psychosocial dimensions of patient care. Int J Psychiatry Med 8: 169–184
17. Dungal L (1978) Physicians' responses to patients. A study of factors involved in the office interview. J Fam Pract 6: 1065–1073
18. Durkheim E (1897) Le suicide.
19. Finlay-Jones RA, Burvill PW (1978) Consulting rates of general practitioners by demographic groups in a defined community. Med J Aust 1: 411–414
20. Fisher JV, Barnett BL, Collins J (1976) The post-suicide family and the family physician. J Fam Pract 3: 263–267
21. Geyman JP (1977) The family as the object of care in family practice. J Fam Pract 5: 571–575
22. Gilchrist IC (1976) Psychiatric and social factors related to low-back pain in general practice. Rheumatol Rehabil 15: 101–107
23. Haehn KD (1977) Der Zeitfaktor in der Allgemeinpraxis. ZFA (Stuttgart) 53: 1141–1147
24. Henderson PA (1979) Problems of a survey of the olderly in a general practice. Practitioner 22: 19–21
25. Holmes TH, Rahe RH (1967) The social readjustment rating scale. J Psychosom Res 11: 213–218
26. Howard KI, Orlinsky OE (1972) Psychotherapeutic processes. Ann Rev 23: 615–668
28. Laux G (1978) Einstellungen der Bevölkerung zum Allgemeinarzt. ZFA (Stuttgart) 54: 1792–1798
27. Köhle, K (1979) Klinisch-psychosomatische Krankenstationen. In: v Uexküll Th (Hrsg) Lehrbuch der psychosomatischen Medizin. Urban & Schwarzenberg, München. S 299–326
29. Mattern H (1977) Der alte Mensch in der Allgemeinpraxis. ZFA (Stuttgart) 53/21: 1026–1211
30. McGreehan DM, Warburton SW (1978) How to help families cope with caring for elderly members. Geriatrics 33/6: 99–100, 102, 116
31. Newton DR (1978) Integration of supporting services. Ulster Med J 47: 49–53
32. Niehoff JU (1976) Die Sprechstundentätigkeit des Facharztes für Allgemeinmedizin. Z Aerztl Fortbild (Jena) 70/Teil 3: 1189–1192
33. Niehoff JU (1977) Empirische Ergebnisse zum gesundheitserzieherischen Wirken des Facharztes für Allgemeinmedizin. Z Aerztl Fortbild (Jena) 71: 87–91
34. Richter HE (1963) Eltern, Kind und Neurose. Klett, Stuttgart
35. Richter HE, Beckmann D (1969) Herzneurose. Thieme, Stuttgart
36. Schaefer H, Blohmke M (1978) Sozialmedizin. Thieme, Stuttgart
37. Schiffner K (1977) Die Anamnese als Spezifikum der Allgemeinmedizin. ZFA (Stuttgart) 53/20: 1156–1161
38. Stegie R (1980) Probleme der life-event-Forschung. Med Psychol 6: 20–32
39. Vinger I (1974) The family physician as health educator. Primary care 1/2: 263–273
40. Welz R (1978) Gesellschaftliche Einflußgrößen auf die Selbstmordhandlung. In: Pohlmeier H (Hrsg) Selbstmordverhütung – Anmaßung oder Verpflichtung. Urban & Schwarzenberg, München Wien Baltimore
41. Westcott R (1977) The length of consultations in general practice. J R Coll Gen Pract 27/182: 552–555